中医经典自学百日通系列

新编

黄帝内经
通释

颜正华　王玉川○主审

张湖德　王铁民　曹启富○主编

中国科学技术出版社

·北京·

图书在版编目（CIP）数据

新编《黄帝内经》通释 / 张湖德, 王铁民, 曹启富主编. — 北京 : 中国科学技术出版社, 2018.10

ISBN 978-7-5046-8124-9

Ⅰ.①新… Ⅱ.①张… ②王… ③曹… Ⅲ.①《内经》—注释 Ⅳ.①R221

中国版本图书馆CIP数据核字(2018)第190811号

策划编辑	焦健姿　　王久红	
责任编辑	黄维佳	
装帧设计	长天印艺	
责任校对	龚利霞	
责任印制	李晓霖	

出　　版	中国科学技术出版社
发　　行	中国科学技术出版社发行部
地　　址	北京市海淀区中关村南大街 16 号
邮　　编	100081
发行电话	010-62173865
传　　真	010-62173081
网　　址	http://www.cspbooks.com.cn

开　　本	720mm×1000mm　1/16
字　　数	673 千字
印　　张	35.5
版、印次	2018 年 10 月第 1 版第 1 次印刷
印　　刷	北京威远印刷有限公司
书　　号	ISBN 978-7-5046-8124-9 / R·2307
定　　价	99.00 元

编著者名单

主　审

颜正华（国医大师）

王玉川（国医大师）

主　编

张湖德　王铁民　曹启富

副主编

张　煜　杨凤玲　童宣文

编　者（以姓氏笔画为序）

马烈光　王扶松　王铁民　任晓燕

杨凤玲　张　煜　张湖德　陈　超

曹启富　童宣文

主编简介

张湖德，在北京中医药大学《黄帝内经》教研室执教多年，当代知名《黄帝内经》研究专家，出版《黄帝内经》方面的著作50余部。

王铁民，山东中医药大学毕业，青岛静康医院院长、主任医师、教授，长期从事《黄帝内经》的相关研究，造诣颇深。

曹启富，北京中医药大学硕士研究生毕业，中日友好医院主任医师、教授，长期从事《黄帝内经》的相关研究，造诣颇深。

国医大师序

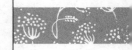

张湖德教授是我国研究《黄帝内经》的知名专家，曾在国内重点中医药大学《黄帝内经》教研室任教，其所著有关《黄帝内经》的图书多达几十部，成果颇丰。

《黄帝内经》是中医学第一部经典著作，是中医基础理论的奠基石。从某种意义上讲，没有《黄帝内经》就没有中医药，而没有中医药，五千年来中华民族的繁衍昌盛就可能是句空话。因此，本书的出版对发展我国中医药事业有一定的推动作用。

衷心希望热爱中医药事业的人们认真研读一下本书。相信随着本书的普及、推广，我国的中医药事业一定会有所提高。

我们皆已是九十多岁的老人了，在有生之年，真心希望国内多些像张湖德教授这样对人类健康事业有所贡献的人，一起努力推广、普及中医药文化。

乐为序。

北京中医药大学终身教授、国医大师　颜正华

北京中医药大学原副院长、国医大师、终身教授　王玉川

前　言

　　《黄帝内经》是我国现存最早的一部中医学典籍，也是世界医学史上最早、最完整的医学巨著。它全面阐述了中医学的学术思想和理论原则，是中医理论的奠基石，也就是说，自《黄帝内经》问世以来，中医理论才算形成一套完整的理论体系。这些理论，不仅反映了我国古代医学的伟大成就，为保证人民健康、繁衍中华民族作出了巨大的贡献，而且奠定了中医学的发展基础。历代医家都非常重视《黄帝内经》，尊之为医家之宗、至道之宗，其主要内容来自春秋战国，历经秦及汉初，约成书于公元前1世纪，即西汉中后期。但该书年代久远、文辞古奥、义理精深，用现代语言和理解方式很难直接读通、读懂。为了让更多的人能读懂此书，理解其意，以更好地服务于广大读者，我们历经数载，稿凡屡易，完成此书。

　　在译释过程中，采取了以下方法：

　　1. 原文部分以人民卫生出版社1963年版《黄帝内经素问》及《灵枢经》为底本。

　　2. 原文文字一律使用简体，仅对个别难以替换的字保留繁体。

　　3. 按《黄帝内经》原文顺序，分篇章译释。

　　4. 译文尽量做到忠实原著，措辞准确，雅俗兼顾，直译与意译并用，如直译较意译为好则直译，如意译为佳则采用意译，视具体语境而定，以期收到更好的表达效果。

　　在古典医学著作中，以"经"为书名的除《黄帝内经》外，尚有《难经》《本草经》《中藏经》等。医书名曰"经"，无非是说明本书是医学的规范，也就是医者们必须学习和遵循的意思。"内"是与"外"相对而言的。例如，《汉书·艺文志》所载书目，医经七家中就有《黄帝内经》《黄帝外经》《扁鹊内经》《扁鹊外经》《白氏内经》《白氏外经》等，有人认为医经分内外，是理论与临床之分。近代《中医学概论》则谓《黄帝内经》是讲述医学基本知识的，《外经》是讲述医疗技术的。但由于《外经》早已亡佚，这种说法也就无从考查。

　　现存《黄帝内经》，包括《素问》和《灵枢》两部分，每部各81篇，共计162篇。本书未对《素问》"七篇大论"（即《天元纪大论》《五运行大论》《六微旨大论》《气交变大论》《五常政大论》《六元正纪大论》

《至真要大论》）及流传过程中亡佚的两篇（即《刺法论》《本病论》）予以录用和译释，因其主要涉及古代天文、地理知识与医理结合的"五运六气"学说，文字与义理较《黄帝内经》其他篇章更加古奥晦涩，古今许多医家在肯定其贡献的基础上对其理解也有分歧，对此，我们将另编《黄帝内经七篇大论通释》加以详释。另外，《素问》之七十一和七十二，自古即缺原文，故本书亦空缺。

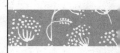

　　《黄帝内经》文简、义博、理奥、趣深，尽管我们的工作是认真仔细的，但限于水平，译释中仍不免有疏漏和讹误之处，恳望各位读者批评指正。

中央人民广播电台医学顾问　张湖德

于北京中医药大学

目　录

上古天真论篇第一…………（2）

四气调神大论篇第二………（6）

生气通天论篇第三…………（9）

金匮真言论篇第四…………（13）

阴阳应象大论篇第五………（17）

阴阳离合论篇第六…………（25）

阴阳别论篇第七……………（27）

灵兰秘典论篇第八…………（30）

六节脏象论篇第九…………（32）

五藏生成篇第十……………（36）

五藏别论篇第十一…………（40）

异法方宜论篇第十二………（42）

移精变气论篇第十三………（44）

汤液醪醴论篇第十四………（47）

玉版论要篇第十五…………（50）

诊要经终论篇第十六………（52）

脉要精微论篇第十七………（56）

平人气象论篇第十八………（63）

玉机真藏论篇第十九………（68）

三部九候论篇第二十………（75）

经脉别论篇第二十一………（79）

藏气法时论篇第二十二…（82）

宣明五气篇第二十三………（87）

血气形志篇第二十四………（90）

宝命全形论篇第二十五…（92）

八正神明论篇第二十六…（95）

离合真邪论篇第二十七…（99）

通评虚实论篇第二十八…（103）

太阴阳明论篇第二十九…（108）

阳明脉解篇第三十…………（111）

热论篇第三十一……………（113）

刺热论篇第三十二…………（116）

评热病论篇第三十三………（120）

逆调论篇第三十四…………（124）

疟论篇第三十五……………（127）

刺疟篇第三十六……………（133）

气厥论篇第三十七…………（136）

咳论篇第三十八……………（138）

举痛论篇第三十九…………（140）

腹中论篇第四十……………（144）

刺腰痛篇第四十一…………（147）

风论篇第四十二……………（151）

痹论篇第四十三…………（154）　　　气穴论篇第五十八………（197）

痿论篇第四十四…………（158）　　　气府论篇第五十九………（200）

厥论篇第四十五…………（161）　　　骨空论篇第六十…………（203）

病能论篇第四十六………（165）　　　水热穴论篇第六十一……（207）

奇病论篇第四十七………（168）　　　调经论篇第六十二………（210）

大奇论篇第四十八………（172）　　　缪刺论篇第六十三………（217）

脉解篇第四十九…………（175）　　　四时刺逆从论篇第六十四（223）

刺要论篇第五十…………（179）　　　标本病传论篇第六十五…（226）

刺齐论篇第五十一………（181）　　　著至教论篇第七十五……（229）

刺禁论篇第五十二………（183）　　　示从容论篇第七十六……（231）

刺志论篇第五十三………（185）　　　疏五过论篇第七十七……（234）

针解篇第五十四…………（187）　　　徵四失论篇第七十八……（237）

长刺节论篇第五十五……（190）　　　阴阳类论篇第七十九……（239）

皮部论篇第五十六………（193）　　　方盛衰论篇第八十………（242）

经络论篇第五十七………（196）　　　解精微论篇第八十一……（245）

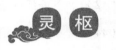

九针十二原第一…………（250）　　　终始第九…………………（293）

本输第二…………………（257）　　　经脉第十…………………（302）

小针解第三………………（263）　　　经别第十一………………（319）

邪气藏府病形第四………（267）　　　经水第十二………………（322）

根结第五…………………（276）　　　经筋第十三………………（326）

寿天刚柔第六……………（281）　　　骨度第十四………………（333）

官针第七…………………（286）　　　五十营第十五……………（336）

本神第八…………………（290）　　　营气第十六………………（338）

脉度第十七⋯⋯⋯⋯⋯（340）　　淫邪发梦第四十三⋯⋯⋯（419）

营卫生会第十八⋯⋯⋯⋯（343）　　顺气一日分为四时第四十四（421）

四时气第十九⋯⋯⋯⋯⋯（347）　　外揣第四十五⋯⋯⋯⋯（424）

五邪第二十⋯⋯⋯⋯⋯⋯（350）　　五变第四十六⋯⋯⋯⋯（426）

寒热病第二十一⋯⋯⋯⋯（352）　　本藏第四十七⋯⋯⋯⋯（430）

癫狂第二十二⋯⋯⋯⋯⋯（356）　　禁服第四十八⋯⋯⋯⋯（436）

热病第二十三⋯⋯⋯⋯⋯（360）　　五色第四十九⋯⋯⋯⋯（440）

厥病第二十四⋯⋯⋯⋯⋯（365）　　论勇第五十⋯⋯⋯⋯⋯（446）

病本第二十五⋯⋯⋯⋯⋯（368）　　背腧第五十一⋯⋯⋯⋯（449）

杂病第二十六⋯⋯⋯⋯⋯（370）　　卫气第五十二⋯⋯⋯⋯（450）

周痹第二十七⋯⋯⋯⋯⋯（373）　　论痛第五十三⋯⋯⋯⋯（453）

口问第二十八⋯⋯⋯⋯⋯（375）　　天年第五十四⋯⋯⋯⋯（455）

师传第二十九⋯⋯⋯⋯⋯（380）　　逆顺第五十五⋯⋯⋯⋯（458）

决气第三十⋯⋯⋯⋯⋯⋯（384）　　五味第五十六⋯⋯⋯⋯（460）

肠胃第三十一⋯⋯⋯⋯⋯（386）　　水胀第五十七⋯⋯⋯⋯（463）

平人绝谷第三十二⋯⋯⋯（388）　　贼风第五十八⋯⋯⋯⋯（465）

海论第三十三⋯⋯⋯⋯⋯（390）　　卫气失常第五十九⋯⋯⋯（467）

五乱第三十四⋯⋯⋯⋯⋯（393）　　玉版第六十⋯⋯⋯⋯⋯（471）

胀论第三十五⋯⋯⋯⋯⋯（396）　　五禁第六十一⋯⋯⋯⋯（475）

五癃津液别第三十六⋯⋯（400）　　动输第六十二⋯⋯⋯⋯（477）

五阅五使第三十七⋯⋯⋯（403）　　五味论第六十三⋯⋯⋯（479）

逆顺肥瘦第三十八⋯⋯⋯（405）　　阴阳二十五人第六十四⋯（482）

血络论第三十九⋯⋯⋯⋯（409）　　五音五味第六十五⋯⋯⋯（489）

阴阳清浊第四十⋯⋯⋯⋯（411）　　百病始生第六十六⋯⋯⋯（493）

阴阳系日月第四十一⋯⋯（413）　　行针六十七⋯⋯⋯⋯⋯（497）

病传第四十二⋯⋯⋯⋯⋯（416）　　上膈第六十八⋯⋯⋯⋯（499）

忧恚无言第六十九·········（501）

寒热第七十···············（503）

邪客第七十一·············（505）

通天第七十二·············（511）

官能第七十三·············（515）

论疾诊尺第七十四·········（520）

刺节真邪第七十五·········（523）

卫气行第七十六···········（531）

九宫八风第七十七·········（535）

九针论第七十八···········（538）

岁露论第七十九···········（545）

大惑论第八十·············（550）

痈疽第八十一·············（554）

素问

上古天真论篇第一

概说

　　"上古"，指远古时代。"天"，泛指物质的客观自然界。"真"，即真气，亦即气。李东垣说："真气又名元气，乃先身生之精气也。""天真"，就是先天真气，某种意义上说，也就是指自然赋予人们的生命力。本篇围绕着自古以来人们对先天真气在生命活动中的作用，进行了讨论，所以篇名"上古天真论"。

　　本篇的主题思想，主要是从养生防病，防止早衰，发育繁殖等方面阐明真气在生命中的重要作用，突出了保精和养神的养生方法就是为了保养真气，以使人延年益寿的观点。

原文

　　昔在黄帝，生而神灵，弱而能言，幼而徇齐，长而敦敏，成而登天。乃问于天师曰：余闻上古之人，春秋皆度百岁，而动作不衰；今时之人，年半百而动作皆衰者，时世异耶？人将失之耶？

　　岐伯对曰：上古之人，其知道者，法于阴阳，和于术数，食饮有节，起居有常，不妄作劳，故能形与神俱，而尽终其天年，度百岁乃去。今时之人不然也，以酒为浆，以妄为常，醉以入房，以欲竭其精，以耗散其真，不知持满，不时御神，务快其心，逆于生乐，起居无节，故半百而衰也。

　　夫上古圣人之教下也，皆谓之虚邪贼风，避之有时，恬淡虚无，真气从之，精神内守，病安从来。是以志闲而少欲，心安而不惧，形劳而不倦，气从以顺，各从其欲，皆得所愿。故美其食，任其服，乐其俗，高下不相慕，其民故曰朴。是以嗜欲不能劳其目，淫邪不能惑其心，愚智贤不肖不惧于物，故合于道。所以能年皆度百岁，而动作不衰者，以其德全不危也。

帝曰：人年老而无子者，材力尽耶？将天数然也？

岐伯曰：女子七岁，肾气盛，齿更发长；二七而天癸至，任脉通，太冲脉盛，月事以时下，故有子；三七，肾气平均，故真牙生而长极；四七，筋骨坚，发长极，身体盛壮；五七，阳明脉衰，面始焦，发始堕；六七，三阳脉衰于上，面皆焦，发始白；七七，任脉虚，太冲脉衰少，天癸竭，地道不通，故形坏而无子也。丈夫八岁，肾气实，发长齿更；二八，肾气盛，天癸至，精气溢泻，阴阳和，故能有子；三八，肾气平均，筋骨劲强，故真牙生而长极；四八，筋骨隆盛，肌肉满壮；五八，肾气衰，发堕齿槁；六八，阳气衰竭于上，面焦，发鬓颁白；七八，肝气衰，筋不能动，天癸竭，精少，肾藏衰，形体皆极；八八，则齿发去。肾者主水，受五藏六府之精而藏之，故五藏盛，乃能泻。今五藏皆衰，筋骨解堕，天癸尽矣。故发鬓白，身体重，行步不正，而无子耳。

帝曰：有其年已老而有子者何也？

岐伯曰：此其天寿过度，气脉常通，而肾气有余也。此虽有子，男不过尽八八，女不过尽七七，而天地之精气皆竭矣。

帝曰：夫道者年皆百数，能有子乎？

岐伯曰：夫道者能却老而全形，身年虽寿，能生子也。

黄帝曰：余闻上古有真人者，提挈天地，把握阴阳，呼吸精气，独立守神，肌肉若一，故能寿敝天地，无有终时，此其道生。中古之时，有至人者，淳德全道，和于阴阳，调于四时，去世离俗，积精全神，游行天地之间，视听八达之外，此盖益其寿命而强者也，亦归于真人。其次有圣人者，处天地之和，从八风之理，适嗜欲于世俗之间。无恚嗔之心，行不欲离于世，被服章，举不欲观于俗，外不劳形于事，内无思想之患，以恬愉为务，以自得为功，形体不敝，精神不散，亦可以百数。其次有贤人者，法则天地，象似日月，辨列星辰，逆从阴阳，分别四时，将从上古合同于道，亦可使益寿而有极时。

通释

从前有个轩辕黄帝，生下来就很聪明伶俐，很小就会说话，幼年时知识广博而思考敏捷。长大以后，忠厚诚实，聪明通达，成年后就登上了天子之位。他请问于岐伯道：我听说上古时代的人，年龄大多能活到一百多岁，而动作仍然不显出衰老。现代的人，年龄才五十岁左右，动作便衰老了，这是由于时代环境的不同呢？还是因为人们违背了养生之道呢？

岐伯回答说：上古时代那些懂得养生之道的人能效法自然界寒暑往来的阴阳变化规律，恰当地运用各种养生手段，饮食有节制，活动休息有规律，不过度劳作，所以能使形体与精神协调统一，享尽自然界赋予的寿命，活到100多岁才去世。现代的人就不是这样了，把酒当作普通饮料来喝，把恣意妄为当作日常生活规律，醉后肆行房事，以无尽的嗜好欲望消耗精气和真元，不知道保养精气应像捧着装满液体的容器那样谨慎，不善于治理自己的精神，只知道贪图一时的快乐，却违逆了保持生命长久的乐趣，生活起居没有了节制，所以活到50岁左右就衰老了。

上古时代，对养生之道有高度修养的人教导人们，对四时不正之气要及时避开它，意志要安静朴素，不受外界事物的干扰，达到"虚无"的境地，这样就能使真气随之而和顺，精神固守于内，疾病还会从哪里来呢？所以那时的人们，都能控制自己的意志，没有太多的欲望；心境能安定而没有恐惧，形体虽劳累并不感到疲倦，真气也就随之而和顺，每个人都能随他的要求，达到他们的愿望，如此，则不论精粗的食物，都觉得美味可口；衣服穿着，都很随便；对当地的风俗习惯，也乐于相处；地位不论高低，彼此不相倾慕，这些人都很诚实朴素。因而不正当的嗜好欲望，不能劳累他们的视听；淫乱邪说，不能迷惑他们的心意；不论是才智高低的智人和愚人，或能力大小的贤人和不肖的人，都能心境安定、不怕外界事物的干扰，所以他们都能符合养生之道的要求。他们之所以能活到一百多岁而动作仍然不显衰老，就是因为他们养生有得于心，所以才不受衰老的危害。

黄帝问：人到年老就不能生育子女，是由于精力衰竭的缘故呢？还是因为人体生长衰老的自然限度呢？

岐伯说：女子到了七岁左右，肾脏的精气逐渐充盛，乳齿就开始更换，头发也日益增长；到了十四岁左右，由于天癸成熟发生作用，使任脉通达，太冲脉旺盛，于是月经便开始按时而行，因而就有了生殖能力；到了二十一岁左右，肾气充满，所以智齿生长，牙齿也长全了；到了二十八岁，筋骨坚强有力，头发的生长到了极度，全身也到达最旺盛强壮的时期；到了三十五岁左右，阳明经脉的气血开始衰退，面部开始憔悴，头发开始脱落；到了四十二岁左右，三阳经脉在头面部的气血衰退，所以整个面部都憔悴，头发开始变白；到了四十九岁左右，任脉虚弱，太冲脉气血衰减，天癸竭尽，下部脉道闭塞，月经停止来潮，所以形体衰老而不能生育了。男子到八岁左右，肾气不断充实，头发增长，开始更换乳齿；到了十六岁左右，肾气旺盛，天癸成熟发生作用，性功能成熟，精气充满而能泄精，由于阴阳调和，故具有生殖能力；到了二十四岁左右，肾气充满，筋骨坚强有力，所以智齿生长，牙齿生长齐全；到了三十二岁左右，全身发育已达顶点，筋骨更加强盛，肌肉壮实而丰满；到了四十岁左右，肾气开始衰退，头发开始脱落，牙齿逐渐枯槁；到了四十八岁左右，阳气衰于上部，面部憔悴，鬓发开始花白了；到了五十六岁左右，肾气减弱，导致肝脏精气衰退，由于筋气衰，因而行动就不灵便；到了六十四岁左右，由于天癸枯竭，精气衰少，肾脏功能衰退，所以整个形体都衰竭，牙齿与头发也都脱落了。肾是水脏，主管闭藏，它接受五脏六腑的精气而蓄藏起来，所以五脏功能旺盛，精气充盈，就能渗灌于肾而藏起来，肾脏也才能泄出精液。如今五脏衰败，筋骨懈惰无力，天癸也已经竭尽，所以发鬓全白，身体沉重，活动不灵便，走路不稳，并且不能生育子女，失去了生殖能力。

黄帝说：有的人年纪已经老了，还有生育能力，这是什么道理呢？

岐伯说：这是他们自然所赋予的寿数，超过一般人，因而精气血脉经常能保持通畅，肾气旺盛不衰。这种人虽然年老仍能生育，但一般来说，男子不超过六十四岁，女子不超过四十九岁，他们的天癸都枯竭了。

黄帝说：那些掌握养生之道的人，年寿都能活到一百多岁，还能生育吗？

岐伯说：那些善于养生的人，能够防止衰老而保全形体，所以他们年纪虽过百岁，仍然有生育能力的可能。

黄帝说：我听说上古时代有一种叫作"真人"的人，他能够掌握天地造化之机，阴阳变化之理，吐纳精气，主宰自己的精神，使精气内守，肌肉始终如一，所以他的寿命限数超越常人而与天地同尽，这是由于他能遵循自然阴阳变化的规律，掌握了养生之道的缘故。中古时代有叫作"至人"的人，具有深厚的道德，能全面掌握养生之道，合于阴阳的变化，顺于四时的更替，心远世纷，身离俗染，使自己思想处于清静无为的状态，积聚精气，保全精神，能使意念悠游于天地之间，视听能远及八方之外，这种人也能增益其寿限而寿命较长，所以也同于真人。其次，有被称为圣人的人。他们能安然地处在大自然之中。外能顺应天地的变化，避开气候变化及自然变化带来的影响和伤害；内能调节自己的精神以适应社会，而不产生恼怒怨恨之情。他们的行为举止不脱离社会的一般准则，穿着普通，举止平常，没有一点炫耀于世的地方。他们既不会过度劳累而损伤形体，又无任何思想负担，总以愉快、安宁为目的，悠然自得为满足，所以他们的形体不容易衰惫，精神也不容易耗散，因而寿命也可以活到一百岁左右。再次，有叫作贤人的人，能效法天地阴阳变化之道，仿效日月昼夜盈亏的规律，推步星辰的运动，顺从阴阳的变化，分别四时的时序，随从上古知养生之道的人，所以也可以延长寿命，但有竭尽的时候。

四气调神大论篇第二

概说

　　"四气"，即春、夏、秋、冬四时气候。"神"，指人们的精神意志。四时气候变化，是外在环境的一个主要方面；精神活动，则是人体内在脏气活动的主宰，内在脏气与外在环境间取得统一协调，才能保证身体健康。正如吴崑云："言顺于四时之气，调摄精神，亦上医治未病也"，所以篇名叫"四气调神"。

　　全文在治病不如防病的养生之道的思想指导下，突出强调了人们应顺应四时调养精神，求得内外环境的统一，才能达到养生保健，预防疾病的目的。这就是本文的主题思想。

原文

　　春三月，此谓发陈，天地俱生，万物以荣，夜卧早起，广步于庭，被发缓形，以使志生，生而勿杀，予而勿夺，赏而勿罚，此春气之应，养生之道也。逆之则伤肝，夏为寒变，奉长者少。

　　夏三月，此谓蕃秀，天地气交，万物华实，夜卧早起，无厌于日，使志无怒，使华英成秀，使气得泄，若所爱在外，此夏气之应，养长之道也。逆之则伤心，秋为痎疟，奉收者少，冬至重病。

　　秋三月，此谓容平，天气以急，地气以明，早卧早起，与鸡俱兴，使志安宁，以缓秋刑，收敛神气，使秋气平，无外其志，使肺气清，此秋气之应，养收之道也。逆之则伤肺，冬为飧泄，奉藏者少。

　　冬三月，此谓闭藏，水冰地坼，无扰乎阳，早卧晚起，必待日光，使志若伏若匿，若有私意，若已有得，去寒就温，无泄皮肤，使气亟夺，此冬气之应，养藏之道也。逆之则伤肾，春为痿厥，奉生者少。

天气，清净光明者也，藏德不止，故不下也。天明则日月不明，邪害空窍，阳气者闭塞，地气者冒明，云雾不精，则上应白露不下。交通不表，万物命故不施，不施则名木多死。恶气不发，风雨不节，白露不下，则菀槁不荣。贼风数至，暴雨数起，天地四时不相保，与道相失，则未央绝灭。唯圣人从之，故身无奇病，万物不失，生气不竭。逆春气，则少阳不生，肝气内变。逆夏气，则太阳不长，心气内洞。逆秋气，则太阴不收，肺气焦满。逆冬气，则少阴不藏，肾气独沉。

夫四时阴阳者，万物之根本也。所以圣人春夏养阳，秋冬养阴，以从其根，故与万物沉浮于生长之门。逆其根，则伐其本，坏其真矣。故阴阳四时者，万物之终始也，死生之本也，逆之则灾害生，从之则苛疾不起，是谓得道。道者，圣人行之，愚者佩之。从阴阳则生，逆之则死，从之则治，逆之则乱。反顺为逆，是谓内格。

是故圣人不治已病，治未病，不治已乱，治未乱，此之谓也。夫病已成而后药之，乱已成而后治之，譬犹渴而穿井，斗而铸锥，不亦晚乎！

通释

春季正、二、三月，阳气上升，万物萌动，自然界呈现一片生气蓬勃的姿容。天地孕育着生发之气，万物欣欣向荣；人们应当晚睡早起，阔步于庭院，披散头发，宽缓形体，以使志意充满生发之气。对待事物，当生的不要杀害它，当给的不要剥夺它，当赏的不刑罚它，这就是适应春气，调养人体"生气"的道理。如果人体违逆了这个道理，就要伤害肝气。春季伤害了肝气，到了夏季，就会发生寒病，这是因为人在春季养"生气"不足，到夏季奉养"长气"力量不够的缘故。

夏季四、五、六月，阳气已盛，万物蕃茂，自然界呈现茂盛华秀的气象。天地阴阳之气相交，万物开花结实；人们应当晚睡早起，不要厌恶日长而使阳气怠惰；使志意不要轻易发怒，神气像草木华英一样充满，使阳气能宣泄，好像有所爱在外而不抑郁，这就是应夏季长养之气，调养人体"长气"的道理。如果人体违背了夏季长养之气，就要伤害心气。夏季伤害了心气，到了秋季，就会发生疟疾，这是因为人在夏季养"长气"不足，至秋奉迎"收气"力量不够的缘故。

秋季七、八、九月，阴气已升，万物果实已成，自然界一派容状平定的气象。秋风劲急，物色清明，肃杀将至。人们要早睡，并且要早起，鸡鸣时即起，使志意安逸宁静，以缓和秋季肃杀之气的刑罚；应当收敛神气，以应秋气的收敛清肃；志意不要受外界干扰，以使肺气清静，这就是应秋季收敛之气，调养人体"收气"的道理。如果人体违逆了秋季收敛之气，就要伤害肺气。秋季伤害了肺气，到了冬季，就要发生飧泄的病变，这是因为人在秋季养"收气"不足，到冬季奉养"藏气"力量不够的缘故。

　　冬季十、十一、十二月，阴气盛极，万物潜伏，自然界呈现闭藏的气象。水冰地裂，万物的生机没有受到干扰，而都潜藏起来；人们应当早睡晚起，早晨等太阳升起后起身，使自己的志意伏匿，保持安静，好像有私意在胸中，又像所求已得而不外露，使神气内藏，应该避寒保温，不要开泄皮肤出汗，致使阳气频数耗夺，这就是应冬季闭藏之气，调养人体"藏气"的道理。如果人体违逆了冬季闭藏之气，就要伤害肾气。冬季伤害了肾气，到了春季，就要发生痿厥的病变，这是因为人在冬季养"藏"不足，至春奉养"生气"力量不够的缘故。

　　天气是清净光明的，由于它潜藏着促进万物生化的力量，这种生化力量随天地运行不息，万古长存。如果天体失去了这个潜藏着的力量，那么日月就不能显其光明；邪气就充满天地之间，使阳气闭塞于上而不下降，地气昏冒不明而不能上承，云雾弥漫，雨露不能下降，天地之气不能相互感应，万物的生命不能延续，就连大树也要死亡。天地间的恶气散发，则风雨不能节制，雨露也不能下降，万物就会郁结枯槁不荣。由于贼风频繁侵袭，暴雨频繁发生，天地四时不能保持其正常规律，人不能顺应四气变化，就会不得尽其天年而死亡。唯有圣人能顺应四时阴阳的变化，所以身体连小病也不会发生，能与万物一同生化于天地之间，而生机不竭。违背了春生之气，少阳之气不能生发，就要发生肝气内郁的病变；违逆了夏长之气，太阳之气不能生长，就要发生心气虚的病变；违逆了秋收之气，太阴之气不能收敛，就要发生肺热胀满喘息的病变；违逆了冬藏之气，少阴之气不能闭藏，就要发生肾气不能蓄藏的病变。

　　四时阴阳的生长收藏，是万物生长繁育的根本，所以圣人春夏养生、长之气，秋冬养收、藏之气，来顺应四时阴阳的生长收藏，因而圣人能与万物一样，生存于四时阴阳变化之中。如果违逆四时阴阳，则会削伐人体的生机之本，真气就要竭绝。因此，四时阴阳的变化，是万物成长的终始，也是人类死生的根本。违逆了它，病灾就要发生，顺应了它，就是细小的疾病也不会产生，这就是掌握了养生之道。养生之道，圣人奉行，而愚人违背。总之，能顺应四时阴阳，就能生存，违逆了四时阴阳，就要死亡；奉行养生之道就会使气治，逆养生之道就会使气乱。如果反顺为逆，人体的内外阴阳就会相互格拒。

　　正因为如此，所以圣人不主张已病后才治病，而主张未病先预防，这好比治国一样，不等乱已成才治理，而要治于未乱之先，就是这个道理。假使等疾病已经发生了，而后才去治疗，等到战乱已经形成了以后才去治理，就等于口渴了才想到钻井，战争已经发生了才想到铸造武器，这不是太晚了吗！

生气通天论篇第三

概说

生气，生命之气，这里是指人体的阳气。姚止庵说："生气者何？生生之气，阳气也。"天，指自然界。通，即沟通、贯通。通天，即人体阳气与自然界相互通应、相互贯通的意思。

气，乃是物质世界的本质，也是生命的本原。构成生命的气，来源于自然界，所以在生命活动过程中，人体的气必然同自然界的气相互贯通，这就是本篇的主题思想，也就是篇名"生气通天"的意义所在。正如吴崑说："凡人有生，受气于天，一呼一吸，与阴阳运气相互流贯，故云生气通天也。"

原文

黄帝曰：夫自古通天者，生之本，本于阴阳。天地之间，六合之内，其气九州、九窍、五脏、十二节，皆通乎天气。其生五，其气三，数犯此者，则邪气伤人，此寿命之本也。

苍天之气，清静则志意治，顺之则阳气固，虽有贼邪，弗能害也，此因时之序。故圣人传精神，服天气而通神明。失之则内闭九窍，外壅肌肉，卫气散解，此谓自伤，气之削也。

阳气者，若天与日，失其所则折寿而不彰。故天运当以日光明。是故阳因而上，卫外者也。因于寒，欲如运枢，起居如惊，神气乃浮。因于暑，汗，烦则喘喝，静则多言，体若燔炭，汗出而散。因于湿，首如裹，湿热不攘，大筋緛短，小筋弛长。緛短为拘，弛长为痿。因于气，为肿，四维相代，阳气乃竭。

阳气者，烦劳则张，精绝，辟积于夏，使人煎厥；目盲不可以视，耳闭不可以听，溃溃乎若坏都，汩汩乎不可止。

阳气者，大怒则形气绝，而血菀于上，使人薄厥。有伤于筋，纵，其若不容。汗出偏沮，使人偏枯。汗出见湿，乃生痤疿。

高梁之变，足生大丁，受如持虚。劳汗当风，寒薄为皶，郁乃痤。

阳气者，精则养神，柔则养筋。开阖不得，寒气从之，乃生大偻。陷脉为瘘，留连肉腠，俞气化薄，传为善畏，及为惊骇。营气不从，逆于肉理，乃生痈肿。魄汗未尽，形弱而气烁，穴俞以闭，发为风疟。故风者，百病之始也，清静则肉腠闭拒，虽有大风苛毒，弗之能害，此因时之序也。故病久则传化，上下不并，良医弗为。故阳畜积病死，而阳气当隔。隔者当泻，不亟正治，粗乃败之。

故阳气者，一日而主外。平旦人气生，日中而阳气隆，日西而阳气已虚，气门乃闭。是故暮而收拒，无扰筋骨，无见雾露，反此三时，形乃困薄。

岐伯曰：阴者，藏精而起亟也，阳者，卫外而为固也。阴不胜其阳，则脉流薄疾，并乃狂。阳不胜其阴，则五脏气争，九窍不通。是以圣人陈阴阳，筋脉和同，骨髓坚固，气血皆从。如是则内外调和，邪不能害，耳目聪明，气立如故。风客淫气，精乃亡，邪伤肝也。因而饱食，筋脉横解，肠澼为痔。因而大饮，则气逆。因而强力，肾气乃伤，高骨乃坏。

凡阴阳之要，阳密乃固，两者不和，若春无秋，若冬无夏。因而和之，是谓圣度。故阳强不能密，阴气乃绝。阴平阳秘，精神乃治；阴阳离决，精气乃绝。因于露风，乃生寒热。是以春伤于风，邪气留连，乃为洞泄。夏伤于暑，秋为痎疟。秋伤于湿，上逆而咳，发为痿厥。冬伤于寒，春必温病。四时之气，更伤五脏。

阴之所生，本在五味；阴之五宫，伤在五味。是故味过于酸，肝气以津，脾气乃绝。味过于咸，大骨气劳，短肌，心气抑。味过于甘，心气喘满，色黑，肾气不衡。味过于苦，脾气不濡，胃气乃厚。味过于辛，筋脉沮弛，精神乃央。是故谨和五味，骨正筋柔，气血以流，腠理以密，如是则骨气以精。谨道如法，长有天命。

通释

黄帝说：自古以来，人体阳气与自然界就是息息相通的，所以生命的本原，本于天地阴阳的变化。凡是天地之间，四方上下之内，其地九州，人之九窍，五藏，十二节，其气都是与天气相通应的。天之阴阳，化生地之五行，地之五行之气，又上应天之三阴三阳，如果多次违逆天地阴阳五行以及三阴三阳的变化规律，那么邪气就会伤害人体，故这是影响人体寿命的根本。

自然界的气候，清静光明，则人的意志也清爽而不乱，人能顺应天气的清静，阳气就能固密，虽然有贼风邪气，也不能为害，这就是因为能顺应四时季节变化而养生的缘故。所以圣人能使精神专一，抟聚不散，顺应天气的变化，而使人气与天气的阴阳变化统一起来。如果不是这样，就会使在内的九窍之气闭塞不通，在外的肌肉之气壅塞不行，卫气涣散不收，这是自己造成的伤害，是阳气被消削的结果。

人身的阳气，好像天体中太阳的作用一样，如果阳气运行失其场所，人的寿命就要夭折。所以天体的运动，应当有太阳才能显出光明，人体的阳气也像太阳的强大作用一样，上行而起着卫外的作用。卫外的阳气像户枢一样主司开合。如果生活起居突然变动，阳气就要浮出于外，在内的阳气不足，就易受邪气的侵袭。因此，受到暑邪的侵袭，阳气亢盛外泄则多汗，烦躁时可见热邪迫肺所致的大呵出声而喘；安静时，可见气伤神虚所致的多言多语。受寒邪侵袭时，阳气被遏郁则发高烧，必须发汗，则邪热随汗而散。受到湿邪侵袭时，湿邪上蒙，则头沉胀犹如物裹，倘若湿邪化热，久久不能消除，就要伤及筋膜，出现大筋收缩而短，肢节屈而不伸，小筋松弛而长，肢节伸而不屈的拘挛或痿废的病症。受到风邪侵袭时可见到浮肿。上述四时之气，更相侵犯人体，导致人体阳气的衰竭。

人身的阳气，倘若过度烦劳就会亢盛，阳亢则阴精衰竭。这种情况重复到了夏季，再受暑热的熏灼，煎熬阴精，就要发生"煎厥"。它的主要症状是两目昏盲不能视，两耳闭塞不能听，病势像河堤崩决，水流汹涌不能制止一样危急。

人身的阳气，若因大怒，会使形气阻绝不通，血随气逆郁结在人体的上部，使人发生"薄厥"。如果阳气被伤，血不养筋，筋膜弛纵，肢体运动就会不受自己的支配。如果汗出偏于半身，日久可以发生半身不遂的"偏枯"。如果出汗之后，遭受湿邪的侵袭，重的会发生小的疮疖，轻微的可以出现汗疹。如果过食肥甘厚味，可以发生疔疮，这种人得病就像拿着空的器具盛物一样容易。如果劳动汗出时感受到风寒之邪，风寒迫于皮腠，就会发生粉刺，郁结久了，便成痤疮。

人身的阳气，能养神则精，养筋则柔。如果玄府的开阖功能失常，寒邪乘机入侵，阳气不能柔筋，就可发生形态偻俯的"伛偻"病。如果寒邪深陷脉中，血脉凝涩，可形成瘘管，寒邪滞留肌肉之间，从经输传入而内迫五脏，阳气不能养神，可以见到恐惧和惊骇的症状。如果营气运行不顺，阻逆在肌腠之中，血郁热聚，就可以发生痈肿。如果自汗不止，形体虚弱而阳气被消烁，风邪入侵，腧穴随闭，就要发生"风疟"。所以说风邪是各种疾病的始因。只要人体的阳气清静，则腠理固密，虽有害人的风邪毒气，也不能伤害，这是因为时序的变化，阳气能适应的缘故。所以病邪留着久了便会转化，发展到上下阴阳不相交通时，虽然有高明的医生，也无能为力了。所以阳气蓄积而致死的，是因为上下隔塞不通所致。阳气隔塞不通的，就应当用泻法，如果不能迅速给予正确治疗而致败坏甚至死亡的，往往是技术不高明的医生所为。

所以人身的阳气和自然界阳气一样，白天行于阳分。平旦的时候，阳气开始升发，日中的时候，阳气最隆盛，日西的时候，阳气渐趋衰虚，汗孔就密闭。因此，人到日暮以后，阳气就应收敛闭拒，不要烦扰筋骨，也不要去冒雾露。如果违反了上述三时阳气消长的规律，形体就要困顿遭受邪气的迫害。

岐伯说：阴精藏于内，不断充养在外的阳气，阳气护卫于外，起着固守内在阴精的作用。如果阴不能抑制阳，阳气亢盛，就会使血脉运行急疾，如果再感受阳邪，两阳相并，就会发狂。反之，如果阳不能抑制阴，阴气独盛，就会使五脏之气不和，导致九窍闭塞不通。所以圣人能等比阴阳，使之和调，则筋脉和顺，骨髓坚固，气血顺从。这样，内外就能和调，邪气不能侵害，耳聪目明，真气独立如常而不为邪气所动摇，身体气机升降出入运转正常。如果风邪侵淫于气分，阳气受侵，阴精会因此而消亡，这是风邪伤肝的缘故。如果饮食过饱，则筋脉气血不顺而致弛缓，也会导致大便脓血或痔疮。如果饮酒过度，就可使肺气上逆。若过度用力或强力行房，则肾气受伤，腰同脊骨就要败坏。

大凡和调阴阳的要领，在于外在的阳气致密，才能顾护在内的阴精。如果阴阳不相和调，就像一年中只有春天而没有秋天，或者只有冬天而没有夏天一样。因此，能使阴阳和调，是圣人养生的法度。所以阳气过于亢盛而不能固密，在内的阴精就要竭绝。只有阴阳和平固密，精神才能治而不乱。如果阴阳分离决绝，人的精气也就竭绝了。若是阴阳不能固密，风寒之邪入侵，就要发生寒热的病症。所以，春季伤于风邪，邪气留着不去，可以成为洞泄。夏季伤于暑邪，到了秋季，往往发生疟疾。秋季感受了湿邪，上逆犯肺，可以引起咳嗽；湿邪侵犯经脉，肢体可以发生痿厥。冬季感受寒邪，寒邪内伏，到春季可发为温病。因此，四时的邪气，是能更替伤害五脏的。

阴精的产生，本源于五味，然而五脏，却又因五味太过而受伤。所以过食酸味，肝气偏盛就要克伐脾土而导致脾气竭绝。过食咸味，能使大骨劳伤，肌肉瘦削萎缩，水胜克火，使心气被抑郁。过食甘味，滞缓上焦，可见心气烦闷，喘满，土胜克水，则见面色黑，肾气不平。过食苦味，心阻受伤，火不生土，使脾气不能濡润，胃气壅滞而胀满。过食辛味，肺气乘肝，能使筋脉败坏弛纵，气耗则精神也要遭到损害。因此，慎重认真地调和饮食五味，不使太过就能使骨骼正直，筋脉柔和，气血流畅，腠理固密。如果这样，骨、气就能强健了。所以必须慎重地遵守保养的法则，才能享有天赋的寿命。

金匮真言论篇第四

概说

匮，同柜；金匮，古帝王藏书之器，上篇论经脉真言，即至真之言；本篇主要论述自然界四时阴阳与人体五藏相应，统于一体的规律，自然界反常的气候变化会影响人体的生理病理。古医观点非常珍贵，是至真之言。

原文

黄帝曰：天有八风，经有五风，何谓？

岐伯对曰：八风发邪，以为经风，触五藏，邪气发病。所谓得四时之胜者，春胜长夏，长夏胜冬，冬胜夏，夏胜秋，秋胜春，所谓四时之胜也。

东风生于春，病在肝，俞在颈项；南风生于夏，病在心，俞在胸胁；西风生于秋，病在肺，俞在肩背；北风生于冬，病在肾，俞在腰股；中央为土，病在脾，俞在脊。

故春气者，病在头；夏气者，病在藏；秋气者，病在肩背；冬气者，病在四支。

故春善病鼽衄，仲夏善病胸胁，长夏善病洞泄寒中，秋善病风疟，冬善病痹厥。

故冬不按跷，春不鼽衄，春不病颈项，仲夏不病胸胁，长夏不病洞泄寒中，秋不病风疟，冬不病痹厥，飧泄而汗出也。

夫精者，身之本也。故藏于精者，春不病温。夏暑汗不出者，秋成风疟。此平人脉法也。

故曰：阴中有阴，阳中有阳。平旦至日中，天之阳，阳中之阳也；日中至黄昏，天之阳，阳中之阴也；合夜至鸡鸣，天之阴，阴中之阴也；鸡鸣至平旦，天之阴，阴中之阳也。故人亦应之。

夫言人之阴阳，则外为阳，内为阴；言人身之阴阳，则背为阳，腹为阴；言人身之藏府中阴阳，则藏者为阴，府者为阳，肝、心、脾、肺、肾五藏皆为阴，胆、胃、大肠、小肠、膀胱、三焦六府皆为阳。所以欲知阴中之阴、阳中之阳者何也？为冬病在阴，夏病在阳，春病在阴，秋病在阳，皆视其所在，为施针石也。

故背为阳，阳中之阳，心也；背为阳，阳中之阴，肺也；腹为阴，阴中之阴，肾也；腹为阴，阴中之阳，肝也；腹为阴，阴中之至阴，脾也。此皆阴阳表里、内外、雌雄相输应也，故以应天之阴阳也。

帝曰：五藏应四时，各有收受乎？

岐伯曰：有。东方青色，入通于肝，开窍于目，藏精于肝，其病发惊骇；其味酸，其类草木，其畜鸡，其谷麦，其应四时，上为岁星，是以春气在头也，其音角，其数八，是以知病之在筋也，其臭臊。

南方赤色，入通于心，开窍于耳，藏精于心，故病在五藏；其味苦，其类火，其畜羊，其谷黍，其应四时，上为荧惑星，是以知病之在脉也，其音徵，其数七，其臭焦。

中央黄色，入通于脾，开窍于口，藏精于脾，故病在舌本；其味甘，其类土，其畜牛，其谷稷，其应四时，上为镇星，是以知病在肉也，其音宫，其数五，其臭香。

西方白色，入通于肺，开窍于鼻，藏精于肺，故病在背；其味辛，其类金，其畜马，其谷稻，其应四时，上为太白星，是以知病之在皮毛也，其音商，其数九，其臭腥。

北方黑色，入通于肾，开窍于二阴，藏精于肾，故病在溪；其味咸，其类水，其畜彘，其谷豆，其应四时，上为辰星，是以知病之在骨也，其音羽，其数六，其臭腐。

故善为脉者，谨察五藏六府，一逆一从，阴阳、表里、雌雄之纪，藏之心意，合心于精。非其人勿教，非其真勿授，是谓得道。

> **通释**

黄帝问道：自然界有八方之风，人的经脉又有五脏之风，这指的是什么道理呢？

岐伯回答说：自然界的八风是外部的致病邪气，侵犯经脉的风邪，侵入五脏，使人发病。一年的四个季节，有相克的关系，春胜长夏，长夏胜冬，冬胜夏，夏胜秋，冬胜春，这就是所谓四时季节相克。

东风生于春季，春季得病，病多发生在肝经，表现在颈项。南风生于夏季，病多发生在心经，表现在胸胁。西风生于秋季，病多发生在肺，表现在肩背。北风生于冬季，病多发生在肾经，表现在腰腿。中央的方位属于土，病多发生在脾经，表现在脊背。

所以春季邪气伤人，多病在头部；夏季邪气伤人，多病在心；秋季邪气伤人，多病在肩背；冬季邪气伤人，多病在四肢。

春天多发生衄血，夏天多发生胸胁部位的疾病，长夏多发生洞泄等里寒证，秋天多发生风疟，冬天多发生痹厥。

若冬天不扰动阳气，来年春天就不会发生鼽衄和颈项部位的疾病，夏天就不会发生胸胁部位的疾病，长夏季节就不会发生洞泄一类的里寒病，秋天就不会发生风疟病，冬天也不会发生痹厥、飧泄、汗出过多等病。

精，是人体生命活动的根本，所以阴精内藏而不妄泄，春天就不会得温病。夏天当出汗散热而不出汗，到秋天就会得风疟病。这是诊察四时发病的一般规律。

所以说：阴中有阴，阳中有阳。例如：白天属阳，黎明到中午这段时间，是阳中之阳；中午到黄昏这段时间，则是阳中之阴。黑夜属阴，黄昏到鸡叫这段时间，是阴中之阴；鸡叫到黎明这段时间，则属阴中之阳。人的情况也与此相应。

就人体阴阳而论，外部属阳，内部属阴。就躯干来分阴阳，则背部为阳，腹部为阴。从脏腑来划分阴阳，则肝、心、脾、肺、肾五脏属阴，胆、小肠、胃、大肠、膀胱、三焦六腑属阳。为什么要了解阴阳之中复有阴阳的道理呢？这是要分析四时疾病的在阴在阳，以作为治疗的依据，如冬病在阴，夏病在阳，春病在阴，秋病在阳，都要根据疾病的部位来施用针刺和砭石的疗法。

此外，腹背相对，背部为阳，阳中之阳为心，阳中之阴为肺；腹为阴，阴中之阴为肾，阴中之阳为肝，阴中之至阴为脾。以上这些都是人体阴阳表里、内外、雌雄的相互联系，与自然界的四时昼夜阴阳变化相通应。

黄帝说：五脏除与四时相应外，还有其他相类似的事物吗？

岐伯说：有。东方青色，与肝相应，肝开窍于目，精气内藏于肝，发病常表现为惊骇，肝在五味为酸，其性类似草木，在五畜对应鸡，在五谷对应麦，在四时对应春季，在天体对应岁星，春天阳气上升，所以其气在头，在五音为角，成数为八，在味道对应臊味，肝有病多表现在筋。

南方赤色，与心相应，心开窍于耳，精气内藏于心，发病表现在五脏，心在五味为苦，其性类火，在五畜对应羊，在五谷对应黍，与四时中的夏季相应，在天体对应荧惑星，在五音为徵，成数为七，在味道为焦，心的疾病多表现在脉和五脏。

中央黄色，与脾相应，脾开窍于口，精气内藏于脾，发病表现在舌根，脾在五味为甘，其性类土，在五畜为牛，在五谷为稷，与四时中的长夏相应，在天体对应镇星，在五音为宫，其生数为五，在味道为香，脾的疾病多表现在舌根和肌肉。

西方白色，与肺相应，肺开窍于鼻，精气内藏于肺，发病表现在背部，肺在五味为辛，其性类金，在五畜为马，在五谷为稻，与四时中的秋季相应，在天体对应太白星，在五音为商，成数为九，在味道为腥，肺的疾病多发生在背部和皮毛。

北方黑色，与肾相应，肾开窍于前后二阴，精气内藏于肾，发病多表现在小块肌肉连接处，肾在五味为咸，其性类水，在五畜为豕，在五谷为豆，与四时中的冬季相应，在天体对应辰星，在五音为羽，成数为六，味道对应腐，肾的疾病多发生在骨。

所以善于诊脉的医生，能够谨慎细心地审查五脏六腑的气血顺逆的情况，把握阴阳、表里、雌雄的对应和联系，并把这些精深的道理牢记心中，体验其精微之处。这些理论，至为宝贵，对于那些不是真心实意地学习而又不具备一定条件的人，切勿轻易传授，这才是爱护和珍视这门学问的正确态度。

阴阳应象大论篇第五

概说

阴阳，是我国古代哲学家对宇宙事物的科学抽象，是事物对立统一两方的概括。象，是现象、征象。自然界四时阴阳五行的变化与人体脏腑的阴阳变化，其象相应，所以叫作"阴阳应象"。

本篇的主题思想，除了阐明阴阳学说的基本概念外，还采用了古代学术界一般通用的取类比象的方法，根据自然界阴阳五行运动变化的规律，对人体的生理、病理、摄生防病以及疾病的诊断治疗等一系列问题，作出了比较全面的论证，从而突出了人体内外环境统一的"天人相应"的理论观点。

原文

黄帝曰：阴阳者，天地之道也，万物之纲纪，变化之父母，生杀之本始，神明之府也，治病必求于本。故积阳为天，积阴为地。阴静阳躁，阳生阴长，阳杀阴藏。阳化气，阴成形。寒极生热，热极生寒。寒气生浊，热气生清。清气在下，则生飧泄；浊气在上，则生䐜胀。此阴阳反作，病之逆从也。

故清阳为天，浊阴为地。地气上为云，天气下为雨；雨出地气，云出天气。故清阳出上窍，浊阴出下窍；清阳发腠理，浊阴走五藏；清阳实四支，浊阴归六府。

水为阴，火为阳。阳为气，阴为味。味归形，形归气，气归精，精归化；精食气，形食味，化生精，气生形。味伤形，气伤精，精化为气，气伤于味。

阴味出下窍，阳气出上窍。味厚者为阴，薄为阴之阳；气厚者为阳，薄为阳之阴。味厚则泄，薄则通；气薄则发泄，厚则发热。壮火之气衰，少火之气壮，壮火食气，气食少火，壮火散气，少火生气。气味辛甘发散为阳，酸苦涌泄为阴。阴胜则阳病，阳胜则阴病。阳胜则热，阴胜则寒。重寒则热，重热则寒。寒伤形，热伤气；气伤痛，形伤肿。故先痛而后肿者，气伤形也；先肿而后痛者，形伤气也。风胜则动，热胜则肿，燥胜则干，寒胜则浮，湿胜则濡泻。

天有四时五行，以生长收藏，以生寒暑燥湿风。人有五藏化五气，以生喜怒悲忧恐。故喜怒伤气，寒暑伤形。暴怒伤阴，暴喜伤阳。厥气上行，满脉去形。喜怒不节，寒暑过度，生乃不固。故重阴必阳，重阳必阴。故曰：冬伤于寒，春必温病；春伤于风，夏生飧泄；夏伤于暑，秋必痎疟；秋伤于湿，冬生咳嗽。

帝曰：余闻上古圣人，论理人形，列别藏府，端络经脉，会通六合，各从其经，气穴所发，各有处名，溪谷属骨，皆有所起，分部逆从，各有条理，四时阴阳，尽有经纪，外内之应，皆有表里，其信然乎？

岐伯对曰：东方生风，风生木，木生酸，酸生肝，肝生筋，筋生心，肝主目。其在天为玄，在人为道，在地为化。化生五味，道生智，玄生神。神在天为风，在地为木，在体为筋，在藏为肝，在色为苍，在音为角，在声为呼，在变动为握，在窍为目，在味为酸，在志为怒。怒伤肝，悲胜怒；风伤筋，燥胜风；酸伤筋，辛胜酸。

南方生热，热生火，火生苦，苦生心，心生血，血生脾，心主舌。其在天为热，在地为火，在体为脉，在藏为心，在色为赤，在音为徵，在声为笑，在变动为忧，在窍为舌，在味为苦，在志为喜，喜伤心，恐胜喜；热伤气，寒胜热，苦伤气，咸胜苦。

中央生湿，湿生土，土生甘，甘生脾，脾生肉，肉生肺，脾主口。其在天为湿，在地为土，在体为肉，在藏为脾，在色为黄，在音为宫，在声为歌，在变动为哕，在窍为口，在味为甘，在志为思。思伤脾，怒胜思；湿伤肉，风胜湿；甘伤肉，酸胜甘。

西方生燥，燥生金，金生辛，辛生肺，肺生皮毛，皮毛生肾，肺主鼻。其在天为燥，在地为金，在体为皮毛，在藏为肺，在色为白，在音为商，在声为哭，在变动为咳，在窍为鼻，在味为辛，在志为忧。忧伤肺，喜胜忧；热伤皮毛，寒胜热；辛伤皮毛，苦胜辛。

北方生寒，寒生水，水生咸，咸生肾，肾生骨髓，髓生肝，肾主耳。其在天为寒，在地为水，在体为骨，在藏为肾，在色为黑，在音为羽，在声为呻，在变动为栗，在窍为耳，在味为咸，在志为恐。恐伤肾，思胜恐；寒伤血，燥胜寒；咸伤血，甘胜咸。

故曰：天地者，万物之上下也；阴阳者，血气之男女也；左右者，阴阳之道路也；水火者，阴阳之征兆也；阴阳者，万物之能始也。故曰：阴在内，阳之守也；阳在外，阴之使也。

帝曰：法阴阳奈何？岐伯曰：阳胜则身热，腠理闭，喘粗为之俯仰，汗不出而热，齿干以烦冤，腹满死，能冬不能夏。阴胜则身寒，汗出，身常清，数栗而寒，寒则厥，厥则腹满死，能夏不能冬。此阴阳更胜之变，病之形能也。

帝曰：调此二者奈何？岐伯曰：能知七损八益，则二者可调，不知用此，则早衰之节也。年四十而阴气自半也，起居衰矣。年五十，体重，耳目不聪明矣。年六十，阴萎，气大衰，九窍不利，下虚上实，涕泣俱出矣。故曰：知之则强，不知则老，故同出而名异耳。智者察同，愚者察异，愚者不足，智者有余，有余则耳目聪明，身体轻强，老者复壮，壮者益治。是以圣人为无为之事，乐恬淡之能，从欲快志于虚无之守，故寿命无穷，与天地终，此圣人之治身也。

天不足西北，故西北方阴也，而人右耳目不如左明也。地不满东南，故东南方阳也，而人左手足不如右强也。帝曰：何以然？岐伯曰：东方阳也，阳者其精并于上，并于上，则上明而下虚，故使耳目聪明，而手足不便也；西方阴也，阴者其精并于下，并于下，则下盛而上虚，故其耳目不聪明，而手足便也。故俱感于邪，其在上则右甚，在下则左甚，此天地阴阳所不能全也，故邪居之。

故天有精，地有形，天有八纪，地有五里，故能为万物之父母。清阳上天，浊阴归地，是故天地之动静，神明为之纲纪，故能以生长收藏，终而复始。惟贤人上配天以养头，下象地以养足，中傍人事以养五藏。天气通于肺，地气通于嗌，风气通于肝，雷气通于心，谷气通于脾，雨气通于肾。六经为川，肠胃为海，九窍为水注之气。以天地为之阴阳，阳之汗，以天地之雨名之；阳之气，以天地之疾风名之。暴气象雷，逆气象阳。故治不法天之纪，不用地之理，则灾害至矣。

故邪风之至，疾如风雨。故善治者治皮毛，其次治肌肤，其次治筋脉，其次治六府，其次治五藏。治五藏者，半死半生也。故天之邪气，感则害人五藏；水谷之寒热，感则害于六府；地之湿气，感则害皮肉筋脉。

故善用针者，从阴引阳，从阳引阴；以右治左，以左治右；以我知彼，以表知里；以观过与不及之理，见微得过，用之不殆。善诊者，察色按脉，先别阴阳；审清浊，而知部分；视喘息、听音声，而知所苦；观权衡规矩，而知病所主；按尺寸，观浮沉滑涩，而知病所生。以治无过，以诊则不失矣。

故曰：病之始起也，可刺而已；其盛，可待衰而已。故因其轻而扬之；因其重而减之；因其衰而彰之。形不足者，温之以气；精不足者，补之以味。其高者，因而越之；其下者，引而竭之；中满者，泻之于内；其有邪者，渍形以为汗；其在皮者，汗而发之，其慓悍者，按而收之；其实者，散而泻之。审其阴阳，以别柔刚，阳病治阴，阴病治阳，定其血气，各守其乡，血实宜决之，气虚宜掣引之。

通释

黄帝说：阴阳，是自然界运动变化的普遍规律，是一切事物运动变化的纲领，事物之所以能变化，都是由于事物内部阴阳对立两方相互作用的结果，也是事物发生、发展和消亡的根本原始。所以说，阴阳是自然界万物运动变化的动力。因而疾病的治疗也必须从阴阳变化这个根本上来认识和处理。由于阴阳是天地的规律，所以清阳之气上升，积聚而成为天，浊阴之气下降，凝聚而成为地。地之阴主静而成形，天之阳主动而运行不息。阳生，阴就能成长，阳亡，阴也就不存在。阳升能化气，阴凝能成形。在一定条件下，寒极生热，是阴转化为阳，热极生寒，是阳转化为阴。寒气凝滞能产生浊阴，热气升散能化生清阳。如果清阳之气下居而不升，就会产生飧泄，浊阴上凝而不降，就会产生胀满。这就是阴阳倒置、逆从的病理变化。

所以大自然的清阳之气上升为天，浊阴之气下降为地。地上水气，蒸发化气上升而为云，天之云气，凝集下降而为雨。所以雨虽从天而降，而实本于地气上升，云虽是地气上升所化，而实出于天气之下降。人体阴阳上应天象，所以涕、唾、气、液等清阳出于上窍，污秽溺等浊阴出于下窍，阳气外发于腠理，阴精内注于五脏，水谷精气充实于四肢，饮食糟粕内归于六腑。

以水火分阴阳，水寒而润下，故为阴，火热而炎上，故为阳。以药、食气味分阴阳，气无形而升，故为阳；味有质而降，故为阴。饮食五味，可以滋养形体，形体的生成又依赖气的资生。气可转化生成阴精，而阴精皆可由气化而生成。阴精依赖于阳气的化生，形体依赖于五味的滋养；又因为阴精是水谷所化生的，所以水谷通过气化才能产生阴精，形体是气资生而成的，所以气聚才能成形。凡物之味能滋养形体，但如味太过，则又能伤害形体；阳气化生阴精，过亢则反耗损阴精。精可以产生气，但也可以由气味太过而受损伤。

阴主降，所以阴味出下窍，阳主升，所以阳气出上窍。味厚的属纯阴，味薄的属阴中之阳；气厚的属纯阳，气薄的属阳中之阴。味厚腻的食物会引起泄泻与消化不良，味薄能疏泄通利；气薄的能向外发散，气厚的能助阳发热。气味醇厚的壮火之品，能使正气衰弱，气味温和的少火之品，可使人正气壮盛。这是因为壮火之品，能消耗正气，而温和之品能温养正气，所以说，壮火之品会消蚀正气，少火之品能补养正气。

药物的气味分阴阳，则辛甘具有发散作用的属于阳；酸味具有通吐泻下作用的属于阴。所以用酸苦之品太过则阴气偏胜，阴胜则阳气被伤，发生阳气不足的病变，若用辛甘之品太过则阳气偏胜，阳胜则阴气被伤，发生阴液亏损的病变。阳偏胜的就发为热证，阴偏胜的就发为寒证。在一定的条件下，寒极可以转化为热病，热极也可以转化为寒病。阴寒太过，能伤害人的形体，阳热太过，则伤及人的气分。气伤则邪热壅闭可产生疼痛，形伤则寒邪稽留可发生浮肿。所以先痛而后肿的，是气先伤而后伤及形体；先肿而后痛的，是形体先伤而后伤及气分。风气胜的，则发生震颤、掉眩、痉挛等动摇不定的病证，热气胜的，则发生阳气内郁的痈肿，燥气胜的，则发生津伤干涸的燥证，寒气胜的，则发生阳气不行的浮肿，湿气胜的，则发生水液不分的泄泻疾病。

自然界春夏秋冬四时的推移，和五行生克的变化，产生了寒暑燥湿风五气，促成了万物生长收藏的生化过程。

人有肝、心、脾、肺、肾五脏，五脏之气化生五志，产生了喜、怒、悲、忧、恐五种不同的情志活动。喜怒等情志变化，可以伤气，寒暑外侵，可以伤形。突然大怒，会损伤肝阴，突然大喜，会损伤心阳。气逆上行，充满经脉，则神气浮越，离去形体。所以喜怒不加以节制，寒暑不善于调适，生命就不能牢固。阴极可以转化为阳，阳极可以转化为阴。所以冬季受了寒邪的伤害，春天就容易发生温病；春天受了风邪的伤害，夏季就容易发生完谷不化的泄泻；夏季受了暑邪的伤害，秋天就容易发生疟疾；秋季受了湿邪的伤害，冬天就容易发生咳嗽。

黄帝说：我听说上古圣人，他们讨论推理人体的身形，分解、辨别内在的脏腑，整理经络的头绪，会合贯通经脉的阴阳表里六合，都依循各自的循行路线，经气所注的穴道，各有一定的部位和名称，肌肉会聚之处与骨相连属，都有一定的起点；皮部浮络其分布或顺或逆，条理分明；四时阴阳的变化，都有经纬纪纲；人身脏腑身形，与天地四时阴阳，都外内表里相应。这些说法，能相信吗？

岐伯回答说：东方（春季）阳升而生风气，风气生则木气荣，木气能生酸味，酸味能滋养肝气，肝气能营养筋，肝木能生心火，肝气通于目。阴阳五行变化，在自然界是幽远微妙无穷的，在人则为生命活动规律，在地则为万物的生化。万物生化而生五味，人能知道阴阳变化的道理，就能产生智慧，自然的幽远微妙，无非是阴阳五行的变化。所以阴阳五行变化在天则为风气，在地则为木气，在人体为筋，在五脏为肝，在五色为苍，在五音为角，在五声为呼，在病变为筋膜拘急，在七窍为目，在五味为酸，在五志为怒。怒太过则伤肝，但悲能抑制怒；风太过能伤筋，但燥能抑制风气；酸味太过能伤筋，但辛味能抑制酸味。

南方阳盛而生热，热盛能化生火气，火气能化生苦味，苦味滋养心气，心气能生血，心火能生脾土，心气通于舌。阴阳五行变化，在天为热气，在地为火气，在人体为血脉，在五脏为心，在五色为赤，在五音为徵，在五声为笑，在情志变动为忧，在七窍为舌，在五味为苦，在五志为喜。喜太过则伤心，但恐可以抑制喜；热太过能伤气，但寒气可以抑制热，苦味太过能伤气，但咸味可以抑制苦味。

中央长夏多雨而生湿，湿能化生土气，土气化生甘味，甘味滋生脾气，脾气能滋养肌肉，脾土能生肺金，脾气通于口。阴阳五行变化，在天为湿气，在地为土气，在人体为肌肉，在五脏为脾；在五色为黄，在五音为宫，在五声为歌，在变动为哕，在七窍为口，在五味为甘，在情志为思。思太过则伤脾，但怒可以抑制思，湿太过则伤肉，但风可以抑制湿，甘味太过则伤脾，但酸味能抑制甘味。

西方阴气敛肃而生燥，燥能化生金气，金气化生辛味，辛味滋生肺气，肺气能滋养皮毛，肺金能生肾水，肺气通于鼻。阴阳五行变化，在天为燥气，在地为金气，在人体为皮毛，在五脏为肺，在五色为白，在五音为商，在五声为哭，在病变为咳，在七窍为鼻，在五味为辛，在情志为忧。忧太过能伤肺，但喜可抑制忧；燥太过能伤皮毛，但热能抑制燥；辛味太过能伤皮毛，但苦能抑制辛味。

北方应冬，冬天生寒，寒气与水气相应，水气能产生咸味，咸味能滋养肾气，肾气能滋长骨髓，骨髓充实，则又能养肝，肾气关联于耳。它的变化在天为寒气，在地为水气，在人体为骨髓，在五脏为肾，在五色为黑，在五音为羽，在五声为呻，在病变的表现为战栗，在窍为耳，在五味为咸，在情志的变动为恐。恐能伤肾，思能够抑制恐；寒能伤血，燥（湿）能够抑制寒；咸能伤血，甘味能抑制咸味。

所以说：天地是在万物的上下；阴阳如血气与男女之相对；左右为阴阳运行不息的道路；水性寒，火性热，是阴阳的象征；阴阳的变化，是万物生长的原始能力。所以说：阴阳是互相为用的，阴在内，为阳之镇守；阳在外，为阴之役使。

黄帝说：人体怎样效法阴阳的变化法则呢？岐伯说：阳气亢盛的就要发热，由于腠理闭塞，热郁于内，则喘促气粗，呼吸困难而前屈后仰，因汗不出而热更盛，津液干枯则牙齿干燥，邪热内扰则烦躁闷乱，如果再见到腹满，则预后往往不良。这种病，如在冬季，或许还能支持，在夏天就不能耐受了。阴气亢盛的则恶寒，由于阳虚不能固表就出汗多，身体常常清冷，经常战栗而寒。如再见到四肢厥冷，腹部胀满的，则为危象。这种病，如在夏季，或许还能支持，在冬天就不能耐受了。这就是阴阳更迭胜负的病理变化和临床表现。

黄帝说：调摄阴阳偏胜偏衰的方法是怎样的呢？岐伯说。能够知道七损八益的道理，则阴阳就可以调摄，不知道运用这些道理，就会依节次而早衰。当人年到四十岁左右，是肾气盛衰的中半，起居动作渐见衰退。到五十岁左右，身体自觉沉重，行动不灵活，耳目也不够聪明了。到了六十岁，肾气大衰，阳痿不举，九窍不通利，由于阳衰于下，阴实于上，眼泪、鼻涕会经常流出。所以说：知道协调"七损八益"的道理而去养生的人，身体就会保持强健，不知调摄七损八益的人，身体就会衰老，所以人同本于天地阴阳二气而生，但却出现了强弱的不同情况。智者的认识，是符合养生之道的，而愚笨的人，不懂得保养真气，就不免早衰。因而愚人肾气常不足，智人肾气常饱满。肾气饱满，则耳目聪明，身体轻快而强健，年老了，还能保持强壮，强壮的人，就更加健壮了。所以懂得养生之道的人，不做无益于养生的事，以安闲清静为乐，保持少欲和乐观的境地，所以寿命可以长久，这就是圣人保命养生的方法。

天气是不足于西北方的，所以西北方属阴，而人的右耳目也不及左边的聪明。地气是不足于东南方的，所以东南方属阳，而人的左手足不及右边的为强。黄帝问道：这是为什么？岐伯回答说：东方属阳，阳主升，所以人体的精气聚集于上部，聚集于上则上部盛而下部虚弱，所以使耳目聪明，而手足不便利；西方属阴，阴主降，所以人体的精气聚集于下部，聚集于下则下部强盛而上部虚弱，所以耳目不聪明而手足反顺利。如果左右同样感受了外邪，在上部则身体的右侧较重，在下部则身体的左侧较重，这是天地阴阳之所不能全，而人身亦有阴阳左右之不足，所以邪气就能乘虚而居留了。

所以天降精气以施化，地布和气以成形，天有八节之纲纪，地有五方五行的道理，因此，天地是万物生化的根本。无形的清阳上升于天，有形的浊阴下归于地。所以天地的运动与静止，是由阴阳神明变化为纲纪，而能使万物春生、夏长、秋收、冬藏，终而复始。唯有懂得这些道理的人，身体上部能效法天之清以养头目，身体下部能效法地之静以养足，身体内部依附人气之变化以和五脏之气。天的清气通于肺，地之谷气通于嗌，风木之气通于肝，雷火之气通于心，水谷土气通于脾，雨水之气通于肾。六经犹如河川，肠胃犹如大海，上下九窍为水气之所注。如以天地阴阳来比人身，则阳气发泄的汗，像天的下雨；阳盛之气，像天地的疾风；暴怒之气，像天有雷霆；逆上之气，像阳热的火。所以调养身体和治疗疾病如不取法于天地的道理，那么疾病就会发生了。

所以邪风侵袭人体，势如疾风暴雨。因而善于治病的医生，当邪气在皮肤的时候，就给予治疗；技术较差的，到邪气进一步侵入肌肤时，才给予治疗；技术再差一些的，要以邪气侵入筋脉的时候才治疗；更差的，等到邪气已入六腑时，才知道给予治疗；最差的，直到邪气已入五脏时，才想到给予治疗。一般来说，当病邪深入五脏，病势已经相当严重了，这时即使给予治疗，也只有一半治愈的希望。所以自然界邪气侵袭人体，每多先犯皮毛，渐次深入而伤人五脏；饮食寒热不当，多由胃肠而伤害六腑；

地面居处潮湿之气侵袭，则多伤害人体的皮肉、筋脉。

所以善于用针治病的医生，当病在阳时，治其阴以引阳分之邪，病在阴时，治其阳以引阴分之邪。取右侧的穴位，治左边的病；取左侧的穴位，治右边的病。以医生自己的正常情况来衡量病人的反常情况，从表在的症状，探知其内在的病变，如果以此来观察疾病的太过与不及的机制，那么就可以从疾病初起时轻微的表现，知道病变的真实所在。能这样运用，就不致贻误诊治，致使病情发展到危险的境地。对于善于诊断疾病的医生，诊察病人的色泽及切按病人的脉象时，必须先要辨别疾病的阴阳；审察色泽的清明或晦浊，察看头面的分部所属的脏腑，以得知病变所属之脏腑。望病人的呼吸和听病人的声音，可以得知患者的痛苦所在，诊四时脉象的正常与否，而知病为何脏所主；诊尺肤的滑涩以及按寸口脉的浮沉，可以知道疾病发生的原因，能够这样来进行诊断，就不会发生差误，治疗也就没有过错了。

所以说，病初起的时候，可用针刺而止；如果是病势很盛，可待病邪稍衰刺之而止。所以病邪轻的，用轻扬宣散的方法；病邪重的，用泄泻削减的方法；体虚的，用补益的方法使气血复彰。形体虚弱的，要用气分药以温补之；精不足的，要以厚味药补之。病邪在上，可用吐法，使病邪从上而越出；病邪在下的，可通利大小便而除之；病邪在中部而见胀满的，可用泄泻或消导，消其坚满于内；如其邪在表的，可用汤液浸渍取汗，以去其邪；病邪在皮肤的，可用发汗法，发而散之；病邪急暴的，可按不同的情况，抑制收引之；邪实之证，在表宜用散法，在里宜用泻法。总之，必须详细审察病的属阴属阳，辨别疾病是柔是刚，如果是阴虚而阳盛的，要治其阴，阳虚而阴盛的，要治其阳。确定病邪之在气在血，血实的，宜决之使行，气虚的，宜用导引之法。

阴阳离合论篇第六

概说

离，就是分离；合，就是集合、合并；阴与阳合则为一，分则为二；本篇提出天地万物均可分为阴阳，阴阳之中，又无限可分，但总本于一阴一阳。

原文

黄帝问曰：余闻天为阳，地为阴，日为阳，月为阴，大小月三百六十日成一岁，人亦应之。今三阴三阳，不应阴阳，其故何也？岐伯对曰：阴阳者，数之可十，推之可百，数之可千，推之可万，万之大，不可胜数，然其要一也。天覆地载，万物方生，未出地者，命曰阴处，名曰阴中之阴；则出地者，命曰阴中之阳。阳予之正，阴为之主。故生因春，长因夏，收因秋，藏因冬，失常则天地四塞。阴阳之变，其在人者，亦数之可数。

帝曰：愿闻三阴三阳之离合也。岐伯曰：圣人南面而立，前曰广明，后曰太冲，太冲之地，名曰少阴，少阴之上，名曰太阳，太阳根起于至阴，结于命门，名曰阴中之阳。中身而上，名曰广明，广明之下，名曰太阴，太阴之前，名曰阳明，阳明根起于厉兑，名曰阴中之阳。厥阴之表，名曰少阳，少阳根起于窍阴，名曰阴中之少阳。是故三阳之离合也，太阳为开，阳明为阖，少阳为枢。三经者，不得相失也，搏而勿浮，命曰一阳。

帝曰：愿闻三阴。岐伯曰：外者为阳，内者为阴，然则中为阴，其冲在下，名曰太阴，太阴根起于隐白，名曰阴中之阴。太阴之后，名曰少阴，少阴根起于涌泉，名曰阴中之少阴。少阴之前，名曰厥阴，厥阴根起于大敦，阴之绝阳，名曰阴之绝阴。是故三阴之离合也，太阴为开，厥阴为阖，少阴为枢。三经者，不得相失也，搏而勿沉，名曰一阴。阴阳𣍿𣍿，积传为一周，气里形表而为相成也。

黄帝问道：我听说天属阳，地属阴，日属阳，月属阴，大月和小月合起来360天而成为1年，人体也与此相应。如今听说人体的三阴三阳，和天地阴阳之数不相符合，这是什么道理？岐伯回答说：天地阴阳的范围，十分广泛，在具体运用时，可以由一阴阳推广到十，由十到百，由百到千，由千到万，再演绎下去，没有穷尽，然而其总的原则仍不外乎对立统一的阴阳道理。天地之间，万物初生，未出地面的时候，叫作居于阴处，称之为阴中之阴；若长出地面的，就叫作阴中之阳。有阳气，万物才能生长，有阴气，万物才能成形。所以万物生长壮老的过程，都依赖和对应于春气的温暖、夏气的炎热、秋气的清凉和冬气的寒冷。如果四时阴阳失序，气候无常，天地间的生长收藏的变化就要失去正常。这种阴阳变化的道理，在人来说，也是有一定的规律，并且可以推测而知的。

　　黄帝说：我想听你讲讲三阴三阳的离合情况。岐伯说：圣人面向南站立，前方名叫广明，后方名叫太冲，行于太冲部位的经脉，叫作少阴，与少阴经相连的上面的经脉，名叫太阳，太阳经的下端起于足小趾外侧的至阴穴，其上端结于目，因太阳为少阴之表，故称为阴中之阳。在广明之下的经脉称为太阴，太阴前面的经脉，叫阳明，阳明经的下端起于足大趾侧次趾之端的厉兑穴，称为阴中之阳。厥阴为里，少阳为表，故厥阴经之表，为少阳经，少阳经下端起于窍阴穴，称为阴中之少阳。三阳经的离合，分开来说，太阳主表为开，阳明主里为阖，少阳介于表里之间为枢。但三者之间是相互紧密联系着的，所以合起来称为一阳。

　　黄帝说：愿意再听你讲讲三阴的离合情况。岐伯说：在外的为阳，在内的为阴，所以在里的经脉称为阴经，冲脉上部的经脉称为太阴，太阴经的根起于足大趾之端的隐白穴，称为阴中之阴。太阴后面的经脉，称为少阴，少阴经根起于足心的涌泉穴，称为阴中之少阴。少阴的前面，称为厥阴，厥阴经根起于足大趾端的大敦穴，由于两阴相合而无阳，厥阴又位于最里，所以称之为阴之绝阴。因此，三阴经之离合，太阴为三阴之表为开，厥阴主里为阖，少阴位于太、厥表里之间为枢。但三者之间，也是相互协调紧密联系着的，所以合起来称为一阴。阴阳之气，运行不息，递相流注于全身，气运于里，形立于表，这就是阴阳离合、表里相成的缘故。

阴阳别论篇第七

概说

　　本篇运用阴阳的道理，讨论脉象及其主病，从而推断疾病的预后，因为本篇与其他关于阴阳基本内容的论述不同，故篇名"阴阳别论"。

原文

　　黄帝问曰：人有四经十二从，何谓？岐伯对曰：四经应四时，十二从应十二月，十二月应十二脉。脉有阴阳，知阳者知阴，知阴者知阳。凡阳有五，五五二十五阳。所谓阴者，真藏也，见则为败，败必死也。所谓阳者，胃脘之阳也。别于阳者，知病处也，别于阴者，知生死之期。三阳在头，三阴在手，所谓一也。别于阳者，知病忌时；别于阴者，知死生之期。谨熟阴阳，无与众谋。所谓阴阳者，去者为阴，至者为阳；静者为阴，动者为阳；迟者为阴，数者为阳。凡持真脉之藏脉者，肝至悬绝急，十八日死；心至悬绝，九日死；肺至悬绝，十二日死；肾至悬绝，七日死；脾至悬绝，四日死。

　　曰：二阳之病发心脾，有不得隐曲，女子不月；其传为风消，其传为息贲者，死不治。

　　曰：三阳为病发寒热，下为痈肿，及为痿厥，腨㾓；其传为索泽，其传为颓疝。曰：一阳发病，少气，善咳，善泄；其传为心掣，其传为隔。二阳一阴发病，主惊骇、背痛、善噫、善欠，名曰风厥。二阴一阳发病，善胀、心满善气。三阴三阳发病，为偏枯痿易，四肢不举。鼓一阳曰钩，鼓一阴曰毛，鼓阳胜急曰弦，鼓阳至而绝曰石，阴阳相过曰溜。阴争于内，阳扰于外，魄汗未藏，四逆而起，起则熏肺，使人喘鸣。阴之所生，和本曰和。是故刚与刚，阳气破散，阴气乃消亡。淖则刚柔不和，经气乃绝。死阴之属，不过三日而死；生阳之属，不过四日而死。所谓生阳死阴者，肝之心谓之生阳，心之肺谓之死阴，肺之肾谓之重阴，肾之脾谓之辟阴，死不治。结阳者，肿四支。结阴者，便血一升，再结二升，三结三升。阴阳结斜，多阴少阳曰石水，少腹肿。二阳结谓之消。三阳结谓之隔，三阴结谓之水，一阴一阳结谓之喉痹。阴搏阳别谓之有子。阴阳虚肠澼死。阳加于阴谓之汗。阴虚阳搏谓之崩。三阴俱搏，二十日夜半死。二阴俱搏，十三日夕时死。一阴俱搏，十日死。三阳俱搏且鼓，三日死。三阴三阳俱搏，心腹满。发尽不得隐曲，五日死。二阳俱搏，其病温，死不治，不过十日死。

通释

黄帝说：人有四经十二从，这是什么意思？岐伯回答：四经，指的是与四时相应的正常脉象，十二从，指的是与十二个月相应的十二经脉。脉有阴有阳，知道了什么是阳脉，就能知道什么是阴脉；知道了什么是阴脉，也就能知道什么是阳脉。阳脉有五种，五时配合五脏，则为25种阳脉。所谓阴脉，就是脉没有了胃气，也称为真脏脉象。真脏脉是胃气已经败坏的象征，胃气败坏，真脏脉见，病人就很危险了。所谓阳脉，就是指有胃气的脉。辨别阳脉的情况，就可以知道病变的部位；辨别真脏脉的情况，就可以预判死亡的日期。三阳经脉的诊察部位，在结喉两旁的人迎穴；三阴经脉的诊察部位，在手鱼际后的寸口部位。一般情况下，人迎与寸口脉象是统一的。只要认真练习和熟悉，临证时就不至于众说纷纭。

从脉的阴阳来说，脉去为阴，脉来为阳；脉静为阴，脉动为阳；脉跳慢为阴，脉跳快为阳。凡诊得真脏脉，例如，肝脉孤悬将绝，18天当死；心脉孤悬断绝，9天当死；肺脉孤悬断绝，12天当死；肾脉来时，孤悬断绝，7天当死；脾脉来时，孤悬断绝，4天当死。一般地说，胃肠有病，则可影响心脾、男子性功能障碍、女子则会月经不调，甚至经闭。若病久传变，形体逐渐消瘦，成为风消病，或者呼吸短促、气息上逆，成为息贲病，这时就很难治疗了，预后很差。一般地说，太阳经发病，多有怕冷发热的症状，或者下部发生痈肿，或者两足痿弱无力而冷，腿肚酸痛。若病久传化，或为皮肤干燥而不润泽，或变为阴囊肿痛的颓疝病。一般来说，少阳经发病，生发之气减少，表现为咳嗽或泄泻。若病久传变，会出现心虚掣痛，或出现饮食不下，阻塞不通。阳明与厥阴发病，主要表现为惊骇，背痛，常常嗳气、呵欠，名为风厥。少阴和少阳发病，表现为腹部作胀，心下满闷，时欲叹气。太阳和太阴发病，则为半身不遂的偏枯症，或者肌肉痿弱无力，或者四肢不能活动。脉搏的跳动，来时有力，去时力衰，叫作钩脉；稍显无力，来势轻虚而浮，叫作毛脉；有力而紧张，如按琴弦，叫作弦脉；重按有力，轻按不足，叫作石脉；脉来去和缓，流通平顺，叫作滑脉。阴阳失去平衡，内外相争，汗出不止，四肢厥冷，影响到肺，使人气喘咳嗽。阴气的生化，要在阴阳调和、刚柔相济的基础上才能正常进行。若阳气过亢、亢极而衰，阴气就会随之消亡。

阴阳紊乱，刚柔不和，经脉气血也会败绝。属于死阴的病，不出3天就要死；属于生阳的病，不出4天病人就会死亡。疾病以五行相生的顺序传变，就叫生阳，例如肝病传心；疾病以五行相克顺序传变，如心病传肺，为火克金，金被火消亡，叫作死阴；肺病传肾，以阴传阴，无阳之候，叫作重阴；肾病传脾，水反侮土，叫作辟阴，都是难治的死症，邪气郁结于阳经，则四肢水肿，以四肢为诸阳之本；邪气郁结于阴经，则大便下血，以阴络伤则血下溢，初结一升，再结二升，三结三升；阴经阳经都有邪气郁结，而偏重于阴经方面的，就会发生"石水"之病，少腹肿胀；邪气郁结于二阳，则肠胃俱热，多为消渴；邪气郁结于三阳，则多为上下不通的隔症；邪气郁结于三阴，多为水肿膨胀；邪气郁结于一阴一阳，多为喉痹。阴脉搏动有力，与阳脉有明显的区别，这是怀孕的现象；阴阳脉俱虚而患痢疾的，为死症；阳脉加倍于阴脉，当有汗出；阴脉虚而阳脉搏击，火迫血行，在妇人为血崩。三阴之脉，都搏击于指下，大约经过20天，在半夜时死亡；二阴之脉都搏击于指下，大约经过13天，在傍晚时死亡；一阴之脉搏击于指下，而鼓动过甚的，3天就要死亡；三阴三阳之脉俱搏击于指下，心腹胀满，阴阳之气发泄已尽，大小便不通，经过5天就会死亡；二阳之脉俱搏击于指下，又有热病表现，这已无法可治，不过10天就要死了。

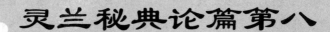

灵兰秘典论篇第八

概说

　　"灵兰"，即灵台兰室，是古代帝王藏书之所。"秘典"，即秘藏之典籍。黄帝认为本篇内容非常重要，必须藏之于灵兰之室，很好地保存起来，以便流传后世，故名"灵兰秘典论"。

　　本篇的主题思想，是通过对十二脏生理功能、心的主导作用和十二官之间相互关系的论述，阐发"藏象学说"中人体内环境整体活动的观点。

原文

　　黄帝问曰：愿闻十二藏之相使，贵贱何如？岐伯对曰：悉乎哉问也！请遂言之。心者，君主之官也，神明出焉。肺者，相傅之官，治节出焉。肝者，将军之官，谋虑出焉。胆者，中正之官，决断出焉。膻中者，臣使之官，喜乐出焉。脾胃者，仓廪之官，五味出焉。大肠者，传道之官，变化出焉。小肠者，受盛之官，化物出焉。肾者，作强之官，伎巧出焉。三焦者，决渎之官，水道出焉。膀胱者，州都之官，津液藏焉，气化则能出矣。凡此十二官者，不得相失也。故主明则下安，以此养生则寿，殁世不殆，以为天下则大昌。主不明则十二官危，使道闭塞而不通，形乃大伤，以此养生则殃，以为天下者，其宗大危，戒之戒之！至道在微，变化无穷，孰知其原！窘乎哉，消者瞿瞿，孰知其要！闵闵之当，孰者为良！恍惚之数，生于毫厘，毫厘之数，起于度量，千之万之，可以益大，推之大之，其形乃制。

　　黄帝曰：善哉，余闻精光之道，大圣之业，而宣明大道，非斋戒择吉日，不敢受也。黄帝乃择吉日良兆，而藏灵兰之室，以传保焉。

　　黄帝问道：愿听你讲讲人体十二脏腑功能的相互联系和它们的主次地位是怎样的？岐伯回答说：你问得很详尽呀！我就全面地说一下吧！心，是人体最高的统领，如君主一样，人的思维意识、聪明智慧，都是从心产生出来的。肺，比如宰相，协助心君治理调节一身的气血。肝，比如智勇的将军，计谋产生于肝。胆性刚毅正直，不偏不倚，而能决善断。膻中，比如心君的内臣，心君的喜乐意志，都由膻中传布。脾与胃，比如管理粮食仓库的官吏，主管水谷的消化、输布和贮藏。大肠职司传导，使水谷糟粕变化成粪便而排出体外。小肠职司受盛胃中的食物，进行分化，营养物质由脾运送周身，糟粕部分下传大肠。肾藏精生髓，精足则髓充骨坚能任强力，肾强则智力充沛，技巧过人。三焦，职司疏通水道，主持周身水液的气化和通调。膀胱，比如洲渚，是水液聚集之处，通过气化，小便由此排出。以上十二脏腑，虽然各有不同的功能，但相互之间关系协调，不得相失。所以心君强健，则以下十一官就能各安其职。以此道理来保养身体，就能寿命久长，终身不受危害；以此原理来治理国家，就能繁荣昌盛。如果心君不英明，则十二官就要受到危害，相互联系的道路就要闭塞不通，形体就要受到极大伤害。以此来保养身体，就会使生命遭殃；以此来治理国家，会使天下混乱，必须戒而慎之。十二脏腑功能的联系和主次地位之间的深奥道理是很微妙的，它的变化也是无穷的，有谁能知察它的渊源呢！困难呀！不知养生之道，形体日渐衰弱的人，神情恍惚，又怎能知道它的精要！深深地忧虑这种道理的切当，但又谁知道何者为良！发病的道理是极其微小的，但毫厘虽小，是度量之始，要是日积月累，就有万千之大，如果扩大到一定程度，就形证明显了。

　　黄帝说：好得很，我听说精粹光明的道理，大圣人的事业，要宣扬说明它，不是诚心诚意选择吉日，是不敢随便接受的。于是黄帝就选择了吉日良辰，把它贮藏在灵兰之室，将它很好地保存并流传于后世。

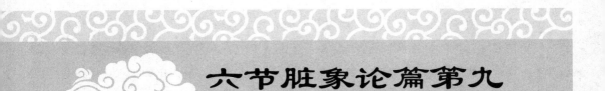

六节脏象论篇第九

概说

节，度，周期之意，古人以甲子记天度，一节为六十日，一年三百六十日，为六节，脏象，指体内脏府功能及其再现于外的征象。本篇始论天度，气数，继论藏象，脉象。

原文

黄帝问曰：余闻天以六六之节，以成一岁，人以九九制会，计人亦有三百六十五节以为天地，久矣。不知其所谓也？岐伯对曰：昭乎哉问也，请遂言之。夫六六之节，九九制会者，所以正天之度、气之数也。天度者，所以制日月之行也；气数者，所以纪化生之用也。

天为阳，地为阴；日为阳，月为阴；行有分纪，周有道理，日行一度，月行十三度而有奇焉，故大小月三百六十五日而成岁，积气余而盈闰矣。立端于始，表正于中，推余于终，而天度毕矣。

帝曰：余已闻天度矣，愿闻气数何以合之？岐伯曰：天以六六为节，地以九九制会，天有十日，日六竟而周甲，甲六复而终岁，三百六十日法也。夫自古通天者，生之本，本于阴阳，其气九州九窍，皆通乎天气。故其生五，其气三，三而成天，三而成地，三而成人，三而三之，合则为九，九分为九野，九野为九藏，故形藏四，神藏五，合为九藏以应之也。

帝曰：余已闻六六九九之会也，夫子言积气盈闰，愿闻何谓气？请夫子发蒙解惑焉。岐伯曰：此上帝所秘，先师传之也。帝曰：请遂闻之。岐伯曰：五日谓之候，三候谓之气，六气谓之时，四时谓之岁，而各从其主治焉。五运相袭，而皆治之，终期之日，周而复始，时立气布，如环无端，候亦同法。故曰：不知年之所加，气之盛衰，虚实之所起，不可以为工矣。

帝曰：五运之始，如环无端，其太过不及何如？岐伯曰：五气更立，各有所胜，盛虚之变，此其常也。帝曰：平气何如？岐伯曰：无过者也。帝曰：太过不及奈何？岐伯曰：在经有也。帝曰：何谓所胜？岐伯曰：春胜长夏，长夏胜冬，冬胜夏，夏胜秋，秋胜春，所谓得五行时之胜，各以气命其藏。帝曰：何以知其胜？岐伯曰：求其至也，皆归始春，未至而至，此谓太过，则薄所不胜，而乘所胜也，命曰气淫。不分邪僻内生，工不能禁。至而不至，此谓不及，则所胜妄行，而所生受病，所不胜薄之也，命曰气迫。所谓求其至者，气至之时也。谨候其时，气可与期，失时反候，五治不分，邪僻内生，工不能禁也。

帝曰：有不袭乎？岐伯曰：苍天之气，不得无常也。气之不袭，是谓非常，非常则变矣。帝曰：非常而变奈何？岐伯曰：变至则病，所胜则微，所不胜则甚，因而重感于邪，则死矣。故非其时则微，当其时则甚也。

帝曰：善。余闻气合而有形，因变以正名。天地之运，阴阳之化，其于万物，孰少孰多，可得闻乎？岐伯曰：悉哉问也，天至广不可度，地至大不可量，大神灵问，请陈其方。草生五色，五色之变，不可胜视，草生五味，五味之美，不可胜极，嗜欲不同，各有所通。天食人以五气，地食人以五味。五气入鼻，藏于心肺，上使五色修明，音声能彰。五味入口，藏于肠胃，味有所藏，以养五气，气和而生，津液相成，神乃自生。

帝曰：藏象何如？岐伯曰：心者，生之本，神之变也，其华在面，其充在血脉，为阳中之太阳，通于夏气。肺者，气之本，魄之处也，其华在毛，其充在皮，为阳中之太阴，通于秋气。肾者，主蛰，封藏之本，精之处也，其华在发，其充在骨，为阴中之少阴，通于冬气。肝者，罢极之本，魂之居也，其华在爪，其充在筋，以生血气，其味酸，其色苍，此为阳中之少阳，通于春气。脾胃大肠小肠三焦膀胱者，仓廪之本，营之居也，名曰器，能化糟粕，转味而入出者也，其华在唇四白，其充在肌，其味甘，其色黄，此至阴之类，通于土气。凡十一藏，取决于胆也。

故人迎一盛病在少阳，二盛病在太阳，三盛病在阳明，四盛已上为格阳。寸口一盛病在厥阴，二盛病在少阴，三盛病在太阴，四盛以上为关阴。人迎与寸口俱盛四倍已上为关格，关格之脉嬴，不能极于天地之精气，则死矣。

通释

黄帝问：我听说天体的运行是以六个甲子构成一年，人则以九州、九窍为准来配合天道，而人又有365节，与天地相应，这些说法流传很久了，但不知是什么道理？岐伯答到：问得高明啊！请让我就此问题谈谈看法。六六之节和九九制会，是用来确定天度和气数的。天度，是计算日月行程的；气数，是标志万物化生之用的。

天属阳，地属阴，日属阳，月属阴。它们的运行有一定的部位和秩序，其环周也有一定的轨迹。每一昼夜，日行一度，月行十三度有余，所以大月、小月加起来365天为一年，由于月份的不足，节气有盈余，于是产生了闰月。确定了岁首冬至并以此为开始，用圭表的日影以校正时间，随着日月的运行而推算节气的盈余。这样，整个天度的变化就可以完全计算出来了。

黄帝说：我已经明白了天度，还想听听气数是怎样与天度配合的？岐伯说：天以六六为节度，地以九九之数，配合天道的准度，天有十干，代表十日，六个十干成为一个周甲，周甲重复六次而一年终了，这是360天的计算方法。自古以来，一切生命都与天气息息相通，生命本源于天地阴阳的变化。地的九州，人的九窍，都与天气相通，天衍生五行，而阴阳依盛衰消长各分为三。天有三气，地有三气，人有三气，三三相合成九气，在地分为九野，在人体分为九脏，形脏四个，神脏五个，合为九脏，以应天气。

黄帝说：我已经明白了六六九九配合的道理。气的盈余积累成为闰月，我还想听您讲一下是什么气？岐伯说：这是上古帝王珍藏的知识，先师传授给我。黄帝说：请全部讲给我听。岐伯说：五日称为候，三候称为气，六气称为时，四时称为岁，一年四时，各随其五行的配合而分别当旺。木、火、土、金、水五行随时间的变化而递相承袭，各有当旺之时，到一年终结，再从头开始循环。一年分为四时，四时又分节气，逐步推移，不断循环，节气中再分候，也是这样的推移下去。所以说，不知当年客气加临、气的盛衰、虚实的起因等情况，就不能做个好医生。

黄帝说：五行的推移，周而复始，它的太过与不及是怎样的呢？岐伯说：五行之气更迭主时，互有胜克，从而有盛衰的变化，这是正常的现象。黄帝说：平气是怎样的呢？岐伯说：就是没有太过和不及。黄帝说：太过和不及的情况怎样呢？岐伯说：这些情况在书中已有记载。黄帝说：什么叫作所胜？岐伯说：春胜长夏，长夏胜冬，冬胜夏，夏胜秋，秋胜春，这就是五行之气合于季节而相胜的情况。同时，时令有依其五行之气的属性来分别影响各脏。黄帝说：怎样知道它们之间的相胜情况呢？岐伯说：首先要推求气候到来的时间，一般从立春开始向下推算。如果时令未到而气候先来，称为太过，某气太过就会侵侮所不胜之气，乘其所胜之气，这就叫作气淫；时令已到而气候未到，称为不及，某气不及，则其所胜之气因缺乏制约而乖乱，其所生之气因缺乏资助而虚弱，其所不胜则也会加重克制而相迫，这就叫作气迫。所谓求其至，就是综合判断时令与气候的到来是否相符合。谨慎等候和分析时令的来临和变化，气候的到来也就可以预期了。如果搞错了时令或违反了时令与气候相合的关系，以至于分不出五行之气当旺的时间，那么，当邪气内扰，人体发病的时候，再好的医生也不能控制了。

黄帝说：五行之气有不相承袭的吗？岐伯说：天的五行之气，在四时中的分布不能没有常规。如果五行之气不按规律依次相承，就是反常的现象，反常就会使人发生病变，如在某一时令出现的反常气候，为当旺之气之所胜者，则其病轻微，若为当旺之气之所不胜者，则其病深重，而若同时感受其他邪气，就会造成死亡。所以反常气候的出现，不在其所克制的某气当旺之时令，病就轻微，若恰在其所克制的某气当旺之时令发病，则病深重。

黄帝说：好。我听说由于天地之气的和合而有万物的形体，又由于其变化多端以至万物形态差异而定有不同的名称。天地的气运，阴阳的变化，它们对于万物的生成，就其作用而言，哪个多，哪个少，可以听你讲一讲吗？岐伯说：问得实在详细呀！天极其广阔，不可测度，地极其博大，也很难计量，像您这样伟大神灵的圣主既然发问，就请让我陈述一下其中的道理吧。草木显现五色，而五色的变化，是看也看不尽的；草木产生五味，而五味的鲜美，是尝也尝不完的。人们对色味是分别与五脏相通的。天供给人们以五味。五味由鼻吸入，储藏于心肺，其气上升，使面部五色明润，声音洪亮。五味入于口中，储藏于肠胃，经消化吸收，五味精微内注五脏以养五脏之气，脏气和谐而有生化功能，津液随之生成，神气也就在此基础上自然产生了。

黄帝说：藏象是怎样的呢？岐伯说：心，是生命的根本，为神所居之处，其荣华表现于面部，其充养的组织在血脉，为阳中的太阳，与夏气相通。肺是气的根本，为魄所居之处，其荣华表现在皮毛，其充养的组织在皮肤，是阳中的太阴，与秋气相通。肾主蛰伏，是封藏精气的根本，为精所居之处，其荣华表现在头发，其充养的组织在骨，为阴中之少阴，与冬气相通。肝，是罢极之本，为魂居之处，其荣华表现在爪甲，其充养的组织在筋，可以生养血气，其味酸，其色苍青，为阴中之少阳，与春气相通。脾、胃、大肠、小肠、三焦、膀胱，是仓廪之本，为营气所居之处，因其功能像是盛贮食物的器皿，故称为器，它们能吸收水谷精微，化生为糟粕，管理饮食五味的转化、吸收和排泄，其荣华在口唇四旁的白肉，其充养的组织在肌肉，其味甘，其色黄，属于至阴之类，与土气相通。以上十一脏功能的发挥，都取决于胆气的升发。

人迎脉大于平时一倍，病在少阳；大两倍，病在太阳；大三倍，病在阳明；大四倍以上，为阳气太过，阴无以通，是为格阳。寸口脉大于平时一倍，病在厥阴；大两倍，病在少阴；大三倍，病在太阴；大四倍以上，为阴气太过，阳无以交，是为关阴。若人迎脉与寸口脉俱大于常时四倍以上，为阴阳气俱盛，不得相荣，是为关格。关格之脉盈盛太过，不再能够达到天地阴阳经气平调的胜利状态，会很快死去。

五藏生成篇第十

概说

　　本篇主要从人体五脏与五体、五味、五色、五脉的关系上阐述了诊色脉以查五脏的问题，以及色脉诊在临床上的具体应用。

原文

　　心之合脉也，其荣色也，其主肾也。肺之合皮也，其荣毛也，其主心也。肝之合筋也，其荣爪也，其主肺也。脾之合肉也，其荣唇也，其主肝也。肾之合骨也，其荣发也，其主脾也。

　　是故多食咸，则脉凝泣而变色；多食苦，则皮槁而毛拔；多食辛，则筋急而爪枯；多食酸，则肉胝胎而唇揭；多食甘，则骨痛而发落，此五味之所伤也。故心欲苦，肺欲辛，肝欲酸，脾欲甘，肾欲咸。此五味之所合也。五藏之气。故色见青如草兹者死，黄如枳实者死，黑如炲者死，赤如衃血者死，白如枯骨者死，此五色之见死也。青如翠羽者生，赤如鸡冠者生，黄如蟹腹者生，白如豕膏者生，黑如乌羽者生，此五色之见生也。生于心，如以缟裹朱；生于肺，如以缟裹红；生于肝，如以缟裹绀；生于脾，如以缟裹栝楼实；生于肾，如以缟裹紫，此五藏所生之外荣也。

　　色味当五藏：白当肺、辛，赤当心、苦，青当肝、酸，黄当脾、甘，黑当肾、咸。故白当皮，赤当脉，青当筋，黄当肉，黑当骨。

　　诸脉者皆属于目，诸髓者皆属于脑，诸筋者皆属于节，诸血者皆属于心，诸气者皆属于肺，此四支八溪之朝夕也。

　　故人卧血归于肝，肝受血而能视，足受血而能步，掌受血而能握，指受血而能摄。卧出而风吹之，血凝于肤者为痹，凝于脉者为泣，凝于足者为厥，此三者，血行而不得反其空，故为痹厥也。人有大谷十二分，小溪三百五十四名，少十二俞，此皆卫气之所留止，邪气之所客也，针石缘而去之。

诊病之始，五决为纪，欲知其始，先建其母。所谓五决者，五脉也。是以头痛巅疾，下虚上实，过在足少阴、巨阳，甚则入肾。徇蒙招尤，目冥耳聋，下实上虚，过在足少阳、厥阳，甚则入肝。腹满䐜胀，支鬲胠胁，下厥上冒，过在足太阴、阳明。咳嗽上气，厥在胸中，过在手阳明、太阴。心烦头痛，病在鬲中，过在手巨阳、少阴。

夫脉之小大滑涩浮沉，可以指别；五藏之象，可以类推；五藏相音，可以意识；五色微诊，可以目察。能合脉色，可以万全。赤脉之至也，喘而坚，诊曰有积气在中，时害于食，名曰心痹，得之外疾，思虑而心虚，故邪从之。白脉之至也，喘而浮，上虚下实，惊，有积气在胸中，喘而虚，名曰肺痹，寒热，得之醉而使内也。青脉之至也，长而左右弹，有积气在心下支月去，名曰肝痹，得之寒湿，与疝同法，腰痛，足清，头痛。黄脉之至也，大而虚，有积气在腹中，有厥气，名曰厥疝，女子同法，得之疾使四支汗出当风。黑脉之至也，上坚而大，有积气在小腹与阴，名曰肾痹，得之沐浴清水而卧。凡相五色之奇脉，面黄目青，面黄目赤，面黄目白，面黄目黑者，皆不死也。面青目赤，面赤目白，面青目黑，面黑目白，面赤目青，皆死也。

通释

心外与形体相合的是血脉，它的精气彩华外现于面部的颜色光泽，它的制约者是肾。肺外与形体相合的是皮肤，它的精气彩华外现于毫毛，它的制约者是心。肝外与形体相合的是筋，它的精气彩华外现于爪甲，它的制约者是肺。脾外与形体相合的是肌肉，它的精气彩华外现于口唇，它的制约者是肝。肾外与形体相合的是骨骼，它的精气彩华外现于头发，它的制约者是脾。

所以过食咸味，则使血脉凝塞不畅，而颜面色泽发生变化。过食苦味，则使皮肤枯槁而毫毛脱落。过食辛味，则使筋脉拘急而爪甲枯干。过食酸味，则使肌肉粗厚皱缩而口唇掀揭。过食甘味，则使骨骼疼痛而头发脱落。这是偏食五味所造成的损害。所以心欲得苦味，肺欲得辛味，肝欲得酸味，脾欲得甜味，肾欲得咸味，这是五味分别与五脏之气相合的对应关系。

面色出现青如死草、枯暗无华的，为死症；出现黄如枳实的，为死症；出现黑如烟灰的，为死症；出现红如凝血的，为死症；出现白如枯骨的，为死症。这是五色中表现为死症的情况。面色青如翠鸟的羽毛，主生；红如鸡冠的，主生；黄如蟹腹的，主生；白如猪脂的，主生；黑如乌鸦毛的，主生。这是五色中表现有生机而预后良好的情况。心有生机，面色就像细白的薄绢裹着朱砂；肺有生机，面色就像细白的薄绢裹着粉红色的丝绸；肝有生机面色就像细白的薄绢裹着天青色的丝绸；脾有生机，面色就像细白的薄绢裹着栝蒌实；肾有生机，面色就像细白的薄绢裹着天紫色的丝绸。这些都是五脏的生机显露于外的荣华。

色、味与五脏相应：白色和辛味应于肺，赤色和苦味应于心，青色和酸味应于肝，黄色和甘味应于脾，黑色和咸味应于肾。因五脏外合五体，所以白色应于皮，赤色应于脉，青色应于筋，黄色应于肉，黑色应于骨。

各条脉络，都属于目，而诸髓都属于脑，诸筋都属于骨节，诸血都属于心，诸气都属于肺。同时，气血的运行则朝夕来往，不离于四肢八溪的部位。

所以当人睡眠时，血归藏于肝，肝得血而濡养于目，则能视物；足得血之濡养，就能行走；手掌得血之濡，就能握物；手指得血之濡养就能拿取。如果刚刚睡醒就外出受风，血液的循环就要凝滞，凝于肌肤的，发生痹证；凝于经脉的，发生气血运行的滞涩；凝于足部的，该部发生厥冷。这三种情况，都是由于气血运行的不能返回组织间隙的孔穴之处，所以造成痹厥等症。全身有大谷 12 处，小溪 354 处，这里面减去了十二脏腑各自的腧穴数目。这些都是卫气留止的地方，也是邪气客居之所。治病时，可循着这些部位施以针石，以祛除邪气。

诊病的根本，要以五决为纲纪。想要了解疾病的首要问题，必先确定病变的原因。所谓五决，就是五脏之脉，以此诊病，即可决断病本的所在。比如头痛等巅顶部位的疾病，属于下虚上实的，病变在足少阴和足太阳经，病甚的，可内传于肾。头晕眼花，身体摇动，目暗耳聋，属下实上虚的，病变在足少阳和足厥阴经，病甚的，可内传于肝。腹满膜胀，支撑胸膈胁肋，属于下部逆气上犯的，病变在足太阴和足阳明经。咳嗽气喘，气机逆乱于胸中，病变在手阳明和手太阳经。心烦头痛，胸膈不适的，病变在手太阳和手少阴经。

脉象的小、大、滑、浮、沉等，可以通过医生的手指加以鉴别；五脏功能表现于外，可以通过相类事物的比象，加以推测；五脏各自的声音，可以凭意会而识别，五色的微小变化，可以用眼睛来观察。诊病时，如能将色、脉两者合在一起进行分析，就可以万无一失了。外现赤色，脉来急疾而坚实的，可诊为邪气积聚于中脘，常表现为妨害饮食，病名叫作心痹。这种病得之于外邪的侵袭，是由于思虑过度以至心气虚弱，邪气才随之而入的。外现白色，脉来急疾而浮，这是上虚下实，故常出现惊骇，病邪积聚于胸中，迫肺而作喘，但肺气本身是虚弱的，这种病的病名叫作肺痹，它有时发寒热，常因醉后行房而诱发。青色外现，脉来长而左右搏击手指，这是病邪积聚于心下，支撑胁肋，这种病的病名叫作肝痹，多因受寒湿而得，与疝的病理相同，症状有腰痛、足冷、头痛等。外现黄色，而脉来虚大的，这是病邪积聚在腹中，有逆气产生，病名叫作厥疝，女子也有这种情况，多由四肢剧烈的活动，汗出当风所诱发。外现黑色，脉象尺上坚实而大，这是病邪积聚在小腹与前阴，病名叫作肾痹，多因冷水沐浴后睡卧受凉所引起。

大凡观察五色，面黄目青、面黄目赤、面黄目白、面黄目黑的，皆为不死，因面带黄色，是尚有土气。如见面青目赤、面赤目白、面青目黑、面黑目白、面赤木青的，皆为死亡之征象，因面无黄色，是土气已败。

五藏别论篇第十一

概说

　　本篇从"藏"和"泻"两方面论述了脏腑的不同功能特点。因为这种论述方法，与其他篇的论述方法有所不同，所以篇名叫"五藏别论"。正如吴崑说："五脏别有所论，不在常谭之例也。"亦有将"别"字解为分别、区别的。认为五脏、六腑、奇恒之府的性质各不相同，功能各异，相互间各自有别，所以要分别讨论，故名"别论"。至于篇名"五藏"的含义，是指以"五藏"为主体的五个功能活动系统，因此它的内容包括了六腑与奇恒之府。

　　本篇的主题思想：是根据人体各种脏器组织的共性阐明脏、腑、奇恒之府的分类及其意义，并通过五脏之气的论述，阐明诊脉独取寸口的原理。

原文

　　黄帝问曰：余闻方士，或以脑髓为藏，或以肠胃为藏，或以为府，敢问更相反，皆自谓是，不知其道，愿闻其说。岐伯对曰：脑髓骨脉胆女子胞，此六者地气之所生也，皆藏于阴而象于地，故藏而不泻，名曰奇恒之府。夫胃大肠小肠三焦膀胱，此五者，天气之所生也，其气象天，故泻而不藏，此受五藏浊气，名曰传化之府。此不能久留，输泻者也。魄门亦为五藏使，水谷不得久藏。

　　所谓五藏者，藏精气而不泻也，故满而不能实。六府者，传化物而不藏，故实而不能满也。所以然者，水谷入口，则胃实而肠虚；食下，则肠实而胃虚。故曰实而不满，满而不实也。

　　帝曰：气口何以独为五藏主？岐伯曰：胃者，水谷之海，六府之大源也。五味入口，藏于胃以养五藏气，气口亦太阴也。是以五脏六腑之气味，皆出于胃，变见于气口。故五气入鼻，藏于心肺，心肺有病，而鼻为之不利也。

凡治病必察其下，适其脉，观其志意，与其病也。拘于鬼神者，不可与言至德。恶于针石者，不可与言至巧。病不许治者，病必不治，治之无功矣。

　　黄帝问道：我听到一些医生的议论，对脏和腑的说法不同，有的把脑和髓称为脏，有的把肠和胃称为脏，有的把它们称为腑。我冒昧地提出相反的说法时，他们都认为自己的认识是对的。我不了解产生这些相反说法的理由，希望听您解释一下其中的道理。岐伯回答说：脑、髓、骨、脉、胆、女子胞，这六种组织器官，是秉承地气而生的，它们都能储藏阴精，好像地能藏物一样，所以它们总的功能是主储藏而不主传泻，叫作奇恒之府。胃、大肠、小肠、三焦、膀胱，这五个器官是禀受天气而生的，它们的作用像天体的运行一样，所以主传泻不主储藏。这些器官把吸收化生的精微授给五脏，继而把五脏代谢的糟粕输送于体外，因此名叫"传化之腑"。因为五腑是主输泻的，所以水谷是不应长久停留于体内。肛门也为五脏行使输泻，使水谷不能久藏体内。

　　所谓五脏的功能特点，是贮藏精气而不传泻水谷的，所以它应经常保持精气盈满，而不能充实水谷。六腑，是传导、消化饮食物而不贮藏精气的，所以它是经常充实水谷，而不像五脏那样满贮精气。六腑之所以充实水谷，是因为饮食入口至胃，则胃中充满，而肠中空虚；若饮食物自胃向下，则肠中充实水谷而胃中空虚。所以说：六腑是"实而不满"，五脏是"满而不实"的。

　　黄帝说：单独诊察气口的脉象，根据什么能够知道五脏的变化呢？岐伯说：胃是容纳腐熟饮食物的处所，为六腑营养的源泉。饮食进入口腔，向下容纳于胃中，通过脾的运化，以滋养五脏之气。气口也属于手太阴肺经。因此五脏六腑之精气，都来源于胃，而反映于气口。自然界的清气进入鼻，然后贮藏于心肺，所以心肺有病，鼻因此而呼吸不利。

　　大凡医治疾病，必须诊察患者周身上下的情况，测候脉象，观察病人的情志变化，以及症状表现。如果病人是迷信鬼神的，他就不可能相信医学的理论；如果病人是厌恶针石治疗的，他就不会相信针刺疗法的作用；如果病人是不接受治疗的，他的病就很难治好，即使勉强给他治疗，也不会收到预期的效果。

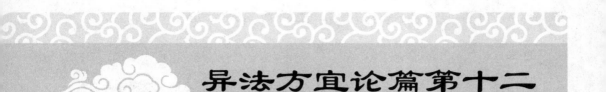

异法方宜论篇第十二

概说

异法，指不同的治疗方法；方，皆地方，区域，本篇论述了由于地域不同，人们的生活环境、习惯有别，食物种类不同，因而体质极易患病证各异，进而治疗方法也各有所异。

原文

黄帝曰：医之治病也，一病而治各不同，皆愈何也？岐伯对曰：地势使然也。故东方之域，天地之所始生也，鱼盐之地，海滨傍水，其民食鱼而嗜咸，皆安其处，美其食，鱼者使人热中，盐者胜血，故其民皆黑色疏理，其病皆为痈疡，其治宜砭石，故砭石者，亦从东方来。

西方者，金玉之域，沙石之处，天地之所收引也，其民陵居而多风，水土刚强，其民不衣而褐荐，其民华食而脂肥，故邪不能伤其形体，其病生于内，其治宜毒药，故毒药者，亦从西方来。

北方者，天地所闭藏之域也，其地高陵居，风寒冰冽，其民乐野处而乳食，藏寒生满病，其治宜灸焫，故灸焫者，亦从北方来。

南方者，天地所长养，阳之所盛处也，其地下，水土弱，雾露之所聚也，其民嗜酸而食胕，故其民皆致理而赤色，其病挛痹，其治宜微针。故九针者，亦从南方来。

中央者，其地平以湿，天地所以生万物也众，其民食杂而不劳，故其病多痿厥寒热，其治宜导引按跷，故导引按跷者，亦从中央出也。

故圣人杂合以治，各得其所宜，故治所以异而病皆愈者，得病之情，知治之大体也。

通释

黄帝问道：医生治疗疾病，同病而采取各种不同的治疗方法，但结果都能痊愈，这是什么道理？岐伯回答说：这是因为地势不同，而治法各有所宜的缘故。例如东方的天地始生之气，气候温和，是出产鱼和盐的地方。由于地处海滨而接近于水，所以该地方的人们多吃鱼类而喜欢咸味，他们安居在这个地方，以鱼盐为美食。但由于多吃鱼类，鱼性属火会使人热积于中，过多地吃盐，因为咸能走血，又会耗伤血液，所以该地的人们，大都皮肤色黑，腠理疏松，该地多发痈疡之类的疾病。对其治疗，大都宜用砭石刺法。因此，砭石的治病方法，是从东方传来的。

西方地区，是多山旷野，盛产金玉，遍地沙石，这里的自然环境，像秋令之气，有一种收敛引急的现象。该地的人们，依山陵而居，其地多风，水土的性质又属刚强，而他们的生活，不太考究衣服，穿毛巾，睡草席，但饮食都是鲜美酥酪骨肉之类，因此体肥，外邪不容易侵犯他们的形体，他们发病，大都属于内伤类疾病。对其治疗，宜用药物。所以药物疗法，是从西方传来的。

北方地区，自然气候如同冬天的闭藏气象，地势较高。人们依山陵而居住，经常处在风寒冰冽的环境中。该地的人们，喜好游牧生活，喜欢随时住在野地里，吃的是牛羊乳汁，因此内脏受寒，易生胀满的疾病。对其治疗，宜用艾火灸灼。所以艾火灸灼的治疗方法，是从北方传来的。

南方地区，像自然界万物长养的气候，阳气最盛的地方，地势低下，水土薄弱，因此雾露经常聚集。该地的人们，喜欢吃酸类和腐熟的食品，其皮肤腠理致密而带红色，易发生筋脉拘急、麻木不仁等疾病。对其治疗，宜用微针针刺。所以九针的治病方法，是从南方传来的。

中央之地，地形平坦而多潮湿，物产丰富，所以人们的食物种类很多，生活比较安逸，这里发生的疾病，多是痿弱、厥逆、寒热等病，这些病的治疗，宜用导引按跷的方法。所以导引按跷的治法，是从中央地区推广出去的。

从以上情况来看，一个高明的医生，是能够将这许多治病方法综合起来，根据具体情况，随机应变，灵活运用，使患者得到适宜治疗。所以治法尽管各有不同，而结果是疾病都能痊愈。这是由于医生能够了解病情，并掌握了治疗大法的缘故。

移精变气论篇第十三

概说

　　移精，是指转移精神，变气就是改变气血运行的状态；移精变气即运用心理疗法调节病人的精神，改变其气血紊乱的病理状态，从而达到治疗的目的。

原文

　　黄帝问曰：余闻古之治病，惟其移精变气，可祝由而已。今世治病，毒药治其内，针石治其外，或愈或不愈，何也？

　　岐伯对曰：往古人居禽兽之间，动作以避寒，阴居以避暑，内无眷慕之累，外无伸宦之形，此恬淡之世，邪不能深入也。故毒药不能治其内，针石不能治其外，故可移精祝由而已。当今之世不然，忧患缘其内，苦形伤其外，又失四时之从，逆寒暑之宜，贼风数至，虚邪朝夕，内至五脏骨髓，外伤空窍肌肤；所以小病必甚，大病必死，故祝由不能已也。

　　帝曰：善。余欲临病人，观死生，决嫌疑，欲知其要，如日月光，可得闻乎？岐伯曰：色脉者，上帝之所贵也，先师之所传也。上古使僦贷季，理色脉而通神明，合之金木水火土四时八风六合，不离其常，变化相移，以观其妙，以知其要，欲知其要，则色脉是矣。色以应日，脉以应月，常求其要，则其要也。夫色之变化，以应四时之脉，此上帝之所贵，以合于神明也，所以远死而近生。生道以长，命曰圣王。中古之治病，至而治之，汤液十日，以去八风五痹之病，十日不已，治以草苏草荄之枝，本末为助，标本已得，邪气乃服。暮世之治病也则不然，治不本四时，不知日月，不审逆从，病形已成，乃欲微针治其外，汤液治其内，粗工凶凶，以为可攻，故病未已，新病复起。

　　帝曰：愿闻要道。

　　岐伯曰：治之要极，无失色脉，用之不惑，治之大则。逆从倒行，标本不得，亡神失国。去故就新，乃得真人。帝曰：余闻其要于夫子矣，夫子言不离色脉，此余之所知也。岐伯曰：治之极于一。帝曰：何谓一？岐伯曰：一者因得之。

帝曰：奈何？

岐伯曰：闭户塞牖，系之病者，数问其情，以从其意，得神者昌，失神者亡。

帝曰：善。

通释

黄帝问道：我听说古时候治病，只要对病人移易精神和改变气的运行，用一种"祝由"的方法，病就可以好了。现在医病，要用药物治其内，针石治其外，疾病还是有好有不好，这是什么缘故呢？

岐伯回答说：古时候的人们，生活简单，巢穴居处，在禽兽之间追逐生存，寒冷到了，利用活动以除寒冷，暑热来了，就到阴凉的地方避免暑气，在内没有眷恋羡慕的情志牵挂，在外没有奔走求官的劳累形役，这里处在一个安静淡薄、不谋势利、精神内守的意境里，邪气是不可能深入侵犯的。所以既不需要药物治其内，也不需要针石治其外。即使有疾病的发生，亦只要对病人移易精神和改变气的运行，用一种祝由的方法，病就可以好了。现内则为忧患所牵累，外则为劳苦所形役，又不能顺从四时气候的变化，常常遭受到"虚邪贼风"的侵袭，正气先馁，外邪乘虚而客袭之，内犯五脏骨髓，外伤孔窍肌肤，这样轻病必重，重病必死，所以用祝由的方法就不能医好疾病了。

黄帝说：很好！我想要临诊病人，能够察其死生，决断疑惑，掌握要领，如同日月之光一样的心中明了，这种诊法可以讲给我听吗？岐伯曰：在诊法上，色和脉的诊察方法，是上帝所珍重，先师所传授的。上古有位名医叫僦贷季，他研究色和脉的道理，通达神明，能够联系到金木水火土及四时、八风、六合，从正常的规律和异常的变化，来综合分析，观察它的变化奥妙，从而知道其中的要领。我们如果要能懂得这些要领，就只有研究色脉。气色是像太阳而有阴晴，脉息是像月亮而有盈亏，从色脉中得其要领，正是诊病的关键。而气色的变化，与四时的脉象是相应的，这是上古帝王所十分珍重的，若能明白原理，心领神会，便可运用无穷。所以他能从这些观察中间，掌握情况，知道去回避死亡而达到生命的安全。要能够做到这样就可以长寿，而人们亦将称奉你为"圣王"了。中古时候的医生治病，多在疾病一发生就能及时治疗，先用汤液10天，以祛除"八风""五痹"的病邪。如果10天不愈，再用草药治疗。医生还能掌握病情，处理得当，所以邪气就被征服，疾病也就痊愈。至于后世的医生治病，就不是这样了，治病不能根据四时的变化，不知道阴阳色脉的关系，也不能够辨别病情的顺逆，等到疾病已经形成了，才想用微针治其外，汤液治其内。医术浅薄、粗枝大叶的医生，还认为可以用攻法，不知病已形成，非攻可愈，以至原来的疾病没有痊愈，又因为治疗的错误，产生了新的疾病。

　　黄帝说：我愿听听有关临证方面的重要道理。岐伯说：诊治疾病极重要的关键在于不要搞错色脉，能够运用色脉而没有丝毫疑惑，这是临证诊治的最大原则。假使色脉的诊法不掌握，则对病情的顺逆无从理解，而处理亦将有倒行逆施的危险。医生的认识与病情不能取得一致，这样去治病，会损害病人的精神，若用以治国，是要使国家灭亡的！因此暮世的医生，赶快去掉旧习的简陋知识，对崭新的色脉学问要钻研，努力进取，是可以达到上古真人的地步的。黄帝说：我已听到你讲的这些重要道理，你说的主要精神是不离色脉，这是我已知道的。岐伯说：诊治疾病的主要关键，还有一个。黄帝说：是一个什么关键？岐伯说：一个关键就是从与病人接触中问得病情。黄帝说：怎样问法？岐伯说：选择一个安静的环境，关好门窗，与病入取得密切联系，耐心细致地询问病情，务使病人毫无顾虑，尽情倾诉，从而得知其中的真情，并观察病人的神色。有神气的，预后良好；没有神气的，预后不良。黄帝说：讲得很好。

汤液醪醴论篇第十四

概说

"汤液"和"醪醴"是古人用来治疗疾病的剂型，都是由五谷制作而成的酒类。其中，清稀淡薄的称为汤液，稠浊甘甜叫作醪醴。因为本篇开头便提出汤液和醪醴的制作方法和用途，故篇名为"汤液醪醴论"。

本篇首先阐述汤液醪醴的医疗作用和制作材料，其次提出"病为本，工为标"，标本相得的治病观点，最后讨论水肿的病因、症状和治疗。

原文

黄帝问曰：为五谷汤液及醪醴，奈何？岐伯对曰：必以稻米，炊之稻薪，稻米者完，稻薪者坚。帝曰：何以然？岐伯曰：此得天地之和，高下之宜，故能至完；伐取得时，故能至坚也。

帝曰：上古圣人作汤液醪醴，为而不用，何也？岐伯曰：自古圣人之作汤液醪醴者，以为备耳，夫上古作汤液，故为而弗服也。中古之世，道德稍衰，邪气时至，服之万全。帝曰：今之世不必已，何也？岐伯曰：当今之世，必齐毒药攻其中，镵石、针艾治其外也。

帝曰：形弊血尽而功不立者何？岐伯曰：神不使也。帝曰：何谓神不使？岐伯曰：针石，道也。精神不进，志意不治，故病不可愈。今精坏神去，荣卫不可复收。何者？嗜欲无穷，而忧患不止，精气弛坏，荣泣卫除，故神去之而病不愈也。

帝曰：夫病之始生也，极微极精，必先入结于皮肤。今良工皆称曰：病成名曰逆，则针石不能治，良药不能及也。今良工皆得其法，守其数，亲戚兄弟远近，音声日闻于耳，五色日见于目，而病不愈者，亦何暇不早乎？岐伯曰：病为本，工为标，标本不得，邪气不服，此之谓也。

帝曰：其有不从毫毛而生，五藏阳以竭也，津液充郭，其魄独居，精孤于内，气耗于外，形不可与衣相保，此四极急而动中，是气拒于内，而形施于外，治之奈何？岐伯曰：平治于权衡，去宛陈莝，微动四极，温衣，缪刺其处，以复其形。开鬼门，洁净府，精以时服，五阳已布，疏涤五藏，故精自生，形自盛，骨肉相保，巨气乃平。

帝曰：善。

黄帝问道：用五谷来做成汤液及醪醴，应该怎样？岐伯回答说：必须要以稻米作原料，以稻秆作燃料，因为稻米之气完备，稻秆又很坚实。黄帝问道：何以见得？岐伯说：稻禀天地之和气，生长于高下适宜的地方，所以得气最完；收割在秋时，故其秆坚实。

黄帝说：上古时代有学问的医生，制成汤液和醪醴，但虽然制好，却备在那里不用，这是什么道理？岐伯说：古代有学问的医生，他做好的汤液和醪醴，是以备万一的，因为上古太和之世，人们身心康泰，很少疾病，所以虽制成了汤液，还是放在那里不用的。到了中古时代，养生之道稍衰，人们的身心比较虚弱，因此外界邪气时常能够乘虚伤人，但只要服些汤液醪醴，病就可以好了。黄帝说：现在的人，虽然服了汤液醪醴，而病不一定好，这是什么缘故呢？岐伯说：现在的人和中古时代又不同了，一有疾病，必定要用药物内服，砭石、针灸外治，其病才能痊愈。

黄帝问：一旦病情发展到了形体弊坏、气血竭尽的地步，治疗就没有办法见效，这里有什么道理？岐伯说：这是因为病人的神气，已经不能发挥他的应有作用的关系。黄帝说：什么叫作神气不能发挥它应有的作用？岐伯说：针石治病，这不过是一种方法而已。现在病人的神气已经散越，志意已经散乱，纵然有好的方法，神气不起应有作用，而病不能好。况且病人的严重情况，是已经达到精神败坏，神气离去，营卫不可以再恢复的地步了。为什么病情会发展到这样的地步的呢？由于不懂得养生之道，嗜好欲望没有穷尽，忧愁患难又没有止境，以至于一个人的经气败坏，营血枯涩，卫气作用消失，所以神气失去应有的作用，对治疗上的方法已失却反应，当然他的病就不会好。

黄帝问：凡病初起，固然是精微难测，但大致情况，多先侵袭于皮肤，引起所谓表证。现在经过医生诊治，都说是病已经成，而且发展和预后很不好，用针石不能治愈，吃汤药亦不能达到病所了。现在医生都能懂得法度，操守术数，与病人像亲戚兄弟一样亲近，声音的变化每日能听到，五色的变化每日都能看到，然而病却医不好，这是不是治疗的不早呢？岐伯说：这是因为病人为本，医生为标，病人与医生不能很好合作，病邪就不能制服，道理就在这里。

黄帝问：有的病不是由外表毫毛感受邪气产生，是由于五脏的阳气衰竭，以致水气充满于皮肤，而阴气独盛，阴气独居于内，则阳气更耗于外，形体水肿，穿不上原来的衣服，四肢肿急而影响到内脏，这是阴气格拒与于内，而水气弛张于外，对这种病的治疗方法怎样呢？岐伯说：要想平复水气，应当根据病情，衡量轻重，驱除体内的积水，并让病人四肢做些轻微运动，令阳气渐次宣行，穿衣服应温暖一些，助其肌表之阳，而阴凝易散。用缪刺方法，针刺肿处，去水以恢复原来的形态。用发汗和利小便的方法，开汗孔，泻膀胱，使阴精归于平复，五脏阳气输布，以疏通五脏的郁积。这样，经气自会生成，形体也强盛，骨骼与肌肉保持着常态，正气也就恢复正常了。黄帝说：讲得很好。

玉版论要篇第十五

概说

　　玉版，是古人镌刻珍贵文献的玉石，论要，就是理论或文章的要点，本篇通过望色，切脉来判断疾病的吉凶善恶的要点，而这个内容非常重要，应该把它刻在玉版上，以便永久保存而不被磨灭，故篇名为"玉版论要"。

原文

　　黄帝问曰：余闻揆奇恒，所指不同，用之奈何？岐伯对曰：揆度者，度病之浅深也。奇恒者，言奇病也。请言道之至数，五色脉变，揆度奇恒，道在于一。神转不回，回则不转，乃失其机，至数之要，迫近以微，著之玉版，命曰合玉机。

　　容色见上下左右，各在其要。其色见浅者，汤液主治，十日已。其见深者，必齐主治，二十一日已。其见大深者，醪酒主治，百日已。色夭面脱，不治，百日尽已。脉短气绝死，病温虚甚死。色见上下左右，各在其要。上为逆，下为从。女子右为逆，左为从；男子左为逆，右为从。易，重阳死，重阴死。阴阳反他，治在权衡相夺，奇恒事也，揆度事也。

　　搏脉痹躄，寒热之交。脉孤为消气，虚泄为夺血。孤为逆，虚为从。行奇恒之法，以太阴始。行所不胜曰逆，逆则死；行所胜曰从，从则活。八风四时之胜，终而复始，逆行一过，不复可数，论要毕矣。

通释

　　黄帝问道：我要说"揆度""奇恒"所指的内容各不相同，应当怎样运用呢？岐伯回答说："揆度"是权衡和度量疾病的深浅的。"奇恒"是说明异常疾病的。请允许我谈谈其中最重要的道理，"五色""脉变""揆度"虽然所指不同，但道理只有一个，就是观察色脉之间有无神气。人体神机的运转是不回折的，若回折就不能运转，人也就失去了生生之机！这个道理是极其重要的，色脉的诊察虽然浅近，而微妙之处却在于察神机。把它记录在玉版上，以便与《玉机真脏论》参合应用。

面色的变化，表现在上下左右不同的部位，应分别审察其主病的要领。若病色浅的，说明病情尚轻，可用五谷汤液调治，10天可以治愈；若病色深的，说明病情较重，须用药剂治疗，21天可以治愈；若病色过深的，说明病情更重，必须用药酒治疗，100天才能治愈；若面色枯槁不泽、颜面瘦削，为不治之症，到100天就要死亡。若脉象短促而阳气虚脱的，是死证；温热病而正气极虚的，也是死证。病色表现在面部上下左右不同的部位，应分别审察其主病的要领。病色上移为逆，下移为顺；女子病色在右侧的为逆，在左侧的为顺；男子病色在左侧的为逆，在右侧的为顺。如果病色变更，变顺为逆，在男子则为重阳，是死证，在女子则为重阴，也是死证。若阴阳相反，应尽快权衡病情的轻重，采取适当的治疗措施，使阴阳趋于平衡，这就是"奇恒""揆度"的目的。

脉象强劲搏指有力，肢体疼痛沉重、或痿软不能行走，这是寒热之邪侵犯人体、邪气亢盛所致。脉孤而无胃气说明化源将绝，元气耗散；脉见虚弱而又兼泄利，为阴血损伤。凡脉见孤绝为逆，脉见虚弱为顺。运用"奇恒"的方法，从手太阴肺经寸口脉来研究，出现"所不胜"的脉象叫作逆，预后多不良；出现"所胜"的脉象叫作从，预后良好。自然界八风、四时之间的相互胜复，是循环无端、终而复始的，一旦失常，就不能用常理来推断了。至此，则"揆度""奇恒"的要点都论述完毕了。

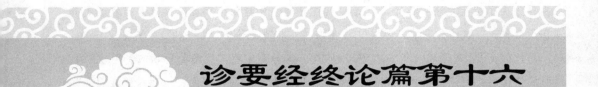

诊要经终论篇第十六

概说

　　诊要，就是诊治疾病的要领和法则，经，是指十二经脉；终，是败绝。本篇论述了诊治疾病必须遵循四时变化的重要法则，又讨论了十二经脉之气败绝的临床表现。

原文

　　黄帝问曰：诊要何如？岐伯对曰：正月二月，天气始方，地气始发，人气在肝。三月四月，天气正方，地气定发，人气在脾。五月六月，天气盛，地气高，人气在头。七月八月，阴气始杀，人气在肺。九月十月，阴气始冰，地气始闭，人气在心。十一月十二月，冰复，地气合，人气在肾。

　　故春刺散俞，及与分理，血出而止，甚者传气，间者环也。夏刺络俞，见血而止，尽气闭环，痛病必下。秋刺皮肤，循理，上下同法，神变而止。冬刺俞窍于分理，甚者直下，间者散下。春夏秋冬，各有所刺，法其所在。

　　春刺夏分，脉乱气微，入淫骨髓，病不能愈，令人不嗜食，又且少气。春刺秋分，筋挛逆气，环为咳嗽，病不愈，令人时惊，又且哭。春刺冬分，邪气著藏，令人胀，病不愈，又且欲言语。

　　夏刺春分，病不愈，令人懈堕。夏刺秋分，病不愈，令人心中欲无言，惕惕如人将捕之。夏刺冬分，病不愈，令人少气，时欲怒。

　　秋刺春分，病不已，令人惕然欲有所为，起而忘之。秋刺夏分，病不已，令人益嗜卧，又且善梦。秋刺冬分，病不已，令人洒洒时寒。

　　冬刺春分，病不已，令人欲卧不能眠，眠而有见。冬刺夏分，病不愈，气上，发为诸痹。冬刺秋风，病不已，令人善渴。

凡刺胸腹者，必避五脏。中心者，环死；中脾者，五日死；中肾者，七日死；中肺者，五日死；中鬲者，皆为伤中，其病虽愈，不过一岁必死。刺避五脏者，知逆从也。所谓从者，鬲与脾肾之处，不知者反之。刺胸腹者，必以布憿著之，乃从单布上刺，刺之不愈，复刺。刺针必肃，刺肿摇针，经刺勿摇，此刺之道也。

帝曰：愿闻十二经脉之终奈何？岐伯曰：太阳之脉，其终也，戴眼，反折瘈疭，其色白，绝汗乃出，出则死矣。少阳终者，耳聋，百节皆纵，目𪾔绝系，绝系一日半死，其死也，色先青白，乃死矣。阳明终者，口目动作，善惊，妄言，色黄，其上下经盛，不仁，则终矣。少阴终者，面黑，齿长而垢，腹胀闭，上下不通而终矣。太阴终者，腹胀闭不得息，善噫，善呕，呕则逆，逆则面赤，不逆则上下不通，不通则面黑，皮毛焦而终矣。厥阴终者，中热嗌干，善溺心烦，甚则舌卷，卵上缩而终矣。此十二经之所败也。

通释

黄帝问道：诊病的关键是什么？岐伯回答说：重点在于天、地、人相互之间的关系。如正月、二月，天气开始有一种生发的气象，地气也开始萌动，这时候的人气在肝；三月、四月，天气正当明盛，地气也正是华茂而欲结实，这时候的人气在脾；五月、六月，天气盛极，地气上升，这时候的人气在头部；七月、八月，阴气开始发生肃杀的现象，这时候的人气在肺；九月、十月，阴气渐盛，开始冰冻，地气也随着闭藏，这时候的人气在心；十一月、十二月，冰冻更甚而阳气伏藏，地气闭密，这时候的人气在肾。

由于人气与天地之气皆随顺阴阳之升沉，所以春天的刺法，应刺经脉腧穴，及于分肉腠理，使之出血而止，如病比较重的应久留其针，其气传布以后才出针，较轻的可暂留其针，候经气循环一周，就可以出针了。夏天的刺法，应刺孙络的腧穴，使其出血而止，使邪气尽去，就以手指扪闭其针孔伺其气行一周之顷，凡有痛病，必退下而愈。秋天的刺法应刺皮肤，顺着肌肉之分理而刺，不论上部或下部，同样用这个方法，观察其神色转变而止。冬天的刺法应深取腧窍于分理之间，病重的可直刺深入，较轻的，可或左右上下散布其针，而稍宜缓下。春夏秋冬，各有所宜的刺法，须根据气之所在，而确定刺的部位。

如果春天刺了夏天的部位，伤了心气，可使脉乱而气微弱，邪气反而深入，浸淫于骨髓之间病就很难治愈，心火微弱，火不生土，会使人不思饮食，而且少气了；春天刺了秋天的部位，伤了肺气，春病在肝，发为筋挛，邪气因误刺而环周于肺，则又发为咳嗽，病不能愈，肝气伤，将使人时惊，肺气伤，且又使人欲哭；春天刺了冬天的部位，伤了肾气，以致邪气深着于内脏，使人胀满，其病不但不愈，肝气日伤，而且使人多欲言语。

夏天刺了春天的部位，伤了肝气，病不能愈，反而使人精力倦怠；夏天刺了秋天的部位，伤了肺气，病不能愈，反而使人肺气伤而声不出，心中不欲言，肺金受伤，肾失其母，故虚而自恐，惕惕然好像被逮捕的样子；夏天刺了冬天的部位，伤了肾气，病不能愈，反而使精不化气而少气，水不涵木而时常要发怒。

秋天刺了春天的部位，伤了肝气，病不能愈，反而使人血气上逆，惕然不宁，且又善忘；秋天刺了夏天的部位，伤了心气，病不能愈，心气伤，火不生土，反而使人嗜卧，心不藏神，又且多梦；秋天刺了冬天的部位，伤了肾气，病不能愈，反使人肾不闭藏，血气内散，时时发冷。

冬天刺了春天的部位，伤了肝气，病不能愈，肝气少，魂不藏，使人困倦而又不得安眠，即便得眠，睡中如见怪异等物；冬天刺了夏天的部位，伤了心气，病不能愈，反使人脉气发泄，而邪气闭痹于脉，发为诸痹；冬天刺了秋天的部位，伤了肺气，病不能愈，化源受伤，反使人常常作渴。

凡于胸腹之间用针刺，必须注意避免刺伤了五脏。假如中伤了心脏，经气环身7天便死；假如中伤了脾脏，5天便死；假如中伤了肾脏，7天便死；假如中伤了肺脏，5天便死；假如中伤膈膜的，皆为伤中，当时病虽然似乎好些，但不过1年其人必死。刺胸腹注意避免中伤五脏，主要是要知道下针的逆从。所谓从，就是要明白膈和脾肾等处，应该避开；如不知其部位不能避开，就会刺伤五脏，那就是逆了。凡刺胸腹部位，应先用布巾覆盖其处，然后从单布上进刺。如果刺之不愈，可以再刺，这样就不会把五脏刺伤了。在用针刺治病的时候，必须注意安静严肃，以候其气；如刺脓肿的病，可以用摇针手法以出脓血；如刺经脉的病，就不要摇针。这是刺法的一般规矩。

黄帝问道：请你告诉我十二经气绝的情况是怎样的？岐伯回答说：太阳经脉气绝的时候，病人两目上视，身背反张，手足抽掣，面色发白，出绝汗，绝汗一出，便要死亡了。少阳经脉气绝的时候，病人耳聋，遍体骨节松懈，两目直视如惊，到了目珠不转，1天半便要死了，临死的时候，面色先见青色，再由青色变为白色，就死亡了。阳明经脉气绝的时候，病人口眼牵引歪斜而抽动，时发惊惕，言语胡乱失常，面色发黄，其经脉上下所过的部分，都表现出盛燥的症状，由盛燥而渐至肌肉麻木不仁，便死亡了。少阴经脉气绝的时候，病人面色发黑，牙龈收缩而牙齿似乎变长，并积满污垢，腹部胀闭，上下不相通，便死亡了。太阴经脉气绝的时候，腹胀闭塞，呼吸不利，常欲嗳气，并且呕吐，呕则气上逆，气上逆则面赤，假如气不上逆，又变为上下不通，不通则面色发黑，皮毛枯焦而死了。厥阴经脉气绝的时候，病人胸中发热，咽喉干燥，时时小便，心胸烦躁，渐至舌卷，睾丸上缩，便要死了。以上就是十二经脉气绝败坏的症候。

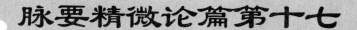

脉要精微论篇第十七

概说

　　脉要，切脉的纲要。精微，精湛微妙的意思。由于本篇讨论了望、闻、问、切四种诊断方法，其中尤以论脉更为精要深微，故以"脉要精微"名篇。

　　全文着重讨论了诊脉的时间、部位、方法，察色的善恶要点，以及脉色、脉证互参等诊法的大要，突出了"四诊合参"的诊法原则，以及脉与五脏气血盛衰相关，与四时相应的人体本身的整体观，及其与自然界的统一观。这些有关诊法的思想、观点、原则、方法，为中医诊断学的形成、发展奠定了基础。

原文

　　黄帝问曰：诊法何如？岐伯对曰：诊法常以平旦，阴气未动，阳气未散，饮食未进，经脉未盛，络脉调匀，气血未乱，故乃可诊有过之脉。

　　切脉动静，而视精明，察五色，观五藏有余不足，六腑强弱，形之盛衰，以此参伍，决死生之分。夫脉者，血之府也，长则气治，短则气病，数则烦心，大则病进，上盛则气高，下盛则气胀，代则气衰，细则气少，涩则心痛，浑浑革至如涌泉，病进而色弊，绵绵其去如弦绝，死。

　　夫精明五色者，气之华也。赤欲如白裹朱，不欲如赭；白欲如鹅羽，不欲如盐；青欲如苍壁之泽，不欲如蓝；黄欲如罗裹雄黄，不欲如黄土；黑欲如漆色，不欲如地苍。五色精微象见矣，其寿不久也。夫精明者，所以视万物，别白黑，审短长。以长为短，以白为黑，如是则精衰矣。

　　五藏者，中之守也，中盛脏满，气胜伤恐者，声如从室中言，是中气之湿也。言而微，终日乃复言者，此夺气也。衣被不敛，言语善恶，不避亲疏者，此神明之乱也。仓廪不藏者，是门户不要也。水泉不止者，是膀胱不藏也。得守者生，失守者死。

夫五藏者，身之强也。头者，精明之府，头倾视深，精神将夺矣。背者胸中之府，背曲肩随，府将坏矣；腰者肾之府，转摇不能，肾将惫矣。膝者筋之府，屈伸之能，行则偻附，筋将惫矣。骨者髓之府，不能久立，行则振掉，骨将惫矣。得强则生，失强则死。

岐伯曰：反四时者，有余为精，不足为消。应太过，不足为精；应不足，有余为消。阴阳不相应，病名曰关格。

帝曰：脉其四时动奈何？知病之所在奈何？知病之所变奈何？知病乍在内奈何？知病乍在外奈何？请问此五者，可得闻乎？岐伯曰：请言其与天运转大也。万物之外，六合之内，天地之变，阴阳之应，彼春之暖，为夏之暑，彼秋之忿，为冬之怒，四变之动，脉与之上下，以春应中规，夏应中矩，秋应中衡，冬应中权。是故冬至四十五日，阳气微上，阴气微下；夏至四十五日，阴气微上，阳气微下。阴阳有时，与脉为期，期而相失，知脉所分，分之有期，故知死时。微妙在脉，不可不察，察之有纪，从阴阳始，始之有经，从五行生，生之有度，四时为宜，补泻勿失，与天地如一，得一之情，以知死生。是故声合五音，色合五行，脉合阴阳。是知阴盛则梦涉大水恐惧，阳盛则梦大火燔灼，阴阳俱盛则梦相杀毁伤；上盛则梦飞，下盛则梦堕；甚饱则梦予，甚饥则梦取；肝气盛则梦怒，肺气盛则梦哭；短虫多则梦聚众，长虫多则相击毁伤。

是故持脉有道，虚静为保。春日浮，如鱼之游在波；夏日在肤，泛泛乎万物有余；秋日下肤，蛰虫将去；冬日在骨，蛰虫周密，君子居室。故曰：知内者按而纪之，知外者终而始之。此六者，持脉之大法。心脉搏坚而长，当病舌卷不能言；其软而散者，当消环自已。肺脉搏坚而长，当病唾血；其软而散者，当病灌汗，至今不复散发也。肝脉搏坚而长，色不青，当病坠若搏，因血在胁下，令人喘逆；其软而散色泽者，当病溢饮，溢饮者，渴暴多饮，而易入肌皮肠胃之外也。胃脉搏坚而长，其色赤，当病折髀；其软而散者，当病食痹。脾脉搏坚而长，其色黄，当病少气；其软而散色不泽者，当病足䯒肿，若水状也。肾脉搏坚而长，其色黄而赤者，当病折腰；其软而散者，当病少血，至今不复也。

帝曰：诊得心脉而急，此为何病？病形何如？岐伯曰：病名心疝，少腹当有形也。帝曰：何以言之？岐伯曰：心为牡藏，小肠为之使，故曰少腹当有形也。帝曰：诊得胃脉，病形何如？岐伯曰：胃脉实则胀，虚则泄。

帝曰：病成而变何谓？岐伯曰：风成为寒热，瘅成为消中，厥成为巅疾，久风为飧泄，脉风成为疠，病之变化，不可胜数。

帝曰：诸痈肿筋挛骨痛，此皆安生？岐伯曰：此寒气之肿，八风之变也。帝曰：

治之奈何？岐伯曰：此四时之病，以其胜治之愈也。

帝曰：有故病五藏发动，因伤脉色，各何以知其久暴至之病乎？岐伯曰：悉乎哉问也！徵其脉小色不夺者，新病也；徵其脉不夺，其色夺者，此久病也；徵其脉与五色俱夺者，此久病也；徵其脉与五色俱不夺者，新病。肝与肾脉并至，其色苍赤，当病毁伤不见血，已见血，湿若中水也。

尺内两傍，则季胁也，尺外以候肾，尺里以候腹。中附上，左外以候肝，内以候膈；右外以候胃，内以候脾。上附上，右外以候肺，内以候胸中；左外以候心，内以候膻中。前以候前，后以候后。上竟上者，胸喉中事也；下竟下者，少腹腰股膝胫足中事也。粗大者，阴不足阳有余，为热中也。来疾去徐，上实下虚，为厥巅疾；来徐去疾，上虚下实，为恶风也。故中恶风者，阳气受也。有脉俱沉细数者，少阴厥也；沉细数散者，寒热也；浮而散者为眩仆。诸浮不躁者皆在阳，则为热；其有躁者在手。诸细而沉者，皆在阴，则为骨痛；其有静者在足。数动一代者，病在阳之脉也，泄及便脓血。诸过者切之，涩者，阳气有余也，滑者，阴气有余也。阳气有余为身热无汗，阴气有余为多汗身寒，阴阳有余则无汗而寒，推而外之，内而不外，有心腹积也。推而内之，外而不内，身有热也。推而上之，上而不下，腰足清也。推而下之，下而不上，头项痛也。按之至骨，脉气少者，腰脊痛而身有痹也。

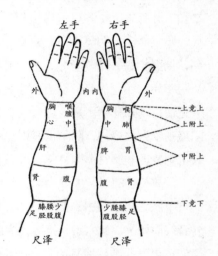

尺肤诊部位图

通释

黄帝问道：诊脉的方法怎样？岐伯回答说：诊脉通常以清晨为宜。因为这个时候人还没有活动，阴气未被扰动，阳气未曾耗散，也没有进过饮食，所以经脉之气平面未亢，络脉之气和而调匀，气血处在正常状态。所以这时才容易诊察出有病的脉象。

切脉搏的动静变化，望病人两目的精神，察面部的五色表现，了解五脏的有余不足，六腑的强弱，形体的盛衰，将这些诊察所得，进行综合分析，来判断病人的生死。脉是血液所归聚的通道，血液依靠气的推动，所以脉长则反映气充足而流行通畅；脉短则反映气不足而流行涩滞，脉数为有热，故心烦，脉大为邪盛，故病势将继续发展；上部脉盛，为气逆于上，故呼吸急促，下部脉盛，为气壅于下，故见腹中气胀；脉代为气衰之征，脉细是气少之象，脉涩主气滞血少，故心痛，脉来滚滚而急，如涌出的泉水，为病势加重而危；脉来细小似有似无，如弓弦之断绝，是将要死亡的征象。

眼睛和面部的神色，是五脏的精华透露在外的象征。若是赤色，就要像用帛绢裹着朱砂那样隐然红润而不暴露，不要像代赭石那样暗红而无光泽；若是白色，就要像鹅的羽毛那样白丽明润，不要像食盐那样白而灰暗；若是青色，就要像青玉那样莹润光泽，不要像靛蓝色那样青而滞暗；若是黄色，就要像用罗绢裹着雄黄那样黄丽明润含蓄，不要像黄土那样干枯沉滞；若是黑色，就要像重漆那样黑丽明润，不要像泥土那样枯暗如尘。不论是哪种颜色，如果暴露而不明润含蓄，就是五脏精气外泄的现象，寿命定然不久了。人的两目精明，则能明视万物，辨别黑白，审察长短。如果视觉障碍，以长为短，以白为黑，这表示精气已经衰竭了。

五脏是藏精气而守于内的。如果脘腹痞闷胀满，说话的声音重浊不扬，好像从密室中发出来的一样，这是中焦有湿邪阻遏气机，肺、脾二脏失守的表现；如果语声低微，说话重重复复的，这是肺气耗夺失守的表现；若是病人扬手掷足，衣被不知敛盖，言语错乱，不避亲疏的，这是神明紊乱，心脏失守的表现。如果肠胃不能贮藏，大便泄泻不止，这是门户不能约束，脾藏失守的表现。若是小便失禁的，这是膀胱不能贮藏津液，肾脏失守的表现。总之，五脏如能藏守，虽病犹有好转的希望，相反，五脏失藏，就有死亡的可能。

五脏是身体强健的根本。头为精明之府，如果头垂而不能抬起，并且目陷无光，这是精神将要衰竭的表现。背为胸中之府，如果背弯曲，两肩下垂，是胸中之气即将败坏的现象；腰为肾之府，如果腰不能转动，是肾脏将衰败的表现；膝为筋之府，如果屈伸不便，曲身附物行走的，是筋气将绝的反映；骨为髓之府，如果不能久立，行动振摇不稳，是骨气将衰败的征象。所有这些病症，如果五脏之气来至败绝，则形体尚可复强，虽病犹有生机；反之，若脏气败绝，则形体困惫，必将死亡。

岐伯说：脉与四时阴阳相反，若盛大的，是邪气太甚；若微小的，是正气消损。若阳盛脉应有余，而反见不足之象的，是阳邪过盛格阴于外的反映；若阴盛脉应不足，而反见有余之象的，是正气消损而浮越于外的征象。这种阴阳之气不能互相应接为用的疾病，统称为关格。

黄帝说：四时脉象有什么不同变动？如何知道疾病所在部位？如何知道疾病的变化？如何知道疾病在内，在外的不同？请问这五个问题，可以讲给我听吗？岐伯说：请让我讲一下脉象与天体运转相应的广大微妙的道理。万物之外，六合之内，天地间的一切变化，都是与阴阳的变化规律相应的。如从春天的温暖，发展为夏天的暑热；

从秋天的凉风劲急，演变为冬天的寒风怒号。四时的气候是这样变化的，人的脉象也随之而上下浮沉。所以春季的脉象如规之圆滑，夏季的脉象如矩之方盛，秋季的脉象如衡之平浮，冬季的脉象如权之沉下。四时阴阳变化的情况，是冬至后四十五天，阳气微升，阴气微降；夏至后四十五天，阴气微升，阳气微降。阴阳之气的升降有一定的时期，脉的变化也相应地有一定的时期。假如脉象变化，和这个时期不一致，就可从它的变化上知道病在何脏，再根据五行和四时的关系，运用生克规律来推求，便可以知道病的死亡日期了。脉象的这些微妙变化，不可不细心体察。察脉的大法，是先从辨别阴阳开始，辨别阴阳有一定的规律，进一步根据五行相生的规律来分析，测度脉象的虚实盛衰，看它与四时是否合宜。若是属于不及的，用补法；属于太过的，用泻法。补泻之法不要用错。所以，不能不仔细地审察。而审察脉象有着基本的要领，即先从四季阴阳升降消长的变化开始，再结合五行的滋生、制约法则，分析脉象是否与四季变化相适应。同时，治疗上也不能违背这些规律，必须让人体与天地保持统一，懂得了天人统一的道理，才能够预知病人的死亡或生存。所以诊察疾病，听声音要结合五音的高低清浊，望面色要结合五行的滋生制约，切脉象要结合阴阳的升降消长等进行全面分析。所以知道阴气过盛则梦见涉渡大水而恐惧，阳气过盛则梦见大火烧灼，阴阳俱盛则梦见相互残杀毁伤。气盛于上则梦见上飞，气盛于下则梦见向下堕坠。如果过饱则梦见送物给人，过饥则梦见取物自用。肝气盛则梦见发怒，肺气盛则梦见悲哭。腹中蛲虫多则梦见众人聚集，蛔虫多则梦见相互打击而损伤。

所以诊脉有一定的方法，重要的是平心静气，思想集中，才能保证诊察的正确。四时的脉象，春浮而滑利，好像鱼儿浮游在水波之中，夏天则在皮肤之中，它那盛满的样子，如同万物茂盛繁荣；秋天脉在皮肤之下，好像蛰虫将要藏伏；冬天则沉伏在骨，犹如蛰虫藏伏得已很周密，又如冬季人们深居室内。因此说，要想知道在内的五脏虚实，须重按其脉而定纲纪；要想知道在外的经气盛衰，须依序浮沉举寻。以上春夏秋冬与内外六个方面，就是诊脉必须注意的大法。心脉搏坚而长，是心经邪盛，主病舌卷缩而不能言语；若脉见软而散，是正气不足，主消渴病，当经气环转一周时，其病自愈。肺脉搏坚而长，是肺经火盛，主唾血，其脉软而散，是气虚，主汗出不止，不能用发散的方法治疗。肝脉搏坚而长，面色不青的，是由于堕跌或打击受伤，血瘀积在胁下，使人喘逆；其脉软而散，皮肤薄泽光亮的，主溢饮病；溢饮，是由于渴而暴饮，肝失疏泄，以致水流于肌肤之间、肠胃之外。胃脉搏坚而长，面色发红，主病髀痛如折；其脉软而散，是胃气不足，主食痹病。脾脉搏坚而长，面色发黄，是脾虚，主少气，其脉软而散，面色不润泽，是脾虚湿盛，主病足胫浮肿，状似水肿。肾脉搏坚而长，面部黄而带赤，是心脾乘肾，主腰痛如折；其脉软而散，主病精血少，并且不易恢复。

黄帝说：诊得心脉劲急，这是什么病？病的形证怎样？岐伯说：这个病名叫心疝，少腹部会有形证出现。黄帝说：这是什么道理？岐伯说：心为阳脏，和小肠相为表里，心病而小肠受之，小肠位居于少腹，所以说少腹部当有形证。黄帝说：诊得胃脉异常，会有什么形证呢？岐伯说：如果胃脉实，则出现腹胀；胃脉虚，则会发生泄泻。

黄帝说：病的形成和变化是怎样的？岐伯说：风邪致病，变成为恶寒发热。热邪致病，变成为中消。厥气上逆，变成为巅疾。久风入中，变成为飧泄。风寒客于脉而不去，变成为疠风。疾病的变化多端，难以尽述。

黄帝说：各种痈肿筋挛骨痛，这些病是怎样产生的呢？岐伯说：这是由于寒邪伤人形体而发生痈肿，八风变化而伤人的筋骨。黄帝说：怎样治疗呢？岐伯说：这是四时不正之气引起的疾病，以其相胜的法则来治疗，就可以痊愈。

黄帝说：如果五脏的旧病发动，因而影响到脉象和气色，如何区别它是久病复发还是新得的疾病呢？岐伯说：问得真详尽呀！这需要验证色与脉的变化。如果脉小而气色正常的，是新病；如果脉象虽无明显变化，而气色已经失常了，是久病。如果脉象和气色都失常，是久病；如果脉象与气色都改变不大，是新病。假如沉弦的脉象并见，色见苍而赤的，这是属于外伤，筋骨血脉受损，无论见血或未见出血，形体都要发生肿胀，好像受湿或中于水邪而引起的水肿那样。

在尺肤近肘处的两侧，可以诊察季胁之病，尺外侧候肾，尺里侧候腹。依次向上，即尺肤的中部，在左臂外侧，可以诊候肝脏之病，内侧候膈；右臂外侧诊候胃病，内侧候脾。再向上，即尺肤的上部，在右臂外侧，可以诊候肺脏之病，内侧候胸中，左臂外侧候心，内侧候膻中。总的来说，前部诊候人的胸腹部，后部诊候人的肩背。上尽鱼际的部位，诊候胸喉等上部的疾病；下尽尺泽的部位，诊候少腹、腰、股、膝、胫、足等下部的疾病。

脉象洪大的，是阴相对不足而阳有余，多为里热之病。脉来急速而去徐缓的，是上部实而下部虚，多为厥逆巅顶之病。若脉来徐缓而去则急速的，是上部虚而下部实，多为恶厉风邪致病。所以遭受风邪侵袭，上部的阳气先受其害。脉象沉细而数的，是足少阴经厥逆之病。沉细数而散的，为寒热之病。脉浮而散的，主眩晕仆倒之病。脉浮而不躁疾的，病在表，是发热病，在足三阳经；浮而躁急的，主病在手三阳经。脉细而沉的，主里证，多为骨节疼痛之病，在手三阴经；脉沉细而静的，病在足三阴经。脉数动而时一止的，是邪滞三阳，主泄利及便脓血之病。各种病脉，脉见涩的，是阳气有余；脉见滑的，是阴气有余。阳气有余，则发热无汗；阴气有余，则多汗身寒。

阴阳均有余，则无汗身寒。推求其脉而轻取之，若沉而不浮的，是心腹有积之里证；推求其脉而重取之，若浮而不沉的，是发热之表证。推求其脉按于上部，脉只见于上而不见于下，是上盛下虚，主腰足清冷之病。重按至骨，而脉微欲绝，是脉气不足，可见腰脊疼痛或身上有不知痛痒的麻痹不仁之处。

平人气象论篇第十八

概说

　　平人，就是阴阳协调，气血平和之人；气，即经脉之气，象，脉象也；本篇讨论脉象问题，是以脉象中辨别病情轻重，它是以健康人即"平人"的脉气为标准，去衡量分析病人的脉气与脉象，故篇名"平人气象论"。

　　本篇是集中论述脉诊的重要文献，首先论述了脉来息数正常与异常的变化，其次论述了四季、五脏的正常脉象，病理脉象、死亡脉象的具体表现与主病意义，尤其强调了脉象"胃气"有无、多少的意义。

原文

　　黄帝问曰：平人何如？岐伯对曰：人一呼脉再动，一吸脉亦再动，呼吸定息脉五动，闰以太息，命曰平人。平人者，不病也。常以不病调病人，医不病，故为病人平息以调之为法。人一呼脉一动，一吸脉一动，曰少气。人一呼脉三动，一吸脉三动而躁，尺热曰病温，尺不热脉滑曰病风，脉涩曰痹。人一呼脉四动以上曰死，脉绝不至曰死，乍疏乍数曰死。

　　平人之常气禀于胃，胃者平人之常气也，人无胃气曰逆，逆者死。春胃微弦曰平，弦多胃少曰肝病，但弦无胃曰死，胃而有毛曰秋病，毛甚曰今病。藏真散于肝，肝藏筋膜之气也。夏胃微钩曰平，钩多胃少曰心病，但钩无胃曰死，胃而有石曰冬病，石甚曰今病。藏真通于心，心藏血脉之气也。长夏胃微软弱曰平，弱多胃少曰脾病，但代无胃曰死，软弱有石曰冬病，弱甚曰今病。藏真濡于脾，脾藏肌肉之气也。秋胃微毛曰平，毛多胃少曰肺病，但毛无胃曰死，毛而有弦曰春病，弦甚曰今病。藏真高于肺，以行荣卫阴阳也。冬胃微石曰平，石多胃少曰肾病，但石无胃曰死，石而有钩曰夏病，钩甚曰今病。藏真下于肾，肾藏骨髓之气也。

胃之大络，名曰虚里。贯鬲络肺，出于左乳下，其动应衣，脉宗气也。盛喘数绝者，则病在中；结则横，有积矣；绝不至曰死。乳之下其动应衣，宗气泄也。

欲知寸口太过与不及，寸口之脉中手短者，曰头痛。寸口脉中手长者，曰足胫痛。寸口脉中手促上击者，曰肩背病。寸口脉沉而坚者，曰病在中。寸口脉浮而盛者，曰病在外。寸口脉沉而弱，曰寒热及疝瘕少腹痛。寸口脉沉而横，曰胁下有积，腹中有横积痛。寸口脉沉而喘，曰寒热。脉盛滑坚者，曰病在外。脉小实而坚者，病在内。脉小弱以涩，谓之久病。脉滑浮而疾者，谓之新病。脉急者，曰疝瘕少腹痛。脉滑曰风。脉涩曰痹。缓而滑曰热中。盛而紧曰胀。脉从阴阳，病易已；脉逆阴阳，病难已。脉得四时之顺，曰病无他；脉反四时及不间脏，曰难已。

臂多青脉，曰脱血。尺脉缓涩，谓之解㑊，安卧脉盛，谓之脱血。尺涩脉滑，谓之多汗。尺寒脉细，谓之后泄。脉尺粗常热者，谓之热中。肝见庚辛死，心见壬癸死，脾见甲乙死，肺见丙丁死，肾见戊己死，是谓真藏见皆死。颈脉动喘疾咳，曰水。目裹微肿如卧蚕起之状，曰水。溺黄赤安卧者，黄疸。已食如饥者，胃疸。面肿曰风。足胫肿曰水。目黄者曰黄疸。妇人手少阴脉动甚者，妊子也。

脉有逆从四时，未有藏形，春夏而脉瘦，秋冬而脉浮大，命曰逆四时也。风热而脉静，泄而脱血脉实，病在中脉虚，病在外脉涩坚者，皆难治，命曰反四时也。

人以水谷为本，故人绝水谷则死，脉无胃气亦死。所谓无胃气者，但得真脏脉，不得胃气也。所谓脉不得胃气者，肝不弦，肾不石也。太阳脉至，洪大以长；少阳脉至，乍数乍疏，乍短乍长；阳明脉至，浮大而短。

夫平心脉来，累累如连珠，如循琅玕，曰心平，夏以胃气为本。病心脉来，喘喘连属，其中微曲，曰心病。死心脉来，前曲后居，如操带钩，曰心死。

平肺脉来，厌厌聂聂，如落榆荚，曰肺平，秋以胃气为本。病肺脉来，不上不下，如循鸡羽，曰肺病。死肺脉来，如物之浮，如风吹毛，曰肺死。

平肝脉来，软弱招招，如揭长竿末梢，曰肝平，春以胃气为本。病肝脉来，盈实而滑，如循长竿，曰肝病。死肝脉来，急益劲，如新张弓弦，曰肝死。

平脾脉来，和柔相离，如鸡践地，曰脾平，长夏以胃气为本。病脾脉来，实而盈数，如鸡举足，曰脾病。死脾脉来，锐坚如乌之喙，如鸟之距，如屋之漏，如水之流，曰脾死。

平肾脉来，喘喘累累如钩，按之而坚，曰肾平，冬以胃气为本。病肾脉来，如引葛，按之益坚，曰肾病。死肾脉来，发如夺索，辟辟如弹石，曰肾死。

通释

　　黄帝问道：正常人的脉象是怎样的呢？岐伯回答说：人1次呼气脉跳动2次，一次吸气脉也跳动2次，呼吸之余，是为定息，若1次呼吸之间跳动5次，是因为有时呼吸较长以尽脉跳余数的缘故，这是平人的脉象。平人就是无病之人，通常以无病之人的呼吸为标准，来诊察病人的呼吸至数及脉跳次数，医生无病，就可以用自己的呼吸来计算病人脉搏的至数，这是诊脉的法则。人呼气1次脉搏跳动1次，吸气1次脉搏跳动1次，表示气已不足。如果1次呼气与1次吸气脉各跳动3次而且急疾，尺之皮肤发热，乃是温病的表现；如尺肤不热，脉象滑，乃为感受风邪而发生的病变；如脉象涩，是为痹证。人1次呼吸脉跳动4次以上是精气衰夺的死脉；脉气断绝不至，亦是死脉；脉来忽迟忽数，为气血已乱，亦是死脉。

　　健康人的正气来源于胃，胃为水谷之海，乃人体气血生化之源，所以胃气为健康人之常气，人若没有胃气，就是危险的现象，甚者可造成死亡。春天有胃气的脉应该是弦而柔和的微弦脉，乃是无病之平脉；如果弦象很明显而缺少柔和之胃气，为肝脏有病；脉见纯弦而无柔和之象的真脏脉，主死；若虽有胃气而兼见轻虚以浮的毛脉，是春见秋脉，故预测其到了秋天就要生病，如毛脉太甚，则木被金伤，现时就会发病。肝旺于春，春天脏真之气散于肝，以养筋膜之气。夏天有胃气的脉应该是钩而柔和的为正常脉象，如果钩脉突出，柔和不明显的为心脏有病；脉见纯钩而无柔和之象的真脏脉，主死；若虽有胃气而兼见沉象的石脉，是夏见冬脉，故预测其到了冬天就要生病；如石脉太甚，则火被水伤，现时就会发病。心旺于夏，故夏天脏真之气通于心，心主血脉，而心之所藏则是血脉之气。长夏有胃气的脉应该是微软弱的脉，乃是无病之平脉，如果弱甚无力而缺少柔和之胃气，为脾脏有病；如果见无胃气的代脉，主死；若软弱脉中兼见沉石，是长夏见冬脉，这是火土气衰而水反侮的现象，故预测其到了冬天就要生病；如弱太甚，现时就会发病。脾旺于长夏，故长夏脏真之气濡养于脾，脾主肌肉，故脾藏肌肉之气。秋天有胃气的脉应该是轻虚以浮而柔和的微毛脉，乃是无病之平脉；如果是脉见轻虚以浮而缺少柔和之胃气，为肺脏有病；如见纯毛脉而无胃气的真脏脉，就要死亡；若毛脉中兼见弦象，这是金气衰而木反侮的现象，故预测其到了春天就要生病；如弦脉太甚，现时就会发病。肺旺于秋而居上焦，故秋季脏真之气上藏于肺，肺主气而朝百脉，乃是无病之平脉；如果脉见沉石而缺少柔和的胃气，为肾脏有病；如脉见纯石而不柔和的真脏脉，主死；若沉石脉中兼见钩脉，是水气衰而火反侮的现象，故预测其到了夏天就要生病；如钩脉太甚，现时就会发病。肾旺于冬而居人体的下焦，冬天脏真之气下藏于肾，肾主骨，故肾藏骨髓之气。

胃经的大络，名叫虚里，其络从胃贯膈而上络于肺，其脉出现于左乳下，搏动时手可以感觉得到，这是积于胸中的宗气鼓舞其脉跳动的结果。如果虚里脉搏动急数而兼有短时中断之象，这是中气不守的现象，是病在膻中的征候；如脉来迟而有歇止兼见跳动甚剧而外见于衣，这是宗气失藏而外泄的现象。

切脉要懂得寸口脉的太过和不及。寸口脉应指短的，主病头痛。寸口脉应指长的，主病足胫疼痛。寸口脉应指急促有力、搏指下的，主病肩背疼痛。寸口脉沉而坚实的，主病在内。寸口脉浮而盛大的，主病在外。寸口脉沉而弱的，主病寒热和疝瘕积聚、少腹疼痛。寸口脉沉而坚硬、横于指下的，主病胁下有积块、或腹中有积块疼痛。寸口脉沉而急促的，主病寒热。脉象旺盛滑利而坚实的，主病在外。脉象小而坚实的，主病在内。脉象小弱而涩滞的，是主久病。脉象浮滑而疾数的，是主新病。脉象紧急的，主疝瘕积聚少腹疼痛。脉滑的主风病。脉涩的主痹病。脉来缓而滑利的，主热盛于中。脉来盛而紧的，主病腹胀。脉象与病证的阴阳属性相一致的，疾病容易痊愈；脉象与病证的阴阳属性相反的，疾病就很难痊愈。脉与四时相应为顺，即使患病，也没有什么危险；脉与四时相反及不间脏而传变的，病很难痊愈。

臂上有多处青筋显露的，是由于大失血的缘故。尺肤缓而脉来涩的，是气血不足，多倦怠乏力，但欲安卧。脉来盛大，主有大出血。尺肤涩而脉滑的，会有多汗的症状。尺肤寒而脉细的，主大便泄泻。脉粗大而尺肤常热的，多是里热证。肝的真脏脉出现，至庚辛日就会死亡；心的真脏脉出现，至壬癸日就会死亡；脾的真脏脉出现，至甲乙日就会死亡；肺的真脏脉出现，至丙丁日就会死亡；肾的真脏脉出现，至戊己日就会死亡。这就是说真脏脉出现都是死证。颈部之脉搏动甚，且气喘咳嗽，主水病。眼睑水肿如卧蚕之状，也是水病。小便颜色黄赤，而且嗜卧，是黄疸病。风为阳邪，上先受之，面部水肿，为风邪引起的风水病。水湿为阴邪，下先受之，足胫肿，是水湿引起的水肿病。眼白睛发黄，是黄疸病。妇人手少阴心脉搏动明显，是怀孕的征象。

脉与四时有相适应，也有不相适应的，如果脉搏不见本脏脉的正常脉象，春夏而不见弦、洪，而反见沉、涩；秋冬而不见毛、石，而反见浮大，这都是与四时相反的脉象。风热为阳邪，脉应浮大，今反沉静；泄利脱血，津血受伤，脉因虚细，今反实大；病在内，脉应有力，乃正气尚盛，足以抗邪，今反脉虚；病在外，脉应浮滑，乃邪气仍在于表，今反见脉强坚，脉证相反，都是难治之病，这就叫作"反四时"。

人依靠水谷的营养而生存，所以人断绝水谷后，就要死亡；胃气化生于水谷，如脉无胃气也要死亡。所谓无胃气的脉，就是单见真脏脉，而不见柔和的胃气脉。所谓不得胃气的脉，就是肝脉见不到微弦脉，肾脉见不到微石脉等。太阳主时，脉来洪大而长；少阳主时，脉来不定，忽快忽慢，忽长忽短；阳明主时，脉来浮大而短。

正常的心脉来时，圆润像珠子一样，相贯而至，又像抚摸琅玕美玉一样的柔滑，这是心脏的平脉。夏天以胃气为本，脉当柔和而微钩。如果脉来时，喘急促，连串急数之中，带有微曲之象，这是心的病脉。将死的心脉来时，脉前曲回，后则端直，如摸到革带之钩一样的坚硬，全无和缓之意，这是心的死脉。

正常的肺脉来时，轻虚而浮，像榆荚下落一样的轻浮和缓，这是肺的平脉。秋天以胃气为本，脉当柔和而微毛。有病的肺脉来时，不上不下，如抚摸鸡毛一样，这是肺的病脉。将死的肺脉来时，轻浮而无根，如物之漂浮，如风吹毛一样，飘忽不定，散动无根，这是肺的死脉。

正常的肝脉来时，柔软而弦长，如长竿之末梢一样的柔软摆动，这是肝的平脉。春天以胃气为本，脉当柔和而微弦。有病的肝脉来时，弦长硬满而滑利，如以手摸长竿一样的长而不软，这是肝的病脉。将死的肝脉来时，弦急而坚劲，如新张弓弦一样紧绷而强劲，这是肝的死脉。

正常的脾脉来时，从容和缓，至数匀净分明，好像鸡足缓缓落地一样的轻缓而从容不迫，这是脾的平脉。长夏以胃气为本，脉当和缓。有病的脾脉来时，充实硬满而急数，如鸡举足一样急疾，这是脾的病脉。将死的脾脉来时，或锐坚而无柔和之气，如乌鸦之嘴，鸟之爪那样坚硬而锐，或时动复止而无规律，或脉去而无至，如屋之漏水点滴无伦，或如水之流逝，去而不返，这是脾的死脉。

正常的肾脉来时，沉石滑利连续不断而又有迂回之象，按之坚实，有如心之钩脉这是肾的平脉。冬天以胃气为本，脉当柔软而微石。有病的肾脉来时，坚搏牵连如牵引葛藤一样，愈按愈坚硬，这是肾的病脉。将死的肾脉来时，像夺索一般，长而坚硬劲急，或坚实如以指弹石，这是肾的死脉。

玉机真藏论篇第十九

概说

玉机，是指把重要的文献镌刻到玉石板上，以便于珍藏，这里有珍重的意思，真脏是五脏中有胃气的脉象，即真脏脉。由于本篇重点是讨论辨别真脏脉的方法，这是判断预后吉凶的关键，故篇名为"玉机真藏论"。

原文

黄帝问曰：春脉如弦，何如而弦？岐伯对曰：春脉者肝也，东方木也，万物之所以始生也，故其气来，软弱轻虚而滑，端直以长，故曰弦，反此者病。帝曰：何如而反？岐伯曰：其气来实而强，此谓太过，病在外；其气来不实而微，此谓不及，病在中。帝曰：春脉太过与不及，其病皆何如？岐伯曰：太过则令人善忘，忽忽眩冒而巅疾；其不及，则令人胸痛引背，下则两胁胠满。帝曰：善。

夏脉如钩，何如而钩？岐伯曰：夏脉者心也，南方火也，万物之所以盛长也，故其气来盛去衰，故曰钩，反此者病。帝曰：何如而反？岐伯曰：其气来盛去亦盛，此谓太过，病在外；其气来不盛去反盛，此谓不及，病在中。帝曰：夏脉太过与不及，其病皆何如？岐伯曰：太过则令人身热而肤痛，为浸淫；其不及，则令人烦心，上见咳唾，下为气泄。帝曰：善。

秋脉如浮，何如而浮？岐伯曰：秋脉者肺也，西方金也，万物之所以收成也，故其气来，轻虚以浮，来急去散，故曰浮，反此者病。帝曰：何如而反？岐伯曰：其气来，毛而中央坚，两傍虚，此谓太过，病在外；其气来，毛而微，此谓不及，病在中。帝曰：秋脉太过与不及，其病皆何如？岐伯曰：太过则令人逆气而背痛，愠愠然；其不及，则令人喘，呼吸少气而咳，上气见血，下闻病音。帝曰：善。

冬脉如营，何如而营？岐伯曰：冬脉者肾也，北方水也，万物之所以合藏也，故其气来，沉以搏，故曰营，反此者病。帝曰：何如而反？岐伯曰：其气来如弹石者，此谓太过，病在外；其去如数者，此谓不及，病在中。帝曰：冬脉太过与不及，其病皆何如？岐伯曰：太过，则令人解㑊，脊脉痛而少气不欲言；其不及，则令人心悬如病饥，䏚中清，脊中痛，少腹满，小便变。帝曰：善。

四时之序，逆从之变异也，然脾脉独何主？岐伯曰：脾脉者土也，孤藏以灌四傍者也。帝曰：然则脾善恶，可得见之乎？岐伯曰：善者不可得见，恶者可见。帝曰：恶者何如可见？岐伯曰：其来如水之流者，此谓太过，病在外；如鸟之喙者，此谓不及，病在中。帝曰：夫子言脾为孤藏，中央土以灌四傍，其太过与不及，其病皆何如？岐伯曰：太过则令人四支不举；其不及，则令人九窍不通，名曰重强。

帝瞿然而起，再拜而稽首曰：善。吾得脉之大要，天下至数，五色脉变，揆度奇恒，道在于一，神转不回，回则不转，乃失其机，至数之要，迫近以微，著之玉版，藏之藏府，每旦读之，名曰《玉机》。

五藏受气于其所生，传之于其所胜，气舍于其所生，死于其所不胜。病之且死，必先传行至其所不胜，病乃死。此言气之逆行也，故死。肝受气于心，传之于脾，气舍于肾，至肺而死。心受气于脾，传之于肺，气舍于肝，至肾而死。脾受气于肺，传之于肾，气舍于心，至肝而死。肺受气于肾，传之于肝，气舍于脾，至心而死。肾受气于肝，传之于心，气舍于肺，至脾而死。此皆逆死也。一日一夜五分之，此所以占死生之早暮也。

黄帝曰：五藏相通，移皆有次，五藏有病，则各传其所胜。不治，法三月若六月，若三日若六日，传五藏而当死，是顺传所胜之次。故曰：别于阳者，知病从来；别于阴者，知死生之期。言知至其所困而死。

是故风者百病之长也，今风寒客于人，使人毫毛毕直，皮肤闭而为热，当是之时，可汗而发也；或痹不仁肿痛，当是之时，可汤熨及火灸刺而去之。弗治，病入舍于肺，名曰肺痹，发咳上气。弗治，肺即传而行之肝，病名曰肝痹，一名曰厥，胁痛出食，当是之时，可按若刺耳。弗治，肝传之脾，病名曰脾风，发瘅，腹中热，烦心出黄，当此之时，可按可药可浴。弗治，脾传之肾，病名曰疝瘕，少腹冤热而痛，出白，一名曰蛊，当此之时，可按可药。弗治，肾传之心，病筋脉相引而急，病名曰瘛，当此之时，可灸可药。弗治，满十日，法当死。肾因传之心，心即复反传而行之肺，发寒热，法当三岁死，此病之次也。

然其卒发者，不必治于传，或其传化有不以次，不以次入者，忧恐悲喜怒，令不得以其次，故令人有大病矣。因而喜大虚则肾气乘矣，怒则肝气乘矣，悲则肺气乘矣，恐则脾气乘矣，忧则心气乘矣，此其道也。故病有五，五五二十五变，及其传化。传，乘之名也。

大骨枯槁，大肉陷下，胸中气满，喘息不便，其气动形，期六月死，真藏脉见，乃予之期日。大骨枯槁，大肉陷下，胸中气满，喘息不便，内痛引肩项，期一月死，真藏见，乃予之期日。大骨枯槁，大肉陷下，胸中气满，喘息不便，内痛引肩项，身热脱肉破䐃，真藏见，十月之内死。大骨枯槁，大肉陷下，肩髓内消，动作益衰，真藏来见，期一岁死，见其真藏，乃予之期日。大骨枯槁，大肉陷下，胸中气满，腹内痛，心中不便，肩项身热，破䐃脱肉，目眶陷，真藏见，目不见人，立死，其见人者，至其所不胜之时则死。

急虚身中卒至，五藏绝闭，脉道不通，气不往来，譬如堕溺，不可为期。其脉绝不来，若人一息五六至，其形肉不脱，真藏虽不见，犹死也。

真肝脉至，中外急，如循刀刃责责然，如按琴瑟弦，色青白不泽，毛折，乃死。真心脉至，坚而搏，如循薏苡子累累然，色赤黑不泽，毛折，乃死。真肺脉至，大而虚，如以毛羽中人肤，色白赤不泽，毛折，乃死。真肾脉至，搏而绝，如指弹石辟辟然，色黑黄不泽，毛折，乃死。真脾脉至，弱而乍数乍疏，色黄青不泽，毛折，乃死。诸真藏脉见者，皆死，不治也。

黄帝曰：见真藏曰死，何也？岐伯曰：五藏者皆禀气于胃，胃者五藏之本也，藏气者，不能自致于手太阴，必因于胃气，乃至于手太阴也，故五藏各以其时，自为而至于手太阴也。故邪气胜者，精气衰也，故病甚者，胃气不能与之俱至于手太阴，故真藏之气独见，独见者病胜藏也，故曰死。帝曰：善。

黄帝曰：凡治病，察其形气色泽，脉之盛衰，病之新故，乃治之无后其时。形气相得，谓之可治；色泽以浮，谓之易已；脉从四时，谓之可治；脉弱以滑，是有胃气，命曰易治，取之以时。形气相失，谓之难治；色夭不泽，谓之难已；脉实以坚，谓之益甚；脉逆四时，为不可治。必察四难，而明告之。

所谓逆四时者，春得肺脉，夏得肾脉，秋得心脉，冬得脾脉，其至皆悬绝沉涩者，命曰逆四时。未有藏形，于春夏而脉沉涩，秋冬而脉浮大，名曰逆四时也。

病热脉静，泄而脉大，脱血而脉实，病在中脉实坚，病在外脉不实坚者，皆难治。

黄帝曰：余闻虚实以决死生，愿闻其情。岐伯曰：五实死，五虚死。帝曰：愿闻五实五虚。岐伯曰：脉盛，皮热，腹胀，前后不通，闷瞀，此谓五实。脉细，皮寒，气少，泄利前后，饮食不入，此谓五虚。帝曰：其时有生者，何也？岐伯曰：浆粥入胃，泄注止，则虚者活；身汗得后利，则实者活。此其候也。

通释

黄帝问道：春季人的脉象如弦，请说说这个弦脉是怎样的吧？岐伯说：春脉是肝脉，属东方的木，具有万物生长的气象，因此它的脉气弱软轻虚而滑，正直而长，所以叫作弦，如果与此相违背，那就是病脉。黄帝问：怎样叫作相违背呢？岐伯说：脉气来时，实而强，这叫作太过，主病在外，如果脉气来时，不实而且微弱，这叫作不及，主病在内。黄帝问：春脉太过与不及，都能够发生怎样的病变呢？岐伯说：太过了，会使人善忘，发生目眩冒闷头痛；如果不及，会使胸部作痛，牵引背部，向下两胁胀痛。黄帝说：讲得好！

夏时的脉象如钩，怎样才算钩？岐伯说：夏脉主应心脏，属南方之火，在这个季节里，万物生长茂盛，因此脉气来时充盛，去时轻微，犹如钩之形象，所以叫作钩脉，假如违反了这种现象，就是病脉。黄帝说：怎样才称反呢？岐伯说：其脉气来盛去亦盛，这叫作太过，主病在外；如脉气来时不盛，去时反充盛有余，这叫作不及，主病在里。黄帝说：夏脉太过与不及，发生的病变怎样？岐伯说：太过会使人身体发热，皮肤痛，热邪浸淫成疮；不及会使人心虚作烦，上部出现咳嗽涎沫，下部出现矢气下泄。黄帝赞叹：讲得好！

秋天的脉象如浮，怎样才算浮？岐伯说：秋脉主应肺脏，属西方之金，在这个季节里，万物收成，因此脉气来时轻虚以浮，来急去散，所以叫作浮。假如违反了这种现象，就是病脉。黄帝说：怎样才称反呢？岐伯说：其脉气来浮软而中央坚，两旁虚，这叫作太过，主病在外；其脉气来浮软而微，这叫作不及，主病在里。黄帝说：秋脉太过与不及，发生的病变怎样？岐伯说：太过会使人气逆，背部作痛，愠愠的郁闷而不舒畅；不及会使人呼吸短气，咳嗽气喘，上逆而出血，喉间有喘息声音。黄帝赞叹：讲得好！

冬时的脉象如营，怎样才算营？岐伯说：冬脉主应肾脏，属北方之水，在这个季节里，万物闭藏，因此脉气来时沉而搏手，所以叫作营。假如违反了这种现象，就是病脉。黄帝说：怎样才称反呢？岐伯说：其脉来如弹石一般坚硬，这叫作太过，主病在外；如脉去虚数，这叫作不及，主病在里。黄帝说：冬脉太过与不及，发生的病变怎样？岐伯说：太过会使人精神不振，身体懈息，脊骨疼痛，气短，懒于说话；不及则使人心如悬，如同腹中饥饿之状，季胁下空软部位清冷，脊骨作痛，少腹胀满，小便异常。黄帝赞叹：讲得好！

黄帝说：四时的顺序，是导致脉象逆顺变化的根源，但是脾脉主哪个时令呢？岐伯说：脾属土，是个独尊之脏，它的作用，是用来滋润四旁的其他脏腑。黄帝说：那么它的正常与否，可以看得出来吗？岐伯说：正常的脾脉看不出来，但是病脉是可以看得出来的，那么脾的病脉是怎样的？岐伯说：其脉来时，如水的流动，这叫作太过，主病在外；其脉来时如鸟啄食，这叫作不及，主病在里。黄帝说：你说脾是孤脏，位居中央属土，滋润四旁之脏，那么它的太过与不及，都会发生怎样的病变呢？岐伯说：太过会使人四肢不能举动；不及会使人九窍不通，身重而不自如。

黄帝惊悟，肃然起立，敬个礼道：很好！我懂得诊脉的要领了，这是天下极其重要的道理。《五色》《脉变》《揆度》《奇恒》等书，阐述的道理都是一致的，总的精神在于一个"神"字。神的功用运转不息，向前而不能回却，倘若回而不转，就失掉它的生机了。极其重要的道理，往往迹象不显而尽于微妙，把它著录在玉版上面，藏于枢要内府，每天早上诵读，称它为《玉机》。

五脏疾病的传变，是受病气于其所生之脏，传于其所胜之脏，病气留舍于生我之脏，死于我所不胜之脏。当病到将要死的时候，必先传行于相克之脏，病者乃死。这是病气的逆传，所以会死亡。例如，肝受病气于心脏，而又传行于脾脏，其病气留舍于肾脏，传到肺脏而死。心受病气于脾脏，其病气留舍于肝脏，传到肝脏而死。肺受病气于肾脏，传行于肝脏，病气留舍于脾脏，传到心脏而死。以一日一夜划分为5个阶段，分属五脏，就可以推测死后的早晚时间。

黄帝说：五脏是相通连的，病气的转移，都有一定的次序。假如五脏有病，则各传其所胜；若不能掌握治病的时机，那么3个月或6个月，或3天，或6天，传遍五脏就当死了，这是相克的顺传次序。所以说：能辨别三阳的，可以知道病从何经而来；能辨别三阴的，可以知道病的死生日期，这就是说，知道他至其所不胜而死。

风为六淫之首，所以说它是百病之长。风寒中人，使人毫毛直竖，皮肤闭而发热，在这个时候，可用发汗的方法治疗；至风寒入于经络，发生麻痹不仁或肿痛等症状，此时可用汤熨及火罐、艾灸、针刺等方法来驱散。如果不及时治疗，病气内传于肺，叫作肺痹，又叫作肝厥，发生胁痛、吐食的症状，在这个时候，可用按摩、药物或热汤沐浴等方法；如不及时治疗，就会传行于脾，叫作脾风，发生黄疸，腹中热，烦心，小便黄色等症状，在这个时候，可用按摩、药物或热汤沐浴等方法；如再不治，就会传行于肾，叫作疝瘕，少腹烦热疼痛，小便色白而浑浊，又叫作蛊病，在这个时候，可用按摩、或用药物；如再不治，病就由肾传心，发生筋脉牵引拘挛，叫作瘛病，在这个时候，可用灸法，或用药物；如再不治，10天之后，当会死亡。倘若病邪由肾传心，心又复反传于肺脏，发为寒热，则3年即死，这是疾病传行的一般次序。

　　假如骤然暴发的病，就不必根据这个相传的次序而治。有些病不依这个次序传变的，如忧、恐、悲、喜、怒情志之病，病邪就不能依照这个次序相传，因而使人生大病了。如因喜极伤心，心虚则肾气相乘；或因大怒，则肝气乘脾；或因悲伤，则肺气乘肝；或因惊恐，则肾气虚，脾气乘肾；或因大忧，则肺气内虚，心气乘肺。这是五志激动，使病邪不以次序传变的道理。所以病虽有五，及其传化，就有五五二十五变。所谓传化，就是相乘的名称。

　　大骨枯萎了，大肉消陷了，胸中气满，喘息不安，憋得肩膺动摇，大约6个月就会死亡，只要见了肺的真脏脉，就可预见死的日期。大骨枯了，大肉消陷了，胸中气满，喘息不安，心里痛牵动颈项不遂，大约1个月就可死亡；只要见了脾的真脏脉，就可预知它的死期，大骨枯了，大肉消陷了，胸中气满，喘息不安，腹内痛牵引肩项，全身发热，肌肉消瘦，这时如果见了心的真脏脉，大约10个月就会死。大骨枯萎了，大肉消陷了，两肩下随，肉也消脱，动作也显得衰颓，如未见肾的真脏脉，大约1年的时间就死亡，如果见了肾的真脏脉，就可预知它的死期了，大骨枯萎了，大肉消陷了，加上胸中气满，腹痛，心里不安，全身发热，肌肉消脱，目眶下陷，见了肝的真脏脉，目不能见人，就会很快死亡；如果目能见人，到了它丧失抵抗力的时候，也要死亡的。

　　正气一时暴虚，外邪突然侵入人体，五脏隔塞了，脉道不通了，大气已不往来，就好像跌坠或溺水一样，这样的突然病变，是不可预知死期的。如果其脉绝而不至，或一息五六至，形肉不脱，就是不见真脏脉，也是要死亡的。

　　肝脏之真脏脉至，中外劲急，如像按在刀口上一样的锋利，或如按在琴弦上一样硬直，面部显青白颜色而不润泽，毫毛枯焦乃死。肺脏的真脏脉至，大而空虚，好像毛羽着人皮肤一般地轻虚，面部显白赤。颜色而不润泽，毫毛枯焦，就要死亡。肾脏的真脏脉至，搏手若索欲断，或如以指弹石一样坚实，面部显黑黄颜色而不润泽，毫毛枯焦，就要死亡。脾脏的真脏脉至，软弱无力，快慢不匀，面部显黄青颜色而不润泽，毫毛枯焦，就要死亡。凡是见到五脏真脏脉，皆为不治的死候。

　　黄帝说：见到真脏脉象，就要死亡，是什么道理？岐伯说：五脏的营养，都赖于胃腑水谷之精微，因此胃是五脏的根本。故五脏之脉气，不能自行到达于手太阴寸口，必须依赖胃气的敷布，才能达于手太阴。所以五脏之气能够在其所主之时，出现于手太阴寸口，就是有了胃气。如果邪气胜，必定使精气衰。所以病气严重时，胃气就不能与五脏之气一起到达手太阴，而为某一脏真脏脉象单独出现，真脏独见，是邪气胜而脏气伤，所以说是要死亡的。黄帝赞叹：讲得好！

　　黄帝说：治病的一般规律，是要先诊察病人的形气怎样，色泽如何，以及脉的虚实，病的新旧，然后才进行治疗，而千万不能错过时机。病人形气相称，气色浮润，病是易治的，脉象和四时相适应，是可治之症，脉来弱而流利，是有胃气的现象，叫作易治的病。以上都算可治、易治之症，但要及时地进行治疗才行。形气不相称，是难治之症，气色枯燥而不润泽，病是不易治愈。脉实而且坚，那是重病，如果脉象与四时不相适应，那就是不治之症了。一定要察明这四种困难，清楚地告诉病人。

所谓脉与四时相逆，就是春得肺脉，夏得肾脉，秋得心脉，冬得脾脉，而且脉来的时候都是独见而沉涩，这就叫作逆。在四时中未见真脏脉，在春夏季节里，反见沉涩的脉象，在秋冬季节里，反见浮大的脉象，这都叫逆四时。

病属热而脉反倒清静，发生泄利而脉反倒洪大，出现脱血而反见实脉，病在里而脉反倒坚实，病在外而脉反倒不实坚，这些都是脉症相反的情况，是不易治愈的。

黄帝说：我听说根据虚实的病情可以预决死生，希望告诉我其中道理！岐伯说：五实死，五虚亦死。黄帝说：请问什么叫作五实、五虚？岐伯说：脉盛是心受邪盛，皮热是肺受邪盛，腹胀是脾受邪盛，二便不通是肾受邪盛，闷瞀是肝受邪盛，这叫作五实。脉细是心气不足，皮寒是肺气不足，气少是肝气不足，泄利前后是肾气不足，饮食不入是脾气不足，这叫作五虚。黄帝说：五实、五虚，有时亦有痊愈的，又是什么道理？岐伯说：能够吃些粥浆，慢慢地胃气恢复，大便泄泻停止，则虚者也可以痊愈。如若原来身热无汗的，而现在得汗，原来二便不通的，而现在大小便通利了，则实者也可以痊愈。这就是五虚、五实能够痊愈的机转。

三部九候论篇第二十

概说

　　所谓三部九候是古代的一种遍身诊脉方法，它以人体上、中、下三部为基，每部又各有三个切脉部位，称为天、地、人三候，这样三部共有九候，分别诊察人体各部相应部位的疾病。由于本篇重点讨论三部九候的脉位、脉象，所分脉的疾病及预后问题，故篇名为"三部九候论"。

原文

　　黄帝问曰：余闻九针于夫子，众多博大，不可胜数。余愿闻要道，以属子孙，传之后世，著之骨髓，藏之肝肺，歃血而受，不敢妄泄，令合天道，必有终始，上应天光星辰历纪，下副四时五行，贵贱更立，冬阴夏阳，以人应之奈何？愿闻其方。

　　岐伯对曰：妙乎哉问也！此天地之至数。帝曰：愿闻天地之至数，合于人形血气，通决死生，为之奈何？岐伯曰：天地之至数，始于一，终于九焉。一者天，二者地，三者人，因而三之，三三者九，以应九野。故人有三部，部有三候，以决死生，以处百病，以调虚实，而除邪疾。

　　帝曰：何谓三部？岐伯曰：有下部，有中部，有上部，部各有三候，三候者，有天有地有人也，必指而导之，乃以为真。上部天，两额之动脉；上部地，两颊之动脉；上部人，耳前之动脉。中部天，手太阴也；中部地，手阳明也；中部人，手少阴也。下部天，足厥阴也；下部地，足少阴也；下部人，足太阴也。故下部之天以候肝，地以候肾，人以候脾胃之气。

　　帝曰：中部之候奈何？岐伯曰：亦有天，亦有地，亦有人。天以候肺，地以候胸中之气，人以候心。

　　帝曰：上部以何候之？岐伯曰：亦有天，亦有地，亦有人。天以候头角之气，地以候口齿之气，人以候耳目之气。三部者，各有天，各有地，各有人。三而成天，三而成地，三而成人。三而三之，合则为九，九分为九野，九野为九藏。故神藏五，形藏四，合为九藏。五藏已败，其色必夭，夭必死矣。

帝曰：以候奈何？岐伯曰：必先度其形之肥瘦，以调其气之虚实，实则泻之，虚则补之。必先去其血脉而后调之，无问其病，以平为期。

帝曰：决死生奈何？岐伯曰：形盛脉细，少气不足以息者危。形瘦脉大，胸中多气者死。形气相得者生。参伍不调者病。三部九候皆相失者死。上下左右之脉相应如参舂者病甚。上下左右相失不可数者死。中部之候虽独调，与众藏相失者死。中部之候相减者死。目内陷者死。

帝曰：何以知病之所在？岐伯曰：察九候，独小者病，独大者病，独疾者病，独迟者病，独热者病，独寒者病，独陷下者病。以左手足上，上去踝五寸按之，庶右手足当踝而弹之，其应过五寸以上，蠕蠕然者不病；其应疾，中手浑浑然者病；中手徐徐然者病；其应上不能至五寸，弹之不应者死。是以脱肉身不去者死。中部乍疏乍数者死。其脉代而钩者，病在络脉。九候之相应也，上下若一，不得相失。一候后则病，二候后则病甚，三候后则病危。所谓后者，应不俱也。察其府藏，以知死生之期。必先知经脉，然后知病脉，真藏脉见者胜死。足太阳气绝者，其足不可屈伸，死必戴眼。

帝曰：冬阴夏阳奈何？岐伯曰：九候之脉，皆沉细悬绝者为阴，主冬，故以夜半死。盛躁喘数者为阳，主夏，故以日中死。是故寒热病者，以平旦死。热中及热病者，以日中死。病风者，以日夕死。病水者，以夜半死。其脉乍疏乍数乍迟乍疾者，日乘四季死。形肉已脱，九候虽调，犹死。七诊虽见，九候皆从者不死。所言不死者，风气之病及经月之病，似七诊之病而非也，故言不死。若有七诊之病，其脉候亦败者死矣，必发哕噫。必审问其所始病，与今之所方病，而后各切循其脉，视其经络浮沉，以上下逆从循之，其脉疾者不病，其脉迟者病，脉不往来者死，皮肤著者死。

帝曰：其可治者奈何？岐伯曰：经病者治其经，孙络病者治其孙络血，血病身有痛者治其经络。其病者在奇邪，奇邪之脉则缪刺之。留瘦不移，节而刺之。上实下虚，切而从之，索其结络脉，刺出其血，以见通之。瞳子高者，太阳不足，戴眼者，太阳已绝，此决死生之要，不可不察也。手指及手外踝上五指留针。

黄帝问道：我听先生讲了九针道理后，觉得丰富广博，不可尽述。我想了解其中的主要道理，以嘱咐子孙，传于后世，铭心刻骨，永志不忘，并严守誓言，不敢妄泄。

如何使这些道理符合于天体运行的规律，有始有终，上应于日月星辰周历天度之标志，下符合四时五行阴阳盛衰的变化，人是怎样适应这些自然规律的呢？希望你讲解这方面的道理。

岐伯回答说：问得太好了！这是天地间至为深奥的道理。黄帝说：我愿闻天地的至数，与人的形体气血相通，以决断死生，是怎样一回事？岐伯说：天地的至数，开始于一，终止于九。一奇数为阳，代表天，二偶数为阴，代表地，人生天地之间，故以三代表人；天地人合而为三，三三为九，以应九野之数。所以人有三部，每部各有三候，可以用它来决断死生，处理百病，从而调治虚实，祛除病邪。

黄帝说：什么叫作三部呢？岐伯说：有下部、中部、上部。每部各有三候，所谓三候，是以天、地、人来代表的。必须有老师的当面指导，方能懂得部候准确之处。上部天，即两额太阳脉处动脉；上部地，即两颊大迎穴处动脉；上部人，即耳前耳门穴处动脉；中部天，即两手太阴气口、经渠穴处动脉；中部地，即两手阳明经合谷处动脉；中部人，即两手少阴经神门处动脉；下部天，即足厥阴经五星穴或太冲穴处动脉；下部地，即足少阴经太溪穴处动脉；下部人，即足太阴经箕门穴处动脉。故而下部之可以天候肝脏之病变，下部之地可以候肾脏之病变，下部之人可以候脾胃之病变。

黄帝说：中部之候怎样？岐伯说：中部亦有天、地、人三候。中部之天可以候肺脏之病变，中部之地可以候胸中之病变。中部之人可以候心脏之病变。黄帝说：上部之候又怎样？岐伯说：上部也有天、地、人三候。上部之天可以候头角之病变，上部之地可以候口齿之病变，上部之人可以候耳目之病变。三部之中，各有天、各有地、各有人。三候为天，三候为地，三候为人，三三相乘，合为九候。脉之九候，以应地之九野，以应人之九脏。所以人有肝、肺、心、脾、肾五神脏和膀胱、胃、大肠、小肠四形脏，合为九脏。若五脏以败，必见神色枯槁，枯槁者是病情危重，乃至死亡征象。

黄帝说：诊察的方法怎样？岐伯说：必先度量病人的身形肥瘦，了解它的正气虚实，实证用泻法，虚证用补法。但必先去除血脉中的凝滞，而后调补气血的不足，不论治疗什么病都是以达到气血平调为准则。

黄帝说：怎样决断死生？岐伯说：形体盛，脉反细，气短，呼吸困难，危险；如形体瘦弱，脉反大，胸中喘满而多气的是死亡之症。一般而论，形体与脉一致的主生；若脉来三五不调者主病，三部九候之脉与疾病完全不相适应的，主死；上下左右之脉，相应鼓指如春杵捣谷，参差不齐，病必严重；若见上下之脉相差甚大，而又息数错乱不可计数的，是死亡征候；中部之脉虽然独自调匀，而与其他众脏不相协调的，也是死候；目内陷的为正气衰竭现象，也是死候。

　　黄帝说：怎样知道病的部位呢？岐伯说：从诊察九候脉的异常变化，就能知病变部位。九候之中，有一部独小，或独大，或独疾，或独迟，或独热，或独寒，或独陷下，均是有病的现象。以左手加于病人的左足上，距离内踝 5 寸处按着，以右手指在病人足内踝上弹之，医者之左手即有振动的感觉，如其振动的范围超过 5 寸以上，蠕蠕而动，为正常现象；如其振动急剧而大，应手快速而混乱不清的，为病态；若振动微弱，应手迟缓，应为病态；如若振动不能上及 5 寸，用较大的力量弹之，仍没有反应，是为死候。身体极度消瘦，体弱不能行动，是死亡之征。中部之脉或快或慢，无规律，为气脉败乱之兆，亦为死征。如脉代而钩，为病在络脉。九候之脉，应相互适应，上下如一，不应该有参差。如九候之中有一候不一致，则病必危险。所谓不一致，就是九候之间，脉动的不相适应。诊察病邪所在之脏腑，以知死生的时间。临症诊察，必先知道正常之脉，然后才能知道有病之脉；若见到真脉脉象，胜己的时间，便要死亡。足太阳经脉气绝，则两足不能屈伸，死亡之时，必目睛上视。

　　黄帝说：冬为阴，夏为阳，脉象与之相应如何？岐伯说：九候的脉象，都是沉细悬绝的，为阴，冬令死于阴气极盛之夜半；如脉盛大躁动喘而疾数的，为阳，主夏令，所以死于阳气旺盛之日中；寒热交作的病，死于阴阳交会的平旦之时；热中及热病，死于日中阳极之时；病风死于傍晚阳衰之时；病水死于夜半阴极之时。其脉象忽疏忽数，忽迟忽急，乃脾气内绝，死于辰丑未之时，也就是平旦、日中、日夕、夜半、日乘四季的时候；若形坏肉脱，虽九候协调，犹是死亡的征象；假使七诊之脉虽然出现，而九候都顺于四时的，就不一定是死候。所说不死的病，指新感风病，或月经之病，虽见类似七诊之病脉，而实不相同，所以说不是死候。若七诊出现、其脉候有败坏现象的，这是死征，死的时候，必发呃逆等证候。所以治病之时，必须详细询问他的起病情形和现在症状，然后按各部分，切其脉搏，以观察其经络的浮沉，以及上下逆顺。如其脉来流利的，不病；脉来迟缓的，是病；脉不往来的，是死候；久病肉脱，皮肤干枯着于筋骨的，亦是死候。

　　黄帝说：那些可治的病，应怎样治疗呢？岐伯说：病在经的，刺其经；病在孙络的，刺其孙络使它出血；血病而有身痛症状的，则治其经与络。若病邪留在大络，则用右病刺左、左病刺右的缪刺法治之。若邪气久留不移，当于四肢八溪之间、骨节交会之处刺之。上实下虚，当切按气脉，而探索气脉络郁结的所在，刺出其血，以通其气。如目上视的，是太阳经气不足。目上视而又定直不动的，是太阳经气已绝。这是判断死生的要诀，不可不认真研究。

经脉别论篇第二十一

概说

　　"别"，另外的意思。由于本文所论经脉，不全循经脉的常路，与常论不同，所以叫作"经脉别论"。正如吴崑说："言经脉别有所论，出于常谭之外也。"

　　本文的主题思想，是通过对惊恐恚劳过用等导致经脉失其常度的喘汗等病变，经脉在饮食生化输布过程中的作用以及三阴三阳藏气独致发病的特点等方面的论述，阐明生病起于过用，脉气变化要与四时五脏阴阳相合，诊寸口脉以决死生等理论观点。

原文

　　黄帝问曰：人之居处动静勇怯，脉亦为之变乎？岐伯对曰：凡人之惊恐恚劳动静，皆为变也。是以夜行则喘出于肾，淫气病肺。有所堕恐，喘出于肝，淫气害脾。有所惊恐，喘出于肺，淫气伤心。度水跌仆，喘出于肾与骨，当是之时，勇者气行则已，怯者则着而为病也。故曰：诊病之道，观人勇怯，骨肉皮肤，能知其情，以为诊法也。

　　故饮食饱甚，汗出于胃。惊而夺精，汗出于心。持重远行，汗出于肾。疾走恐惧，汗出于肝。摇体劳苦，汗出于脾。故春秋冬夏，四时阴阳，生病起于过用，此为常也。

　　食气入胃，散精于肝，淫气于筋。食气入胃，浊气归心，淫精于脉。脉气流经，经气归于肺，肺朝百脉，输精于皮毛。毛脉合精，行气于府。府精神明，留于四藏，气归于权衡。权衡以平，气口成寸，以决死生。

　　饮入于胃，游溢精气，上输于脾。脾气散精，上归于肺，通调水道，下输膀胱。水精四布，五经并行，合于四时五藏阴阳，揆度以为常也。

　　太阳藏独至，厥喘虚气逆，是阴不足阳有余也，表里当俱泻，取之下俞。阳明藏独至，是阳气重并也，当泻阳补阴，取之下俞。少阳藏独至，是厥气也，跷前卒大，取之下俞，少阳独至者，一阳之过也。太阴藏搏者，用心省真，五脉气少，胃气不平，三阴也，宜治其下俞，补阳泻阴。一阳独啸，少阳厥也，阳并于上，四脉争张，气归于肾，宜治其经络，泻阳补阴。一阴至，厥阴之治也，真虚㿗心，厥气留薄，发为白汗，调食和药，治在下俞。

帝曰：太阳藏何象？岐伯曰：象三阳而浮也。帝曰：少阳藏何象？岐伯曰：象一阳也，一阳藏者，滑而不实也。帝曰：阳明藏何象？岐伯曰：象大浮也，太阴藏搏，言伏鼓也。二阴搏至，肾沉不浮也。

通释

　　黄帝问道：人的居处环境、动静劳逸以及体质强弱等不同，经脉、气血也会随之变化吗？岐伯回答说：大凡人的惊恐，恚劳、动静，都会使经脉气血受到影响而发生变化。所以夜间远行太过以致呼吸喘促，是肾气不固而外泄的缘故，如果肾气逆乱太过，还会伤害肺脏，由于堕坠恐惧而引起呼吸喘促，这是伤筋损血，肝气逆乱所致，如肝气逆乱太过，还会伤害脾脏；由于惊恐等情志刺激导致的呼吸喘促，是肺气逆乱的缘故，若肺气逆乱太过，还会伤害心脏，由于涉水或跌仆引起呼吸喘促，这是伤及肾与骨所致。但是，当上述诸种致病原因伤人时，如果人体强健，气血通畅，虽经惊恐恚劳等变动，但事过则已，不至于发病。假如身体怯弱，使气血逆乱而壅滞不行，就要留着为病。因此说，诊病的道理，必须观察体质的强弱，骨肉和皮肤的情况，从而了解病情，这是诊断的重要法则。

　　所以饮食过饱，胃津外泄，汗出于胃；遭受惊恐，扰乱精神，心液外泄，汗出于心；负重远行，骨劳肾气外浮，汗出于肾；奔走而恐惧，筋伤魂摇，肝液外泄，汗出于肝；劳力过度，肌肉四肢皆疲，脾液外泄，汗出于脾。因此，在春夏秋冬四时阴阳变化之中，生病的原因，乃由于饮食不节，劳累过度或精神刺激等超出人体正常功能活动所致，这是一般的规律。

　　谷食入胃后，所化生精微物质的另一部分，注入于心，输送到血脉中去，百脉的精气，流入大的经脉，朝会于肺后，再输送到皮毛。皮毛与经脉的气血相合，就布敷于大的经脉。脉中精气这样正常运行而不乱，然后周流于心、肝、脾、肾四脏，而使五脏六腑气血运行协调平衡，并能从手太阴肺经的气口表现出来，所以根据气口脉的搏动，可以判断病人的死生。

　　谷食入胃后，所化生的部分精微物质输散到肝脏，滋养着全身的经脉。水饮入胃，精气充盈，浮游涌溢，上输于脾脏。通过脾气布散水精的作用，再上输到肺，由于肺气肃降，通调水道，再把水精下输于膀胱，这样就使水精四布于周身皮毛，通灌于五脏的经脉，并随着四时寒暑的变迁，五脏阴阳的变化，进行适当的调节，这就是人体水谷精气在经脉中运行的生理过程。

太阳经气独盛发生厥逆、喘息等气上逆的症状，这是阴不足阳有余的缘故，治疗应当表里之经俱用泻法，取足太阳与足少阴的腧穴；阳明胃经气独盛，是两阳相并，阳气盛实的缘故，当泻足阳明经之腧穴，补足太阴经的腧穴。少阳胆经气独盛，就要发生厥气，而且在外踝前可猝然肿大，治疗当取少阳本经的腧穴。少阳胆经气独盛，这是少阳经气太过所致。太阴脾经脉应指有力，应当用心省察，辨别是不是真脏脉，若非真脏脉，则是五脏脉气衰少，胃气不和平，太阴脾经气太过所致，当补足阳明经的腧穴，泻足太阴脾经的腧穴。二阴经脉独盛，是少阴热厥，由于少阴肾经的相火并于上，以致心、肺、肝、脾四脉不和，病气归于肾脏。应当治其表里的经络，泻足太阳的经穴与络穴，补足少阴的经穴与络穴；一阴经气独盛，是厥阴经脉所主，由于真气虚弱，可见心酸痛，厥气留于经脉，与真气相搏，可发为魄汗，应注意饮食的调养和用药饵治疗。如用针法，可取厥阴经的腧穴。

黄帝问：太阳经的脉象怎样？岐伯说：太阳经气象三阳，阳气极盛，故脉浮。黄帝问：少阳经的脉象怎样？岐伯说：少阳是阳气初生的一阳，故脉象滑而不实。黄帝问：阳明经的脉象怎样？岐伯说：阳明经的脉象大而浮。太阴经脉搏动，脉虽沉伏而指下鼓动有力；二阴经脉搏动应指，属少阴肾经，所以脉象沉而不浮。

藏气法时论篇第二十二

概说

脏气，指五脏之气，法，效法之意；时，指四时，中医认为五脏在生理功能和疾病的变化和转归上都取法于四时五行生克变化规律，或者皆受四时五行变化的制约，故篇名"脏气法时论"。

原文

黄帝问曰：合人形以法四时五行而治，何如而从？何如而逆？得失之意，愿闻其事。岐伯对曰：五行者，金木水火土也，更贵更贱，以知死生，以决成败，而定五藏之气，间甚之时，死生之期也。

帝曰：愿卒闻之。岐伯曰：肝主春，足厥阴少阳主治，其日甲乙，肝苦急，急食甘以缓之。心主夏，手少阴太阳主治，其日丙丁，心苦缓，急食酸以收之。脾主长夏，足太阴阳明主治，其日戊己，脾苦湿，急食苦以燥之。肺主秋，手太阴阳明主治，其日庚辛，肺苦气上逆，急食苦以泄之。肾主冬，足少阴太阳主治，其日壬癸，肾苦燥，急食辛以润之，开腠理，致津液，通气也。

病在肝，愈于夏，夏不愈，甚于秋，秋不死，持于冬，起于春，禁当风。肝病者，愈在丙丁，丙丁不愈，加于庚辛，庚辛不死，持于壬癸，起于甲乙。肝病者，平旦慧，下晡甚，夜半静。肝欲散，急食辛以散之，用辛补之，酸泻之。

病在心，愈在长夏，长夏不愈，甚于冬，冬不死，持于春，起于夏，禁温食热衣。心病者，愈在戊己，戊己不愈，加于壬癸，壬癸不死，持于甲乙，起于丙丁。心病者，日中慧，夜半甚，平旦静。心欲软，急食咸以软之，用咸补之，甘泻之。

病在脾，愈在秋，秋不愈，甚于春，春不死，持于夏，起于长夏，禁温食饱食湿地濡衣。脾病者，愈在庚辛，庚辛不愈，加于甲乙，甲乙不死，持于丙丁，起于戊己。

脾病者，日昳慧，日出甚，下晡静。脾欲缓，急食甘以缓之，用苦泻之，甘补之。

病在肺，愈在冬，冬不愈，甚于夏，夏不死，持于长夏，起于秋，禁寒饮食寒衣。肺病者，愈在壬癸，壬癸不愈，加于丙丁，丙丁不死，持于戊己，起于庚辛。肺病者，下晡慧，日中甚，夜半静。肺欲收，急食酸以收之，用酸补之，辛泻之。

病在肾，愈在春，春不愈，甚于长夏，长夏不死，持于秋，起于冬，禁犯焠㶼热食温灸衣。肾病者，愈在甲乙，甲乙不愈，甚于戊己，戊己不死，持于庚辛，起于壬癸。肾病者，夜半慧，四季甚，下晡静。肾欲坚，急食苦以坚之，用苦补之，咸泻之。

夫邪气之客于身也，以胜相加，至其所生而愈，至其所不胜而甚，至于所生而持，自得其位而起。必先定五藏之脉，乃可言间甚之时，死生之期也。肝病者，两胁下痛引少腹，令人善怒，虚则目䀮䀮无所见，耳无所闻，善恐，如人将捕之，取其经，厥阴与少阳，气逆，则头痛耳聋不聪颊肿。取血者。

心病者，胸中痛，胁支满，胁下痛，膺背肩甲间痛，两臂内痛，虚则胸腹大，胁下与腰相引而痛，取其经，少阴太阳，舌下血者。其变病，刺郄中血者。

脾病者，身重善肌肉痿，足不收行，善瘈，脚下痛，虚则腹满肠鸣，飧泄食不化，取其经，太阴阳明少阴血者。

肺病者，喘咳逆气，肩背痛，汗出尻阴股膝髀腨胻足皆痛，虚则少气不能报息，耳聋嗌干，取其经，太阴足太阳之外厥阴内血者。

肾病者，腹大胫肿，喘咳身重，寝汗出，憎风，虚则胸中痛，大腹小腹痛，清厥意不乐，取其经，少阴太阳血者。

肝色青，宜食甘，粳米牛肉枣葵皆甘。心色赤，宜食酸，小豆犬肉李韭皆酸。肺色白，宜食苦，麦羊肉杏薤皆苦。脾色黄，宜食咸，大豆豕肉栗藿皆咸。肾色黑，宜食辛，黄黍鸡肉桃葱皆辛。辛散，酸收，甘缓，苦坚，咸软。

毒药攻邪，五谷为养，五果为助，五畜为益，五菜为充，气味合而服之，以补精益气。此五者，有辛酸甘苦咸，各有所利，或散或收，或缓或急，或坚或软，四时五藏，病随五味所宜也。

通释

黄帝问道：结合人的形体，仿效四时五行的变化规律来主治疾病，怎样是顺的？怎样是逆的？得失的意义，我愿听到它的事由。岐伯答道：你说的五行，就是金木水火土，从它的衰旺生克变化里，就可以推知疾病的轻重，治疗的成败，从而确定五脏之气的盛衰，疾病的险夷，死生的日期。

黄帝说：愿听你详尽的述说。岐伯说：肝主春木之气，木分阴阳，肝在足厥阴经为阴木，胆在足少阳经为阳木，春天就以这两经为主治。甲乙属木，所以肝旺日属甲乙，肝性苦躁急，应该吃甘味药以缓和它。心主夏火之气，火有阴阳之分，心在手少阴经为阴火，小肠在手太阳经为阳火，夏天就以这两经为主治。丙丁属火，所以心旺日为丙丁，心性苦缓散，应该用酸味药来收养它。脾主长夏土之气，土有阴阳之分，脾在足太阴经为阴土，胃在足阳明经为阳土，长夏就以这两经作为主治。戊己属土，所以脾旺日为戊己，脾性苦湿，应该用咸味药以燥其湿。肺主秋金之气，金有阴阳之分，肺在手太阴经为阴金，大肠在手阳明经为阳金，秋天就以这两经作为主治。庚辛属金，所以肺旺日为庚辛，肺气上逆，应该用苦味药以泄其气。肾主冬水之气，水有阴阳之分，肾在足少阴经为阴水，膀胱在足太阳经为阳水，冬天就以这两经作为主治，壬癸属水，所以肾旺日为壬癸，肾性苦于干燥，应该用辛味药来润养它。总的来说，用五味以治五脏，是为了开发腠理，运行津液，畅通气道。

病在肝，到了夏天能够痊愈。如果夏天不好，到了秋天就会加重，秋天如果不死，到了冬天，病情就呈持续状态。明年春天肝病逢到春木本气，就能有些起色，但要注意，不能遭受风邪。患有肝病的人，在丙丁日会见好的，如果丙丁日不愈，到庚辛日病会加重，庚辛日不加重，在壬癸日就呈相持状态，到甲乙日就会有些好转。患有肝病的人，在天刚亮的时候，会感到好些，到了傍晚的时候，病情就会重些，到了夜半的时候也会安静些；肝病需要疏泄条达，应该用辛味药来疏散，若需要补的，就用辛味药来补肝，需要泻的，就用酸味药来泻肝。

病在心，到了长夏季节能够痊愈，如果长夏不好，到了冬天表现就会加重，冬天如果不死，明年春天病情就呈现相持状态，到了夏天，心病遇到夏火本气，就能逐渐好转。但要注意的，是不能温衣热食，以免滋长了火气。患有心病的人，在戊己日会见好的，如果戊己日不好，到了壬癸日病会加重，如果壬癸日不见加重，在甲乙日就呈现相持状态，到了丙丁日，就会好转的。患有心脏病的人，在中午的时候，就会感到好些，到了夜半的时候，病情就会重些，到天刚亮的时候，又会安静下来。心脏病需要缓软，应该用咸味药来柔软它，需要补的，采用咸味来补心，需要泻的，就用甜味来泻心。

病在脾，到了秋天能够痊愈，如果秋天好不了，到了春天病会加重。春天如果不死，到了夏天就呈相持状态。到了长夏的时候，脾病逢到长夏土本气，就会有些起色。但要注意的，应该禁忌冷食、饱食，或居湿地，穿湿衣等。患有脾病的人，在庚辛日会见好的，如果不好，到了甲乙日就会加重，如果在甲乙日不加重，到了丙丁日就呈相持状态，到戊己日就会好转。患有脾病的人，在午后一至三时，就会感到好些，到了天刚亮的时候。病情就会加重，到了傍晚的时候又会安静下来，脾脏病是需要缓和的，应该用甜味药来缓和它，需要泻的，采用苦味药来泻脾，需要补的，采用甜味药来补脾。

病在肺，到了冬天能够痊愈，如果冬天不好，明年夏天病就会加重，夏天如果不死，到了长夏就呈相持状态，到了秋天，肺病逢到秋金本气，病就有起色了。但要注意禁忌冷饮、冷食和衣服单薄。患有肺病的人，在壬癸日会见好的，如果不好，到了丙丁日就会加重，如果在丙丁日不见加重，在戊己日就呈执持状态，在庚辛日就会有好转的。患有肺病的人，在傍晚的时候就会感到好些，在中午的时候病情就会加重，在下午一至三时，又会安静下来。肺脏病需要收敛，应该用酸味药来收敛，需要补的，采用酸味药来补肺，需要泻的，采用辛味药来泻肺。

病在肾，到了春天能够痊愈，如果春天好不了，到了长夏之时病情就会加重。长夏如果不死，到了秋天就呈相持状态，到了冬天，肾病逢到冬水本气，就会有些好转，但要注意应该禁忌煎烤和过热饮食及烘热过的衣服，以免引起燥热。患有肾病的人，在甲乙会见好的，如果不见好，到了戊己日病情就会加重，如果不见加重，在庚辛日就呈相持状态，在壬癸日，就会有好转了。患有肾病的人，在夜半的时候就会感到好些，在辰、戌、丑、未四个时辰，病情就会加重，到傍晚的时候就会安静了。肾脏病需要坚强肾气，应该用苦味药来坚强它，需要补的，采用苦味药来补肾，需要泻的，采用咸味药来泻肾。

邪气侵入人身，是以胜相加的。逢到与所生之脏相应的时日病就能痊愈。如果逢到与己脏相克的时日病就加重。如逢到与生己之脏相应的时日，病就呈执着状态，逢到本脏当旺之时，病就好转起来，但必须确定五脏的平脉，才可以推论病症的轻重时间和死生的日期。

患有肝病的症状，肝实证是两胁下疼痛，牵引少腹，使人多怒，如果是肝虚的，则两眼模糊，视物不清，两耳听不清声音，时常害怕，像有人要追捕的一样。这应该怎样治疗呢？应该取厥阴和少阳两经穴位，如果肝气上逆，出现头目痛，耳聋，颊肿等症状，仍取厥阴、少阳两经之穴，刺出其血。

患有心病的症状，心实的，表现胸中疼痛，胁部胀满，腋下痛，背部及肩胛间痛，如果心虚，则表现胸腹胀大，胁下和腰牵引作痛。这怎样治疗呢？应该取少阴和太阳两经穴位，并刺舌下出血，如病况与病初不同，应刺委中穴出血。

患有脾病的症状，脾实的，表现为身体沉重，易感饥饿，足部痿软不举，行路抬不起足，足下疼痛；如果脾虚，就感到腹胀肠鸣，泻泄完谷不化。这怎样治疗呢？应该取太阴、阳明两经穴位，再刺少阴经出血。

患有肺病的症状，肺实的，表现咳喘气逆，肩背疼痛，出汗，尻、股、膝腓肠、脚胫、足等处皆痛，如果肺虚，就少气，呼吸难以接续，耳聋，咽部干燥。怎样治疗呢？应该取太阴足太阳经脉的外侧，厥阴经脉的内侧，刺其出血。

患有肾病的症状，肾实的，表现是腹大，胫肿痛，喘咳，身体沉重，盗汗，怕风；如果肾虚，就感到胸中痛，大腹、小腹痛，足冷，心中不乐。怎样治疗呢？ 应该取少阴和太阳经穴，刺其出血。

肝合青色，宜食甜味的东西，粳米、牛肉、枣、葵这些都是甜的。心合赤色，宜食酸味的东西，胡麻、狗肉、李、韭菜这些东西都是酸的。肺合白色，宜食苦味的东西，麦、羊肉、杏、薤这些东西都是苦的。脾合黄色，宜食咸味的东西，大豆、猪肉、粟、藿这些东西都是咸的。肾合黑色，宜食辛味的东西，黄黍、鸡肉、桃、葱这些东西都是辛的。一切食物，味辛的有发散的作用，味酸的有收敛作用，味甜的有缓和作用，味苦的有坚燥作用，味咸的有软坚的作用。

毒药是用来攻邪的，五谷是用来营养的，五果是用来作为辅助的，五肉是用来补益的，五菜是用来充养的。将谷果肉菜的气味合而服食，可以补精养气。这五类东西包含了辛、酸、甘、苦、咸五味，而五味各有它的作用，或散、或收、或缓、或坚、或软。治病时就要结合四时五脏的具体情况，来恰当地利用五味。

宣明五气篇第二十三

概说

宣明，阐明的意思；五气，五脏之气，本文从五行的规律出发，结合病因、脉象、药物属性，饮食宜忌等方面，阐明了人体五脏的生理活动，病理变化的一般规律及特点，故篇名"宣明五气"。

原文

五味所入：酸入肝，辛入肺，苦入心，咸入肾，甘入脾，是谓五入。

五气所病：心为噫，肺为咳，肝为语，脾为吞，肾为欠为嚏，胃为气逆为哕为恐，大肠小肠为泄，下焦溢为水，膀胱不利为癃，不约为遗溺，胆为怒，是谓五病。

五精所并：精气并于心则喜，并于肺则悲，并于肝则忧，并于脾则畏，并于肾则恐，是谓五并，虚而相并者也。

五藏所恶：心恶热，肺恶寒，肝恶风，脾恶湿，肾恶燥，是谓五恶。

五藏化液：心为汗，肺为涕，肝为泪，脾为涎，肾为唾，是谓五液。

五味所禁：辛走气，气病无多食辛；咸走血，血病无多食咸；苦走骨，骨病无多食苦；甘走肉，肉病无多食甘；酸走筋，筋病无多食酸；是谓五禁，无令多食。

五病所发：阴病发于骨，阳病发于血，阴病发于肉，阳病发于冬，阴病发于夏，是谓五发。

五邪所乱：邪入于阳则狂，邪入于阴则痹，搏阳则为巅疾，搏阴则为瘖，阳入之阴则静，阴出之阳则怒，是谓五乱。

五邪所见：春得秋脉，夏得冬脉，长夏得春脉，秋得夏脉，冬得长夏脉，名曰阴出之阳，病善怒不治，是谓五邪。皆同命，死不治。

五藏所藏：心藏神，肺藏魄，肝藏魂，脾藏意，肾藏志，是谓五藏所藏。

五藏所主：心主脉，肺主皮，肝主筋，脾主肉，肾主骨，是谓五主。

五劳所伤：久视伤血，久卧伤气，久坐伤肉，久立伤骨，久行伤筋，是谓五劳所伤。

五脉应象：肝脉弦，心脉钩，脾脉代，肺脉毛，肾脉石，是谓五藏之脉。

 通释

饮食五味入五脏：酸味入肝脏，辛味入肺脏，苦味入心脏，咸味入肾脏，甘味入脾脏，这就是所谓五味所入。

五脏之气失调后所发生的病变：心气失调则噫气；肺气失调则咳嗽；肝气失调则多言；脾气失调则吞酸；肾气失调则为呵欠、喷嚏；胃气失调则为气逆为哕，或有恐惧感；大肠、小肠病则不能泌别清浊，传送糟粕，而为泄泻；下焦不能通调水道，则水液泛溢于皮肤而为水肿；膀胱之气化不利，则癃闭，不能约制，则为遗尿；胆气失调则易发怒。这是五脏之气失调而发生的病变。

五脏之精气相并所发生的疾病：精气并于心则喜，精气并于肺则悲，精气并于肝则忧，精气并于脾则畏，精气并于肾则恐。这就是所说的五并，都是由于五脏乘虚相并所致。

五脏各有憎恶：心恶热，肺恶寒，肝恶风，脾恶湿，肾恶燥，这就是五脏所恶。

五脏化生的液体：心之液化为汗，肺之液化为涕，肝之液化为泪，脾之液化为涎，肾之液化为唾。这是五脏化生的五液。

五味所禁：辛味走气，气病不可多食辛味；咸味走血，血病不可多食咸味；苦味走骨，骨病不可多食苦味；甜味走肉，肉病不可多食甜味；酸味走筋，筋病不可多食酸味。这就是五味的禁忌，不可使之多食。

五种病的发生：阴病发生于骨，阳病发生于血，阴病发生于肉，阳病发生于冬，阴病发生于夏。这是五病所发。

五邪所乱：邪入于阳分，则阳偏盛，而发为痹病；邪搏于阳则阳气受伤，而发为癫疾；邪搏于阴则阴气受伤，而发为音哑之疾；邪由阳而入于阴，则从阴而为静；邪由阴而出于阳，则从阳而为怒。这就是所谓五乱。

五脏之邪所见的反常脉象：春天出现秋天的毛脉，夏天出现冬天的石脉，长夏出现春天的弦脉，秋天出现夏天的钩脉，冬天出现长夏的软脉。这就是五邪脉。其预后是相同的，都是不治的死证。

五脏对躯体组织各有所主：心司血液循环，而脉是血行道路，故心主脉；肺主诸气，而卫气卫护皮肤，故肺主皮；肝司关节之活动而筋为之用，故肝主筋；脾司营养，营养丰富则肌肉坚实，故脾主肌肉；肾为生气之本，而骨生于肾精，故肾主骨，这是五脏所主。五种过度疲劳所造成的损伤，目视过久，可以伤血；睡眠过久，可以伤气；长久坐着，可以伤肉；过久站立，可以伤骨；长时行走，可以伤筋，这就是五劳所伤；五脏应五时的脉象，肝应春而脉弦，心应夏而脉钩，脾主长夏而脉代，肺应秋而脉毛，肾应冬而脉石，这就是五脏应五时的脉象。

血气形志篇第二十四

概说

形，指形体，志，精神情志；本篇论述了在人体的各条经脉中，气血的生理常数有或多或少的不同，所以在治疗时要考虑各条经脉的生理特点，虚实补泻要恰当，要有针对性。此外，本篇指出人的形体和精神既有区别，又相互关联，相互影响。

原文

夫人之常数，太阳常多血少气，少阳常少血多气，阳明常多气多血，少阴常少血多气，厥阴常多血少气，太阴常多气少血，此天之常数。足太阳与少阴为表里，少阳与厥阴为表里，阳明与太阴为表里，是为足阴阳也。手太阳与少阴为表里，少阳与心主为表里，阳明与太阴为表里，是为手之阴阳也。今知手足阴阳所苦，凡治病必先去其血，乃去其所苦，伺之所欲，然后泻有余，补不足。

欲知背俞，先度其两乳间，中折之，更以他草度去半已，即以两隅相拄也，乃举以度其背，令其一隅居上，齐脊大柱，两隅在下，当其下隅者，肺之俞也。复下一度，心之俞也。复下一度，左角肝之俞也，右角脾之俞也。复下一度，肾之俞也。是谓五藏之俞，灸刺之度也。

形乐志苦，病生于脉，治之以灸刺。形乐志乐，病生于肉，治之以针石。形苦志乐，病生于筋，治之以熨引。形苦志苦，病生于咽嗌，治之以百药。形数惊恐，经络不通，病生于不仁，治之以按摩醪药。是谓五形志也。

刺阳明出血气，刺太阳出血恶气，刺少阳出气恶血，刺太阴出气恶血，刺少阴出气恶血，刺厥阴出血恶气也。

通释

人身各经气血多少，是有一定常数的。如太阳经常多血少气，少阳经常少血多气，阳明经常多气多血，少阴经常少血多气，厥阴经常多血少气，太阴经常多气少血，这是先天禀赋之常数。足太阳膀胱经与足少阴肾经为表里两经，足少阳胆经与足厥阴肝经为表里两经，足阳明胃经与足太阴脾经为表里两经，这是足三阴经和足三阳经之间的表里配合关系。手太阳小肠经与手少阴心经为表里两经，手少阳三焦经与手厥阴心包经为表里两经，手阳明大肠经与手太阴肺经为表里两经，这是手三阴经和手三阳经之间的表里配合关系。掌握了手足阴阳十二经脉的表里关系，就可以了解疾病发生的部位。治疗的方法，通常先在其血脉壅盛处刺出其血，以缓解病人的痛苦，再仔细观察其所欲，根据病情的虚实属性，实证用泻法，虚证用补法进行治疗。

要确定人的背部五脏腧穴的部位，先用一根草测出两乳头之间的距离，从正中对折，再用一根与前草同样长度的草，折去一半之后，支撑前一根草的两头，就成了一个三角形，然后用它测量背部，使一只角在上，和脊柱大椎穴相平，两只角在下，在下的左右两角所指部位，就是肺俞穴。再将上角下移一度，在下的左右两角就是心俞穴。再将上角下移一度，在下的左角是肝俞穴，右角是脾俞穴。再将上角下移一度，在下的左右两角就是肾俞穴。这就是五脏腧穴的部位，也是针刺取穴的法度。

形体安逸但精神苦闷的人，病多发生在经脉，治疗时宜用针灸。形体安逸而精神也愉快的人，病多发生在肌肉，治疗时宜用针刺或砭石。形体劳苦但精神很愉快的人，病多发生在筋，治疗时宜用热熨或导引法。形体劳苦，而精神又很苦恼的人，病多发生在咽喉部，治疗时宜用药物。屡受惊恐的人，经络因气机紊乱而不通畅，病多为麻木不仁，治疗时宜用按摩和药酒。以上是形体和精神方面发生的五种类型的疾病。

刺阳明经，可以出血出气；刺太阳经，可以出血，而不宜伤气；刺少阳经，只宜出气，不宜出血；刺太阳经，只宜出气，不宜出血；刺少阴经，只宜出气，不宜出血；刺厥阴经，只宜出血，不宜伤气。

宝命全形论篇第二十五

概说

宝与"保"同，宝命，就是保命，形，指形体；本文论述了人能应四时者可保养生命，保持形体，使身体健康。

原文

黄帝问曰：天覆地载，万物悉备，莫贵于人，人以天地之气生，四时之法成，君王众庶，尽欲全形，形之疾病，莫知其情，留淫日深，著于骨髓，心私虑之。余欲针除其疾病，为之奈何？

岐伯对曰：夫盐之味咸者，其气令器津泄；弦绝者，其音嘶败；木敷者，其叶发；病深者，其声哕。人有此三者，是谓坏府，毒药无治，短针无取，此皆绝皮伤肉，血气争黑。

帝曰：余念其痛，心为之乱惑反甚，其病不可更代，百姓闻之，以为残贼，为之奈何？

岐伯曰：夫人生于地，悬命于天，天地合气，命之曰人。人能应四时者，天地为之父母；知万物者，谓之天子。天有阴阳，人有十二节；天有寒暑，人有虚实。能经天地阴阳之化者，不失四时；知十二节之理者，圣智不能欺也；能存八动之变，五胜更立；能达虚实之数者，独出独入，呿吟至微，秋毫在目。

帝曰：人生有形，不离阴阳，天地合气，别为九野，分为四时，月有小大，日有短长，万物并至，不可胜量，虚实呿吟，敢问其方？

岐伯曰：木得金而伐，火得水而灭，土得木而达，金得火而缺，水得土而绝，万物尽然，不可胜竭。故针有悬布天下者五，黔首共余食，莫知之也。一曰治神，二曰知养身，三曰知毒药为真，四曰制砭石小大，五曰知府藏血气之诊。五法俱立，各有所先。

今末世之刺也，虚者实之，满者泄之，此皆众工所共知也。若夫法天则地，随应而动，和之者若响，随之者若影，道无鬼神，独来独往。

帝曰：愿闻其道。

岐伯曰：凡刺之真，必先治神，五藏已定，九候已备，后乃存针，众脉不见，众凶弗闻，外内相得，无以形先，可玩往来，乃施于人。人有虚实，五虚勿近，五实勿远，至其当发，间不容瞚。手动若务，针耀而匀，静意视义，观适之变，是谓冥冥，莫知其形，见其乌乌，见其稷稷，从见其飞，不知其谁，伏如横弩，起如发机。

帝曰：何如而虚？何如而实？

岐伯曰：刺虚者须其实，刺实者须其虚，经气已至，慎守勿失，深浅在志，远近若一，如临深渊，手如握虎，神无营于众物。

通释

黄帝问道：天地之间，万物俱备，没有任何东西比人更宝贵了。人依靠天地之大气和水谷之精气生存，并随着四时生长收藏的规律而活着，上至君主，下至平民，任何人都愿意保全形体的健康，但是往往有了病，却因病轻而难于察知，让病邪稽留，逐渐发展，日益深沉，乃至深入骨髓，我为之甚感忧虑。我要想解除他们的痛苦，应该怎样办才好？

岐伯回答说：比如盐味是咸的，当储藏在器具中的时候，看到渗出水来，这就是盐气外泄；比如琴弦将要断的时候，就会发出嘶败的声音；内部已溃的树木，其枝叶好像很繁茂，实际上外盛中空，极容易萎谢；人在疾病深重的时候，就会产生呃逆。人要是有了这样的现象，说明内脏已有严重破坏，药物和针灸都失去治疗作用，因为皮肤肌肉受伤败坏，血气枯槁，就很难挽回了。

黄帝说：我很同情病人的痛苦，但思想上有些慌乱疑惑，因治疗不当反使病势加重，又没有更好的方法来替代，人们看起来，将要认为我残忍粗暴，究竟怎么好呢？岐伯说：一个人的生活，和自然界是密切相关联的。人能适应四时变迁，则自然界的一切，都成为他生命的源泉。能够知道万物生长收藏的道理的人，就有条件承受和运用万物。所以天有阴阳，人有十二经脉；天有寒暑，人有虚实盛衰。能够应天地阴阳的变化，不违背四时的规律，了解十二经脉的道理，就能明达事理，不会被疾病现象弄糊涂了。掌握八风的演变，五行的衰旺，通达病人虚实的变化，就一定能有独到的见解，哪怕病人的呵欠呻吟极微小的动态，也能够明察秋毫，洞明底细。

黄帝说：人自从产生了形体，就离不开阴阳的变化，天地之气相合，在地域上分为九野，从气候上可分为四时，月份有小有大，白天有短有长，万物并存在天地间，是没有方法一一度量的，我只希望根据患者极微小的变化就能判断疾病的虚实，请问用什么方法来认识它呢？

岐伯说：可以根据五行生克制化的理论来分析研究，木遇到金，就要被削伐折断；火遇到水，就会被熄灭；土被木植，就能够通达；金遇到火，就会被熔化破缺；水遇到土，就会被阻绝。世间万物都是按照这个规律运动变化的，不胜枚举。所以用针刺治病的方法已经流行于天下，其中有五个关键，而一般的老百姓都弃而不顾，不懂得其中的奥妙所在。一是要精神专一，二是要懂得养生之道，三是要熟悉药物的真正性能，四是要注意制取砭石的大小以适应病情，五是要掌握诊断脏腑气血的方法。这五个关键都掌握了，施治时知其先后而灵活运用。现在的医生所采用的针刺方法，一般是虚证用补法，实证用泻法，这都是一般的医生均知道的。如果能够根据天地阴阳变化的法则随机应变，那么就能取得像响之随声、影之随形那样令人满意的疗效。其中并没有什么神秘的道理，只要掌握了自然规律，就会有独到的见解，也就能运用自如了。

黄帝说：希望听你讲讲用针刺的道理。

岐伯说：凡用针的关键，必先集中思想，了解五脏的虚实，三部九候脉象的变化，然后下针。还要注意有没有真脏脉出现，五脏有无败绝现象，外形与内脏是否协调，不能单独以外形为依据，更要熟悉经脉血气往来的情况，才可施针于病人。病人有虚实之分，见到五虚，不可草率下针治疗，见到五实，不可轻易放弃针刺治疗，应该要掌握针刺的时机，不然在瞬息之间就会错过机会。针刺时手的动作要专一协调，针要洁净而均匀，平心静意，看适当的时间，好像鸟一样集合，气盛之时，好像稷一样繁茂。气之往来，正如见鸟之飞翔，而无从捉摸它形迹的起落。所以用针之法，当气未至的时候，应该留针候气，正如横弩之待发，气应的时候，则当迅速起针，正如弩箭之疾出。

黄帝说：怎样治疗虚证？怎样治疗实证？岐伯说：刺虚证，须用补法，刺实证，须用泻法；当针下感到经气至，则应慎重掌握，不失时机地运用补泻方法。针刺无论深浅，全在灵活掌握，取穴无论远近，候针取气的道理是一致的，针刺时都必须精神专一，好像面临万丈深渊，小心谨慎，又好像手中捉着猛虎那样坚定有力，全神贯注，不为其他事物所分心。

八正神明论篇第二十六

概说

　　八正，指一年中的八个节气，即二分（春分、秋分）、二至（夏至、冬至）、四立（立春、立夏、立秋、立冬）；神明，指医生和患者之神。本文论述八正之气及神明对针刺的重要意义。故篇名"八正神明论"。

原文

　　黄帝问曰：用针之服，必有法则焉，今何法何则？岐伯对曰：法天则地，合以天光。

　　帝曰：愿卒闻之。岐伯曰：凡刺之法，必候日月星辰，四时八正之气，气定乃刺之。是故天温日明，则人血淖液而卫气浮，故血易泻，气易行；天寒日阴，则人血凝泣，而卫气沉。月始生，则血气始精，卫气始行；月郭满，则血气实，肌肉坚；月郭空，则肌肉减，经络虚，卫气去，形独居。是以因天时而调血气也。是以天寒无刺，天温无疑。月生无泻，月满无补，月郭空无治，是谓得时而调之。因天之序，盛虚之时，移光定位，正立而待之。故日月生而泻，是谓藏虚；月满而补，血气扬溢，络有留血，命曰重实；月郭空而治，是谓乱经。阴阳相错，真邪不别，沉以留止，外虚内乱，淫邪乃起。

　　帝曰：星辰八正何候？

　　岐伯曰：星辰者，所以制日月之行。八正者，所以候八风之虚邪以时至者也。四时者，所以分春秋冬夏之气所在，以时调之也，八正之虚邪，而避之勿犯也。以身之虚，而逢天之虚，两虚相感，其气至骨，入则伤五藏，工候救之，弗能伤也，故曰天忌不可不知也。

　　帝曰：善。其法星辰者，余闻之矣，愿闻法往古者。

　　岐伯曰：法往古者，先知针经也。验于来今者，先知日之寒温，月之虚盛，以候气之浮沉，而调之于身，观其立有验也。观其冥冥者，言形气荣卫之不形于外，而工独知之，以日之寒温，月之虚盛，四时气之浮沉，参伍相合而调之，工常先见之，然而不形于外，故曰观于冥冥焉。通于无穷者，可以传于后世也，是故工之所以异也，然而不形见于外，故俱不能见。视之无形，尝之无味，故谓冥冥，若神仿佛。虚邪者，八正之虚邪气也。正邪者，身形若用力汗出，腠理开，逢虚风，其中人也微，故莫知其情，莫见其形。上工救其萌牙，必先见三部九候之气，尽调不败而救之，故曰上工。下工救其已成，救其已败。救其已成者，言不知三部九候之相失，因病而败之也。知其所在者，知诊三部九候之病脉处而治之，故曰守其门户焉，莫知其情而见邪形也。

帝曰：余闻补泻，未得其意。

岐伯曰：泻必用方，方者，以气方盛也，以月方满也，以日方温也，以身方定也，以息方吸而内针，乃复候其方吸而转针，乃复候其方呼而徐引针，故曰泻必用方，其气而行焉。补必用员，员者行也，行者移也，刺必中其荣，复以吸排针也。故员与方，非针也。故养神者，必知形之肥瘦，荣卫血气之盛衰。血气者，人之神，不可不谨养。

帝曰：妙乎哉论也！合人形于阴阳四时，虚实之应，冥冥之期，其非夫子孰能通之。然夫子数言形与神，何谓形？何谓神？愿卒闻之。

岐伯曰：请言形，形乎形，目冥冥，问其所病，索之于经，慧然在前，按之不得，不知其情，故曰形。

帝曰：何谓神？

岐伯曰：请言神，神乎神，耳不闻，目明心开而志先，慧然独悟，口弗能言，俱视独见，适若昏，昭然独明，若风吹云，故曰神。三部九候为之原，九针之论不必存也。

通释

黄帝问道：用针的技术，必然有它一定的方法准则，究竟有什么方法，什么准则呢？岐伯回答说：要在一切自然现象的演变中去体会。

黄帝说：我想详尽地了解一下。岐伯说：凡针刺之法，必须观察日月星辰盈亏消长及四时八正之气候变化，方可运用针刺方法。所以气候温和，日色晴朗时，则人的血液流行滑润，而卫气浮于表，血容易泻，气容易行；气候寒冷，天气阴霾，则人的血行也滞涩不畅，而卫气沉于里。月亮初生的时候，血气开始流利，卫气开始畅行；月正圆的时候，则人体血气充实，肌肉坚实；月黑无光的时候，肌肉减弱，经络空虚，卫气衰减，形体独居。所以要顺着天时而调血气。因此天气寒冷，不要针刺；天气温和，不要迟缓；月亮初生的时候，不可用泻法；月亮正圆的时候，不可用补法；月黑无光的时候，不要针刺。这就是所谓顺着天时而调治气血的法则。因天体运行有一定顺序，故月亮有盈亏盛虚，观察日影的长短，可以定四时八正之气。所以说：月牙初生时而泻，就会使内脏虚弱；月正圆时而补，使血气充溢于表，以致络脉中血液留滞，这叫作重实；月黑无光的时候用针刺，就会扰乱经气，叫作乱经。这样的治法必然引起阴阳相错，真气与邪气不分，使病变反而深入，致卫外的阳气虚竭，内守的阴气紊乱，淫邪就要发生了。

黄帝说：星辰八正观察些什么？

岐伯说：观察星辰的方位，可以定出日月循行的度数。观察八节常气的交替，可以测出异常八方之风，是什么时候来的，是怎样为害于人的。观察四时，可以分别春夏秋冬正常气候之所在，以便随时序来调养，可以避免八方不正之气候，不受其侵犯。假如虚弱的体质，再遭受自然界虚邪贼风的侵袭，两虚相感，邪气就可以侵犯筋骨，再深入一步，就可以伤害五脏。懂得气候变化治病的医生，就能及时挽救病人，不至于受到严重的伤害。所以说天时的宜忌，不可不知。

黄帝说：讲得好！关于取法于星辰的道理，我已经知道了，希望你讲讲怎样效法于前人。

岐伯说：要取法和运用前人的学术，先要懂得《针经》。要想把古人的经验验证于现在，必先要知道日之寒温，月之盈亏，四时气候的浮沉，而用以调治于病人，就可以看到这种方法是确实有效的。所谓观察其冥冥，就是说荣卫气血的变化虽不显形于外，而医生却能懂得，他从日之寒温，月之盈亏，四时气候之浮沉等，进行综合分析，做出判断，然后进行调治。因此医生对于疾病，每有先见之明，然而疾病并未显露于外，所以说这是观察于冥冥。能够运用这种方法，通达各种事理，他的经验就可以流传于后世，这是学识经验丰富的医生不同于一般人的地方。然而病情是不显露在表面，所以一般人都不容易发现，看不到形迹，尝不出味道，所以叫作冥冥，好像神灵一般。虚邪，就是四时八节的虚邪贼风。正邪，就是人在劳累时汗出腠理开，偶尔遭受虚风。正邪伤人轻微，没有明显的感觉，也无明显病状表现，所以一般医生观察不出病情。技术高明的医生，在疾病初起，三部九候之脉气都调和而未败坏之时，就给予早期救治，所以称为"上工"。"下工"临证，是要等疾病已经形成，甚或至于恶化阶段，才进行治疗。所以说下工要等到病成阶段才能治疗，是因为不懂得三部九候的相得相失，致使疾病发展而恶化了。要明了疾病之所在，必须从三部九候的脉象中详细诊察，知道疾病的变化，才能进行早期治疗。所以说掌握三部九候，好像看守门户一样的重要，虽然外表尚未见到病情，而医者已经知道疾病的形迹了。

黄帝说：我听说，针刺有补泻二法，不懂得它的意义。

岐伯说：泻法必须掌握一个"方"字。所谓"方"，就是正气方盛，月亮方满，天气方温和，身心方稳定的时候，并且要在病人吸气的时候进针，再等到他吸气的时候转针，还要等他呼气的时候慢慢地拔出针来。所以说泻必用方，才能发挥泻的作用，使邪气泻去而正气运行。补法必须掌握一个"圆"字。所谓"圆"，就是行气。行气就是导移其气以至病所，刺必中其荣，还要在病人吸气时拔针。所谓"圆"与"方"，并不是指针的形状。一个技术高超有修养的医生，必须明了病人形体的肥瘦，营卫血气的盛衰。因为血气是人之神的物质基础，不可不谨慎地保养。

黄帝说：多么奥妙的论述啊！把人身变化和阴阳四时虚实联系起来，这是非常微妙的结合，要不是先生，谁能够弄得懂呢！然而先生屡次说道形与神，究竟什么叫形？什么叫神？请你详尽地讲一讲。

岐伯说：请让我先讲形。所谓形，就是反映于外的体征，体表只能察之概况，但只要问明发病的原因，再仔细诊察经脉变化，则病情就清楚地摆在面前，要是按寻之仍不可得，那么便不容易知道他的病情了，因外部有形迹可察，所以叫作形。

黄帝说：什么叫神？

岐伯说：请让我再讲神。所谓神，就是望而知之，耳朵虽然没有听到病人的主诉，但通过望诊，眼中就明了它的变化，亦已心中有数，先得出这一疾病的概念，这种心领神会的独自顿悟，不能用言语来形容，有如观察一个东西，大家没有看到，但他能运用望诊，就能够独自看到，有如在黑暗之中，大家都觉得昏黑，但他能运用望诊，就能够昭然独明，好像风吹云散，所以叫作神，诊病时，若不依三部九候为之本原，就不必拘守九针的理论了。

离合真邪论篇第二十七

概说

　　真，指人体的正气；邪，指邪气。合，指人体正气和外来的邪气结合在一起，或是邪气停留，固定在某一局部。离，指邪气局部与正气结合。本文论述了正气与邪气的离合与疾病的关系，故篇名"离合真邪"。

原文

　　黄帝问曰：余闻九针九篇，夫子乃因而九之，九九八十一篇，余尽通其意矣。经言气之盛衰，左右倾移，以上调下，以左调右，有余不足，补泻于荣输，余知之矣。此皆荣卫之倾移，虚实之所生，非邪气从外入于经也。余愿闻邪气之在经也，其病人何如？取之奈何？

　　岐伯对曰：夫圣人之起度数，必应于天地，故天有宿度，地有经水，人有经脉。天地温和，则经水安静；天寒地冻，则经水凝泣；天暑地热，则经水沸溢；卒风暴起，则经水波涌而陇起。夫邪之入于脉也，寒则血凝泣，暑则气淖泽，虚邪因而入客，亦如经水之得风也，经之动脉，其至也亦时陇起，其行于脉中循循然，其至寸口中手也，时大时小，大则邪至，小则平，其行无常处，在阴与阳，不可为度，从而察之，三部九候，卒然逢之，早遏其路。吸则内针，无令气忤；静以久留，无令邪布；吸则转针，以得气为故；候呼引针，呼尽乃去；大气皆出，故命曰泻。

　　帝曰：不足者补之奈何？

　　岐伯曰：必先扪而循之，切而散之，推而按之，弹而怒之，抓而下之，通而取之，外引其门，以闭其神，呼尽内针，静以久留，以气至为故，如待所贵，不知日暮，其气以至，适而自护，候吸引针，气不得出，各在其处，推阖其门，令神气存，大气留止，故命曰补。

帝曰：候气奈何？

岐伯曰：夫邪去络入于经也，舍于血脉之中，其寒温未相得，如涌波之起也，时来时去，故不常在。故曰方其来也，必按而止之，止而取之，无逢其冲而泻之。真气者，经气也，经气太虚，故曰其来不可逢，此之谓也。故曰候邪不审，大气已过，泻之则真气脱，脱则不复，邪气复至，而病益蓄，故曰其往不可追，此之谓也。不可挂以发者，待邪之至时而发针泻矣，若先若后者，血气已尽，其病不可下，故曰知其可取如发机，不知其取如扣椎，故曰知机道者不可挂以发，不知机者扣之不发，此之谓也。

帝曰：补泻奈何？

岐伯曰：此攻邪也，疾出以去盛血，而复其真气，此邪新客，溶溶未有定处也，推之则前，引之则止，逆而刺之，温血也。刺出其血，其病立已。

帝曰：善。然真邪以合，波陇不起，候之奈何？

岐伯曰：审扪循三部九候之盛虚而调之，察其左右上下相失及相减者，审其病藏以期之。不知三部者，阴阳不别，天地不分。地以候地，天以候天，人以候人，调之中府，以定三部，故曰刺不知三部九候病脉之处，虽有大过且至，工不能禁也。诛罚无过，命曰大惑，反乱大经，真不可复，用实为虚，以邪为真，用针无义，反为气贼，夺人正气，以从为逆，荣卫散乱，真气已失，邪独内著，绝人长命，予人夭殃，不知三部九候，故不能久长。因不知合之四时五行，因加相胜，释邪攻正，绝人长命。邪之新客来也，未有定处，推之则前，引之则止，逢而泻之，其病立已。

通释

黄帝问道：我听说九针有九篇文章，先生又根据它进一步发挥，演绎成为九九八十一篇，我已经全部通晓其中的含义了。《针经》上说，人体之中气有盛衰的变化，阴阳会发生左右偏移的变动，因此针刺治病可采用取上部的穴位治疗下部的病变，取左侧的穴位治疗右侧的病变，不论实证虚证，都可取荣穴、输穴进行补泻，我已经知道这些道理了。这些都是营卫之气运行的偏移所产生的虚实之证，并不是邪气从外部侵入经脉而引起的病变，我希望听听邪气侵入经脉以后，病人的情况怎样？应该怎样治疗？

岐伯回答说：大凡技术高明的医生，在制定诊治原则时，必定会将人体和自然界紧密地结合起来。例如，天上有二十八宿所标志的365°，地上有十二经水，人有十二经脉与天地相应。自然界气候温和，则江河之水安静平稳；若天寒地冻，则江河之水凝固不流；或天暑酷热，则江河之水沸腾扬溢；若暴风骤起，则江河之水波浪汹涌而隆起。同样的道理，如果外邪侵入经脉，寒邪则使气血的运行凝涩不通，暑热之邪则使气血滑润流溢，虚邪贼风入侵经脉也像江河之水遇到风暴一样，经脉中气血的流动也会出现波涌隆起的现象。血气虽然同样在经脉中依次流动，但在寸口处切脉，指下会感到时大时小，脉大则表示邪气盛，脉小则表示邪气已退，邪气在经脉中运行没有固定的位置，或在阴经，或在阳经，令人难以揣度，这就要根据三部九候的诊脉方法进行详细的诊察，一旦发现病邪所在的部位，就要及早阻断邪气传变的道路。在吸气的时候进针，避免针与气相悖逆，然后留针以静候其气，不要让邪气扩散；在病人吸气的时候捻转其针，以得气为目的；等到病人呼气的时候慢慢出针，呼气尽时才将针拔出。这样邪气全部随针排出，所以叫作泻法。

黄帝说：不足之虚证怎样用补法？

岐伯说：首先用手抚摸穴位，然后以之按压穴位，再用手指揉按周围肌肤，进而用手指弹其穴位，令脉络怒张，左手按闭孔穴，不让正气外泄。进针方法，是在病人呼气将尽时进针，静候其气，稍久留针，以得气为目的。进针候气，要像等待贵客一样，忘掉时间的早晚，当得气时，要好好保护，等病人吸气时候，拔出其针，那么气就不至外出了；出针以后，应在其孔穴上揉按，使针孔关闭，真气存内，大经之气留于营卫而不泄，这便叫作补。

黄帝说：对邪气怎样诊候呢？

岐伯说：当邪气从络脉而进入经脉，留舍于血脉之中，这是邪正相争，或寒或温，真邪尚未相合，所以脉气波动，忽起忽伏，时来时去，无有定处。所以说诊得邪气方来，必须按而止之，阻止它的发展，用针泻之，但不要正当邪气冲突，遂用泻法，气虚的时候不可用泻，就是指此而言。因此，诊候邪气而不能审慎，当大邪之气已经过去，而用泻法，则反使真气虚脱，真气虚脱，则不能恢复，而邪气益甚，那病更加重了。所以说，邪气已经随经而去，不可再用泻法，就是指此而言。阻止邪气，使用泻法，须待邪气初到的时候，随即下针去邪，在邪至之前，或在邪去之后用泻法，都是不适时的，非但不能去邪，反使血气受伤，病就不容易退了。所以说，懂得用针的，像拨动弩机一样，机智灵活，不善于用针的，就像敲击木椎，顽钝不灵了。所以说，识得机宜的，一刹那毫不迟疑，不知机宜的，纵然时机已到，亦不会下针，就是指此而言。

黄帝问：怎样进行补泻呢？

岐伯说：一般先以攻邪为主，迅速出针，放出瘀滞多余之血，使邪气随血泻出，正气得到恢复。这是因为邪气刚刚侵入经脉，流动尚未有定处，此时若推之则前进，引之则留止不行，必须迎其气而泻之，以刺出其毒血，血出之后，病立即就会好。

黄帝说：讲得好！如果邪气与正气已经合并，脉就没有波涌的现象，应该怎样诊察呢？

岐伯说：仔细审察三部九候脉象的盛衰虚实而予以调治。具体的方法是：诊察其左右上下各个部位，有没有不相称或特别减弱的地方，进一步推断病变所在的脏腑，等待时机进行治疗。如果不懂得三部九候，就不能辨别阴阳，也难以分清上下。人体下部脉用来诊察下部病变，上部脉用来诊察上部病变，中部脉用来诊察中部病变，并结合胃气的多少有无来判断疾病究竟在上中下哪一部。所以说：针刺不知道用三部九候的诊断方法确定病脉所在之处，即使有严重的疾病将要发生，医生也没有办法加以制止。如果治疗不当，不当泻而泻之，就像错误地惩罚了没有过错的人，这叫作"大惑"，反而扰乱了脏腑经脉，使真气受损而不能恢复。如果把实证当成虚证，把邪气当作真气，用针毫无意义，反而助邪气为害，损伤人体正气，使顺证变为逆证，使营卫之气散乱。真气已经散失，邪气独存于体内，断送病人的性命，给人造成灾祸。因此，不懂得三部九候诊法的医生，是不能长久维持下去的；不懂得联系四时五行"因加相胜"的道理，就会放过邪气，攻伐正气，以致断送了病人的性命。邪气刚刚侵入人体，没有固定停留在某一处，推之就向前，引之则留止，应当迎气而泻之，则病立即可以痊愈。

通评虚实论篇第二十八

概说

通评，指评论，本文论述了"虚实"的有关问题，包括虚和实的基本概念。虚证和实证产生的机制，脏腑经络各种虚实病变的症状、治疗方法和预后等。

原文

黄帝问曰：何谓虚实？

岐伯对曰：邪气盛则实，精气夺则虚。

帝曰：虚实何如？

岐伯曰：气虚者肺虚也，气逆者足寒也，非其时则生，当其时则死。余藏皆如此。

帝曰：何谓重实？

岐伯曰：所谓重实者，言大热病，气热脉满，是谓重实。

帝曰：经络俱实何如？何以治之？

岐伯曰：经络皆实，是寸脉急而尺缓也，皆当治之，故曰滑则从，涩则逆也。夫虚实者，皆从其物类始，故五藏骨肉滑利，可以长久也。

帝曰：络气不足，经气有余，何如？

岐伯曰：络气不足，经气有余者，脉口热而尺寒也，秋冬为逆，春夏为从，治主病者。

帝曰：经虚络满，何如？

岐伯曰：经虚络满者，尺热满，脉口寒涩也，此春夏死秋冬生也。

帝曰：治此者奈何？

岐伯曰：络满经虚，灸阴刺阳；经满络虚，刺阴灸阳。

帝曰：何谓重虚？

岐伯曰：脉气上虚尺虚，是谓重虚。

帝曰：何以治之？

岐伯曰：所谓气虚者，言无常也。尺虚者，行步恇然。脉虚者，不象阴也。如此者，滑则生，涩则死也。

帝曰：寒气暴上，脉满而实何如？

岐伯曰：实而滑则生，实而逆则死。

帝曰：脉实满，手足寒，头热，何如？

岐伯曰：春秋则生，冬夏则死。脉浮而涩，涩而身有热者死。

帝曰：其形尽满何如？

岐伯曰：其形尽满者，脉急大坚，尺涩而不应也，如是者，故从则生，逆则死。

帝曰：何谓从则生，逆则死？

岐伯曰：所谓从者，手足温也；所谓逆者，手足寒也。

帝曰：乳子而病热，脉悬小者何如？

岐伯曰：手足温则生，寒则死。

帝曰：乳子中风热，喘鸣肩息者，脉何如？

岐伯曰：喘鸣肩息者，脉实大也，缓则生，急则死。

帝曰：肠澼便血何如？

岐伯曰：身热则死，寒则生。

帝曰：肠澼下白沫何如？

岐伯曰：脉沉则生，脉浮则死。

帝曰：肠下脓血何如？

岐伯曰：脉悬绝则死，滑大则生。

帝曰：肠澼之属，身不热，脉不悬绝何如？

岐伯曰：滑大者曰生，悬涩者曰死，以藏期之。

帝曰：癫疾何如？

岐伯曰：脉搏大滑，久自已；脉小坚急，死不治。

帝曰：癫疾之脉，虚实何如？

岐伯曰：虚则可治，实则死。

帝曰：消瘅虚实何如？

岐伯曰：脉实大，病久可治；脉悬小坚，病久不可治。

帝曰：形度骨度脉度筋度，何以知其度也？

帝曰：春亟治经络，夏亟治经输，秋亟治六府，冬则闭塞。闭塞者，用药而少针石也。所谓少针石者，非痈疽之谓也，痈疽不得顷时回。痈不知所，按之不应手，乍来乍已，刺手太阴傍三痏与缨脉各二。腋痈大热，刺足少阳五，刺而热不止，刺手心主三，刺手太阴经络者大骨之会各三。暴痈筋软，随分而痛，魄汗不尽，胞气不足，治在经俞。

腹暴满，按之不下，取手太阳经络者，胃之募也，少阴俞去脊椎三寸傍五，用员利针。霍乱，刺俞傍五，足阳明及上傍三。刺痫惊脉五，针手太阴各五，刺经太阳五，刺手少阴经络傍者一，足阳明一，上踝五寸刺三针。

凡治消瘅、仆击、偏枯、痿厥、气满发逆，肥贵人，则高梁之疾也。隔塞闭绝，上下不通，则暴忧之病也。暴厥而聋，偏塞闭不通，内气暴薄也。不从内外中风之病，故瘦留著也。蹠跛，寒风湿之病也。

黄帝曰：黄疸暴痛，癫疾厥狂，久逆之所生也。五藏不平，六府闭塞之所生也。头痛耳鸣，九窍不利，肠胃之所生也。

通释

黄帝问：什么叫虚实？岐伯说：所谓虚实，是指邪气和正气相比较而言的。如邪气方盛，是为实证，若精气不足，就为虚证了。

黄帝说：虚实变化的情况怎样？岐伯说：以肺为例，肺主气，气虚的，是属于肺先虚；气逆的，上实下虚，两足必寒。肺虚弱不在相克的时令，其人可生；若遇克贼之时，其人就要死亡。其他各脏的虚实情况亦可类推。

黄帝问：什么叫作重实？岐伯说：所谓重实，是说大热病人，邪气甚热，脉象又极盛满，这就叫作重实。

黄帝说：经络俱实是怎样的情况？用什么方法治疗？所谓经络俱实，是说寸脉急而尺脉迟缓，经和络都应该治疗。所以说：脉滑象征着气血畅盛，叫作顺；脉涩象征着气血虚滞，叫作逆。大凡人体虚实的情况和生物是一样的，就是说呈现滑利现象的都为生，呈现枯涩现象的都为死。若一个人的五脏骨肉滑利，生命是可以久长的。

黄帝说：络气不足，经气有余的情况是怎样的呢？岐伯说：所谓络气不足，经气有余，是指寸口脉热，而尺肤却寒的情况。秋冬之时见这样现象的，为逆；而在春夏之时就为顺了。需要治疗的是那种主病的逆象。

黄帝问：经虚络实的情况怎样？岐伯说：所谓经虚络实，是指尺肤热而脉寒，这种现象，在春夏则死，在秋冬则生。

黄帝问：应怎样治疗呢？岐伯说：络实经虚的，灸阴刺阳；经实络虚的，刺阴灸阳。

黄帝问：什么叫重虚？岐伯说：脉虚，气虚，尺虚，称为重虚。黄帝说：怎样辨别呢？岐伯说：所谓气虚，是由于精气虚夺，而语言低微，不能接续；所谓尺虚，是尺肤脆弱，而行动怯弱无力；所谓脉虚，是阴血虚少，不似有阴的脉象。所有上面这些现象的病人，可以总的说一句，脉象滑利的，虽病可生，要是脉象涩滞，就要死亡了。

黄帝问：寒气突然上攻，脉气盛满而实，它的变化怎样呢？岐伯说：脉实而有滑利之象的主生，脉实而有逆涩之象的主死。

黄帝说：有一种病证，脉象实满，手足寒冷，头部热的预后又怎样呢？岐伯说：这种病人，在春秋之时可生，若在冬夏便要死了。又一种脉象浮而涩，脉涩而身有发热的，亦死。

黄帝问：身形肿满的将会怎样呢？岐伯说：所谓身形肿满的脉象急而大坚，而尺肤却涩滞，与脉不相适应。像这样的病情，从则生，逆则死。黄帝问：什么叫从则生，逆则死？岐伯说：所谓从，就是手足温暖；所谓逆，就是手足寒冷。

黄帝问：新产后，患热病，脉象悬小，它的变化怎样？岐伯说：手足温暖的可生，如果手足寒冷，就会死。

黄帝问：新产后中风热，出现喘息有声，张口抬肩的症状，它的脉象怎样？岐伯说：出现喘息有声，张口抬肩症状的，脉应实大，如果脉象浮缓，有胃气的，可生；如果脉现小急，是真脏脉现，就会死的。

黄帝问：肠澼而见便血的，其预后怎样？岐伯说：身体发热的则死，身凉不发热的则生。黄帝问：肠澼而见泻下白沫的，其预后怎样？岐伯说：脉象沉的可生，脉象浮的会死亡。黄帝问：肠澼而见便下脓血的，其预后怎样？岐伯说：脉象悬绝的会死亡，脉象滑大可生。黄帝问：肠澼一类病，身体不发热，脉象不悬绝，其预后怎样？岐伯说：脉象滑大的生，脉象悬涩的死。其死亡时间根据五行相克规律推测。

黄帝问：癫疾的预后怎样？岐伯说：脉来搏而大滑，其病慢慢地会自己痊愈；要是脉象小而坚急，是不治的死证。黄帝问：癫脉象虚实变化怎样？岐伯说：脉虚的可治，脉实的主死。

黄帝问：消渴病脉象的虚实怎样？岐伯说：脉见实大，病虽长久，可以治愈；假如脉象悬小而坚，病拖长了，那就不可治疗。

黄帝问：形度，骨度，脉度，筋度，这些怎样知道它们的情况呢？

黄帝说：春季治病，就用络穴，夏季治病就用各经的腧穴，秋季治病就用六腑的合穴，冬季是闭藏的季节，在这个季节里治病要多用药物，少用针石，不是指痈疽等病说的，痈疽等病，是顷刻也不容迟疑不决的。痈毒初起，不知它发在何处，按之也找不到，痛的地方又不固定，在这种情况下，可在手太阴之旁3刺，颈部左右各2刺。腋痈的病人，全身大热，应刺足少阳5次，刺而热不退，再刺手厥阴心包经3次，刺手太阴经的络穴和肩贞穴各3次。急性痈肿，筋缩，随着痈肿的分肉而痛，痛得汗出不尽，这是由于膀胱经气不足，应该针刺膀胱经的腧穴。

腹部突然胀满，按之不减的，应该取手太阳经的络穴，就是胃的募穴和少阴肾俞外5次，用圆利针。霍乱，应刺肾俞两旁的志室穴5次，足阳明胃俞及肾俞外两旁胃仓穴，刺3次。惊痫的刺法有5点：刺手太阴经的经渠穴5次；刺手太阳小肠经的阳谷穴5次；刺手少阴经络旁的支正穴1次；刺足阳明经解溪穴1次；刺足踝上五寸的筑宾穴3次。

凡诊治消瘅、仆击、偏枯、痿厥、气粗急发喘逆等病，如肥胖权贵人患这种病，则是由于偏嗜肉食厚味所造成的。凡是郁结不舒，气粗上下不通，都是暴怒或忧郁所引起的。突然厥逆，不知人事，耳聋，大小便不通，都是因为情志骤然激荡，阳气上迫所致。有的病不从内发，而由于外中风邪，因风邪留恋不去，伏而为热，消烁肌肉，着于肌肉筋骨之间。有的两脚跛，是由于风寒湿侵袭而成的疾病。

黄帝说：黄疸、突然剧痛、癫疾、狂乱等证，是由于经脉之气，久逆于上而不下行所产生的。五脏不和，是六腑闭塞不通所造成的。头痛耳鸣，九窍不利，是肠胃的病变所引起的。

太阴阳明论篇第二十九

概说

太阴，是足太阴脾经，阳明，为足阳明胃经。

本篇的主题思想是从生理和病理等方面，论证足太阴与足阳明两经的表里关系，及其对人体生命活动的重要作用，所以篇名叫"太阴阳明论。"

原文

黄帝问曰：太阴阳明为表里，脾胃脉也，生病而异者何也？

岐伯对曰：阴阳异位，更虚更实，更逆更从，或从内，或从外，所从不同，故病异名也。

帝曰：愿闻其异状也。岐伯曰：阳者，天气也，主外；阴者，地气也，主内。故阳道实，阴道虚。故犯贼风虚邪者，阳受之；食饮不节，起居不时者，阴受之。阳受之，则入六府，阴受之，则入五藏。入六府，则身热不时卧，上为喘呼；入五藏，则䐜满闭塞，下为飧泄，久为肠澼。故喉主天气，咽主地气。故阳受风气，阴受湿气。故阴气从足上行至头，而下行循臂至指端；阳气从手上行至头，而下行至足。故曰阳病者上行极而下，阴病者下行极而上。故伤于风者，上先受之；伤于湿者，下先受之。

帝曰：脾病而四支不用何也？岐伯曰：四支皆禀气于胃，而不得至经，必因于脾，乃得禀也。今脾病不能为胃行其津液，四支不得禀水谷气，气日以衰，脉道不利，筋骨肌肉，皆无气以生，故不用焉。

帝曰：脾不主时何也？岐伯曰：脾者土也，治中央，常以四时长四藏，各十八日寄治，不得独主于时也。脾藏者常著胃土之精也，土者生万物而法天地，故上下至头足，不得主时也。

帝曰：脾与胃以膜相连耳，而能为之行其津液何也？岐伯曰：足太阴者三阴也，其脉贯胃属脾络嗌，故太阴为之行气于三阴。阳明者表也，五藏六府之海也，亦为之行气于三阳。藏府各因其经而受气于阳明，故为胃行其津液。四支不得禀水谷气，日以益衰，阴道不利，筋骨肌肉无气以生，故不用焉。

通释

黄帝问道：足太阴经与足阳明经互为表里，它们都是脾胃的经脉，但二经发生的病变各不相同，这是什么道理？岐伯回答说：太阴属阴，阳明属阳，二经循行部位不同，与四时之气互相配合也有虚实、顺逆的差异，病的产生也有或从内生，或从外入的不同，所以产生的病证也就各不相同了。

黄帝说：请问它们有什么不同的病状？岐伯答：人身的阳气，犹如天气之刚劲，运行于外，有卫外的作用；人身之阴气犹如地气之柔和，运行于内，营养各脏腑组织器官。阳气刚而多实，阴气柔而多虚。因此，虚邪贼风伤人，在表的阳分先受侵害，饮食不节，起居失调而伤人，在里的阴分先受影响。体表阳分受病，则易传入六腑，体内阴分受病，则易传入五脏。邪入六腑之胃，可见身热、不得安卧、气逆喘息等症；侵入五脏之脾，则可见到胀满闭塞，大便泻泄等症，日久可成为痢疾。这是因为喉通天气而连肺，咽通地气而连胃与脾的缘故。所以阳经易受风邪，阴经易受湿邪。阴经之气，从足上行到头，再向下沿臂膊行到手指之端；阳经之气，从手上行到头，再向下行到足，所以侵入阳经的病邪，先向上行，至极点则下行，侵入阴经的病邪，先向下行，至极点反上行。因此，伤于风邪的，上部先受侵袭，伤于湿邪的，下部先受侵袭。

黄帝问：脾病能使四肢痿弱，不能随意运动，这是什么道理？岐伯说：四肢都禀受精气于胃，但胃中水谷精气不能直接到达四肢，必须通过脾的转输，四肢才能禀受到水谷精气。现在由于脾病而不能为胃转输津液，四肢不得禀受水谷的精气，以致精气日渐衰减，经脉不通利，筋骨肌肉由于没有水谷精气来滋养，所以四肢就痿弱不用了。

黄帝问：脾不独主于一个时令，是什么道理？岐伯答：脾在五行属土，位于中央，常于四时分主于四脏，寄旺于四季最后的十八天，而不是单独旺于一个时令。脾脏的功用，是经常输布胃土水谷之精，使之显明于外。五行之土，主生养万物，像天地生养一切生物一样。所以，人体从上到下，从头至足，均由脾土以供养，而不是仅仅主旺于一个时令。

黄帝说：脾与胃以一膜相连，而能为胃转输水谷精气，是什么道理？岐伯答：足太阴脾经，是三阴，它的经脉贯通于胃，连属于脾，络于食管上口，所以太阴经脉能把胃中水谷精气输送到手足三阴经以入五脏。足阳明胃经是足太阴脾经之表，是五脏六腑营养的供给处所，它也靠脾经的运输而把水谷精气输送到手足三阳经而至六府。这样，五脏六腑都能通过脾经的运输而接受来自胃中的水谷精气，所以说脾经是为胃输布水谷精气的。

阳明脉解篇第三十

概说

本文主要讨论阳明经脉热邪亢盛所发生的病变，因而篇名"阳明脉解"。

原文

黄帝问曰：足阳明之脉病，恶人与火，闻木音则惕然而惊，钟鼓不为动，闻木音而惊，何也？愿闻其故。岐伯对曰：阳明者胃脉也，胃者，土也，故闻木音而惊者，土恶木也。帝曰：善。其恶火何也？岐伯曰：阳明主肉，其脉血气盛，邪客之则热，热甚则恶火。

帝曰：其恶人何也？岐伯曰：阳明厥则喘而惋，惋则恶人。帝曰：或喘而死者，或喘而生者，何也？岐伯曰：厥逆连藏则死，连经则生。

帝曰：善。病甚则弃衣而走，登高而歌，或至不食数日，逾垣上屋，所上之处，皆非其素所能也，病反能者何也？岐伯曰：四支者，诸阳之本也，阳盛则四支实，实则能登高也。

帝曰：其弃衣而走者，何也？岐伯曰：热盛于身，故弃衣欲走也。帝曰：其妄言骂詈，不避亲疏而歌者，何也？岐伯曰：阳盛则使人妄言骂詈不避亲疏，而不欲食，不欲食，故妄走也。

通释

黄帝问道：足阳明的经脉发生病变，恶见人与火，听到木器响动的声音就受惊，但听到敲打钟鼓的声音却不为惊动。为什么听到木音就惊惕？我希望听听其中道理。岐伯说：足阳明是胃的经脉，属土。所以听到木音而惊惕，是因为土恶木克的缘故。黄帝说：好！那么恶火是为什么呢？岐伯说：足阳明经主肌肉，其经脉多血多气，外

111

邪侵袭则发热，热甚则所以恶火。

黄帝说：不喜欢见人是什么道理？岐伯说：足阳明经气上逆，则呼吸喘促，心中郁闷，所以不喜欢见人。黄帝说：有的阳明厥逆喘促而死，有的虽喘促而不死，这是为什么呢？岐伯说：经气厥逆若累及于内脏，则病深重而死；若仅连及外在的经脉，则病轻浅可生。

黄帝说：好！有的阳明经病情严重的会脱掉衣服，乱跑乱跳，登上高处狂叫歌唱，或者好多天不吃东西，并能够跃上屋顶，这在平常都不能做到，生了病反而能做到，这是为什么？岐伯说：阳气受气于四肢，所以四肢是诸阳之本，阳气盛则四肢充实，所以能够登高。

黄帝说：那么脱掉衣服乱走的是为什么？岐伯说：身热过于亢盛，所以不喜欢穿衣服，而且会不停地四处乱跑。黄帝说：那么胡言乱语骂人，不知道避亲疏而狂语唱歌，这又是为什么？岐伯说：阳热亢盛而扰动心神，所以出现神态失常，胡言乱语骂人，且不避亲疏，不愿意吃饭，还到处乱跑。

热论篇第三十一

概说

　　热，指热病，也就是以发热为主的外感病。本篇对热病的成因、主证、传变规律、治疗大法以及预后禁忌等，作了系统的论述，是一篇对热病讨论比较全面的文献，所以称为"热论"。正如张隐庵说："此论热病，故篇曰《热论》。"

　　本篇的主题思想，是通过外感热病由表入里的过程，阐发了六经分证的方法，从而为后世的六经辨证奠定了基础。同时，指出了一切外感热病都是伤于寒邪，但由于发病季节的不同，又有伤寒、温病、暑病之异，这就阐明了"伤寒"的概念，有狭义广义之分。

原文

　　黄帝问曰：今夫热病者，皆伤寒之类也，或愈或死，其死皆以六七日之间，其愈皆以十日以上者，何也？不知其解，愿闻其故。岐伯对曰：巨阳者，诸阳之属也，其脉连于风府，故为诸阳主气也。人之伤于寒也，则为病热，热虽甚不死；其两感于寒而病者，必不免于死。

　　帝曰：愿闻其状。

　　岐伯曰：伤寒一日，巨阳受之，故头项痛腰脊强。二日阳明受之，阳明主肉，其脉侠鼻络于目，故身热目疼而鼻干，不得卧也。三日少阳受之，少阳主胆，其脉循胁络于耳，故胸胁痛而耳聋。三阳经络皆受其病，而未入于藏者，故可汗而已。四日太阴受之，太阴脉布胃中络于嗌，故腹满而嗌干。五日少阴受之，少阴脉贯肾络于肺，系舌本，故口燥舌干而渴。六日厥阴受之，厥阴脉循阴器而络于肝，故烦满而囊缩。三阴三阳，五藏六府皆受病，荣卫不行，五藏不通则死矣。

　　其不两感于寒者，七日巨阳病衰，头痛少愈；八日阳明病衰，身热少愈；九日少阳病衰，耳聋微闻；十日太阴病衰，腹减如故，则思饮食；十一日少阴病衰，渴止不满，舌干已而嚏；十二日厥阴病衰，囊纵少腹微下，大气皆去，病日已矣。

帝曰：治之奈何？岐伯曰：治之各通其藏脉，病日衰已矣。其未满三日者，可汗而已；其满三日者，可泄而已。

帝曰：热病已愈，时有所遗者，何也？岐伯曰：诸遗者，热甚而强食之，故有所遗也。若此者，皆病已衰，而热有所藏，因其谷气相薄，两热相合，故有所遗也。帝曰：善。治遗奈何？岐伯曰：视其虚实，调其逆从，可使必已矣。帝曰：病热当何禁之？岐伯曰：病热少愈，食肉则复，多食则遗，此其禁也。

帝曰：其病两感于寒者，其脉应与其病形何如？岐伯曰：两感于寒者，病一日则巨阳与少阴俱病，则头痛口干而烦满；二日则阳明与太阴俱病，则腹满身热，不欲食谵言；三日则少阳与厥阴俱病，则耳聋囊缩而厥，水浆不入，不知人，六日死。帝曰：五藏已伤，六府不通，荣卫不行，如是之后，三日乃死，何也？岐伯曰：阳明者，十二经脉之长也，其血气盛，故不知人，三日其气乃尽，故死矣。

凡病伤寒而成温者，先夏至日者为病温，后夏至日者为病暑，暑当与汗皆出，勿止。

通释

黄帝问道：现在所说的热病，都是属于伤寒一类。其中有的痊愈，有的死亡，而死亡的日期大多在六七天之间，痊愈的日期，大多在十天以上，这是什么缘故呢？我不知道该怎样解释，很想听听它的道理。岐伯回答说：足太阳经主一身之表，是诸阳的统帅，它的经脉上连风府，与督脉相通。督脉总督全身的阳气，所以太阳为诸阳主气。人体受寒邪侵袭后，就会发热，这种发热尽管很厉害，一般都不会发生死亡。但如表里两经，同时受寒而发病，就不免有死亡的危险。

黄帝说：希望听听伤于寒邪以后的症状。岐伯说：人伤于寒邪，是太阳经首先受病。太阳主表，它的经脉受到寒邪的阻滞，所以发生头、项疼痛，腰脊发僵不舒的症状，太阳不愈，循序二传，传入阳明，阳明主肌肉，它的经脉挟鼻而络于目，所以出现身热、目疼、鼻干、不能安卧等症；循序三传，邪气传入少阳，少阳主骨，它的经脉循行两胁，上络于耳，邪气循经上犯，所以出现胸胁痛，耳聋等症。三阳经脉皆受病，病邪尚在表，还未侵入阴经，所以可用发汗的方法而治愈。如果病邪在表未解，四传就会传入太阴。足太阴经脉散布胃中，上络于咽，所以出现腹部胀满，咽喉干燥等症；五传，传入少阴，足少阴经脉连贯于肾，络于肺，上连舌根，所以发生口燥舌干而渴的症状；六传，传入厥阴，厥阴经脉绕阴器，上络于肝，所以发生烦闷，以及阴囊收缩等症。如果病邪传遍三阴三阳，五脏六腑皆受病，致使营卫不能运行，五脏脏气不通，就会发生死亡。

如果不是表里同时感受寒邪的，到第七天，太阳病就逐渐减退，头痛稍有好转，八天阳明病衰减，身热稍退，九天少阳病衰减，听觉稍有恢复；十天太阴病衰减，腹部胀满已消，想吃饮食；十一天少阴病衰减，口不渴，舌不干，也不烦闷，而且能打喷嚏了；十二天时厥阴病衰减，阴囊松弛，少腹拘急减轻。由于邪气的消退，病也就逐渐好转了。

黄帝说：怎样进行治疗呢？岐伯说：治疗原则是根据六经的证候，分别通调各脏腑的经脉，这样病就会日渐消退。一般来说，发病未满三日的，病在表，可以发汗而愈，已满三天的，病入里，可以泄越其热而愈。

黄帝说：热病已经痊愈，但有时余热还稽留未尽，这是为什么呢？岐伯说：一般余热稽留的原因，是由于热还未全除尽就勉强多进饮食所造成的。像这种情况，大都是外热已减，但还有余热蕴藏在内，因食物的谷气与余热交迫，两热相合，所以余热才会稽留不退。黄帝说：说得对。那么余热又怎样治疗呢？岐伯说：要观察病情的虚实，调治其逆，就一定能治好。黄帝说：热病应该注意禁忌什么呢？岐伯说：热病刚有好转，就吃肥甘厚味，便会助长热邪，使疾病复发，如果过多进食，也可使病邪稽留不退，这就是热病的禁忌。

黄帝说：两感于寒的病人，所病的经脉和相应症状怎样？岐伯说：两感于寒的患者，表里同时受邪，发病的第一天，是太阳与少阴同病，所以既见太阳经的头痛，又有少阴经的口干、烦闷，第二天，是阳明与太阴两经同病，所以既见太阴经的腹满，又见阳明经的身热，不欲食，谵语，第三天，是少阳与厥阴俱病，既有少阳经的耳聋，又见厥阴经的阴囊收缩和手足厥冷。这时病情已很严重，如出现不能吃东西，神志昏迷而不醒人事，就会在第六天死去。黄帝说：病情发展到五脏已伤，六腑不通，荣卫不行以后，为什么还能活三天才死亡呢？岐伯说：阳明为水谷之海，五脏六腑之大源，是十二经脉之长。由于本经多血多气，所以发病见不知人，三天以后，阳明胃经的气血才会竭尽。因此，到了这时才会死亡。

凡是伤于寒邪而成为温热病的，可根据发病的时间进行大致的分类。夏至以前发病的称为温病，夏至以后发病的称为暑病。暑病多汗，邪气可随汗外泄，所以治暑不宜止汗。

刺热论篇第三十二

概说

刺，指针刺方法，热，指五脏热病，本文论述了针刺治疗五脏热病的方法，所以叫"刺热篇"。

原文

肝热病者，小便先黄，腹痛多卧身热，热争，则狂言及惊，胁满痛，手足躁，不得安卧，庚辛甚，甲乙大汗，气逆则庚辛死，刺足厥阴少阳，其逆则头痛员员，脉引冲头也。

心热病者，先不乐，数日乃热，热争则卒心痛，烦闷善呕，头痛面赤，无汗，壬癸甚，丙丁大汗，气逆则壬癸死，刺手少阴太阳。

脾热病者，先头重颊痛，烦心颜青，欲呕身热，热争则腰痛不可用俯仰，腹满泄，两颔痛，甲乙甚，戊己大汗，气逆则甲乙死，刺足太阴阳明。

肺热病者，先淅然厥，起毫毛，恶风寒，舌上黄，身热。热争则喘咳，痛走胸膺背，不得大息，头痛不堪，汗出而寒，丙丁甚，庚辛大汗，气逆则丙丁死，刺手太阴阳明，出血如大豆，立已。

肾热病者，先腰痛胻痠，苦喝数饮，身热，热争则项痛而强，胻寒且痠，足下热，不欲言，其逆则项痛员员澹澹然，戊己甚，壬癸大汗，气逆则戊己死，刺足少阴太阳，诸汗者，至其所胜日汗出也。

肝热病者，左颊先赤；心热病者，颜先赤；脾热病者，鼻先赤；肺热病者，右颊先赤；肾热病者，颐先赤。病虽未发，见赤色者刺之，名曰治未病。热病从部所起者，至期而已；其刺之反者，三周而已；重逆则死。诸当汗者，至其所胜日，汗大出也。

诸治热病，以饮之寒水乃刺之，必寒衣之，居止寒处，身寒而止也。

热病先胸胁痛，手足躁，刺足少阳，补足太阴，病甚者为五十九刺。热病始手臂痛者，刺手阳明太阴而汗出止。热病始于头首者，刺项太阳而汗出止。热病始于足胫者，刺足阳明而汗出止。热病先身重骨痛，耳聋好瞑，刺足少阴，病甚为五十九刺。热病先眩冒而热，胸胁满，刺足少阴少阳。

太阳之脉，色荣颧骨，热病也，荣未交，曰今且得汗，待时而已。与厥阴脉争见者，死期不过三日，其热病内连肾，少阳之脉色也。少阳之脉，色荣颊前，热病也，荣未交，曰今且得汗，待时而已，与少阴脉争见者，死期不过三日。

热病气穴：三椎下间主胸中热，四椎下间主鬲中热，五椎下间主肝热，六椎下间主脾热，七椎下间主肾热，荣在骶也，项上三椎陷者中也。颊下逆颧为大瘕，下牙车为腹满，颧后为胁痛。颊上者，鬲上也。

通释

肝脏发生热病，先出现小便黄，腹痛，多卧，身发热。当气邪入脏，与正气相争时，则狂言惊骇，胁部满痛，手足躁扰不得安卧；逢到庚辛日，则因木受金克而病重，若逢甲乙日木旺时，便大汗出而热退，将在庚辛日死亡。治疗时，应刺足厥阴肝和足少阳胆经。若肝气上逆，则见头痛眩晕，这是因热邪循肝脉上冲于头所致。

心脏发热病，先觉得心中不愉快，数天以后始发热，当热邪入脏与正气相争时，则突然心痛，烦闷，时呕，头痛，面赤，无汗；逢到壬癸日，则因火受水克而病重，若逢丙丁日火旺时，便大汗出而热退，若邪气胜脏，病更严重将在壬癸日死亡。治疗时，应刺手少阴心经和手太阳小肠经。

脾脏发生热病，先感觉头重，面颊痛，心烦，额部发青，欲呕，身热。当热邪入脏，与正气相争时，则腰痛不可以俯仰，腹部胀满而泄泻，两颌部疼痛，逢到甲乙日木旺时，则因土受木克而病重，若逢戊己日土旺时，便大汗出而热退，若邪气胜脏，病更严重，就会在甲乙日死亡。治疗时，刺足太阴脾经和足阳明胃经。

肺脏发生热病，先感到体表淅淅然寒冷，毫毛竖立，畏恶风寒，舌上发黄，全身发热。当热邪入脏，与正气相争时，则气喘咳嗽，疼痛走窜于胸膺背部，不能太息，头痛得很厉害，汗出而恶寒，逢丙丁日火旺时，则因金受火克而病重，若逢庚辛日金旺时，便大汗出而热退，若邪气胜脏，病更严重，就会在丙丁日死亡。治疗时，刺手太阴肺经和手阳明大肠经，刺出其血如大豆样大，则热邪去而经脉和，病可立愈。

肾脏发生热病，先觉腰痛和小腿发酸，口渴得很厉害，频频饮水，全身发热。当邪热入脏，与正气相争时，则项痛而强直，小腿寒冷酸痛，足心发热，不欲言语。如果肾气上逆，则项痛头眩晕而摇动不定，逢利戊己日土旺时，则因水受土克而病重，若逢壬癸日水旺时，便大汗出而热退，若邪气胜脏，病更严重，就会在戊己日死亡。治疗时，刺足少阴肾经和足太阳膀胱经。以上所说的诸脏之大汗出，都是到了各脏器旺之日，正胜邪却，即大汗出而热退病愈。

肝脏发生热病，左颊部先见赤色；心脏发生热病，额部先见赤色；脾脏发生热病，鼻部先见赤色；肺脏发生热病，右颊部先见赤色，肾脏发生热病，颐部先见赤色。病虽然还没有发作，但面部已有赤色出现，就应予以刺治，这叫作"治未病"。热病只在五脏色部所在出现赤色，并未见到其他症状的，为病尚轻浅，若予以及时治疗，则至其当旺之，病即可愈；若治疗不当，应泻反补，应补反泻，就会延长病程，需通过3次当旺之日，始能病愈；若一再误治，势必使病情恶化而造成死亡。诸脏热病应当汗出的，都是至其当旺之日，大汗出而病愈。

凡治疗热病，应在喝些清凉的饮料，以解里热之后，再进行针刺，并且要病人衣服穿得单薄些，居住于凉爽的地方，以解除表热，如此使表里热退身凉而病愈。

热病先出现胸胁痛，手足躁扰不安的，是邪在足少阳经，应刺足少阳经以泻阳分之邪，补足太阴经以培补脾土，病重的就用"五十九刺"的方法。热病先手臂痛的，是病在上而发于阳，刺手阳明、太阴二经之穴，汗出则热止。热病开始发于头部的，是太阳为病，刺足太阳颈项部的穴位，汗出则热止。热病开始发于足胫部的，是病发于阳而始于下，刺足阳明经穴，汗出则热止。热病先出现身体重，骨节痛，耳聋，昏倦嗜睡的，是发于少阴的热病，刺足少阴经之穴，病重的用"五十九刺"的方法。热病先出现头眩晕昏冒而后发热，胸胁满的，是病发于少阳，并将传入少阴，使阴阳枢机失常，刺足少阴和足少阳二经，使邪从枢转而外出。

太阳经脉之病，赤色出现于颧骨部的，这是热病，着色泽尚未暗晦，病尚轻浅，至其当旺之时，可以得汗出而病愈。若同时又见少阴经的脉证，此为木盛水衰的死证，死期不过3天，这是因为热病已连于肾。少阳经脉之病，赤色出现于面颊的前方，这是少阳经脉热病，若色泽尚未暗晦，是病邪尚浅，至其当旺之时，可以得汗出而病愈。若同时又见少阴经的脉证，此为木盛水衰的死证，死期不过3天，这是因为热病已连于肾。少阳经脉之病，赤色出现于面颊的前方，这是少阳经脉热病，若色泽尚未暗晦，是病邪尚浅，至其当旺之时，可以得汗出而病愈。若同时又见少阴脉色现于颊部，是母胜其子的死证，其死期不过3天。

治疗热病的气穴：第3脊椎下方主治胸中的热病，第4脊椎下方主治膈中的热病，第5脊椎下方主治肝热病，第7脊椎下方主治肾热病。治疗热病，即取穴于上，以泻阳邪，当再取穴于下，以补阴气，在下取穴在尾骶骨处。项部第 3 椎以下凹陷处的中央部位是大椎穴，由此向下便是脊椎的开始。诊察面部之色，可以推知腹部疾病，如颊部赤色由下向上到颧骨部，为有"大瘕泄"病；见赤色自颊下行至颊车部，为腹部胀满；赤色见于颧骨后侧，为胁痛；赤色见于颊上，为病在膈上。

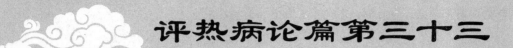

评热病论篇第三十三

概说

　　"评"，评论的意思。本篇对于阴阳交、风厥、劳风、肾风等四种属于热病的病证，从病名、症状、治法等方面进行了探讨，对于这些热病的病理变化和预后吉凶论述尤为详尽，所以名为"评热病论"。高世栻说："《热论》，论热病之在脉，《刺热》，论热病之先见，《评热》，论热病之变证。风厥，劳风，肾风，风水，皆热病之变，举而评之，故曰《评热病论》"。

　　本文列举了阴阳交、风厥、劳风、肾风四种有发热的疾病，阐明"发热"仅是一个症状，它可以发生在不同的热性疾病中，从而指出了热病的概念及其范围。此外又阐发了邪正斗争病理学说的基本精神，提出了"精胜邪却则病愈，邪胜精衰则病危"以及"邪之所凑，其气必虚"等病理学、发病学的理论观点，从而丰富了热病的辨证论治内容，并为运用理论于临床实际做出了典范。

原文

　　黄帝问曰：有病温者，汗出辄复热，而脉躁疾不为汗衰，狂言不能食，病名为何？岐伯对曰：病名阴阳交，交者死也。帝曰：愿闻其说。岐伯曰：人所以汗出者，皆生于谷，谷生于精。今邪气交争于骨肉而得汗者，是邪却而精胜也。精胜，则当能食而不复热，复热者邪气也，汗者精气也；今汗出而辄复热者，是邪胜也，不能食者，精无俾也，病而留者，其寿可立而倾也。且夫《热论》曰：汗出而脉尚躁盛者死。今脉不与汗相应，此不胜其病也，其死明矣。狂言者是失志，失志者死。今见三死，不见一生，虽愈必死也。

　　帝曰：有病身热汗出烦满，烦满不为汗解，此为何病？

　　岐伯曰：汗出而身热者，风也；汗出而烦满不解者，厥也，病名曰风厥。帝曰：

愿卒闻之。岐伯曰：巨阳主气，故先受邪，少阴与其为表里也，得热则上从之，从之则厥也。帝曰：治之奈何？岐伯曰：表里刺之，饮之服汤。

帝曰：劳风为病何如？岐伯曰：劳风法在肺下，其为病也，使人强上冥视，唾出若涕，恶风而振寒，此为劳风之病。帝曰：治之奈何？岐伯曰：以救俯仰。巨阳引精者三日，中年者五日，不精者七日，咳出青黄涕，其状如脓，大如弹丸，从口中若鼻中出，不出则伤肺，伤肺则死也。

帝曰：有病肾风者，面胕然壅，害于言，可刺不？岐伯曰：虚不当刺，不当刺而刺，后五日其气必至。帝曰：其至何如？岐伯曰：至必少气时热，时热从胸背上至头，汗出，手热，口干苦渴，小便黄，目下肿，腹中鸣，身重难以行，月事不来，烦而不能食，不能正偃，正偃则欬甚，病名曰风水，论在《刺法》中。

帝曰：愿闻其说。岐伯曰：邪之所凑，其气必虚，阴虚者，阳必凑之，故少气时热而汗出也。小便黄者，少腹中有热也。不能正偃者，胃中不和也。正偃则咳甚，上迫肺也。诸有水气者，微肿先见于目下也。帝曰：何以言？岐伯曰：水者阴也，目下亦阴也，腹者至阴之所居，故水在腹者，必使目下肿也。真气上逆，故口苦舌干，卧不得正偃，正偃则咳出清水也。诸水病者，故不得卧，卧则惊，惊则咳甚也。腹中鸣者，病本于胃也。薄脾则烦不能食，食不下者，胃脘隔也。身重难以行者，胃脉在足也。月事不来者，胞脉闭也，胞脉者属心而络于胞中，今气上迫肺，心气不得下通，故月事不来也。

帝曰：善。

通释

黄帝问道：有些患温热病的人，汗出之后总是复发热，其脉象躁乱疾数，病情没有因为出汗而得到减轻，且又出现语言狂乱，饮食不进等症状，这叫什么病呢？岐伯回答说：此病名叫阴阳交。阴阳交是一种死证。黄帝说：希望听听其中的道理。岐伯说：人体所以能够出汗，是由于有水谷所化生精微之气的支持，精气外达，便是汗液。邪气侵犯骨肉之处，与精气相交争而有汗液排出的，一般说来是邪气退而精气胜的表现。精气胜就应当能进饮食而不再发热，仍旧发热，说明邪气过盛。汗出，是精气胜邪。现在汗出而仍然发热不退，这是邪胜而精却的征象。邪胜伤胃，故不能进饮食，饮食不进则精气得不到补益而更虚，热邪留存不去，那么患者的寿命就不会长，很快便会发生危险。况且《灵枢·热病篇》早就说过：热病汗出之后，如果脉象仍然躁盛的是死证。现在患者的脉象与汗出之后的通常情况不相符合，这是精气衰竭，不能战胜病邪的反映，死亡的征象已经是很明显的了。至于言语狂乱，是神志受伤不能安藏的表现，神志不藏则反映了五脏精气衰败，也是属于死证。现在见到三种死候，却看不到一线生机，所以疾病尽管会出现一时的减轻，但结果还是要死亡的。

黄帝说：有患发热，汗出，烦闷症的，汗虽出而烦闷不除，这是什么病？岐伯说：发热出汗是由于感受风邪；汗虽出而烦闷不除，是肾气上逆的缘故，病名叫作"风厥"。黄帝说：希望听听其中详细的道理。岐伯说：太阳经主宰诸阳之气，为一身之表，所以风邪首先侵犯太阳。太阳与少阴相表里，少阴之气受太阳的影响而上逆，便成为风厥之证。黄帝说：怎样治疗呢？岐伯说：用针刺法泻太阳、补少阴，同时给予汤药内服，进行调理。

黄帝说：劳风病是怎样的呢？岐伯说：劳风病是因过分劳累，风邪侵入，其病患在于肺。它的症状是使人颈项牵强，头晕目眩，咳唾有痰，恶风而寒战。这就是劳风病。黄帝说：怎样治疗呢？岐伯说：主要的治法是调和经脉，通利肺气，使呼吸顺畅，俯仰自如。若治疗得当，则精气充足的青壮年患者，三天就可以痊愈，精气渐衰的中年患者，五天也可痊愈，而老年患者，由于真阴衰败，需要七天才能痊愈。病人即将痊愈之前，会咳吐出青黄色的痰涕，像脓一样的稠浊，甚至凝聚成如弹丸一样的块状，从口中或鼻中排出，这都是好的现象。若痰涕不能排出，便会损伤肺脏，肺伤则可以导致死亡。

黄帝说：有患肾风病的，面部瘣然浮肿，言语也受到妨害，这种病可以用刺法治疗吗？岐伯说。肾风病是由于肾虚感受风邪而得，既然是肾虚，就不该用针刺疗法。如果不当刺而误用针刺之法，五日之后病气必加重。黄帝说：病气加重的情况怎样呢？岐伯说：病气加重后，必然会出现少气乏力，时时发热，热势从胸背上至头部，出汗，手掌热，口干作渴，小便色黄，目下肿，腹中鸣，身体沉重，行动困难，月经不来，胸中烦闷，不能进食，不能仰卧，仰卧则咳嗽。此病又叫风水，在《刺法》中有详细的论述。

黄帝说：希望听听其中的道理。岐伯说：凡是邪气侵犯的地方，必先由于那里的精气亏虚。肾为阴脏，风属阳邪，今肾脏不足，风阳便乘虚而入，于是就会出现上面所说的少气，时热，出汗等症状。至于小便色黄，是因为少腹中有热；不能仰卧，是由于胃中不和；仰卧就咳嗽，是水气上逆迫肺的缘故。凡水气为患的病人，一般先出现目下微肿。黄帝说：为什么呢？岐伯说：水为阴邪，目下是属于阴的部位，腹部又是至阴所在之处，同类相求，所以腹中有水，必使目下浮肿。脏真之气挟火上逆，便会出现口苦舌干；水气上逆于胃，胃中膜胀不和，便不能仰卧。仰卧时水气上逆，故咳出清水。因此，凡是水气为患的病人，都是不能仰卧的，仰卧时水气上凌于心则惊悸不安，惊悸则水气上迫于肺则咳嗽加剧。至于腹中鸣响，这是水在胃中的关系。如果水气搏于脾，使运化水谷的功能减弱，就会出现烦闷而不思饮食。若饮食不下的，是胃脘为水邪阻隔的表现。身重行动困难，是因为水邪犯胃，阻滞经脉，使胃脉不能正常行于足部所致。妇女月经不来，是因为水邪充塞，胞脉受阻。胞脉是隶属于心而下络子宫的，子宫借心血下通而为月经，今水气上逆迫肺，使心气不得借助肺气以下通，胞血失其资源，故月经就不来了。黄帝说：讲得好！

逆调论篇第三十四

概说

　　调，和也、顺也。逆调，即逆其和顺，不协调之意。由于本篇主要讨论因阴阳、水火，营卫之气逆调所形成的内热、里寒、肉烁、骨痹、肉苛诸证，以及经脉脏气逆调所致的逆气喘息等几种病变，故名"逆调论"。

　　本篇的主题思想，是通过对内热、内寒、肉烁、骨痹、肉苛以及不得卧等病症的讨论，阐明了人体内部阴阳、气血失调或营卫不和，是导致脏腑气机失常，阴阳气血逆乱，引起人体发病的根本原因。正如张隐庵说："调，和也，顺也。言人之阴阳水火，营卫气血，表里上下，皆当和调，逆调则为病矣。"

原文

　　黄帝问曰：人身非常温也，非常热也，为之热而烦满者何也？岐伯对曰：阴气少而阳气胜，故热而烦满也。帝曰：人身非衣寒也，中非有寒气也，寒从中生者何？岐伯曰：是人多痹气也，阳气少，阴气多，故身寒如从水中出。

　　帝曰：人有四支热，逢风寒如炙如火者，何也？岐伯曰：是人者，阴气虚，阳气盛，四支者阳也，两阳相得，而阴气虚少，少水不能灭盛火，而阳独治，独治者不能生长也，独胜而止耳，逢风而如炙如火者，是人当肉烁也。

　　帝曰：人有身寒，汤火不能热，厚衣不能温，然不冻栗，是为何病？岐伯曰：是人者，素肾气胜，以水为事；太阳气衰，肾脂枯不长；一水不能胜两火，肾者水也，而生于骨，肾不生，则髓不能满，故寒甚至骨也。所以不能冻栗者，肝一阳也，心二阳也，肾孤藏也，一水不能胜二火，故不能冻栗，病名曰骨痹，是人当挛节也。

　　帝曰：人之肉苛者，虽近衣絮，犹尚苛也，是谓何疾？岐伯曰：荣气虚卫气实也，荣气虚则不仁，卫气虚则不用，荣卫俱虚，则不仁且不用，肉如故也，人身与志不相有，曰死。

帝曰：人有逆气不得卧而息有音者；有不得卧而息无音者；有起居如故而息有音者；有得卧，行而喘者；有不得卧，不能行而喘者；有不得卧，卧而喘者；皆何藏使然？愿闻其故。岐伯曰：不得卧而息有音者，是阳明之逆也，足三阳者下行，今逆而上行，故息有音也。阳明者，胃脉也，胃者六府之海，其气亦下行，阳明逆不得从其道，故不得卧也。《下经》曰：胃不和则卧不安。此之谓也。夫起居如故而息有音者，此肺之络脉逆也，络脉不得随经上下，故留经而不行，络脉之病人也微，故起居如故而息有音也。夫不得卧，卧则喘者，是水气之客也，夫水者，循津液而流也，肾者水藏，主津液，主卧与喘也。

帝曰：善。

黄帝问道：人体并不是因增添衣服而温，也不是由衣服增添而发热，但却发热而烦闷，这是什么原因呢？岐伯回答说：这是因为阴气少而阳气偏胜，阳胜则热，热盛于内，所以身热而心里烦闷。黄帝说：人体不是因为衣服单薄而感觉寒冷，也不是感受了外来寒邪，但觉寒冷像从身体内部产生，这是什么原因呢？岐伯回答说：这是病人本身的气血运行不畅而痹着，阳气虚而阴气盛，阴胜则寒，寒盛于内，所以身体怕冷好像刚从冷水里出来时一样。

黄帝问：有的人四肢发热，遇到风寒，更觉得如热熏火烧一样，这是什么缘故呢？岐伯说：这种人阴气不足，阳气偏盛。四肢属阳，风邪亦属阳，四肢感受风邪，使阳气更亢盛，阴气更虚少，衰少的阴气不能熄灭亢盛的阳火，致使阳气独旺于身。阳气独盛则阴气不能生长，因为阳气独盛则生机熄灭。四肢发热，遇风更觉得如热熏火烧的，这种人必定会使肌肉逐渐消瘦干枯。

黄帝问：有的人身体寒冷，即使用热水温熨、火烤也不能使之热，多穿衣服也不能使之温，但并不发生寒战，这是什么病呢？岐伯说：这种人素体肾气偏胜，因长期接触水湿环境，致使太阳经气虚衰，肾脂得不到阳气的温煦而枯耗不长。肾是水脏，主生长骨髓，肾的脂膏不生，则骨髓不能充满，所以感到寒冷入骨。病人之所以不发生寒战，是因为肝为一阳，心为二阳，独肾一脏属阴，一个肾水不能制胜心肝二阳之火，所以病人虽然寒冷而不发生颤抖，这种病名叫骨痹，病人应当出现骨节拘挛的症状。

黄帝问：有的人皮肤肌肉麻木沉重，即使穿了棉衣，仍旧麻木不减，这叫什么病？岐伯说：这是营气和卫气虚弱的缘故。营气虚弱，就会使肌肤麻木不仁；卫气虚弱，就会使肌肉沉重，肢体不能举动；营卫俱虚，就会使肌肤麻木不仁，肢体又不能举动，肌肉更加麻木沉重。若此病发展到人的形体活动与意志不相适应，就要死亡了。

黄帝说：人病气逆，有的不能安卧而呼吸有声；有的不能安卧而呼吸无声；有的起居如常而呼吸有声；有的能够安卧，行动则气喘；有的不能安卧，也不能行动而气喘；有的不能安卧，卧则气喘。是哪些脏腑发病，使之这样呢？我想知道是什么缘故。岐伯说：不能安卧而呼吸有声的，是阳明经脉之气上逆。足三阳的经脉，从头到足，都是下行的，现在足阳明经脉之气上逆而行，所以呼吸不利而有声。阳明是胃脉，胃是六腑之海，胃气亦以下行为顺，若阳明经脉之气逆，胃气便不得循常道而下行，所以不能平卧。《下经》所云，"胃不和则卧不安"就是这个意思。若起居如常而呼吸有声的，这是由于肺之脉络不顺，络脉不能随着经脉之气上下，故其气留置于经脉而不行于络脉。但络脉生病是比较轻微的，所以虽呼吸不利有声，但起居如常。若不能安卧，卧则气喘的，是由于水气侵犯所致。水气是循着津液流行的道路而流动的。肾是水脏，主持津液，如肾病不能主水，水气上逆而犯肺，则人即不能平卧而气喘。黄帝说：好。

疟论篇第三十五

概说

　　本文论述了疟疾的病因，病机，症状，分类，治疗原则和针刺方法，是讨论疟疾的专篇，故名"疟论"。

　　黄帝问曰：夫痎疟皆生于风，其发作有时者何也？岐伯对曰：疟之始发也，先起于毫毛，伸欠乃作，寒慄鼓颔，腰脊俱痛，寒去则内外皆热，头痛如破，渴欲冷饮。

　　帝曰：何气使然？愿闻其道。岐伯曰：阴阳上下交争，虚实更作，阴阳相移也。阳并于阴，则阴实而阳虚，阳明虚，则寒慄鼓颔也；巨阳虚，则腰背头项痛；三阳俱虚，则阴气胜，阴气胜则骨寒而痛；寒生于内，故中外皆寒；阳盛则外热，阴虚则内热，外内皆热则喘而渴，故欲冷饮也。

　　此皆得之夏伤于暑，热气盛，藏于皮肤之内，肠胃之外，此荣气之所舍也。此令人汗空疏，腠理开，因得秋气，汗出遇风，及得之以浴，水气舍于皮肤之内，与卫气并居。卫气者，昼日行于阳，夜行于阴，此气得阳而外出，得阴而内薄，内外相薄，是以日作。

　　帝曰：其间日而作者何也？岐伯曰：其气之舍深，内薄于阴，阳气独发，阴邪内著，阴与阳争不得出，是以间日而作也。

　　帝曰：善。其作日晏与其日早者，何气使然？岐伯曰：邪气客于风府，循膂而下，卫气一日一夜大会于风府，其明日日下一节，故其作也晏，此先客于脊背也。每至于风府则腠理开，腠理开则邪气入，邪气入则病作，以此日作稍益晏也。其出于风府，日下一节，二十五日下至骶骨，二十六日入于脊内，注于伏膂之脉，其气上行，九日出于缺盆之中，其气日高，故作日益早也。其间日发者，由邪气内薄于五藏，横连募原也。其道远，其气深，其行迟，不能与卫气俱行，不得皆出，故间日乃作也。

帝曰：夫子言卫气每至于风府，腠理乃发，发则邪气入，入则病作。今卫气日下一节，其气之发也不当风府，其日作者奈何？岐伯曰：此邪气客于头项循膂而下者也，故虚实不同，邪中异所，则不得当其风府也。故邪中于头项者，气至头项而病；中于背者，气至背而病；中于腰脊者，气至腰脊而病；中于手足者，气至手足而病。卫气之所在，与邪气相合，则病作。故风无常府，卫气之所发，必开其腠理，邪气之所合，则其府也。

帝曰：善。夫风之与疟也，相似同类，而风独常在，疟得有时而休者何也？岐伯曰：风气留其处，故常在；疟气随经络沉以内薄，故卫气应乃作。

帝曰：疟先寒而后热者，何也？岐伯曰：夏伤于大暑，其汗大出，腠理开发，因遇夏气凄沧之水寒，藏于腠理皮肤之中，秋伤于风，则病成矣。夫寒者，阴气也，风者，阳气也，先伤于寒而后伤于风，故先寒而后热也，病以时作，名曰寒疟。

帝曰：先热而后寒者，何也？岐伯曰：此先伤于风而后伤于寒，故先热而后寒也，亦以时作，名曰温疟。其但热而不寒者，阴气先绝，阳气独发，则少气烦冤，手足热而欲呕，名曰瘅疟。

帝曰：夫经言有余者泻之，不足者补之。今热为有余，寒为不足。夫疟者之寒，汤火不能温也，及其热，冰水不能寒也，此皆有余不足之类。当此之时，良工不能止，必须其自衰，乃刺之，其故何也？愿闻其说。

岐伯曰：经言无刺熇熇之热，无刺浑浑之脉，无刺漉漉之汗，故为其病逆，未可治也。夫疟之始发也，阳气并于阴，当是之时，阳虚而阴盛，外无气，故先寒慄也。阴气逆极，则复出之阳，阳与阴复并于外，则阴虚而阳实，故先热而渴。夫疟气者，并于阳则阳胜，并于阴则阴胜，阴胜则寒，阳胜则热。疟者，风寒之气不常也，病极则复。至病之发也，如火之热，如风雨不可当也。故经言曰：方其盛时必毁，因其衰也，事必大昌，此之谓也。夫疟之未发也，阴未并阳，阳未并阴，因而调之，真气得安，邪气乃亡，故工不能治其已发，为其气逆也。

帝曰：善。攻之奈何？早晏何如？岐伯曰：疟之且发也，阴阳之且移也，必从四末始也。阳已伤，阴从之，故先其时坚束其处，令邪气不得入，阴气不得出，审候见之，在孙络盛坚而血者皆取之，此真往而未得并者也。

帝曰：疟不发，其应何如？岐伯曰：疟气者，必更盛更虚，当气之所在也，病在阳，则热而脉躁；在阴，则寒而脉静；极则阴阳俱衰，卫气相离，故病得休；卫气集，则复病也。

帝曰：时有间二日或至数日发，或渴或不渴，其故何也？岐伯曰：其间日者，邪气与卫气客于六府，而有时相失，不能相得，故休数日乃作也。疟者，阴阳更胜也，或甚或不甚，故或渴或不渴。

帝曰：论言夏伤于暑，秋必病疟。今疟不必应者，何也？岐伯曰：此应四时者也。其病异形者，反四时也。其以秋病者寒甚，以冬病者寒不甚，以春病者恶风，以夏病者多汗。

帝曰：夫病温疟与寒疟而皆安舍，舍于何藏？岐伯曰：温疟者，得之冬中于风，寒气藏于骨髓之中，至春则阳气大发，邪气不能自出，因遇大暑，脑髓烁，肌肉消，腠理发泄，或有所用力，邪气与汗皆出，此病藏于肾，其气先从内出之于外也。如是者，阴虚而阳盛，阳盛则热矣，衰则气复反入，入则阳虚，阳虚则寒矣，故先热而后寒，名曰温疟。

帝曰：瘅疟何如？岐伯曰：瘅疟者，肺素有热。气盛于身，厥逆上冲，中气实而不外泄，因有所用力，腠理开，风寒舍于皮肤之内、分肉之间而发，发则阳气盛，阳气盛而不衰则病矣。其气不及于阴，故但热而不寒，气内藏于心，而外舍于分肉之间，令人消烁脱肉，故命曰瘅疟。帝曰：善。

通释

黄帝问道：疟疾大多是由于感受风邪引起的，它休止与发作均有时间性，这是为什么？岐伯答道：疟疾开始发作的时候，先表现毫毛竖立，继而伸懒腰，打哈欠，恶寒战栗，两颌鼓动，腰脊疼痛；恶寒阶段过去以后，则表现内外皆热，头痛如裂，渴喜冷饮。

黄帝说：这是什么原因呢？我想听听其中的道理。岐伯说：这是由于阴阳上下交争，虚实交替发作，阴阳相互移易所致。阳气并入阴分，则阴气实而阳气虚，阳明经气虚则恶寒战栗，两颌鼓动；太阳经气虚，则腰背头项疼痛；三阳经气都虚，则阴气更盛，阴气盛则骨节寒冷而痛，这种寒冷的表现是由内在因素决定的，阳气虚于外则外寒，阴气盛于内则内寒，故内外皆寒。阳气盛则外热，阴气虚则内热，故内外皆热。热盛则呼吸喘促而渴，甚至想喝冷饮。

这都是因为夏季伤于暑邪，以其邪热亢盛，而伏藏于皮肤之内，肠胃之外，营气、卫气所留居的处所。由于暑热内伏，使人毛孔疏松，腠理开泄，到了秋天气候清肃，加上汗出遇到凉风，或洗澡时感受水气，使风邪与水气停留于皮肤之内，与卫气相合。而卫气是白天行于阳分，夜间行于阴分的，因此，邪气也随着卫气外出于阳，内搏于阴，邪气与正气内外相搏，而致每日有规律的发作。

黄帝说：疟疾有隔日发作，为什么？岐伯说：因为邪气舍留之处较深，向内迫近于阴分，致使阳气独行于外，而阴分之邪留着于里，阴与阳相争而不能即出，所以隔1天才发作1次。

黄帝说：讲得好！疟疾发作的时间，有逐日推迟，或逐日提前的，是什么缘故？岐伯说：邪气从风府穴侵入后，循脊骨逐日逐节下移，卫气是1个昼夜会于风府，而邪气却每日向下移行一节，所以其发作时间也就1天迟1天，这是由于邪气先侵袭于脊骨的关系。每当卫气会于风府时，则腠理开发，腠理开发则邪气侵入，邪气侵入与卫气交争，病就发作，因邪气日下一节，所以发病时间就日益推迟了。这种邪气侵袭风府，逐日下移1节而发病的，约经25天，邪气下行至骶骨；26天，又入于脊内，而流注于伏膂脉；再沿冲脉上行，至9天上至于缺盆之中。因为邪气日渐上升，所以发病的时间也就1天早1天。至于隔1天发病1次的，是因为邪气内迫于五脏，横连于膜原，它所行走的道路较远，邪气深藏，循行迟缓，不能和卫气并行，邪气与卫气不得同时皆出，所以隔1天才能发作1次。

黄帝说：您说卫气每至于风府时，腠理开发，邪气乘机袭入，邪气入则病发作。现在又说卫气与邪气相余的部位每日下行1节，那么发病时，邪气就不恰在于风府，而能每日发作1次，是何道理？岐伯说：以上是指邪气侵入于头项，循着脊骨而下者说的，但人体各部分的虚实不同，而邪气侵犯的部位也不一样，所以邪气所侵，不一定都在风府穴处。例如：邪中于头项的，卫气行至头顶而病发；邪中于背部的，卫气行至背部而病发；邪中于腰脊的，卫气行至腰脊而病发；邪中于手足的，卫气行至手足而病发；凡卫气所行之处，和邪气相合，那病就要发作。所以说风邪侵袭人体没有一定的部位，只要卫气与之相应，腠理开发，邪气得以凑合，这就是邪气侵入的地方，也就是发病的所在。

黄帝说：讲得好！风病和疟疾相似而同属一类，为什么风病的症状持续常在，而疟疾却发作有休止呢？岐伯说：风邪为病是稽留于所中之处，所以症状持续常在；疟邪则是随着经络循行，深入体内，必须与卫气相遇，病才发作。

黄帝说：疟疾发作先寒后热的原因是什么？岐伯说：夏天感受酷暑，汗大出而腠理开发，此时如遇微寒水湿之气，则邪伏于腠理皮肤之内，到了秋天又为风邪所伤，疟疾就形成了。因为水寒是一种阴气，风邪是一种阳气。病先伤于水寒之气，后伤于风邪，所以先寒而后热，且发作有一定时间性，名叫寒疟。

黄帝说：先热后寒的原因是什么？岐伯说：这是先伤于风邪，而后伤于水寒之气，所以先热而后寒，发作也有时间性，名叫温疟。如果只发热而不恶寒，这是由于阴气先亏损于内，阳气独亢于外，表现少气烦闷，手足发热而恶心欲吐的症状，名叫瘅疟。

黄帝说：医经上说有余的应当泻，不足的应当补。今发热是有余，发冷是不足。而疟疾的寒冷，虽然用热水或向火，亦不能使之温暖，及至发热，即使用冰水，也不能使之凉爽。这些寒热都是有余不足之类。但当其发冷、发热的时候，良医也无法制止，必须待其病势自行衰退之后，才可以施用刺法治疗，这是什么缘故？请你告诉我。

岐伯说：医经上说过，有高热时不能刺，脉搏纷乱时不能刺，汗出不止时不能刺，因为这正当邪盛气逆的时候，所以未可立即治疗。疟疾刚开始发作，阳气并于阴分，此时阳虚而阴盛，外表阳气虚，所以先寒冷发抖；至阴气逆乱已极，势必复出于阳分，于是阳气与阴气相并于外，此时阴分虚而阳分实，所以先热而口渴。因为疟疾并与阳分，则阳气胜，并于阴分，则阴气胜；阴气胜则发寒，阳气胜则发热。由于疟疾感受的风寒之气变化无常，所以其发作至阴阳之气俱逆极时，则寒热休止，停一段时间，又重复发作。当其病发作的时候，像火一样的猛烈，如狂风暴雨一样迅不可当。所以《医经》上说：当邪气盛极的时候，不可攻邪，攻之则正气也必然受伤，应该乘邪气衰退的时候而攻之，必然获得成功，便是这个意思。因此治疗疟疾，应在未发的时候，阴气尚未并于阳分，阳气尚未并于阴分，便进行适当的治疗，则正气不至于受伤，而邪气可以消灭。所以医生不能在疟疾发病的时候进行治疗，就是因为此时正当正气和邪气交争逆乱的缘故。

黄帝说：讲得好！疟疾究竟怎样治疗？时间的早晚应如何掌握？岐伯说：疟疾将发，正是阴阳将要相移之时，它必从四肢开始。若阳气已被邪伤，则阴分也必将受到邪气的影响，所以只有在未发病之先，缚其四肢末端，使邪气不得入，阴气不得出，两者不能相移；缚以后，审察络脉的情况，见其孙络充实而郁血的部分，都要刺出其血，这是当真气尚未与邪气相并之前的一种"迎而夺之"的治法。

黄帝说：疟疾在不发作的时候，它的情况应该怎样？岐伯说：疟邪留舍于人体，必然会表现或实或虚的更替状态，这是由病气和卫气的所在部位所决定的。如邪正交争在阳分，则表现发热而脉躁；邪正交争在阴分，则表现恶寒而脉静；病到极期，则阴阳二气都已衰惫，卫气和邪气相离，所以疟疾就停止发作；若卫气与邪气再度结合时，则病就又要复发了。

黄帝说：有的疟疾隔2天，或隔数日而发作1次，发作时有的口渴，有的不渴这是什么原因？岐伯说：疟疾之所以隔日而发，是因为邪气客于六腑的膜原，卫气亦因之入内与邪气相会，然而有时因失掉时机，不能每日相会，故有的隔一天，有的隔数日才能发作。疟疾病是由于阴阳更替相胜，阳胜阴虚则热盛而渴，阴胜阳虚则寒甚而不渴，所以有的口渴，有的不渴。

黄帝说：医经上讲夏伤于暑，秋必病疟，而现在有些疟疾的发生，与此理论并不符合，是什么原因呢？岐伯说：夏伤于暑，秋必病疟，是指与四时相应的发病规律，但有些疟疾的表现与一般不同，却与四时发病规律相反，如发于秋天的恶寒较重；发于冬天的恶寒较轻；发于春天的恶风；发于夏天的多汗。

黄帝说：有病温疟和寒疟，邪气如何侵入？逗留在哪一脏？岐伯说：温疟是由于冬天感受风寒，邪气留藏在骨髓之中，虽到春天阳气生发活泼，邪气仍不能自行外出，乃至夏天，因夏热炽盛，使人精神倦怠，脑髓消烁，肌肉消瘦腠理发泄，皮肤空疏，或由于劳力过甚，邪气才乘虚与汗一齐外出。这种病邪原是伏藏于肾，故其发作时，是邪气从内而外。这样的病，阴气先虚，而阳气偏盛，阳盛就发热，热极之时，则邪气又回入于阴，邪入于阴则阳气又虚，阳气虚便出现寒冷，所以这种病是先热而后寒，名叫温疟。

黄帝说：瘅疟的情况怎样？岐伯说：瘅疟是由于肺脏素来有热，肺气壅盛，气逆而上冲，以致胸中气实，不能发泄，适因劳力之后，腠理开泄，风寒之邪便乘机侵袭于皮肤之内、肌肉之间而发病，发病则阳气偏盛，阳气盛而不见衰减，于是病就但热不寒了。为什么不寒？因邪气不入于阴分，所以但热而不恶寒，这种病邪内伏于心脏，而外出则流连于肌肉之间，能使人肌肉瘦削，所以名叫瘅疟。黄帝说：讲得好！

刺疟篇第三十六

概说

　　本文论述了十二种疟疾的症状和治疗方法，重点在如何以针刺治疗疟疾，故篇名为"刺疟"。

原文

　　足太阳之疟，令人腰痛头重，寒从背起，先寒后热，熇熇暍暍然，热止汗出，难已，刺郄中出血。

　　足少阳之疟，令人身体解㑊，寒不甚，热不甚，恶见人，见人心惕惕然，热多汗出甚，刺足少阳。

　　足阳明之疟，令人先寒，洒淅洒淅，寒甚久乃热，热去汗出，喜见日月光火气，乃快然，刺足阳明跗上。

　　足太阴之疟，令人不乐，好太息，不嗜食，多寒热汗出，病至则善呕，呕已乃衰，即取之。

　　足少阴之疟，令人呕吐甚，多寒热，热多寒少，欲闭户牖而处，其病难已。

　　足厥阴之疟，令人腰痛少腹满，小便不利，如癃状，非癃也，数便，意恐惧，气不足，腹中悒悒，刺足厥阴。

　　肺疟者，令人心寒，寒甚热，热间善惊，如有所见者，刺手太阴阳明。

　　心疟者，令人烦心甚，欲得清水，反寒多，不甚热，刺手少阴。

　　肝疟者，令人色苍苍然，太息，其状若死者，刺足厥阴见血。

　　脾疟者，令人寒，腹中痛，热则肠中鸣，鸣已汗出，刺足太阴。

　　肾疟者，令人洒洒然，腰脊痛，宛转，大便难，目眴眴然，手足寒，刺足太阳少阴。

　　胃疟者，令人且病也，善饥而不能食，食而支满腹大，刺足阳明太阴横脉出血。

疟发身方热，刺跗上动脉，开其空，出其血，立寒。疟方欲寒，刺手阳明太阴、足阳明太阴。疟脉满大急，刺背俞，用中针，傍伍胠俞各一，适肥瘦出其血也。疟脉小实急，灸胫少阴，刺指井。疟脉满大急，刺背俞，用五胠俞背俞各一，适行至于血也。

疟脉缓大虚，便宜用药，不宜用针。凡治疟，先发如食顷乃可以治，过之则失时也。诸疟而脉不见，刺十指间出血，血去必已，先视身之赤如小豆者尽取之。十二疟者，其发各不同时，察其病形，以知其何脉之病也。先其发时如食顷而刺之，一刺则衰，二刺则知，三刺则已；不已，刺舌下两脉出血，不已，刺郄中盛经出血，又刺项已下侠脊者必已。舌下两脉者，廉泉也。

刺疟者，必先问其病之所先发者，先刺之。先头痛及重者，先刺头上及两额两眉间出血。先项背痛者，先刺之。先腰脊痛者，先刺郄中出血。先手臂痛者，先刺手少阴阳明十指间。先足胫痠痛者，先刺足阳明十指间出血。风疟，疟发则汗出恶风，刺三阳经背俞之血者。骱痠痛甚，按之不可，名曰胕髓病，以镵针针绝骨出血，立已。身体小痛，刺至阴，诸阴之井无出血，间日一刺。疟不渴，间日而作，刺足太阳；渴而间日作，刺足少阳；温疟汗不出，为五十九刺。

通释

足太阳经的疟疾，使人腰痛头重，寒冷从脊背而起先寒后热，热势很盛，热止汗出，这种疟疾，不易痊愈，治疗方法，刺委中穴出血。

足少阳经的疟疾，使人身倦无力，恶寒发热都不甚厉害，怕见人，看见人就感到恐惧，发热的时间比较长，汗出亦很多，治疗方法，刺足少阳经。

足阳明经的疟疾，使人先觉怕冷，逐渐恶寒加剧，很久才发热，退热时便汗出，这种病人，喜欢亮光，喜欢向火取暖，见到亮光及火气，就感到爽快，治疗方法为刺足阳明经足背上的冲阳穴。

足太阴经的疟疾，使人闷闷不乐，时常要叹息，不想吃东西，多发寒热，汗出亦多，病发作时容易呕吐，吐后病势减轻，治疗方法，取足太阴经的孔穴。

足少阴经的疟疾，使人发生剧烈呕吐，多发寒热，热多寒少，常常喜欢紧闭门窗而居，这种病不易痊愈。

足厥阴经的疟疾，使人腰痛，少腹胀满，小便不利，似乎癃病，而实非癃病，只是小便频数不爽，病人心中恐惧，气分不足，腹中郁滞不畅，治疗方法为刺足厥阴经。

肺疟，使人心里感到发冷，冷极则发热，发热的时候容易发惊，好像见到了可怕的事物，治疗方法，刺列缺、合谷两穴。

心疟，使人心中烦热得很厉害，想喝冷水，但身上反觉寒多而不太发热，治疗方法，刺手少阴心经的神门穴。

肝疟，使人面色苍青，时欲太息，厉害的时候，形状如死，治疗方法为刺足厥阴肝经太冲穴出血。

脾疟，使人发冷，腹中痛，待到发热时，则脾气行而肠中鸣响，肠鸣后阳气外达而汗出。治疗方法为刺足太阴脾经商丘穴。

肾疟，使人洒淅寒冷，腰脊疼痛，难以转侧，大便困难，目眩，手足冷，治疗方法为刺足太阳、足少阴两经。

胃疟，发病时胃中有热，使人易觉饥饿，但又不能进食，进食就感到脘腹胀满膨大，治疗方法为取足阳明、足太阴两经横行的络脉，刺出其血。

治疗疟疾，在刚要发热的时候，刺足背上的动脉，开其孔穴，刺出其血，可立即热退身凉；如疟疾刚要发冷的时候可刺手阳明、太阴和足阳明、太阴的腧穴。如疟疾病人的脉搏满大而急，刺背部的腧穴，用中等针按五脏俞各取一穴，并根据病人形体的胖瘦，确定针刺出血的多少。如疟疾病人的脉搏小实而急的，灸足胫部的少阴经穴，并刺足指端的井穴；如疟疾病人的脉搏满大而急，刺背部腧穴，取五脏俞、背俞各一穴，并根据病人体质，刺之出血。

如疟疾病人的脉搏缓大而虚的，就应该用药治疗，不宜用针刺。大凡治疗疟疾，应在病没有发作之前约一顿饭的时候，予以治疗，过了这个时间，就会失去时机。凡疟疾病人脉沉伏不见的，急刺十指间出血，血出病必愈；若先见皮肤上发出像赤小豆的红点，应都用针刺去。上述12种疟疾，其发作各有不同的时间，应观察病人的症状，从而了解病属于哪一经脉。如在没有发作以前约一顿饭的时候就给予针刺，刺一次病势衰减，刺二次病就显著好转，刺三次病即痊愈；如不愈，可刺舌下两脉出血；如再不愈，可取委中血盛的经络，刺出其血，并刺项部以下夹脊两旁的经穴，这样，病一定会痊愈。上面所说的舌下两脉，就是指的廉泉穴。

凡刺疟疾，必先问明病人发作时最先感觉症状的部位，给予先刺。如先发头痛头重的，就先刺头上及两额、两眉间出血。先发项背痛的，就先刺颈项和背部。先发腰脊痛的，就先刺委中出血。先发手臂痛的，就先刺手少阴、手阳明的十指间的孔穴。先发足胫痛的，就先刺足阳明十趾间出血。风疟，发作时是汗出怕风，可刺三阳经背部的腧穴出血。小腿痛剧烈而拒按的，名叫胕髓病，可用镵针，刺绝骨穴出血，其痛可以立止。如身体稍感疼痛，刺至阴穴。但应注意，凡刺诸阴经的井穴，皆不可出血，并应隔日刺一次。疟疾口不渴而间日发作的，刺足太阳经；如口渴而间日发作的，刺足少阳经；温疟而汗不出的，用"五十九刺"的方法。

气厥论篇第三十七

概说

厥，逆也；本文论述了人体五脏六腑的寒热之邪互相转移，因此造成许多病变，其原因是脏腑之气的运行逆乱不顺。

原文

黄帝问曰：五藏六府，寒热相移者何？岐伯曰：肾移寒于肝，痈肿少气。脾移寒于肝，痈肿筋挛。肝移寒于心，狂隔中。心移寒于肺，肺消，肺消者饮一溲二，死不治。肺移寒于肾，为涌水，涌水者，按腹不坚，水气客于大肠，疾行则鸣濯濯如囊裹浆，水之病也。

脾移热于肝，则为惊衄。肝移热于心，则死。心移热于肺，传为鬲消。肺移热于肾，传为柔痓。肾移热于脾，传为虚，肠澼，死，不可治。

胞移热于膀胱，则癃溺血。膀胱移热于小肠，鬲肠不便，上为口糜。小肠移热于大肠，为虙瘕，为沉。大肠移热于胃，善食而瘦入，谓之食亦。胃移热于胆，亦曰食亦。胆移热于脑，则辛颎鼻渊，鼻渊者，浊涕下不止也，传为衄蔑瞑目，故得之气厥也。

通释

黄帝问道：五脏六腑的寒热互相转移的情况是怎样的？岐伯说：肾移寒于脾，则病痈肿和少气。脾移寒于肝，则痈肿和筋挛。肝移寒于心，则病发狂和胸中隔塞。心移寒于肺，则为肺消；肺消病的症状是饮水一分，小便要排二分，属无法治疗的死证。肺移寒于肾，则为涌水；涌水病的症状是腹部按之不甚坚硬，但因水气留居于大肠，故快走时肠中濯濯鸣响，如皮囊装水样，这是水气之病。

脾移热于肝，则病惊骇和鼻衄。肝移热于心，则引起死亡。心移热于肺，日久则为鬲消。肺移热于肾，日久则为柔痉。肾移热于脾，日久渐成虚损；若再患肠澼，便成为无法治疗的死症。

胞移热于膀胱，则小便不利和尿血。膀胱移热于小肠，使肠道隔塞，大便不通，热气上行，以至口舌糜烂。小肠移热于大肠，则热结不散，成为伏瘕，或为痔疮。大肠移热于胃，则使人饮食增加而体瘦无力，病称为食亦。胃移热于胆，也叫作食亦。胆移热于脑，则鼻梁内感觉辛辣而成为鼻渊，鼻渊症状，是常鼻流浊涕不止，日久可至鼻中流血，两目不明。以上各种病症，皆由于寒热之气厥逆，在脏腑中互相移传而引起的。

咳论篇第三十八

概说

咳，指咳嗽，本文专论咳嗽的原因、病机、症状、分类、治法，故篇名"咳论"。

原文

黄帝问曰：肺之令人咳，何也？岐伯对曰：五藏六府皆令人咳，非独肺也。帝曰：愿闻其状。岐伯曰：皮毛者，肺之合也，皮毛先受邪气，邪气以从其合也。其寒饮食入胃，从肺脉上至于肺，则肺寒，肺寒则外内合邪，因而客之，则为肺咳。五藏各以其时受病，非其时，各传以与之。人与天地相参，故五藏各以治时，感于寒则受病，微则为咳，甚者为泄为痛。乘秋则肺先受邪，乘春则肝先受之，乘夏则心先受之，乘至阴则脾先受之，乘冬则肾先受之。

帝曰：何以异之？岐伯曰：肺咳之状，而喘息有音，甚则唾血。心咳之状，则心痛，喉中介介如梗状，甚则咽肿喉痹。肝咳之状，咳则两胁下痛，甚则不可以转，转则两胠下满。脾咳之状，咳则右胁下下痛，阴阴引肩背，甚则不可以动，动则咳剧。肾咳之状，咳则腰背相引而痛，甚则咳涎。

帝曰：六府之咳奈何？安所受病？岐伯曰：五藏之久咳，乃移于六府。脾咳不已，则胃受之，胃咳之状，咳而呕，呕甚则长虫出。肝咳不已，则胆受之，胆咳之状，咳呕胆汁。肺咳不已，则大肠受之，大肠咳状，咳而遗失。心咳不已，则小肠受之，小肠咳状，咳而失气，气与咳俱失。肾咳不已，则膀胱受之，膀胱咳状，咳而遗溺。久咳不已，则三焦受之，三焦咳状，咳而腹满，不欲食饮，此皆聚于胃，关于肺，使人多涕唾而面浮肿气逆也。

帝曰：治之奈何？岐伯曰：治藏者治其俞，治府者治其合，浮肿者治其经。帝曰：善。

　　黄帝说：肺有病能使人咳嗽这是什么道理？岐伯答道：五脏六腑有病都能使人咳嗽，不单是肺的问题。黄帝说：我想听听咳嗽产生的情况。岐伯说：皮毛与肺相合，若皮毛感受了外邪，外邪可直接传给内合的肺脏。如果再吃了寒冷的饮食，则寒气经肺脉上达于肺，又引起肺寒，这样外在的寒邪与内在的寒饮共同侵犯于肺就形成了肺咳。一般地说，五脏是在各自所主的时令受病，如果咳嗽不是在肺所主的秋令发生，那么，其他时令的咳嗽则是五脏先受邪然后传给肺而产生的。人和自然界是相应的，故五脏在其所主的时令受了寒邪，便能得病，若轻微的，则发生咳嗽，严重的，寒气入里就成为腹泻、腹痛。所以当秋天的时候，肺先受邪；当春天的时候，肝先受邪；当夏天的时候，心先受邪；当长夏太阴主时，脾先受邪；当冬天的时候，肾先受邪。

　　黄帝说：这些咳嗽怎样鉴别呢？岐伯说：肺咳的症状，咳而气喘，呼吸有声，甚至唾血。心咳的症状，咳则心痛，喉中好像有东西梗阻一样，甚至咽喉肿痛闭塞。肝咳的症状，咳则两侧胁肋下疼痛，甚至痛得不能转侧，转侧则两胁下胀满。脾咳的症状，咳则右胁下疼痛，并隐隐然疼痛牵引肩背，甚至不可以动，一动就会使咳嗽加剧。肾咳的症状，咳则腰背互相牵引作痛，甚至咳吐痰涎。

　　黄帝说：六腑咳的症状如何？它是怎样形成的？岐伯说：五脏咳日久不愈，则传给六腑。如脾咳不愈，传于胃则为胃咳，胃咳的症状是，咳嗽合并呕吐，严重时会呕出蛔虫；肝咳不愈，传于胆则为胆咳，胆咳的症状是，咳嗽时会呕吐胆汁；肺咳不愈，传于大肠则为大肠咳，大肠咳的症状是，咳嗽的同时会遗出大便；心咳不愈传于小肠则为小肠咳，小肠咳的症状是，咳嗽时会矢气，即咳嗽与矢气同时发生；肾咳不愈，传于膀胱则为膀胱咳，膀胱咳的症状是咳嗽时小便失禁；久咳不愈，传于三焦则为三焦咳，三焦咳的症状是，咳嗽合并腹满，不想饮食。总之，咳嗽的发生都是邪气聚于胃，而关系到肺，故使人多涕唾，面部水肿，咳嗽气逆。

　　黄帝说：治疗的方法如何？岐伯说：治五脏的咳嗽，取用本经的腧穴；治六腑的咳嗽，取用本经的合穴；治咳而水肿的，取用有关脏腑的经穴。黄帝说：好！

举痛论篇第三十九

概说

举，列举或举例的意思。痛，即疼痛。由于本篇首论疼痛，故名"举痛论"。马莳说："首篇悉举诸痛以为问，故名篇。"又新校正说："所以名举痛之义未详，按本篇乃黄帝问五脏卒痛之疾，疑举乃卒字之误也。"吴崑据此将篇名改为"卒痛论"，并注："卒痛者，卒然而痛也，旧作举痛，误之矣。"

本篇是从十四种疼痛和九气为病两方面，说明无论是外邪伤人，或情志内变为病，关键皆在于气机失常，从而突出"百病皆生于气"的理论观点。

原文

黄帝问曰：余闻善言天者，必有验于人；善言古者，必有合于今；善言人者，必有厌于己。如此，则道不惑而要数极，所谓明也。今余问于夫子，令言而可知，视而可见，扪而可得，令验于己而发蒙解惑，可得而闻乎？岐伯再拜稽首对曰：何道之问也？

帝曰：愿闻人之五藏卒痛，何气使然？岐伯对曰：经脉流行不止，环周不休，寒气入经而稽迟，泣而不行，客于脉外则血少，客于脉中则气不通，故卒然而痛。

帝曰：其痛或卒然而止者，或痛甚不休者，或痛甚不可按者，或按之而痛止者，或按之无益者，或喘动应手者，或心与背相引而痛者，或胁肋与少腹相引而痛者，或腹痛引阴股者，或痛宿昔而成积者，或卒然痛死不知人，有少间复生者，或痛而呕者，或腹痛而后泄者，或痛而闭不通者，凡此诸痛，各不同形，别之奈何？

岐伯曰：寒气客于脉外则脉寒，脉寒则缩踡，缩踡则脉绌急，绌急则外引小络，故卒然而痛，得炅则痛立止，因重中于寒，则痛久矣。寒气客于经脉之中，与炅气相薄则脉满，满则痛而不可按也。寒气稽留，炅气从上，则脉充大而血气乱，故痛甚不可按也。寒气客于肠胃之间，膜原之下，血不得散，小络急引故痛，按之则血气散，故按之痛止。寒气客于侠脊之脉，则深按之不能及，故按之无益也。寒气客于冲脉，冲脉起于关元，随腹直上，寒气客则脉不通，脉不通则气因之，故喘动应手矣。寒气客于背俞之脉则脉泣，脉泣则血虚，血虚则痛，其俞注于心，故相引而痛，按之则热气至，热气至则痛止矣。寒气客于厥阴之脉，厥阴之脉者，络阴器系于肝，寒气客于脉中，则血泣脉急，故胁肋与少腹相引痛矣。厥气客于阴股，寒气上及少腹，血泣在下相引，故腹痛引阴股。寒气客于小肠膜原之间，络血之中，血泣不得注于大经，血气稽留不得行，故宿昔而成积矣。寒气客于五藏，厥逆上泄，阴气竭，阳气未入，故卒然痛死不知人，气复反则生矣。寒气客于肠胃，厥逆上出，故痛而呕也。寒气客于小肠，小肠不得成聚，故后泄腹痛矣。热气留于小肠，肠中痛，瘅热焦渴，则坚干不得出，故痛而闭不通矣。

帝曰：所谓言而可知者也。视而可见奈何？岐伯曰：五藏六府，固尽有部，视其五色，黄赤为热，白为寒，青黑为痛，此所谓视而可见者也。

帝曰：扪而可得奈何？岐伯曰：视其主病之脉，坚而血及陷下者，皆可扪而得也。

帝曰：善。余知百病生于气也。怒则气上，喜则气缓，悲则气消，恐则气下，寒则气收，炅则气泄，惊则气乱，劳则气耗，思则气结，九气不同，何病之生？

岐伯曰：怒则气逆，甚则呕血及飧泄，故气上矣。喜则气和志达，荣卫通利，故气缓矣。悲则心系急，肺布叶举，而上焦不通，荣卫不散，热气在中，故气消矣。恐则精却，却则上焦闭，闭则气还，还则下焦胀，故气不行矣。寒则腠理闭，气不行，故气收矣。炅则腠理开，荣卫通，汗大泄，故气泄。惊则心无所倚，神无所归，虑无所定，故气乱矣。劳则喘息汗出，外内皆越，故气耗矣。思则心有所存，神有所归，正气留而不行，故气结矣。

通释

黄帝问道：我听说，能议论自然界阴阳变化规律的，必然能验证于人体。能议论古代理论经验的，必然有合于现代。能议论人身的生理病理的，也必定联系自己的认识。只有这样，才能对一切事物无所疑惑，得其道理，才算是明达事理的人。现在我要向先生请教，能不能把你运用问诊、望诊、切诊方面的知识告诉我，使我有所体验，启发我的疑惑，可以听到你的见解吗？岐伯非常恭敬地回答说：你要问哪些道理呢？

黄帝说：我愿听你讲一讲，人的五脏突然疼痛，是什么邪气引起的？岐伯回答说：人体经脉中的气血是运行不止、循环不息的。如果寒邪侵入经脉，留而不去，就会使气血流行涩滞不畅。如寒邪侵袭于脉外，则气病影响于血，使血脉流行不畅而血少，若寒邪侵入脉中，则血病影响及气，脉气不能畅通，所以突然发生疼痛。

黄帝问道：有的疼痛忽然自行停止；有的疼痛剧烈而无休止；有的剧痛不可按；有的按之而痛止；有的按之无效，有的腹痛按之搏动应手；有的心与背牵引作痛；有的胁肋与少腹牵引作痛；有的腹痛牵引阴股；有的腹痛持久不愈而成积块，有的突然剧痛而致昏厥，少停片刻才苏醒，有的腹痛时作呕吐；有的腹痛大便泻泄，有的腹痛大便闭结不通。以上各种疼痛，症状都不相同，怎样去分辨呢？

岐伯回答说；寒邪侵犯于脉外，可使经脉受寒，脉寒则血行凝滞，经脉收缩，脉收缩则拘急，因此与在外的络脉相互牵引，所以突然疼痛。此时如果受到热气的温暖，则寒凝消散而经脉舒畅，疼痛便可立即停止。如若再重复感受寒邪，内伤阳气，气血瘀滞，疼痛就不易痊愈了。其痛甚不可按的，是寒邪侵入经脉之中，与原有的热气相互交迫，则血行阻滞而脉充满，脉中邪气实，所以痛甚不可按。若寒邪留止于脉中，血脉本身的热气为了抵御寒邪，则上而与寒邪相争，这样经脉充溢满大，气血逆乱，所以痛甚而不可按了。其按而痛止的，是寒邪侵入肠胃之间，膜原之下，以致络脉的血不能散行，小络拘急牵引作痛，这时如果揉按则可使气血散，所以按之则痛自止。其按之无益的，是寒邪侵入到侠脊之脉的深处，虽重按也不能达到病所，故按之无益。寒邪侵入冲脉，冲脉起于关元穴，随腹上行，遭受了寒邪的侵犯，则冲脉不能畅通，气也随之而上逆，所以按其腹部，就有搏动应手的感觉，心与背相引而痛的，是因为寒邪侵入背俞之脉，致使血脉凝涩，脉涩则血虚，血虚则疼痛，因为背俞内注于心，所以背与心相互牵引作痛。这种疼痛，如果用手按之，则气血得通而热气至，疼痛就能停止。胁肋与少腹相引而痛的，是寒邪侵入厥阴肝经之脉，厥阴脉绕阴器，抵少腹，上系于肝，寒邪侵入后，则血凝涩而脉紧急，所以胁肋和少腹相互牵引作痛。寒逆之气侵犯阴股，阴股为厥阴之脉所过之处，所以寒邪由阴股循经而上入少腹，致使血滞于下，相互牵引，所以腹痛时连及阴股。其痛久成积的，是因为寒气侵犯小肠膜原之间，络血之中，使小络血行凝滞，不能流注到大的经脉，由于气血留滞不行，所以日久逐渐形成积块。其卒然痛死的，是寒邪侵犯五脏，使五脏之气逆而上越，此时阴气已竭，而阳气又未能及时入内，因而突然痛死不知人事，若阳气复返，阴阳相济，即可苏醒。其痛而呕吐的，是寒邪侵犯肠胃，使肠胃之气上逆而不降，所以出现腹痛呕吐。其痛而泄下的，是寒气客于小肠，小肠不能容留水谷，进行消化吸收，所以发生腹痛大便泻泄；其痛而闭不通的，是因寒邪化热停留于小肠，由于热盛伤津，致使口舌干燥而渴，大便坚干不能出，所以腹痛而大便不通。

黄帝说：以上病情都是可以通过问诊知道的。至于通过望诊去了解是怎样的呢？

岐伯说：五脏六腑，在面部各有所主的部位，望面部的五色，可以推测病情。如果面部呈现黄赤色，是为有热，面部呈现出白色，是因为有寒，面部呈现出青黑色，是气血凝滞，常见于痛证。这就是可以通过望诊看到的。

黄帝问：通过切诊了解病情是怎样的呢？岐伯说：应诊其主病的经脉，如果坚实有力是邪气过盛；若络脉充盛而起，是血留不散；如经脉下陷，为气血不足。

黄帝说：好。我知道许多疾病的发生，都和气机运行紊乱有关。如大怒则气上逆，大喜则气缓散，悲哀则气消损，恐惧则气下沉，遇寒则气收敛，遇热则气外泄，受惊则气紊乱，过劳则气耗散，思虑太过则气留结。九气的病变各有不同，在临床上各有什么表现呢？岐伯回答说：大怒则使肝气上逆，气逆则血随，血为气所迫，严重时可出现呕血，如果肝气影响到脾胃的变化，还会发生腹泻。所以说"怒则气上"。喜乐则使心气和顺，志意畅达，营卫之气通利，若过喜则使心气涣散不收。所以说："喜则气缓"。悲哀太过则使心系急，肺叶张大上举，上焦之气不得宣通，荣卫之气不得布散，以至热郁于胸中，消烁正气，所以说"悲则气消"。恐惧则使肾之精气衰退，不能上交于心肺，以至上焦之气闭塞，上焦闭则气还归于下，气郁于下，则下焦胀满。所以说"恐则气下"。寒气能使人腠理闭塞，卫气不能宣达而闭于内，所以说"寒则气收"。热气能使人腠理开发，营卫大通，阳气随汗而外泄，所以说"热则气泄"。惊骇能使人心气无所依附，神亦失其归宿，思虑也不能决定，心气动荡而散乱，所以说："惊则气乱"。疲劳过度，能使人阳气外张，因此肺气不降而喘息，卫气不固则汗出，外内皆散越，久而使人正气耗损，所以说"劳则气耗"。思虑太过，精神高度集中，就使正气留结而不行。所以说"思则气结"。

腹中论篇第四十

概说

本文讨论了膨胀、血枯、伏梁、热中、消中、厥逆等病变的病因，症状以及治疗方面的问题，而这些病变都发生在腹中，故篇名叫"腹中论"。

原文

黄帝问曰：有病心腹满，且食则不能暮食，此为何病？岐伯对曰：名为鼓胀。帝曰：治之奈何？岐伯曰：治之以鸡矢醴，一剂知，二剂已。帝曰：其时有复发者何也？岐伯曰：此饮食不节，故时有病也。虽然其病且已，时故当病，气聚于腹也。

帝曰：有病胸胁支满者，妨于食，病至则先闻腥臊臭，出清液，先唾血，四支清，目眩，时时前后血，病名为何？何以得之？岐伯曰：病名血枯。此得之年少时，有所大脱血，若醉入房中，气竭肝伤，故月事衰少不来也。帝曰：治之奈何？复以何术？岐伯曰：以四乌贼骨一蘆茹二物并合之，丸以雀卵，大如小豆，以五丸为后饭，饮以鲍鱼汁，利肠中及伤肝也。

帝曰：病有少腹盛，上下左右皆有根，此为何病？可治不？岐伯曰：病名曰伏梁。帝曰：伏梁何因而得之？岐伯曰：裹大脓血，居肠胃之外，不可治，治之每切，按之致死。帝曰：何以然？岐伯曰：此下则因阴，必下脓血，上则迫胃脘，生鬲，侠胃脘内痈，此久病也，难治。居齐上为逆，居齐下为从，勿动亟夺，论在《刺法》中。

帝曰：人有身体髀股䯒皆肿，环脐而痛，是为何病？

岐伯曰：病名伏梁，此风根也。其气溢于大肠而著于肓，肓之原在脐下，故环脐而痛也，不可动之，动之为水溺涩之病。

帝曰：夫子数言热中消中，不可服高粱芳草石药，石药发瘨，芳草发狂。夫热中消中者，皆富贵人也，今禁高粱，是不合其心，禁芳草石药，是病不愈，愿闻其说。

岐伯曰：夫芳草之气美，石药之气悍，二者其气急疾坚劲，故非缓心和人，不可以服此二者。帝曰：不可以服此二者，何以然？岐伯曰：夫热气慓悍，药气亦然，二者相遇，恐内伤脾，脾者土也而恶木，服此药者，至甲乙日更论。

帝曰：善。有病膺肿颈痛胸满腹胀，此为何病？何以得之？岐伯曰：名厥逆。帝曰：治之奈何？岐伯曰：灸之则瘖，石之则狂，须其气并，乃可治也。帝曰：何以然？岐伯曰：阳气重上，有余于上，灸之则阳气入阴，入则瘖，石之则阳气虚，虚则狂；须其气并而治之，可使全也。

帝曰：善。何以知怀子之且生也？岐伯曰：身有病而无邪脉也。

帝曰：病热而有所痛者何也？岐伯曰：病热者，阳脉也，以三阳之动也，人迎一盛少阳，二盛太阳，三盛阳明，入阴也。夫阳入于阴，故病在头与腹，乃䐜胀而头痛也。帝曰：善。

通释

黄帝问道：有一种心腹胀满的病，早晨吃了饭晚上就不能再吃，这是什么病呢？岐伯回答说：这叫臌胀病。黄帝说：如何治疗呢？岐伯说：可用鸡矢醴来治疗，1剂就能见效，两剂病就好了。黄帝说：这种病有时还会复发是为什么呢？岐伯说：这是因为饮食不注意，所以病有时复发。这种情况多是正当疾病将要痊愈时，而又复伤于饮食，使邪气复聚于腹中，因此臌胀就会再发。

黄帝问道：有一种胸胁胀满的病，妨碍饮食，发病的时候先闻到有腥臊臭的气味，鼻流清涕、吐血、四肢寒冷、目眩晕、大小便经常失禁，这叫什么病？为什么会得这样的病？岐伯说：这种病叫作血枯，是在年少的时候有过大出血，或者在大醉的时候犯房事，使精气耗竭，肝脏损伤，以致月经衰少，甚至停止不来。黄帝问：怎样治疗呢？用什么方法恢复血气呢？岐伯说：用四分乌贼骨，一分芦茹，两种药合并研末，用麻雀蛋调和，制成像小豆那样大小的药丸，先吃药，后吃饭，用鲍鱼汁送服五丸，这样有利于治疗胁胀，还能补益受伤的肝脏。

黄帝问：有一种患少腹盛满的病，上下左右都有根底，这是什么病呢？可以治疗吗？岐伯说：这种病叫作伏梁。黄帝问：伏梁病是因为什么得的呢？岐伯说：少腹里裹着大脓血，生在肠胃外面，不易治疗，在治疗的时候，痛得厉害，如果按重了，可以致死。黄帝问：怎么会这样呢？岐伯说：这种病，重按了，向下就会伤二阴，必便脓血，向上就会迫胃至膈，使胃脘内生痈。这是根深蒂固的久病，是难治的。这种病，生在脐上，算是逆症；生在脐下，就是顺症，注意别屡屡劳动，详细的论述和记载在《刺法》里。

黄帝说：有人身体髀、股等部位都发肿，且环绕脐部疼痛，这是什么病呢？岐伯说：病的名字叫伏梁，这是由于宿受风寒所致。风寒之气充溢于大肠而留着于肓，肓的根源在脐下气海，所以绕脐而痛。这种病不可用攻下的方法治疗，如果误用攻下，就会发生小便涩滞不利的病。

黄帝说：先生屡次说患热中、消中病的，不能吃肥甘厚味，也不能吃芳香药草和金石药，因为金石药物能使人发癫，芳草药物能使人发狂。患热中、消中病的，多是富贵之人，现在如禁止他们吃肥甘厚味，则不适合他们的心理，不使用芳草石药，又治不好他们的病，这种情况如何处理呢？我愿意听听你的意见。岐伯说：芳草之气多香窜，石药之气多猛悍，这两类药物的性能都是疾坚劲的，若非性情和缓的人，不可以服用这两类药物。黄帝说：不可以服用这两类药物，是什么道理呢？岐伯说：因为这种人平素嗜食肥甘而生内热，热气本身是剽悍的，药物的性能也是这样，两者遇在一起，恐怕会损伤人的脾气，脾属木而恶土，所以服用这类药物，在甲日和乙日肝木主令时，病情就会更加严重。

黄帝说：讲得好！有一种患膺肿颈痛、胸满腹胀的，这是什么病？病是怎样得的？岐伯说：病名叫作厥逆。黄帝问：怎样治疗？岐伯说：用灸法就会失音，用砭法就会发狂，要等待它的上下之气交合，才可以进行治疗。黄帝问：为什么？岐伯说：阳气重则上部有余，假如再用灸法，那是以火济火，阳气就会进入阴部，阳气进入阴部就会发生失音的症状，用砭石刺之，阳气就会随刺外出，阳气外出，就会发生神志失常甚至发狂的症状，所以对这种病的处理，必须等待上下之气交合，然后治疗，才可以达到痊愈的目的。

黄帝说：好。妇女怀孕且要生产是如何知道的呢？岐伯说：其身体似有某些病的证候，但不见有病脉，就可以诊为妊娠。

黄帝说：有病发热而兼有疼痛的是什么原因呢？岐伯说：阳脉是主热证的，外感发热是三阳受邪，故三阳脉动甚。若人迎一倍于寸口，是病在少阳；大两倍于寸口，是病在太阳；大三倍于寸口，是病在阳明。三阳既毕，则传入于三阴。病在三阳，则发热头痛，今阳邪传入于三阴，故又出现腹部胀满，所以病人有腹胀和头痛的症状。
黄帝说：好。

刺腰痛篇第四十一

概说

本文讨论了各种腰痛病的针刺方法，故篇名"刺腰痛"。

原文

足太阳脉令人腰痛，引项脊尻背如重状；刺其郄中太阳正经出血，春无见血。

少阳令人腰痛，如以针刺其皮中，循循然不可以俯仰，不可以顾，刺少阳成骨之端出血，成骨在膝外廉之骨独起者，夏无见血。

阳明令人腰痛，不可以顾，顾如有见者，善悲，刺阳明于胻前三痏，上下和之出血，秋无见血。

足少阴令人腰痛，痛引脊内廉，刺少阴于内踝上二痏，春无见血，出血太多，不可复也。

厥阴之脉，令人腰痛，腰中如张弓弩弦；刺厥阴之脉，在腨踵鱼腹之外，循之累累然，乃刺之，其病令人善言，默默然不慧，刺之三痏。

解脉令人腰痛，痛引肩，目䀮䀮然，时遗溲，刺解脉，在膝筋肉分间郄外廉之横脉出血，血变而止。

解脉令人腰痛如引带，常如折腰状，善恐，刺解脉在郄中结络如黍米，刺之血射以黑，见赤血而已。

同阴之脉，令人腰痛，痛如小锤居其中，怫然肿；刺同阴之脉，在外踝上绝骨之端，为三痏。

阳维之脉，令人腰痛，痛上怫然肿；刺阳维之脉，脉与太阳合腨下间，去地一尺所。

衡络之脉，令人腰痛，不可以俯仰，仰则恐仆，得之举重伤腰，衡络绝，恶血归之，刺之在郄阳筋之间，上郄数寸，衡居为二痏出血。

会阴之脉，令人腰痛，痛上漯漯然汗出，汗干令人欲饮，饮已欲走，刺直阳之脉上三痏，在跷上郄下五寸横居，视其盛者出血。

飞阳之脉，令人腰痛，痛上怫怫然，甚则悲以恐；刺飞阳之脉，在内踝上五寸，少阴之前，与阴维之会。

昌阳之脉，令人腰痛，痛引膺，目䀮䀮然，甚则反折，舌卷不能言；刺内筋为二痏，在内踝上大筋前，太阴后，上踝二寸所。

散脉，令人腰痛而热，热甚生烦，腰下如有横木居其中，甚则遗溲；刺散脉，在膝前骨肉分间，络外廉束脉，为三痏。

肉里之脉，令人腰痛，不可以咳，咳则筋缩急；刺肉里之脉为二痏，在太阳之外，少阳绝骨之后。

腰痛侠脊而痛至头，几几然，目䀮䀮欲僵仆，刺足太阳郄中出血。腰痛上寒，刺足太阳阳明；上热，刺足厥阴；不可以俯仰，刺足少阳；中热而喘，刺足少阴，刺郄中出血。

腰痛上寒，不可顾，刺足阳明；上热，刺足太阴；中热而喘，刺足少阴。大便难，刺足少阴。少腹满，刺足厥阴。如折，不可以俯仰，不可举，刺足太阳，引脊内廉，刺足少阴。

腰痛引少腹控䏚，不可以仰。刺腰尻交者，两髁胂上。以月生死为痏数，发针立已。左取右，右取左。

![通释]

足太阳经脉发病使人腰痛，痛时牵引项脊尻背，好像担负着沉重的东西一样，治疗时应刺其合穴委中，即在委中穴处刺出其恶血。若在春季不要刺出其血。

足少阳经脉发病使人腰痛，痛如用针刺于皮肤中，逐渐加重不能前后俯仰，并且不能左右回顾。治疗时应刺足少阳经成骨的起点出血，成骨即膝外侧高骨突起处，若在夏季则不要刺出其血。

阳明经脉发病而使人腰痛，颈项不能转动回顾，如果回顾则神乱目花，犹如妄见怪异，并且容易悲伤，治疗时应刺足阳明经在胫骨前的足三里穴3次，并配合上、下巨虚穴刺出其血，秋季则不要刺出其血。

足少阴脉发病使人腰痛，痛时牵引到脊骨的内侧，治疗时应刺足少阴经在内踝上的复溜穴两次，若在春季则不要刺出其血。如果出血太多，就会导致肾气损伤而不易恢复。

厥阴经脉发病使人腰痛，腰部强急如新张的弓弩弦一样，治疗时应刺足厥阴的经脉，其部位在腿肚和足跟之间鱼腹之外的蠡沟穴处，摸之有结络累累然不平者，就用针刺之，如果病人多言语或沉默抑郁不爽，可以针刺3次。

解脉发病使人腰痛，痛时会牵引到肩部，眼睛视物不清，时常遗尿，治疗时应取解脉在膝后大筋分肉间外侧的委阳穴处，有血络横见，紫黑盛满，要刺出其血直到血色由紫变红才停止。

解脉发病使人腰痛，好像有带子牵引一样，常好像腰部被折断一样，并且时常有恐惧的感觉，治疗时应刺解脉，在郄中有络脉结滞如黍米者，刺之则有黑色血液射出，等到血色变红时即停止。

同阴之脉发病使人腰痛，痛时胀闷沉重，好像有小锤在里面敲击，病处突然肿胀，治疗时应刺同阴之脉，在外踝上绝骨之端的阳辅穴处，针3次。

阳维脉发病使人腰痛，痛处经脉怒张肿起，治疗可刺阳维脉与足太阳经，脉在腓肠肌下端会合处，离地1尺左右的承山穴。

衡络之脉发病使人腰痛，不可以前俯和后仰，后仰则恐怕跌倒，这种病大多因为用力举重伤及腰部，使横络阻绝不通，瘀血滞在里。治疗时应刺委阳大筋间上行数寸处的殷门穴，视其血络横居满者针刺2次，令其出血。

会阴之脉发病使人腰痛，痛则汗出，汗止则欲饮水，并表现着行动不安的状态，治疗时应刺直阳之脉上3次，其部位在阳跷申脉穴上，足太阳郄中穴下5寸的承筋穴处，视其左右有络脉横居、血络盛满的，刺出其血。

飞阳之脉发病使人腰痛，痛处的经脉怒张肿胀，严重时出现悲伤或恐惧的情绪，治疗可刺飞阳之脉在内踝上5寸，足少阳阴经前方，与阴维脉相会之处（筑宾穴）。

昌阳之脉发病使人腰痛，疼痛牵引胸膺部，眼睛视物昏花，严重时腰背向后反折，舌卷短不能言语，治疗时应取筋内侧的复溜穴刺2次，其穴在内踝上大筋的前面，足太阴经的后面，内踝上2寸处。

散脉发病使人腰痛而发热，热甚则生心烦，腰下好像有一块横木梗阻其中，甚至会发生遗尿，治疗时应刺散脉下俞之巨虚上廉和巨虚下廉，其穴在膝前外侧骨肉分间，看到有青筋缠束的脉络，即用针刺3次。

肉里之脉发病使人腰痛，痛得不能咳嗽，咳嗽则筋脉拘急挛缩，治疗时应刺肉里之脉2次，其穴在足太阳的外前方，足少阳绝骨之端的后面。

腰痛时有寒冷感觉的，应刺足太阳经和足阳明经，以散阳分之阴邪；有热感觉的，应刺足厥阴经，以去阴中之风热；腰痛不能俯仰的，应刺足少阳经，以转枢机关；若内热而喘促的，应刺足少阴经，以壮水制火，并刺委中的血络出血。

腰痛时，感觉上部寒冷，头项强急不能回顾的，应刺足阳明经；感觉上部火热的，应刺足太阴经；感觉内里发热兼有气喘的，应刺足少阴经。大便困难的，应刺足少阴经。少腹胀满的，应刺足厥阴经。腰痛犹如折断一样不可前后俯仰，不能举动的，应刺足太阳经。腰痛牵引脊骨内侧的，应刺足少阴经。

腰痛时牵引少腹，引动季胁之下，不能后仰，治疗时应刺腰尻交处的下髎穴，其部位在两踝骨下挟脊两旁的坚肉处，针刺时以月亮的盈亏计算针刺的次数，针后会立即见效，并采用左痛刺右侧、右痛刺左侧的方法。

风论篇第四十二

概说

本文论述了因风邪侵入人体后引起的多种病变，故篇名"风论"。

原文

黄帝问曰：风之伤人也，或为寒热，或为热中，或为寒中，或为疠风，或为偏枯，或为风也，其病各异，其名不同，或内至五藏六府，不知其解，愿闻其说。

岐伯对曰：风气藏于皮肤之间，内不得通，外不得泄；风者，善行而数变，腠理开则洒然寒，闭则热而闷，其寒也则衰食饮，其热也则消肌肉，故使人怢慄而不能食，名曰寒热。风气与阳明入胃，循脉而上至目内眦，其人肥则风气不得外泄，则为热中而目黄；人瘦则外泄而寒，则为寒中而泣出。风气与太阳俱入，行诸脉俞，散于分肉之间，与卫气相干，其道不利，故使肌肉愤䐜而有疡，卫气有所凝而不行，故其肉有不仁也。疠者，有荣气热胕，其气不清，故使其鼻柱坏而色败，皮肤疡溃，风寒客于脉而不去，名曰疠风，或名曰寒热。

以春甲乙伤于风者为肝风，以夏丙丁伤于风者为心风，以季夏戊己伤于邪者为脾风，以秋庚辛中于邪者为肺风，以冬壬癸中于邪者为肾风。

风中五藏六府之俞，亦为藏府之风，各入其门户所中，则为偏风。风气循风府而上，则为脑风；风入系头，则为目风，眼寒；饮酒中风，则为漏风；入房汗出中风，则为内风；新沐中风，则为首风；久风入中，则为肠风飧泄；外在腠理，则为泄风。故风者百病之长也，至其变化，乃为他病也，无常方，然致有风气也。

帝曰：五藏风之形状不同者何？愿闻其诊及其病能。

岐伯曰：肺风之状，多汗恶风，色皏然白，时咳短气，昼日则差，暮则甚，诊在眉上，其色白。心风之状，多汗恶风，焦绝，善怒吓，赤色，病甚则言不可快，诊在口，其色赤。肝风之状，多汗恶风，善悲，色微苍，嗌干善怒，时憎女子，诊在目下，其色青。脾风之状，多汗恶风，身体怠惰，四支不欲动，色薄微黄，不嗜食，诊在鼻上，其色黄。肾风之状，多汗恶风，面疕然浮肿，脊痛不能正立，其色炲，隐曲不利，诊在肌上，其色黑。胃风之状，颈多汗恶风，食饮不下，鬲塞不通，腹善满，失衣则䐜胀，食寒则泄，诊形瘦而腹大。首风之状，头面多汗，恶风，当先风一日则病甚，头痛不可以出内，至其风日，则病少愈。漏风之状，或多汗，常不可单衣，食则汗出，甚则身汗，喘息恶风，衣常濡，口干善渴，不能劳事。泄风之状，多汗，汗出泄衣上，口中干，上渍其风，不能劳事，身体尽痛则寒。帝曰：善。

通释

黄帝问道：风邪侵犯人体，或引起寒热病，或成为热中病，或成为寒中病，或引起疠风病，或引起偏枯病，或成为其他风病。由于病变表现不同，所以病名也不一样，甚至侵入到五脏六腑，我不知如何解释，愿听你谈谈其中的道理。

岐伯回答说：风邪侵犯人体常常留滞于皮肤之中，使腠理开合失常，经脉不能通调于内，卫气不能发泄于外；然而风邪来去迅速，变化多端，若使腠理开张则阳气外泄而洒淅恶寒，若使腠理闭塞则阳气内郁而身热烦闷，恶寒则引起饮食减少，发热则会使肌肉消瘦，所以使人振寒而不能饮食，这种病称为寒热病。风邪由阳明经入胃，循经脉上行到目内眦，假如病人身体肥胖，腠理致密，则风邪不能向外发泄，稽留体内郁而化热，形成热中病，症见目珠发黄；假如病人身体瘦弱，腠理疏松，则阳气外泄而感到畏寒，形成寒中病，症见眼泪自出。风邪由太阳经侵入，偏行太阳经脉及其腧穴，散布在分肉之间，与卫气相搏结，使卫气运行的道路不通利，所以肌肉肿胀高起而产生疮疡；若卫气凝涩而不能运行，则肌肤麻木不知痛痒。疠风病是营气因热而腐坏，血气污浊不清所致，所以使鼻柱蚀坏而皮色衰败，皮肤生疡。病因是风寒侵入经脉稽留不去，病名叫疠风。

在春季或甲日、乙日感受风邪的，形成肝风；在夏季或丙日、丁日感受风邪的，形成心风；在长夏或戊日、己日感受风邪的，形成脾风；在秋季或庚日、辛日感受风邪的，形成肺风；在冬季或壬日、癸日感受风邪的，形成肾风。

风邪侵入五脏六腑的腧穴，沿经内传，也可成为五脏六腑的风病。腧穴是机体与外界相通的门户，若风邪从其血气衰弱场所入侵，或左或右；偏着于一处，则成为偏风病。风邪由风府穴上行入脑，就成为脑风病；风邪侵入头部累及目系，就成为目风病，两眼畏惧风寒；饮酒之后感受风邪，成为漏风病；行房汗出时感受风邪，成为内风病；

刚洗过头时感受风邪成为首风病；风邪久留不去，内犯肠胃，则形成肠风或飧泄病；风邪停留于腠理，则成为泄风病。所以，风邪是引起多种疾病的首要因素。至于它侵入人体后产生变化，能引起其他各种疾病，就没有一定常规了，但其病因都是风邪入侵。

黄帝问道：五脏风证的临床表现有何不同？希望你讲讲诊断要点和病态表现。

岐伯回答道：肺风的症状，是多汗恶风，面色白而无光，不时咳嗽气短，白天减轻，傍晚加重，诊察时要注意眉上部位，往往眉间可出现白色。心风的症状，是多汗恶风，唇舌焦燥，容易发怒，面色发红，病重则言语謇涩，诊察时要注意舌部，往往舌质可呈现红色。肝风的症状，是多汗恶风，常悲伤，面色微青，易发怒，有时厌恶女性，诊察时要注意目下，往往眼圈可发青色。脾风的症状，是多汗恶风，身体疲倦，四肢懒于活动，面色微微发黄，食欲不振，诊察时要注意鼻尖部，往往鼻尖可出现黄色。肾风的症状，是多汗恶风，颜面虚浮而肿，腰脊痛不能直立，面色黑如煤烟灰，小便不利，诊察时要注意颐部，往往颐部可出现黑色。胃风的症状，是颈部多汗，恶风，吞咽饮食困难，隔塞不通，腹部易作胀满，如少穿衣，腹即膜胀，如吃了寒凉的食物，就发生泄泻，诊察时可见形体瘦削而腹部胀大。首风的症状，是头痛，面部多汗，恶风，每当起风的前一日病情就加重，以至头痛得不敢离开室内，待到起风的当日，则痛热稍轻。漏风的症状，是汗多，不能少穿衣服，进食即汗出，甚至是自汗出，喘息恶风，衣服常被汗浸湿，口干易渴，不耐劳动。泄风的症状，是多汗，汗出湿衣，口中干燥，上半身汗出如水渍一样，不耐劳动，周身疼痛发冷。黄帝说：讲得好！

痹论篇第四十三

概说

痹，闭也。痹证是指气血为病邪闭阻而引起的疾病。由于本篇是专论痹病的文章，对于痹证的病因、病机、病证、分类以至于治法等各方面，都做了系统的论述，所以篇名叫"痹论"。

本篇除了阐明痹病的病因、病机、病证外，还从病因分类、病位分类等方面阐发了《内经》的五脏分证法，为后世的脏腑辨证打下了基础。

原文

黄帝问曰：痹之安生？岐伯对曰：风寒湿三气杂至，合而为痹也。其风气胜者为行痹，寒气胜者为痛痹，湿气胜者为著痹也。

帝曰：其有五者何也？岐伯曰：以冬遇此者为骨痹，以春遇此者为筋痹，以夏遇此者为脉痹，以至阴遇此者为肌痹，以秋遇此者为皮痹。

帝曰：内舍五脏六腑，何气使然？岐伯曰：五脏皆有合，病久而不去者，内舍于其合也。故骨痹不已，复感于邪，内舍于肾。筋痹不已，复感于邪，内舍于肝。脉痹不已，复感于邪，内舍于心。肌痹不已，复感于邪，内舍于脾。皮痹不已，复感于邪，内舍于肺。所谓痹者，各以其时重感于风寒湿之气也。

凡痹之客五脏者，肺痹者，烦满喘而呕。心痹者，脉不通，烦则心下鼓，暴上气而喘，嗌干善噫，厥气上则恐。肝痹者，夜卧则惊，多饮数小便，上为引如怀。肾痹者，善胀，尻以代踵，脊以代头。脾痹者，四肢懈惰，发咳呕汁，上为大塞。肠痹者，数饮而出不得，中气喘争，时发飧泄。胞痹者，少腹膀胱按之内痛，若沃以汤，涩于小便，上为清涕。

阴气者，静则神藏，躁则消亡。饮食自倍，肠胃乃伤。淫气喘息，痹聚在肺；淫气忧思，痹聚在心；淫气遗溺，痹聚在肾；淫气乏竭，痹聚在肝；淫气肌绝，痹聚在脾。

诸痹不已，亦益内也。其风气胜者，其人易已也。

帝曰：痹，其时有死者，或疼久者，或易已者，其故何也？岐伯曰：其入脏者死，其留连筋骨间者疼久，其留皮肤间者易已。

帝曰：其客于六腑者何也？岐伯曰：此亦其食饮居处，为其病本也。六腑亦各有俞，风寒湿气中其俞，而食饮应之，循俞而入，各舍其腑也。

帝曰：以针治之奈何？岐伯曰：五脏有俞，六腑有合，循脉之分，各有所发，各治其过，则病瘳也。

帝曰：荣卫之气亦令人痹乎？岐伯曰：荣者，水谷之精气也，和调于五脏，洒陈于六腑，乃能入于脉也。故循脉上下，贯五脏，络六腑也。卫者，水谷之悍气也，其气慓疾滑利，不能入于脉也，故循皮肤之中，分肉之间，熏于肓膜，散于胸腹。逆其气则病，从其气则愈。不与风寒湿气合，故不为痹。

帝曰：善。痹或痛，或不痛，或不仁，或寒，或热，或燥，或湿，其故何也？岐伯曰：痛者，寒气多也，有寒故痛也。其不痛不仁者，病久入深，荣卫之行涩，经络时疏，故不痛；皮肤不营，故为不仁。其寒者，阳气少，阴气多，与病相益，故寒也。其热者，阳气多，阴气少，病气胜，阳遭阴，故为痹热。其多汗而濡者，此其逢湿甚也，阳气少，阴气盛，两气相感，故汗出而濡也。

帝曰：夫痹之为病，不痛何也？岐伯曰：痹在于骨则重，在于脉则血凝而不流，在于筋则屈不伸，在于肉则不仁，在于皮则寒，故具此五者则不痛也。凡痹之类，逢寒则急，逢热则纵。帝曰：善。

通释

黄帝问道：痹病是怎样形成的？岐伯回答说：由风、寒、湿三种邪气杂合而侵犯人体，混合而形成痹证。其中风邪偏胜的，叫作行痹；寒邪偏胜的，叫作痛痹；湿邪偏胜的，叫作着痹。

黄帝问：为什么痹证又可分为五种？岐伯答：风寒湿三气在侵袭人体的时候，由于伤人的季节不同，痹病的名称也不一样。肾应冬主骨，在冬季遇此三气而成痹病的，叫骨痹；肝应春主筋，在春季遇此三气而成痹病的，叫筋痹；心应夏主脉，在夏季遇此三气而成痹病的，叫脉痹；脾应长夏主肉，在长夏遇此三气而成痹病的，叫肌痹；肺应秋主皮毛，在秋季遇此三气而成痹病的，叫皮痹。

黄帝问：痹证而进一步累及五脏六腑，是什么道理？岐伯答：五脏与五体是内外相合的，如果病邪久留于体表面不去，便能侵入于其所合的内脏。所以骨痹不愈，再重复受邪，就内舍于肾；筋痹不愈，再重复受邪，就内舍于肝；脉痹不愈，再重复受邪，就内舍于心；肌痹不愈，再感受邪气，就内舍于脾；皮痹不愈，再重复受邪，就内舍于肺。因此，所谓五脏痹病，是在各个季节里，重复感受了风寒湿三气所造成的。

凡痹邪侵入到五脏，病变各有不同。肺痹的症状，是烦闷喘息而呕；心痹的症状，是血脉不通畅，烦则心下鼓动，暴气上冲而喘，咽喉部干燥，善嗳气，逆气上乘于心，便产生恐惧；肝痹的症状，是夜眠多惊，好饮水，小便的次数多，向上则腹部膨隆，形似满弓，状如怀孕；肾痹的症状，是腹部容易胀满，骨痿弱，能坐不能走，头不能抬起，脊背反高于头部；脾痹的症状，是四肢倦怠无力，咳嗽，呕吐清水，上焦隔塞不通；肠痹的症状，是常欲饮水而小便不畅，肠鸣，时常泻泄，大便混有不消化的食物；膀胱痹的症状，是用手按少腹，内有痛感，好像灌了热水一样，小便涩滞不爽，鼻流清涕。

五脏之气，安静则精神内藏，躁动则易于耗散。假若饮食过量，肠胃就要受到损伤。淫邪入里，出现呼吸喘促的，是痹聚在肺；出现忧愁思虑的，是痹聚在心；引起遗尿的，是痹聚在肾；引起疲乏衰竭的，是痹聚在肝；邪气内传，伤害于脾，脾胃失调，就会出现口渴、饥饿而食不下等症，这是痹邪内聚在脾。各种痹病日久不愈，皆可日渐加重而由表入里。凡痹证以风气为主的，易于治疗。

黄帝问：患了痹证，有死亡的，有疼痛经久不消的，有容易痊愈的，是什么缘故呢？岐伯说：痹病而传入五脏的则死；稽留在筋骨间的，疼痛经久不愈；停留在皮肤间的，容易痊愈。

黄帝说：痹邪侵入六腑又怎样呢？岐伯说：饮食不节，起居失度，这也是六腑产生痹证的根本原因。六腑各有腧穴，风寒湿气从腧穴自外而入，而内更伤于饮食，外内相应，病邪就循六腑经脉的腧穴分别入侵于本腑。

黄帝问：用针刺治疗怎么样？岐伯答：五脏各有腧穴，六腑各有合穴，循着经脉所行的部分，各有发病的所在，各随其病的所在而刺之，病就可痊愈了。

黄帝问：营气和卫气也能使人发生痹病吗？岐伯答：营气是水谷所化生的精气，平和地协调于五脏，布散于六腑，能够入于经脉之中，因而能沿着经脉上下，贯通五脏，联络六腑。卫气是水谷所化生的悍气，它流动急速而滑利，不能入于经脉之中，而沿皮肤之中，腠理之间运行，并熏蒸于体腔内的筋膜，敷布到胸腹部。若营卫二气运行紊乱，就会生病；只要其气顺调，病就会痊愈。营卫之气若不与风寒湿邪相合，是不能形成痹病的。黄帝说：好。

痹病有的疼痛，有的不痛，有的肌肤麻木不仁，不知痛痒，有的发寒，有的发热，有的皮肤干燥，有的皮肤湿润，这是什么缘故？岐伯答：痛是寒气偏多，有寒故产生疼痛。痹证不痛而肌肤麻木的，是病久了，邪气深入，营卫运行涩滞，以致经络有时空虚，故不痛；营卫不能营运，所以皮肤失荣而麻木不仁。发寒的，是由于人体阳气少，阴气多，阴气与病气相互助长，所以多寒。发热的，是由于体内阳气盛，阴气虚，邪气侵入，阴不胜阳，故而发热。多汗而湿润的，是感受湿气太重，人体的阳气不足，阴气有余，阴气和湿气相感，所以汗出而湿润。

黄帝说：痹病有不痛的，是什么缘故？岐伯答：痹在骨的则身重；痹在脉的则血行不畅；痹在筋的则屈而不伸；痹在肌肉则麻木不仁；痹在皮肤则发寒。如果有这五种症状的痹病，就不会有疼痛的感觉。大凡痹病之类，遇到寒气则拘急，遇到热气则弛缓。黄帝说：讲得好。

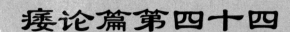

痿论篇第四十四

概说

痿，即痿软无力，此病以肢体肌肉萎缩，软弱无力，运动功能失常为特点，本文讨论了五种痿病的病因、病机、诊断和治疗，故篇名为"痿论"。

原文

黄帝问曰：五藏使人痿何也？岐伯对曰：肺主身之皮毛，心主身之血脉，肝主身之筋膜，脾主身之肌肉，肾主身之骨髓。故肺热叶焦，则皮毛虚弱急薄，著则生痿躄也；心气热，则下脉厥而上，上则下脉虚，虚则生脉痿，枢折挈，胫纵而不任地也；肝气热，则胆泄口苦筋膜干，筋膜干则筋急而挛，发为筋痿；脾气热，则胃干而渴，肌肉不仁，发为肉痿；肾气热，则腰脊不举，骨枯而髓减，发为骨痿。

帝曰：何以得之？岐伯曰：肺者，藏之长也，为心之盖也；有所失亡，所求不得，则发肺鸣，鸣则肺热叶焦。故曰：五藏因肺热叶焦发为痿躄，此之谓也。悲哀太甚，则胞络绝，胞络绝，则阳气内动，发则心下崩，数溲血也。故《本病》曰：大经空虚，发为肌痹，传为脉痿。思想无穷，所愿不得，意淫于外，入房太甚，宗筋弛纵，发为筋痿，及为白淫。故《下经》曰：筋痿者，生于肝使内也。有渐于湿，以水为事，若有所留，居处相湿，肌肉濡渍，痹而不仁，发为肉痿。故《下经》曰：肉痿者，得之湿地也。有所远行劳倦，逢大热而渴，渴则阳气内伐，内伐则热舍于肾，肾者水藏也，今水不胜火，则骨枯而髓虚，故足不任身，发为骨痿。故《下经》曰：骨痿者，生于大热也。

帝曰：何以别之？岐伯曰：肺热者色白而毛败，心热者色赤而络脉溢，肝热者色苍而爪枯，脾热者色黄而肉蠕动；肾热者色黑而齿槁。

帝曰：如夫子言可矣，论言治痿者独取阳明，何也？岐伯曰：阳明者，五藏六府之海，主润宗筋，宗筋主骨而利机关也。冲脉者，经脉之海也，主渗灌谿谷，与阳明合于宗筋，阴阳揔宗筋之会，会于气街，而阳明为之长，皆属于带脉，而络于督脉。故阳明虚则宗筋纵，带脉不引，故足痿不用也。

帝曰：治之奈何？岐伯曰：各补其荥而通其俞，调其虚实，和其逆顺，筋、脉、骨、肉各以其时受月，则病已矣。帝曰：善。

通释

黄帝问道：五脏都能使人发生痿病，是什么道理呢？岐伯回答说：肺主全身皮毛，心主全身血脉，肝主全身筋膜，脾主全身肌肉，肾主全身骨髓。所以肺脏有热，灼伤津液，则枯焦，皮毛也成虚弱、干枯不润的状态，热邪不去，则变生痿躄；心脏有热，可使气血上逆，气血上逆就会引起在下的血脉空虚，血脉空虚就会变生脉痿，使关节如折而不能提举，足胫弛缓而不能着地行路；肝脏有热，可使胆汁外溢而口苦，筋膜失养而干枯，以至筋脉挛缩拘急，变生筋痿；脾有邪热，则灼耗胃津而口渴，肌肉失养而麻木不仁，变生不知痛痒的肉痿；肾有邪热，热浊精枯，致使髓减骨枯，腰脊不能举动，变生骨痿。

黄帝问道：痿证是怎样引起的？岐伯说：肺是诸脏之长，又是心脏的华盖。遇有失意的事情，或个人要求得不到满足，则使肺气郁而不畅，于是出现喘息有声，进而则气郁化热，是肺叶枯焦，精气因此而不能敷布于周身，五脏都是因肺叶焦得不到营养而发生痿躄的，说的就是这个道理。如果悲哀过度，就会因气机郁结而使心包络隔绝不通，心包络隔绝不通则导致阳气在内妄动，逼迫心血下崩，于是屡次小便出血。所以《本病》中说："大经脉空虚，发生肌痹，进一步传变为脉痿。"如果无穷尽地胡思乱想而欲望又不能达到，或意念受外界影响而惑乱，房事不加节制，这些都可致使宗筋弛缓，形成筋痿或白浊、白带之类疾病。所以《下经》中说：筋痿之病发生于肝，是由于房事太过内伤精气所致。有的人日渐感受湿邪浸渍，导致了湿邪痹阻而肌肉麻木不仁，最终则发展为肉痿。所以《下经》中说："肉痿是久居湿地引起的。"如果长途跋涉，劳累太甚，又逢炎热天气而口渴，于是阳气化热内扰，内扰的邪热侵入肾脏，肾为水脏，如水不胜火，灼耗阴精，就会骨枯髓空，致使两足不能支持身体，形成骨痿。所以《下经》中说："骨痿是由于大热所致。"

黄帝问道：用什么办法鉴别五种痿证呢？岐伯说：肺有热的痿，面色白而毛发衰败；心有热的痿，面色红而浅表血络充盈显现；肝有热的痿，面色青而爪甲枯槁；脾有热的痿，面色黄而肌肉蠕动；肾有热的痿，面色黑而牙齿枯槁。

　　黄帝道：先生以上所说是适宜的。医书中说，治痿应独取阳明，这是什么道理呢？
岐伯说：阳明是五脏六腑营养的源泉，能濡养宗筋，宗筋主管约束骨节，使关节运动
灵活。冲脉为十二经气血汇聚之处，输送气血以渗透灌溉分肉肌腠，与足阳明经会合
于宗筋，阴经阳经都总汇于宗筋，再会合于足阳明经的气街穴，故阳明经是它们的统领，
诸经又都连属于带脉，系络于督脉。所以阳明经气血不足则宗筋失养而弛缓，带脉也
不能收引诸脉，就使两足痿弱不用了。

　　黄帝问道：怎样治疗呢？岐伯说：调补各经的荥穴，疏通各经的腧穴，以调机体
之虚实和气血之逆顺；无论筋脉骨肉的病变，只要在其所合之脏当旺的月份进行治疗，
病就会痊愈。黄帝道：很对！

厥论篇第四十五

概说

　　厥，指厥证，本文论述了寒厥、热厥的病因、病机及六经厥的症状，故曰"厥论"。

原文

　　黄帝问曰：厥之寒热者何也？岐伯对曰：阳气衰于下，则为寒厥；阴气衰于下，则为热厥。

　　帝曰：热厥之为热也，必起于足下者何也？岐伯曰：阳气起于足五指之表，阴脉者集于足下，而聚于足心，故阳气盛则足下热也。

　　帝曰：寒厥之为寒也，必从五指而上于膝者何也？岐伯曰：阴气起于五指之里，集于膝下而聚于膝上，故阴气盛，则从五指至膝上寒，其寒也，不从外，皆从内也。

　　帝曰：寒厥何失而然也？岐伯曰：前阴者，宗筋之所聚，太阴阳明之所合也。春夏则阳气多而阴气少，秋冬则阴气盛而阳气衰。此人者质壮，以秋冬夺于所用，下气上争不能复，精气溢下，邪气因从之而上也；气因于中，阳气衰，不能渗营其经络，阳气日损，阴气独在，故手足为之寒也。

　　帝曰：热厥何如而然也？岐伯曰：酒入于胃，则络脉满而经脉虚；脾主为胃行其津液者也，阴气虚则阳气入，阳气入则胃不和，胃不和则精气竭，精气竭则不营其四支也。此人必数醉若饱以入房，气聚于脾中不得散，酒气与谷气相薄，热盛于中，故热偏于身内热而溺赤也。夫酒气盛而慓悍，肾气有衰，阳气独盛，故手足为之热也。

　　帝曰：厥或令人腹满，或令人暴不知人，或至半日远至一日乃知人者何也？岐伯曰：阴气盛于上则下虚，下虚则腹胀满；阳气盛于上，则下气重上，而邪气逆，逆则阳气乱，阳气乱则不知人也。

帝曰：善。愿闻六经脉之厥状病能也。

岐伯曰：巨阳之厥，则肿首头重，足不能行，发为眴仆。阳明之厥，则癫疾欲走呼，腹满不得卧，面赤而热，妄见而妄言。少阳之厥，则暴聋颊肿而热，胁痛，箭不可以运。太阴之厥，则腹满䐜胀，后不利，不欲食，食则呕，不得卧。少阴之厥，则口干溺赤，腹满心痛。厥阴之厥，则少腹肿痛，腹胀，泾溲不利，好卧屈膝，阴缩肿，箭内热。盛则泻之，虚则补之，不盛不虚，以经取之。

太阴厥逆，箭急挛，心痛引腹，治主病者。少阴厥逆，虚满呕变，下泄清，治主病者。厥阴厥逆，挛、腰痛，虚满前闭，谵言，治主病者。三阴俱逆，不得前后，使人手足寒，三日死。太阳厥逆，僵仆，呕血善衄，治主病者。少阳厥逆，机关不利，机关不利者，腰不可以行，项不可以顾，发肠痈不可治，惊者死。阳明厥逆，喘咳身热，善惊，衄，呕血。

手太阴厥逆，虚满而咳，善呕沫，治主病者。手心主、少阴厥逆，心痛引喉，身热死，不可治。手太阳厥逆，耳聋泣出，项不可以顾，腰不可以俯仰，治主病者。手阳明、少阳厥逆，发喉痹、嗌肿，痉治主病者。

通释

黄帝问道：厥证有寒有热，是怎样形成的？岐伯回答：阳气衰竭于下，发为寒厥；阴气衰竭于下，发为热厥。

黄帝问道：热厥证的发热，一般从足底开始，这是什么道理？岐伯答道：阳经之气循行于足五趾的外侧端，汇集于足底而聚汇到足心，所以若阴经之气衰竭于下而阳经之气偏胜，就会导致足底发热。

黄帝问道：寒厥证的厥冷，一般从足五趾渐至膝部，这是什么道理？岐伯答道：阴经之气起于足五趾的内侧端，汇集于膝下后，上聚于膝部。所以若阳经之气衰竭于下而阴经之气偏胜，就会导致从足五趾至膝部的厥冷，这种厥冷，不是由于外寒的侵入，而是由于内里的阳虚所致。

黄帝问道：寒厥是损耗了何种精气而形成的？岐伯说：前阴是许多经脉汇聚之处，也是足太阴和足阳明经脉汇合之处。一般来说，人体在春夏季节是阳气偏多而阴气偏少，秋冬季节是阴气偏盛而阳气偏衰。有些人自恃体质强壮，在秋冬阳气偏衰的季节纵欲、过劳，使肾中精气耗损，精气亏虚于下而又得不到水谷的补充，精气不断溢泄于下，元阳亦随之而虚，阳虚生内寒，阴寒之邪随从上争之气而上逆，便为寒厥。邪气停聚于中焦，是胃气虚衰，不能化生水谷精微而灌营养经络，以致阳气日益亏损，阴寒之气胜于内，所以手足厥冷。

黄帝问道：热厥是怎样形成的？岐伯答道：酒入于胃，由于酒性剽悍径行皮肤络脉，所以使络脉中血液充满，而经脉反显得空虚。脾的功能是主管输送胃中的津液营养，若饮酒过度，脾无所输送则阴经亏虚；阴津亏虚则剽悍的酒热之气乘虚入扰于内，导致胃气不和；胃气不和则阴精化生无源而枯竭；阴精枯竭就不能营养四肢。这种人必然是经常的酒醉或饱食太过之后行房纵欲，致使酒食之气郁居于脾中不得宣散，酒气与谷气相搏结，酝酿成热，热盛于中焦，进而波及周身，因有内热而小便色赤。酒性是剽悍浓烈的，肾的精气必受其损伤而日益虚衰，阴虚阳胜，形成阳气独盛于内的局面，所以手足发热。

黄帝问道：厥证有的使人腹部胀满，有的使人猝然不知人事，或者半天，甚至长达一天时间才能苏醒，这是什么道理？岐伯答道：下部之气充盛于上，下部就空虚，下部气虚则水谷不化而引起腹部胀满；阳气偏盛于上，若下部之气又并聚于上，则气机失常而逆乱，气机逆乱则扰乱阳气，阳气逆乱就不省人事了。

黄帝道：对！希望听听六经厥证的病态表现。岐伯说：太阳经厥证，上为头肿发重，下为足不能行走，发作时眼花跌倒。阳明经厥证，可出现疯癫样表现，奔跑呼叫，腹部胀满不得安卧，面部赤热，神志模糊，出现幻觉，胡言乱语。少阳经厥证，可见到突然性耳聋，面颊肿而发热，两胁疼痛，小腿不能运动。太阴经厥证，可见到腹部胀满，大便不爽，不思饮食，食则呕吐，不能安卧。少阴经厥证，可出现口干，小便色赤，腹胀满，心痛。厥阴经厥证，可见到少腹肿痛，腹胀满，大小便不利，喜欢采取屈膝的体位睡卧，前阴萎缩而肿，小腿内侧发热。厥证的治则是：实证用泻法，虚证用补法，本经自生病，不是受他经虚实证影响的，从本经取穴治疗。

足太阴经的经气厥逆，小腿拘急痉挛，心痛牵引腹部，当取主病的本经腧穴治疗。足少阴经的经气厥逆，腹部胀满，按之不软，呕吐，腹泻清冷，治疗当针刺受病之经的腧穴。足厥阴经的经气厥逆，腰部拘挛而痛，腹部胀满，按之柔软，小便不通，谵语，治疗当针刺受病之经的腧穴。若足三阴经都发生厥逆，身体僵直跌倒，呕血，容易鼻出血，当取主病的本经腧穴治疗。足少阳经的经气厥逆，关节活动不灵，关节不利则腰部不能活动，颈项不能回顾，如果伴发肠痈，就为不可治的危证，如若发惊，就会死亡。足阳明经的经气厥逆，喘促咳嗽，身发热，容易惊骇，鼻出血，呕血。

手太阴经的经气厥逆，胸中虚满而咳嗽，常常呕吐涎沫，当取本经主病的腧穴治疗。手厥阴和手少阴经的经气厥逆，心痛连及咽喉，身体发热，是不可治的死症。手太阳经的经气厥逆，耳聋流泪，颈项不能回顾，腰不能前后俯仰，当取主病的本经腧穴治疗。手阳明经和手少阳经的经气厥逆，发为喉部痹塞，咽部肿痛，颈项强直，当取主病的本经腧穴治疗。

病能论篇第四十六

概说

能，通"态"，病能，即病态；指疾病的形态，包括脉象，症状等，本文讨论了胃脘痛、睡眠不安、阳厥、酒风等七种疾病的形态，故曰"病能"。

原文

黄帝问曰：人病胃脘痈者，诊当何如？岐伯对曰：诊此者当候胃脉，其脉当沉细，沉细者气逆，逆者人迎甚盛，甚盛则热；人迎者胃脉也，逆而盛，则热聚于胃口而不行，故胃脘为痈也。

帝曰：善。人有卧而有所不安者何也？岐伯曰：藏有所伤，及精有所之寄则安，故人不能悬其病也。

帝曰：人之不得偃卧者何也？岐伯曰：肺者藏之盖也，肺气盛则脉大，脉大则不得偃卧，论在《奇恒阴阳》中。

帝曰：有病厥者，诊右脉沉而紧，左脉浮而迟，不然病主安在？岐伯曰：冬诊之，右脉固当沉紧，此应四时，左脉浮而迟，此逆四时，在左当主病在肾，颇关在肺，当腰痛也。帝曰：何以言之？岐伯曰：少阴脉贯肾络肺，今得肺脉，肾为之病，故肾为腰痛之病也。

帝曰：善。有病颈痈者，或石治之，或针灸治之，而皆已，其真安在？岐伯曰：此同名异等者也。夫痈气之息者，宜以针开除去之；夫气盛血聚者，宜石而泻之。此所谓同病异治也。

帝曰：有病怒狂者，此病安生？岐伯曰：生于阳也。

帝曰：阳何以使人狂？岐伯曰：阳气者，因暴折而难决，故善怒也，病名曰阳厥。帝曰：何以知之？岐伯曰：阳明者常动，巨阳少阳不动，不动而动大疾，此其候也。帝曰：

治之奈何？岐伯曰：夺其食即已。夫食入于阴，长气于阳，故夺其食即已。使之服以生铁洛为饮，夫生铁洛者，下气疾也。

帝曰：善。有病身热解㑊，汗出如浴，恶风少气，此为何病？

岐伯曰：病名曰酒风。

帝曰：治之奈何？

岐伯曰：以泽泻，术各十分，麋衔五分，合，以三指撮，为后饭。

所谓深之细者，其中手如针也，摩之切之，聚者坚也，博者大也。《上经》者，言气之通天也；《下经》者，言病之变化也；《金匮》者，决死生也；《揆度》者，切度之也；《奇恒》者，言奇病也。所谓奇者，使奇病不得以四时死也；恒者，得以四时死也。所谓揆者，方切求之也，言切求其脉理也；度者，得其病处，以四时度之也。

黄帝问道：患胃脘痈的病人，应当如何诊断呢？岐伯答道：这种病趺阳脉应沉细，沉细主胃气上逆，上逆则人迎脉过盛，过盛说明有热。人迎脉是胃经的动脉，人迎脉因胃气逆而过盛，表示热气聚结于胃口不得散，因此胃脘便发生痈肿。

黄帝说：讲得好！有人睡眠不安，这是为什么？岐伯说：这是因为五脏受到损伤，损伤则所藏之精不足，等到五脏之精恢复，则神有所寄附，睡眠可安，所以人不能自我控制这种卧不安的病。

黄帝说：有的人不能仰卧，这是什么原因？岐伯说：肺是脏腑的华盖，如果肺内邪气充盛，则脉络胀大，肺的脉络胀大则呼吸急促，故不能平卧，详论见《奇恒阴阳》中。

黄帝说：患有厥证的病人，切得右脉沉紧，左脉浮迟，主要病变在什么地方？岐伯说：因为是冬天诊脉，右脉表现沉紧是符合四时的正常脉象，而左脉浮而迟是逆四时的反常脉象。病脉在左，左为肾所主，故主病在肾，浮为肺脉，所以又与肺相关，腰为肾之府，当见腰痛症状。黄帝说：为什么这样说呢？岐伯说：足少阴经脉贯肾而络于肺，冬季在肾脉部位诊得肺之浮脉，是肾气不足，所以脉不能沉而固藏于内，反而浮现于外，这个病根本在肾脏，所以出现腰痛的病状。

黄帝说：讲得好！患颈痈病的人，有的用砭石治疗，有的用针灸治疗，而都能治愈，为什么呢？岐伯说：这是病名相同而症状不同的缘故。大凡颈痈是由于气结而留止不散的，宜用针刺以开除其气，气行则痈愈；如果因气盛导致血液结聚，痈肿已经成熟的，宜用砭石破大痈而出脓血。这就是同病异治的方法。

黄帝说：有的人患怒狂病，这种病是怎样发生的？岐伯说：生于阳气逆乱。黄帝说：阳气逆乱怎么能使人狂呢？岐伯说：人体的阳气往往因精神突然受到严重的挫折，而又一时难以排解，所以容易发怒，这种病叫阳厥。黄帝问：怎样才能知道呢？岐伯说：在正常情况下，足阳明经脉的搏动是比较明显的，而太阳、少阳经脉是不甚搏动的，如果本为不甚搏动的，反而搏动盛大急疾，这就是阳厥善怒发狂的证候。黄帝说：怎么治疗呢？岐伯说：限制病人的饮食就可以治愈。因为饮食入于胃（经脾的运化），能够助长阳气，所以控制饮食，令其无助，则病可痊愈。同时再给予服用生铁落所煎之水，因为该药是能去癫狂一类疾病的。

黄帝说：讲得好！有的人身体发热，肢体倦怠无力，汗出如沐浴之状，怕风，呼吸少气。这是什么病？岐伯说：此病叫酒风。黄帝说：怎么治疗？岐伯说：用泽泻和白术各 10 份，麋衔 5 份，合研为末，每次服用三指撮的量，在饭前服下。

所谓深按而得细脉的，其脉应指其小如针，必须仔细摩按寻找；脉气聚而不散的是坚脉；搏击于指下的是大脉。《上经》是论述人体活动与自然界的相应关系的；《下经》是论述疾病变化的；《金匮》是论述疾病诊断，决定生死的；《揆度》是论述切脉法别以判断疾病的；《奇恒》是论述如何鉴别异常疾病的。所谓奇病，就是患者的死亡与四时不相应；所谓恒病，就是患者的死亡与四时相应。所谓揆，就是通过切脉以推求疾病的所在及其病理；所谓度，就是根据切脉确定病位，并结合四时气候对人体的影响进行分析，以判断疾病的轻重缓急和预后吉凶。

奇病论篇第四十七

概说

奇病，指异于平常的病，本文论述了失音、息积等十余种和少见的奇病，所以叫"奇病论"。

原文

黄帝问曰：人有重身，九月而瘖，此为何也？岐伯对曰：胞之络脉绝也。帝曰：何以言之？岐伯曰：胞络者系于肾，少阴之脉，贯肾系舌本，故不能言。帝曰：治之奈何？岐伯曰：无治也，当十月复。《刺法》曰：无损不足，益有余，以成其疹，然后调之。所谓无损不足者，身羸瘦，无用镵石也；无益其有余者，腹中有形而泄之，泄之则精出而病独擅中，故曰疹成也。

帝曰：病胁下满气逆，二三岁不已，是为何病？岐伯曰：病名曰息积，此不妨于食，不可灸刺，积为导引服药，药不能独治也。

帝曰：人有身体髀股胻皆肿，环齐而痛，是为何病？岐伯曰：病名曰伏梁。此风根也，其气溢于大肠，而著于肓，肓之原在齐下，故环齐而痛也。不可动之，动之为水溺濇之病也。

帝曰：人有尺脉数甚，筋急而见，此为何病？岐伯曰：此所谓疹筋，是人腹必急，白色。黑色见，则病甚。

帝曰：人有病头痛以数岁不已，此安得之？名为何病？

岐伯曰：当有所犯大寒，内至骨髓，髓者以脑为主，脑逆故令头痛，齿亦痛，病名曰厥逆。

帝曰：善。

帝曰：有病口甘者，病名为何？何以得之？岐伯曰：此五气之溢也，名曰脾瘅。

夫五味入口，藏于胃，脾为之行其精气，津液在脾，故令人口甘也；此肥美之所发也，此人必数食甘美而多肥也，肥者令人内热，甘者令人中满，故其气上溢，转为消渴。治之以兰，除陈气也。

帝曰：有病口苦，取阳陵泉，口苦者病名为何？何以得之？岐伯曰：病名曰胆瘅。夫肝者中之将也，取决于胆，咽为之使。此人者，数谋虑不决，故胆虚气上溢，而口为之苦。治之以胆募俞，治在《阴阳十二官相使》中。

帝曰：有癃者，一日数十溲，此不足也。身热如炭，颈膺如格，人迎躁盛，喘息气逆，此有余也。太阴脉微细如发者，此不足也。其病安在？名为何病？岐伯曰：病在太阴，其盛在胃，颇在肺，病名曰厥，死不治。此所谓得五有余二不足也。帝曰：何谓五有余二不足？岐伯曰：所谓五有余者，五病之气有余也；二不足者，亦病气之不足也。今外得五有余，内得二不足，此其身不表不里，亦正死明矣。

帝曰：人生而有病巅疾者，病名曰何？安所得之？岐伯曰：病名为胎病。此得之在母腹中时，其母有所大惊，气上而不下，精气并居，故令子发为巅疾也。

帝曰：有病痝然如有水状，切其脉大紧，身无痛者，形不瘦，不能食，食少，名为何病？岐伯曰：病生在肾，名为肾风。肾风而不能食，善惊，惊已，心气痿者死。帝曰：善。

通释

黄帝问道：有的妇女怀孕9个月，而不能说话，这是什么缘故呢？岐伯回答说：这是因为胞中的络脉被胎儿压迫，阻绝不通所致。黄帝说：怎么解释呢？岐伯说：子宫的络脉系于肾脏，而足少阴肾脉连贯肾脏上至舌根，现在胞宫的络脉受阻，肾脉也不能上通于舌，舌体失养，所以不能言语。黄帝说：如何治疗呢？岐伯说：这种情况不需要治疗，10个月分娩之后，胞络畅通，声音自然就会恢复。《刺法》上说：正气不足的不可用泻法，邪气有余的不可用补法，以免因误治而造成疾病。所谓"无损不足"，就是指怀孕9个月而身体瘦弱的，不可再用针石治疗以伤其正气。所谓"无益有余"，就是说腹中已经怀孕而又妄用泻法，用泻法则精气耗伤，使病邪独居于中，正虚邪实，所以说疾病形成了。

黄帝说：有患胁下胀满，气逆喘促，2年、3年不好的，是什么疾病呢？岐伯说：病名叫息积，这种病在胁下而不在胃，所以不妨碍饮食，治疗时切不可用艾灸和针刺，必须逐渐地用导引法疏通气血，并结合药物慢慢调治，若单靠药物也是不能治愈的。

黄帝说：人有身体髀部、大腿、小腿都肿胀，并且绕脐疼痛，这是什么疾病呢？

岐伯说：病名叫伏梁，这是由于风邪久留于体内所致。邪气流溢于大肠，而流着于肓膜，因为肓膜的起源在肚脐下部，所以环绕脐部作痛。这种病不能用按摩治疗，否则就会造成小便不利的疾病。

黄帝说：人有尺部脉搏跳动数疾，筋脉拘急外现的，这是什么病呢？岐伯说：这就是所谓诊筋病，此人腹部必然拘急，如果面部见到或白或黑的颜色，病情则更加严重。

黄帝说：有人头痛多年不愈，这是什么缘故，叫作什么病呢？岐伯说：这个人可能受过严重的寒邪侵犯，寒气内侵骨髓，由骨髓上逆于脑，所以使人头痛，齿为骨之余，故牙也痛，病由寒邪上逆所致，所以病名叫作"厥逆头痛"。黄帝说：讲得好！

黄帝说：有患口中发甜的，病名叫什么，是怎样得的呢？岐伯说：这是由于五味的精气向上泛溢所致，病名叫脾瘅。五味入口，藏于胃，其精气上输于脾，脾把胃中来的食物精华输送到各个器官，现在因脾脏失去正常功能，津液停留在脾，致使脾气向上泛溢，就会使人口中发甜，这是贪食肥甘美味而引起的疾病。患这种病的人，必然经常吃甘美而肥腻的食物，肥腻能使人生内热，甘味能使人中满，所以脾运失常，脾热上泛，就会转成消渴病。本病可用兰草治疗，以排出蓄积郁热之气。

黄帝说：有病口中发苦的，取足少阳胆经的阳陵泉治疗，仍然不愈，这是什么病，是怎样得的呢？岐伯说：病名叫胆瘅。肝为将军之官，主谋虑，胆为中正之官，主决断，谋虑确定取决于胆的决断，咽部为之外使。患者因经常思虑不断，情绪苦闷，使胆失去了正常的功能，胆汁循经上泛，所以口中发苦。治疗时应取胆募穴和背部的胆俞穴。这种治法，记载于《阴阳十二官相使》中。

黄帝说：有患癃病，每天要小便数十次，这是正气不足的现象。同时又有身热如炭火，咽喉与胸膺之间有闷塞不通的感觉，人迎脉跳动躁急，呼吸喘促，这又是邪气有余的现象。寸口脉微细如发，这又是正气不足的表现。这种病的原因究竟在哪里，叫作什么病呢？岐伯说：这个病原因是太阴脾脏不足，热邪炽盛在胃，症状却偏重在肺，病的名字叫作厥，属于不能治的死症。这就是所谓"五有余、二不足"的证候。黄帝说：什么叫"五有余、二不足"呢？岐伯说：所谓"五有余"就是身热如炭，喘息，气逆等五种病气有余的证候。所谓"二不足"，就是癃，一日数十溲，脉微细如发两种正气不足证候。现在患者外见五有余，内见二不足，这种病既不能依有余而攻其表，又不能从不足而补其里，所以说是必死无疑了。

黄帝说：人出生以后就患有癫痫病的，病的名字叫什么，是怎样得的呢？岐伯说：病的名字叫胎病，这种病是胎儿在母腹中得的，由于其母曾受到很大的惊恐，气逆于上而不下，精也随之上逆，精气并聚不散，影响及胎儿，故其子生下来就患有癫痫病。

　　黄帝说：面目水肿，像有水状，切按脉搏大而且紧，身体没有痛处，形体也不消瘦，但不能吃饭，或者吃得很少，这种病叫什么呢？岐伯说：这种病发生在肾脏，名叫肾风。肾风病人到了不能吃饭，常常惊恐的阶段，若惊后心气不能恢复，心肾俱败，神气消亡，而为死症。黄帝说：讲得好！

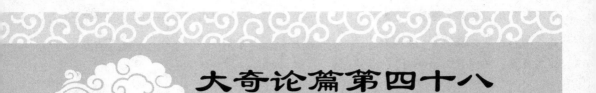

大奇论篇第四十八

概说

　　本文讨论了疝、瘕、肠澼、偏枯、暴厥等病的脉象和症状；且根据脉象分析经气不足的病变预测了这些病的死亡时期，其中不少病是奇怪而少见的，可以认为是"奇病论"的补充，故曰"大奇论"。

原文

　　肝满肾满肺满皆实，即为肿。肺之雍，喘而两胠满；肝雍，两胠满，卧则惊，不得小便；肾雍，脚下至少腹满，胫有大小，髀胻大跛，易偏枯。

　　心脉满大，痫瘛筋挛；肝脉小急，痫瘛筋挛；肝脉骛，暴有所惊骇，脉不至若瘖，不治自已。

　　肾脉小急，肝脉小急，心脉小急，不鼓皆为瘕。

　　肾肝并沉为石水，并浮为风水，并虚为死，并小弦欲惊。

　　肾脉大急沉，肝脉大急沉，皆为疝。

　　心脉搏滑急为心疝，肺脉沉搏为肺疝。

　　三阳急为瘕，三阴急为疝，二阴急为痫厥，二阳急为惊。

　　脾脉外鼓，沉为肠澼，久自已。肝脉小缓为肠澼，易治。肾脉小搏沉，为肠澼下血，血温身热者死。心肝澼亦下血，二藏同病者可治。其脉小沉濇为肠澼，其身热者死，热见七日死。

　　胃脉沉鼓濇，胃外鼓大，心脉小坚急，皆鬲偏枯。男子发左，女子发右，不瘖舌转，可治，三十日起，其从者，瘖，三岁起。年不满二十者，三岁死。

　　脉至而搏，血衄身热者死，脉来悬钩浮为常脉。

　　脉至如喘，名曰暴厥。暴厥者，不知与人言。脉至如数，使人暴惊，三四日自已。

脉至浮合，浮合如数，一息十至以上，是经气予不足也，微见九十日死；脉至如火薪然，是心精之予夺也，草干而死；脉至如散叶，是肝气予虚也，木叶落而死；脉至如省客，省客者，脉塞而鼓，是肾气予不足也，悬去枣华而死；脉至如丸泥，是胃精予不足也，榆荚落而死；脉至如横格，是胆气予不足也，禾熟而死；脉至如弦缕，是胞精予不足也，病善言，下霜而死，不言可治；脉至如交漆，交漆者，左右傍至也，微见三十日死；脉至如涌泉，浮鼓肌中，太阳气予不足也，少气味，韭英而死；脉至如颓土之状，按之不得，是肌气予不足也，五色先见，黑白垒发死；脉至如悬雍，悬雍者，浮揣切之益大，是十二俞之予不足也，水凝而死；脉至如偃刀，偃刀者，浮之小急，按之坚大急，五藏菀熟，寒热独并于肾也，如此其人不得坐，立春而死；脉至如丸，滑不直手，不直手者，按之不可得也，是大肠气予不足也，枣叶生而死；脉至如华者，令人善恐，不欲坐卧，行立常听，是小肠气予不足也，季秋而死。

通释

肝经、肾经、肺经胀满者，脉搏必然满实，会发为水肿。肺脉壅滞，则喘息而两胁胀满。肝脉壅滞，则两胁胀满，睡卧时惊惕不安，小便不利。肾脉壅滞，则胁下至少腹部胀满，两侧小腿部粗细大小不同，患侧全腿肿大，活动受限，日久容易发生偏瘫。

心脉满大，是心经热盛，耗竭肝阴，心神被伤，筋脉失养，故发生癫痫、抽搐及筋脉拘挛等症。肝脉小急，是肝血虚而寒滞肝脉，血不养心，筋脉不利，也能出现癫痫、抽搐和筋脉拘挛。肝脉跳动急快而乱，是由于受了惊吓，如果按不到脉搏或突然出现失音的，这是因惊吓一时气逆而致脉气不通，不需治疗，只要气行通畅即可恢复。

肾、肝、心三脉细小而急疾，浮取搏指不明显，是气血积聚在腹中，都会发为瘕病。

肾脉和肝脉均见沉脉，为石水病；均见浮脉，为风水病；均见虚脉，为死症；均见于小儿且兼见弦脉，将要发生惊病。

肾脉沉大急快，肝脉沉大急快，均为疝病。

心脉搏动急疾流利，为心疝；肺脉沉而搏击于指下，为肺疝。

太阳之脉急疾，是受寒血凝为瘕；太阴之脉急疾，是受寒气聚为疝；少阴之脉急疾，是邪乘心肾，发为痫厥；阳明之脉急疾，是木邪乘胃，发为惊骇。

脾脉见沉而又有向外鼓动之象，是痢疾，为里邪出表的脉象，日久必然自愈。肝脉小而缓慢的，为痢疾邪气较轻，容易治愈。肾脉沉小而动，是痢疾，或大便下血，若血热身热，是邪热有余，真阴伤败，为预后不良的死症。心肝二脏所发生的痢疾，亦见下血，如果是两脏同病的，可以治疗，若其脉都出现小沉而涩滞的痢疾，兼有身热的，预后多不良，如连续身热 7 天以上，多属死症。

　　胃脉沉而应指涩滞，或者浮而应指甚大，以及心脉细小坚硬急疾的，都属气血隔塞不通，当病偏枯半身不遂。若男子发病在左侧，女子发病在右侧，说话正常，舌体转动灵活，可以治疗，经过 30 天可以痊愈。如果男病在右，女病在左，说话发不出声音的，需要 3 年才能痊愈。如果患者年龄不满 20 岁，此为禀赋不足，不出 3 年就要死亡。

　　脉来搏指有力，病见衄血而身发热，为真阴脱败的死证。若是脉来浮钩如悬的，则是失血的常见之脉。

　　脉来喘急，突然昏厥，不能言语的，名叫暴厥。脉来如热盛之数，得之暴受惊吓，经过三四天就会自行恢复。

　　脉来如水波，忽分忽合，极难辨清，急数而快，一呼一吸跳动 10 次以上，这是经脉之气均已不足的现象，这种脉象出现后大约 90 天就要死亡。脉来如燃烧的薪火一样，势头很盛，这是心脏的精气已经虚失，至秋末冬初野草干枯的时候就要死亡。脉来如散落的树叶，浮泛无根，这是肝脏精气虚极，至深秋树木落叶时就要死亡。脉来如访问之客，或来或去，或停止不动，或搏动鼓指，这是肾脏的精气不足，在初夏枣花开落的时候，火旺水败，就会死亡。脉来感觉如滚泥丸，坚强短涩，这是胃腑精气不足，在春末夏初榆荚枯落的时候就要死亡。脉来如有横木在指下，长而坚硬，这是胆的精气不足，到秋后谷类成熟的时候，金旺木败，就要死亡。脉来紧急如弦，细小如缕是胞脉的精气不足，若患者反多言语，是真阴亏损而虚阳外现，在下霜时，阳气虚败，就会死亡；若患者静而不言，则可以治疗；脉来如交漆，缠绵不清，左右旁至，为阴阳偏败，从开始见到这种脉象起 30 日就会死亡。脉来如泉水上涌，浮而有力，鼓动于肌肉中，这是足太阳膀胱的精气不足，症状是呼吸气短，到春天尝到新韭菜的时候就要死亡。脉来如倾颓的腐土，虚大无力，重按则无，这是脾脏精气不足，若面部先见到五色中的黑色，是土败水侮的现象，到春天发生的时候，木旺土衰，就要死亡。如悬雍之上大下小，浮取揣摩则愈觉其大，按之益大，与筋骨相离，这是十二俞的精气不足，十二俞均属太阳膀胱经，故在冬季结冰的时候，阴盛阳绝，就要死亡。脉来如刀口朝上，浮取小而急疾，重按坚大而急疾，这是五脏郁热形成的寒热交并于肾脏，这样的病人尽能睡卧，不能坐起，至立春阳盛阴衰时就要死亡。脉来如弹丸，短小而滑，按之无根，这是大肠的精气不足，在初夏枣树生叶的时候，火旺金衰，就要死亡。脉来如草木之花，轻浮柔弱，其人易发惊恐，坐卧不宁，内心多疑，所以不论行走或站立时，经常偷听别人的谈话，这是小肠的精气不足，到秋末阴盛阳衰的季节就要死亡。

脉解篇第四十九

概说

人体三阴三阳之气，受自然界阴阳之气的影响，随着季节的不同，有时偏盛。

原文

太阳所谓肿腰脽痛者，正月太阳寅，寅太阳也，正月阳气出在上，而阴气盛，阳未得自次也，故肿腰脽痛也。病偏虚为跛者，正月阳气冻解地气而出也，所谓偏虚者，冬寒颇有不足者，故偏虚为跛也。所谓强上引背者，阳气大上而争，故强上也。所谓耳鸣者，阳气万物盛上而跃，故耳鸣也。所谓甚则狂巅疾者，阳尽在上，而阴气从下，下虚上实，故狂巅疾也，所谓浮为聋者，皆在气也。所谓入中为瘖者，阳盛已衰，故为瘖也。内夺而厥，则为瘖俳，此肾虚也。少阴不至者，厥也。

少阳谓心胁痛者，言少阳盛也，盛者心之所表也。九月阳气尽而阴气盛，故心胁痛也。所谓不可反侧者，阴气藏物也，物藏则不动，故不可反侧也。所谓甚则跃者，九月万物尽衰，草木毕落而堕，则气去阳而之阴，气盛而阳之下长，故谓跃。

阳明所谓洒洒振寒者，阳明者午也，五月盛阳之阴也，阳盛而阴气加之，故洒洒振寒也。所谓胫肿而股不收者，是五月盛阳之阴也，阳者衰于五月，而一阴气上，与阳始争，故胫肿而股不收也。所谓上喘而为水者，阴气下而复上，上则邪客于藏府间，故为水也。所谓胸痛少气者，水气在藏府也，水者，阴气也，阴气在中，故胸痛少气也。所谓甚则厥，恶人与火，闻木音则惕然而惊者，阳气与阴气相薄，水火相恶，故惕然而惊。所谓欲独闭户牖而处者，阴阳相薄也，阳尽而阴盛，故欲独闭户牖而居。所谓病至则欲乘高而歌，弃衣而走者，阴阳复争，而外并于阳，故使之弃衣而走也。所谓客孙脉则头痛鼻鼽腹肿者，阳明并于上，上者则其孙络太阴也，故头痛鼻鼽腹肿也。

太阴所谓病胀者，太阴子也，十一月万物气皆藏于中，故曰病胀。所谓上走心为噫者，阴盛而上走于阳明，阳明络属心，故曰上走心为噫也。所谓食则呕者，物盛满而上溢，故呕也。所谓得后与气则快然如衰者，十二月阴气下衰，而阳气且出，故曰得后与气则快然如衰也。

少阴所谓腰痛者，少阴者，肾也，十月万物阳气皆伤，故腰痛也。所谓呕咳上气喘者，阴气在下，阳气在上，诸阳气浮，无所依从，故呕咳上气喘也。所谓色色不能久立久坐，起则目䀮䀮无所见者，万物阴阳不定未有主也，秋气始至，微霜始下，而方杀万物，阴阳内夺，故目䀮䀮无所见也。所谓少气善怒者，阳气不治，阳气不治，则阳气不得出，肝气当治而未得，故善怒，善怒者，名曰煎厥。所谓恐如人将捕之者，秋气万物未有毕去，阴气少，阳气入，阴阳相薄，故恐也。所谓恶闻食臭者，胃无气，故恶闻食臭也。所谓面黑如地色者，秋气内夺，故变于色也。所谓咳则有血者，阳脉伤也，阳气未盛于上而脉满，满则咳，故血见于鼻也。

厥阴所谓㿗疝，妇人少腹肿者，厥阴者辰也，三月阳中之阴，邪在中，故曰㿗疝少腹肿也。所谓腰脊痛不可以俯仰者，三月一振荣华，万物一俯而不仰也。所谓㿗癃疝肤胀者，曰阴亦盛而脉胀不通，故曰㿗癃疝也。所谓甚则嗌干热中者，阴阳相薄而热，故嗌干也。

（通释）

太阳经发生病变，出现腰部、臀部肿胀疼痛的，是因为正月是一年中阳气升发的时期，月建在寅，属于太阳，但阴寒之气尚盛，阳气还没有达到旺盛的程度，病在经，所以发生腰肿和臀部疼痛。病有阳气不足而发为偏枯跛足的，是因为正月里阳气促使冰冻解散，地气从下上出，由于寒冬的影响，阳气颇感不足，若阳气偏虚于足太阳经一侧，则发生偏枯跛足的症状。所谓颈项强急而牵引背部的，是因为阳气剧烈的上升而争引，影响于足太阳经脉，所以发生颈项强急。所谓出现耳鸣症状的，是因为阳气过盛，好像万物向上生长而活跃，盛阳循经上逆，故出现耳鸣。所谓阳邪亢盛发生狂病癫痫的，是因为阳气尽在上部，阴气却在下面，下虚而上实，所以发生狂病和癫痫病。所谓逆气上浮而致耳聋的，是因为气分失调，阳气进入内部不能言语。房劳过度，耗伤阴精，虚阳上逆则不能说话，肢体失养则软弱无力，不能运动。这些都是由于肾脏亏虚，少阴经气不达导致。少阴经气不达，还可以形成厥逆。

少阳所以发生心胁痛的症状，是因少阳属九月，月建在戌，少阳脉散络心包，为心之表，九月阳气将尽，阴气方盛，邪气循经而病，所以心胁部发生疼痛。所谓不能侧身转动，是因为九月阴气盛，万物皆潜藏而不动，少阳经气应之，所以不能转侧。

所谓甚则跳跃，是因为九月万物衰败，草木尽落而坠地，人身的阳气也由表入里，阴气旺盛在上部，阳气向下而生长，活动于两足，所以容易发生跳跃的状态。

　　阳明经病变出现洒洒振寒的症状，是因为阳明经气旺在五月，月建在午，五月是阳气极盛而阴气不足的时候，人体也是一样，阳气盛而感受阴寒，交争剧烈，故让人寒战发冷。所谓足胫水肿而腿弛缓不收，是因为五月阳盛极而阴生，阳气开始衰落，新生的阴气与阳气相争，致使阳明经脉不和，故发生足胫水肿而两腿弛缓不收的症状。所谓因水肿而致喘息的，是由于土不制水，阴气自下而上，居于脏腑之间，水气不化，故为水肿之病，水气上犯肺脏，所以出现喘息的症状。所谓胸部疼痛呼吸少气的，也是由于水气停留于脏腑之间，水液属于阴气，停留于脏腑，上逆于心肺，所以出现胸痛少气的症状。所谓病甚则厥逆，厌恶见人与火光，听到木击的声音则惊惕不已，这是由于阳气与阴气相争，水火不相协调，所以发生惊惕一类的症状。所谓想关闭门窗而独居的，是由于阴气与阳气相争，而外并与阳经使阳气盛，阳主热主动，热盛于上，所以病人喜欢登高而歌，热盛于外，所以弃衣而走。所谓客于孙脉则头痛、鼻塞和腹部胀肿的，是由于阳明经的邪气上逆，若逆于本经的细小络脉，就出现头痛鼻塞的症状，若逆于太阴脾经，就出现腹部肿胀的症状。

　　太阴经脉有所谓病腹胀的，是因为太阴为阴中至阴，应于十一月，月建在子，此时阴气最盛，万物皆闭藏于中，人气亦然，阴邪循经入腹，所以发生腹肿的症状。所谓上走于心而为嗳气的，是因为阴盛邪，阴邪循脾经上走于阳明胃经，足阳明之正上通于心，心主嗳气，所以说上走于心就会发生嗳气。所谓食入则呕吐的，是因为脾病，食物不能运化，胃中盛满而上溢，所以发生呕吐的症状。所谓得到大便和矢气就觉得爽快而病减的，是因为十二月阴气盛极而下衰的，阳气初生，人体也是一样，腹中阴邪得以下行，所以腹胀嗳气的病人得到大便或矢气后，就觉得爽快，就像病减轻了似的。

　　少阴有所谓腰痛的，是因为足少阴病应在十月，月建在申，十月阴气初生，万物肃杀，阳气被抑制，腰为肾之府，故出现腰痛的症状。所谓呕吐、咳嗽、上气喘息的，是因为阴气盛于下，阳气浮越于上而无所依附，少阴脉从肾上贯肝膈入肺中，故出现呕吐、咳嗽、上气喘息的症状。所谓身体衰弱不能久立，久坐起则眼花缭乱视物不清的，是因为七月秋气始至，微霜始降，阴阳交替尚无定局，万物因受肃杀之气而衰退，人体阴阳之气衰夺，故不能久立，久坐乍起则两目视物不清。所谓少气善怒的，是因为秋天阳气下降，失去调其作用少阳经阳气不得外出，阳气郁滞在内，肝气郁结不得疏泄，不能约束其所管，故容易发怒，怒则其逆而厥，叫作"煎厥"。所谓恐惧不安好像被人捕捉一样，是因为秋天阴气始生，万物尚未尽衰，人体应之，阴气少，阳气入，阴阳交争，循经入肾，故恐惧如人将捕之。所谓厌恶食物气味的，是因为肾火不足，不能温养化源，致使胃气虚弱，消化功能已失，故不欲进食而厌恶食物的气味。所谓面色发黑如地色的，是因为秋天肃杀之气耗散内脏精华，精气内夺而肾虚，故面色发黑。所谓咳嗽则出血的，是上焦阳脉损伤，阳气未盛于上，血液充斥于脉管，上部脉满则肺气不利，故咳嗽，络脉伤则血见于鼻。

　　厥阴经脉为病有所谓癫疝及妇女少腹肿的，是因为厥阴对应三月，月建在辰，三月阳气处于生长向上期，但阴气仍然留存，阴邪积聚于中，循厥阴肝经发病，故发生阴囊肿大疼痛及妇女少腹肿的症状。所谓腰脊痛不能俯仰的，是因为三月阳气振发，万物荣华繁茂，然尚有余寒，人体应之，故出现腰脊疼痛而不能俯仰的症状。所谓有癫癃疝、皮肤肿胀的，也是因为阴邪旺盛，以致厥有病脉胀闭不通，故发生前阴肿痛、小便不利及腹胀等病。所谓病甚则咽干热中的，是因为三月阴阳相争而阳气胜，阳胜产生内热，热邪循厥阴肝经上逆入喉，故出现咽喉干燥的症状。

刺要论篇第五十

概说

刺要，指针刺的要领；本文讨论了针刺深浅的要领，故曰"刺要"。

原文

黄帝问曰：愿闻刺要。

岐伯对曰：病有浮沉，刺有浅深，各至其理，无过其道，过之则内伤，不及则生外壅，壅则邪从之，浅深不得，反为大贼，内动五藏，后生大病。故曰：病有在毫毛腠理者，有在皮肤者，有在肌肉者，有在脉者，有在筋者，有在骨者，有在髓者。

是故刺毫毛腠理无伤皮，皮伤则内动肺，肺动则秋病温疟，淅淅然寒慄。

刺皮无伤肉，肉伤则内动脾，脾动则七十二日四季之月，病腹胀烦，不嗜食。

刺肉无伤脉，脉伤则内动心，心动则夏病心痛。

刺脉无伤筋，筋伤则内动肝，肝动则春病热而筋弛。

刺筋无伤骨，骨伤则内动肾，肾动则冬病胀腰痛。

刺骨无伤髓，髓伤则销铄胻酸，体解㑊然不去矣。

通释

黄帝问道：我想听你谈谈针刺治病的要领。岐伯回答说：疾病的部位有表里的分别，针刺也有刺深刺浅的不同。针刺的深浅应该适度，以各自达到相应的深度为好，不能太深，也不能太浅。刺得太深，会损伤脏气；刺得太浅，又不能达到病所。这样不仅不能治病，还会导致气机壅滞，反而让病邪有了可乘之机。因此，针刺的深浅若掌握不当，就会损伤脏气，发生重病，反而会加重对身体的伤害。所以说，疾病的部位有在毫毛腠理、在皮肤、在肌肉、在脉、在筋、在骨、在髓的深浅分别。

因此，该刺毫毛腠理的，不要伤及皮肤，若皮肤受伤，就会影响肺脏的正常功能，肺脏功能扰乱后，以致到秋天时，易患温疟病，发生恶寒战栗的症状。

该刺皮肤的，不要伤及肌肉，若肌肉受伤，就会影响脾脏的正常功能，以致在每季的最后 18 天中，发生腹胀烦满，不思饮食的病症。

该刺肌肉的，不要伤及血脉，若血脉受伤，就会影响心脏的正常功能，以致到夏天时，易患心痛的病症。

该刺血脉的，不要伤及筋脉，若筋脉受伤，就会影响肝脏的正常功能，以致到春天时，易患热性病，出现筋脉弛缓的症状。

该刺筋的，不要伤及骨，若骨受伤，就会影响肾脏的正常功能，以致到冬天时，易患腹胀、腰痛的病症。

该刺骨的，不要伤及骨髓，若骨髓被损伤而髓便日渐消减，不能充养骨骼，就会导致身体枯瘦，足胫发酸，肢体懈怠，无力行动的病症。

刺齐论篇第五十一

概说

刺，限度；是说针刺的深浅要有一定限度，否则就违反了刺法原则。

原文

黄帝问曰：愿闻刺浅深之分。

岐伯对曰：刺骨者无伤筋，刺筋者无伤肉，刺肉者无伤脉，刺脉者无伤皮，刺皮者无伤肉，刺肉者无伤筋，刺筋者无伤骨。

帝曰：余未知其所谓，愿闻其解。

岐伯曰：刺骨无伤筋者，针至筋而去，不及骨也。刺筋无伤肉者，至肉而去，不及筋也。刺肉无伤脉者，至脉而去，不及肉也。刺脉无伤皮者，至皮而去，不及脉也。

所谓刺皮无伤肉者，病在皮中，针入皮中，无伤肉也。刺肉无伤筋者，过肉中筋也。刺筋无伤骨者，过筋中骨也。此之谓反也。

通释

黄帝说：我想了解一下关于针刺深浅的区别。岐伯说：从深到浅来说，刺骨时不要伤到筋，刺筋时不要伤到肉，刺肉时不要伤到脉，刺脉时不要伤到皮。从浅到深来说，刺皮时不要伤到肉，刺肉时不要伤到筋，刺筋时不要伤到骨。

黄帝说：我不明白其中的道理，希望您详细讲解。岐伯说：所谓刺骨不要伤害筋，是说需刺骨的，不可在仅刺到筋而未达骨的深度时，就停针或拔出；刺筋不要伤害肌肉，是说需刺至筋的，不可在仅刺到肌肉而未达筋的深度时，就停针或拔出；刺肌肉不要伤害脉，是说需刺至肌肉深部的，不可在仅刺到脉而未达肌肉深部时，就停针或拔去；刺脉不要伤害皮肤，是说需刺至脉的，不可在仅刺到皮肤而未达脉的深度时，就停针拔去。

所谓针刺皮肤不要伤及肌肉，是说病在皮肤之中，针就刺至皮肤，不要深刺伤及肌肉；刺肌肉不要伤及筋，是说针只能刺至肌肉，太过就会伤及筋；刺筋不要伤及骨，是说针只能刺至筋，太过就会伤及骨。以上这些，是说若针刺深浅不当，就会带来不良后果。

刺禁论篇第五十二

概说

禁，制止；本文论述了人体某些部位不适宜针刺，故篇名"刺禁论"。

原文

黄帝问曰：愿闻禁数。

岐伯对曰：藏有要害，不可不察，肝生于左，肺藏于右，心部于表，肾治于里，脾为之使，胃为之市。鬲肓之上，中有父母，七节之傍，中有小心，从之有福，逆之有咎。

刺中心，一日死，其动为噫。刺中肝，五日死，其动为语。刺中肾，六日死，其动为嚏。刺中肺，三日死，其动为咳。刺中脾，十日死，其动为吞。刺中胆，一日半死，其动为呕。

刺跗上，中大脉，血出不止死。刺面，中溜脉，不幸为盲。刺头，中脑户，入脑立死。刺舌下，中脉太过，血出不止为瘖。刺足下布络中脉，血不出为肿。刺郄中大脉，令人仆脱色。刺气街中脉，血不出为肿，鼠仆。刺脊间中髓，为伛。刺乳上，中乳房，为肿，根蚀。刺缺盆中内陷，气泄，令人喘咳逆。刺手鱼腹内陷，为肿。

无刺大醉，令人气乱。无刺大怒，令人气逆。无刺大劳人，无刺新饱人，无刺大饥人，无刺大渴人，无刺大惊人。

刺阴股中大脉，血出不止死。刺客主人内陷中脉，为内漏、为聋。刺膝髌出液，为跛。刺臂太阴脉，出血多立死。刺足少阴脉，重虚出血，为舌难以言。刺膺中陷，中肺，为喘逆仰息。刺肘中内陷，气归之，为不屈伸。刺阴股下三寸内陷，令人遗溺。刺掖下胁间内陷，令人咳。刺少腹，中膀胱，溺出，令人少腹满。刺腨肠内陷为肿。刺匡上陷骨中脉，为漏、为盲。刺关节中液出，不得屈伸。

黄帝问道：我想了解人体禁刺的部位。岐伯回答说：内脏各有要害之处，不能不细看详审！肝气生发于左，肺气肃降于右，心脏调节在表的阳气，肾脏管理在里主肺气，脾主运化，水谷精微赖以转输，胃主受纳，饮食水谷汇聚于此。膈肓的上面，有维持生命活动的心、肺两脏，第七椎旁的里面有心包络。上述部位都应该禁刺，遵循这个刺禁，就有利于治疗，违背了，则会给人体造成祸害。

刺中心，约 1 天即死，其病变症状为嗳气。刺中肝，约 5 天即死，其病变症状为多言多语。刺中肾，约 6 天即死，其病变症状为打喷嚏。刺中肺，约 3 天即死，其病变症状为咳呛。刺中脾，约 10 天即死，其病变症状为频频吞咽。误刺中胆，约 1 天半死，其病变症状为呕吐。

针刺足背，误伤了大血管，若出血不止，便会死亡。针刺面部，误伤溜脉，便会致盲。针刺头部的脑户穴，若刺至脑髓，就会立即死亡。针刺廉泉穴，误伤了血管，若出血不止，可使喉哑失音。针刺足下布散的络脉，误伤了血管，若瘀血留着不去可致局部肿胀。针刺委中穴太深，误伤了大经脉，可令人跌仆，面色苍白。针刺气街穴，误伤了血管，若瘀血留着不去，鼠蹊部就会肿胀。针刺脊椎间隙，误伤了脊髓，会使人背曲不伸。针刺乳中穴，伤及乳房，可使乳房肿胀，内部腐蚀溃脓。针刺缺盆中央太深，造成肺气外泄，可令人喘咳气逆。针刺手鱼际穴太深，可使局部发生肿胀。

不要针刺饮酒大醉的人，否则会使气血紊乱，不要针刺正值勃然大怒的人，否则会使气机上逆。此外，对过度疲劳，刚刚饱食，过分饥饿，极度口渴，方受极大惊吓的人，皆不可以针刺。

刺大腿内侧的穴位，误伤了大血管，若出血不止，便会死亡。刺上官穴太深，误伤了经脉，可使耳内化脓或致耳聋。刺膝髌部，若误伤以致流出液体，会使人发生跛足。刺手太阴脉，若误伤出血过多，则立即死亡。刺足少阴经脉，误伤出血，可使肾气更虚，以致舌体失养转动不利而语言困难。针刺胸膺部太深，伤及肺脏，就会发生气喘上逆、仰面呼吸的症状。针刺肘弯处太深，气便结聚于局部而不行，以致手臂不能屈伸。针刺大腿内侧下 3 寸处太深，使人遗尿。针刺腋下胁肋间太深，使人咳嗽。针刺少腹太深，误伤膀胱，使小便漏出流入腹腔，以致少腹胀满。针刺小腿肚太深，会使局部肿胀。针刺眼眶而深陷骨间，伤及脉络，就会造成流泪不止，甚至失明。针刺关节，误伤以致液体外流，则关节不能屈伸。

刺志论篇第五十三

概说

志，记的意思；本文讨论虚实证候的常变和针刺的补泻手法，为了强调本篇内容的重要性，提示应记之不忘，故叫"刺志论"。

原文

黄帝问曰：愿闻虚实之要。

岐伯对曰：气实形实，气虚形虚，此其常也，反此者病。谷盛气盛，谷虚气虚，此其常也，反此者病。脉实血实，脉虚血虚，此其常也，反此者病。

帝曰：如何而反？

岐伯曰：气虚身热，此谓反也；谷入多而气少，此谓反也；谷不入而气多，此谓反也；脉盛血少，此谓反也；脉少血多，此谓反也。

气盛身寒，得之伤寒。气虚身热，得之伤暑。谷入多而气少者，得之有所脱血，湿居下也。谷入少而气多者，邪在胃及与肺也。脉小血多者，饮中热也。脉大血少者，脉有风气，水浆不入，此之谓也。

夫实者，气入也；虚者，气出也；气实者，热也；气虚者，寒也。入实者，左手开针空也；入虚者，左手闭针空也。

通释

黄帝问道：我想了解有关虚实的道理。岐伯回答说：气充实的，形体就壮实，气不足的，形体就虚弱，这是正常的生理状态，若与此相反的，就是病态。纳谷多的气盛，纳谷少的气虚，这是正常现象，若与此相反的，就是病态。脉搏大而有力的，是血液充盛，脉搏小而细弱的，是血液不足，这是正常现象，若与此相反的，就是病态。

　　黄帝又问：反常现象是怎样的？岐伯说：气盛而身体反觉寒冷，气虚而身体反感发热的，是反常现象；饮食虽多而气不足，饮食不进而气反盛的，都是反常现象；脉搏盛而血反少，脉搏小而血反多的，也是反常现象。

　　气旺盛而身体寒冷，是受了寒邪的伤害。气不足而身发热，是受了暑热的伤害。饮食虽多而气反少的，是由于失血或湿邪聚居于下部之故。饮食虽少而反气盛的，是由于邪气在胃和肺。脉搏小而血多，是由于病留饮而中焦有热。脉搏大而血少，是由于风邪侵入脉中且汤水不进之故。这些就是形成虚实反常的机制。

　　大凡实证，是由于邪气亢盛侵入人体；虚证，是由于人体正气外泄。气实的多表现为热象；气虚的多表现为寒象。针刺治疗实证，出针后，左手不要按闭针孔，使邪气外泄；治疗虚证，出针后，左手随即闭合针孔，使正气不得外散。

针解篇第五十四

概说

本篇解释如何用针的道理，故叫"针解篇"。

原文

黄帝问曰：愿闻九针之解，虚实之道。

岐伯对曰：刺虚则实之者，针下热也，气实乃热也。满而泄之者，针下寒也，气虚乃寒也。菀陈则除之者，出恶血也。邪胜则虚之者，出针勿按；徐而疾则实者，徐出针而疾按之；疾而徐则虚者，疾出针而徐按之；言实与虚者，寒温气多少也。若无若有者，疾不可知也。察后与先者，知病先后也。为虚与实者，工勿失其法。若得若失者，离其法也。虚实之要，九针最妙者，为其各有所宜也。补泻之时者，与气开阖相合也。九针之名，各不同形者，针穷其所当补泻也。

刺实须其虚者，留针阴气隆至，乃去针也；刺虚须其实者，阳气隆至，针下热乃去针也。经气已至，慎守勿失者，勿变更也。深浅在志者，知病之内外也；近远如一者，深浅其候等也。如临深渊者，不敢堕也。手如握虎者，欲其壮也。神无营于众物者，静志观病人，无左右视也；义无邪下者，欲端以正也；必正其神者，欲瞻病人目制其神，令气易行也。所谓三里者，下膝三寸也；所谓跗之者，举膝分易见也；巨虚者，跷足䯒独陷者；下廉者，陷下者也。

帝曰：余闻九针，上应天地四时阴阳，愿闻其方，令可传于后世以为常也。

岐伯曰：夫一天、二地、三人、四时、五音、六律、七星、八风、九野，身形亦应之，针各有所宜，故曰九针。人皮应天，人肉应地，人脉应人，人筋应时，人声应音，人阴阳合气应律，人齿面目应星，人出入气应风，人九窍三百六十五络应野，故一针皮，二针肉，三针脉，四针筋，五针骨，六针调阴阳，七针益精，八针除风，九针通九窍，除三百六十五节气，此之谓各有所主也。人心意应八风，人气应天，人发齿耳目五声应五音六律，人阴阳脉血气应地，人肝目应之九。九窍三百六十五。人一以观动静天二以候五色七星应之，以候发毋泽五音一，以候宫商角徵羽六律有余，不足应之二地一，以候高下有余九野一节俞应之，以候闭节，三人变一分人，候齿泄多血少十分角之变，五分以候缓急，六分不足三分寒关节第九，分四时人寒温燥湿四时，一应之以候相反，一四方各作解。

通释

黄帝问道：希望听你讲讲对九针的解释，以及虚实补泻的道理。岐伯回答说：针治虚证用补法，针下应有热感，因为正气充实了，针下才会发热；邪气盛满用泻法，针下应有凉感，因为邪气衰退了，针下才会发凉。血液郁积日久，要用放出恶血的方法来消除。邪盛用泻法治疗，就是出针后不要按闭针孔。所谓徐而疾则实，就是慢慢出针，并在出针后迅速按闭针孔；所谓徐而疾则虚，就是快速出针，而在出针后不要立即按闭针孔，实与虚的根据，是指气至之时针下凉感与热感的多少。若有若无，是说下针后经气到来迅速而不易察觉。审察先后，是指辨别疾病变化的先后。辨别疾病的为虚为实，虚证用补法，实证用泻法。医生治病不可离开这个原则。若医生不能准确地把握，那么就会背离正确的治疗法则。虚实补泻的关键，在于巧妙地运用九针，因为九针各有不同的特点，适宜于不同的病证。针刺补泻的时间，应该与气的来去开阖相配合：气来时为开可以泻之，气去时为阖可以补之。九针的名称不同，形状也各有所异，根据治疗需要，充分发挥各自的补泻作用。

针刺实证须用泻法，下针后应留针，待针下出现明显的寒凉之感时，即可出针。针刺虚证要达到补气的目的，待针下出现明显的温热之感时，即可出针。经气已经上升，应谨慎守候不要失去，不要变更手法。决定针刺的深浅，就要先察明疾病部位的在内在外，针刺虽有深浅之分，但候气之法都是相同的。行针时，应似面临深渊、不敢跌落那样谨慎小心。持针时，应像握虎之势那样坚定有力。思想不要分散于其他事情，应该专心致志观察病人，不可左顾右盼。针刺手法要正确，端正直下，不可歪斜。下针后，务必注视病人的双目来控制其精神活动，使经气运行通畅。三里穴在膝下外侧3寸之处。跗上穴，在足背上，举膝易见之处。巨虚穴，在跷足时小腿外侧肌肉凹陷之处。下廉穴，在小腿外侧肌肉凹陷处的下方。

黄帝说：我听说九针与天地四时阴阳相应合，请你讲讲其中的道理，以使其能流传于后世，作为治病的常法。岐伯说：一天、二地、三人、四时、五音、六律、七星、八风、九野，人的形体也与自然界相应，针的式样也是根据其所适应的不同病症制成的，所以有九针之名。人的皮肤在外，庇护全身，与天相应，肌肉柔软安静，如土地厚载万物一样，脉与人身体相应，筋约束周身，各部功能不同，犹如一年四季气候各异，人的声音与五音相应。人的脏腑阴阳之气配合犹如六律六吕的高低有节；人的牙齿和面目的排列犹如天上的星辰一样；人的呼吸之气犹如自然界的风一样；人的九窍365络分布全身，犹如地上的百川万水，纵横灌注于九野一样。所以九针之中，一为镵针刺皮，二为员针刺肉，三为锃针刺脉，四为锋针刺筋，五为铍针刺骨，六为员利刺调和阴阳，七为毫针补益精气，八为长针驱除风邪，九为大针通利九窍，祛除周身365节间的邪气。这就叫作不同的针有不同的功用和适应证。人的心愿意向与八风相应，人体之气运行与天气运行相应，人的发齿耳目五声与五音六律相应，人体阴阳经脉运行气血与大地江河百川相应，肝脏精气通于两目，目又属于九窍，所以肝目与九数相应。

长刺节论篇第五十五

概说

长，有推广的意思；刺节，指针刺腧穴的方法；本文讨论了推广"五节""十二节"的刺法，故篇名"长刺节论"。

原文

刺家不诊，听病者言，在头，头疾痛，为藏针之，刺至骨，病已上，无伤骨肉及皮，皮者道也。

阴刺，入一傍四处。治寒热。深专者，刺大藏，迫藏刺背，背俞也。刺之迫藏，藏会，腹中寒热去而止。与刺之要，发针而浅出血。治腐肿者刺腐上，视痈小大深浅刺，刺大者多血，小者深之，必端内针为故止。

病在少腹有积，刺皮髓以下，至少腹而止；刺侠脊两傍四椎间，刺两髂季胁肋间，导腹中气热下已。

病在少腹，腹痛不得大小便，病名曰疝，得之寒；刺少腹两股间，刺腰踝骨间，刺而多之，尽炅病已。

病在筋，筋挛节痛，不可以行，名曰筋痹。刺筋上为故，刺分肉间，不可中骨也；病起筋炅，病已止。

病在肌肤，肌肤尽痛，名曰肌痹，伤于寒湿。刺大分、小分，多发针而深之，以热为故；无伤筋骨，伤筋骨，痈发若变；诸分尽热，病已止。病在骨，骨重不可举，骨髓酸痛，寒气至，名曰骨痹。深者刺，无伤脉肉为故，其道大分小分，骨热病已止。

病在诸阳脉，且寒且热，诸分且寒且热，名曰狂。刺之虚脉，视分尽热，病已止。

病初发，岁一发，不治月一发，不治，月四五发，名曰癫病。刺诸分诸脉，其无寒者以针调之，病已止。

病风且寒且热，炅汗出，一日数过，先刺诸分理络脉；汗出且寒且热，三日一刺，百日而已。

病大风，骨节重，须眉堕，名曰大风，刺肌肉为故，汗出百日，刺骨髓，汗出百日，凡二百日，须眉生而止针。

通释

精通针术的医家，可以不进行诊脉而根据患者口述的症状行针。病在头部，且头痛剧烈，可以头部取穴针刺治疗，刺至骨部，病就能痊愈，但针刺深浅须恰当，不要损伤骨肉与皮肤，虽然皮肤为针刺入必经之路，仍应注意勿使其受损。

阳刺之法，是中间直刺一针，左右斜刺四针，以治疗寒热的疾病。若病邪深入专攻内脏，当刺五脏的募穴；邪气进迫五脏，当刺背部的五脏腧穴，邪气迫脏而针刺背俞，是因为背俞是脏器聚会的地方。待腹中寒热消除之后，针刺就可以停止。针刺的要领，是出针使其稍微出一点血。

治疗痈肿，应刺痈肿的部位，并根据其大小，决定针刺的深浅。刺大的痈肿，宜多出血，对小的深部痈肿要深刺，一定要端直进针，以达到病所为止。

病在少腹而有积聚，应刺腹部皮肉丰厚之处以下的部位，向下直到少腹为止；再针第4椎间两旁的穴位和髂骨两侧的居髎穴，以及季肋间的穴位，以引导腹中热气下行，则病可以痊愈。

病在少腹，腹痛且大小便不通，病名叫作疝，是受寒所致。应针刺少腹到两大腿内侧间及腰部和髁骨间穴位，针刺穴位要多，到少腹部都出现热感，病就痊愈了。

病在筋，筋脉拘挛，关节疼痛，不能行动，病名为筋痹。应针刺在患病的筋上，由于筋脉在分肉之间，与骨相连，所以针从分肉间刺入，应注意不能刺伤骨。待有病的筋脉出现热感，说明病已痊愈，可以停止针刺。

病在肌肤，周身肌肤疼痛，病名为肌痹，这是被寒湿之邪侵犯所致。应针刺大小肌肉会合之处，取穴要多，进针要深，以局部产生热感为度。不要伤及筋骨，若损伤了筋骨，就会引起痈肿或其他病变。待各肌肉会合之处都出现热感，说明病已痊愈，可以停止针刺。

病在骨，肢体沉重不能抬举，骨髓深处感到酸痛，局部寒冷，病名为骨痹。治疗时应深刺，以不伤血脉肌肉为度。针刺的道路在大小分肉之间，待骨部感到发热，说明病已痊愈，可以停止针刺。

病在手足三阳经脉，出现或寒或热的症状，同时各分肉之间也有或寒或热的感觉，这叫狂病。针刺用泻法。使阳脉的邪气外泄，观察各处分肉，若全部出现热感，说明病已痊愈，应该停止针刺。

有一种病，初起每年发作 1 次，若不治疗，则变为每月发作 1 次；若仍不治疗，则每月发作三四次，这叫作癫病。治疗时应针刺各大小分肉及各部经脉，若没有寒冷的症状，可用针刺调治，直到病愈为止。

风邪侵袭人体，出现或寒或热的症状，热则汗出，1 天发作数次，应首先针刺各分肉腠理及络脉；若依然汗出且或寒或热，可以 3 天针刺 1 次，治疗 100 天，疾病就痊愈了。

病因大风侵袭，出现骨节沉重，胡须眉毛脱落，病名为大风。应针刺肌肉，使之出汗，连续治疗 100 天后，再针刺骨髓，仍使之出汗，也治疗 100 天，总计治疗 200 天，直到胡须眉毛重新生长，方可停止针刺。

皮部论篇第五十六

概说

　　本文论述了十二经脉在皮肤的分部；疾病由皮肤入里的次序，途径，皮肤络脉颜色不同所反映的病变。由于所讨论的问题都和皮肤有关，故名为"皮部论"。

原文

　　黄帝问曰：余闻皮有分部，脉有经纪，筋有结络，骨有度量。其所生病各异，别其分部，左右上下，阴阳所在，病之始终，愿闻其道。

　　岐伯对曰：欲知皮部以经脉为纪者，诸经皆然。阳明之阳，名曰害蜚，上下同法。视其部中有浮络者，皆阳明之络也。其色多青则痛，多黑则痹，黄赤则热，多白则寒，五色皆见，则寒热也。络盛则入客于经，阳主外，阴主内。

　　少阳之阳，名曰枢持，上下同法。视其部中有浮络者，皆少阳之络也，络盛则入客于经，故在阳者主内，在阴者主出，以渗于内，诸经皆然。

　　太阳之阳，名曰关枢，上下同法。视其部中有浮络者，皆太阳之络也。络盛则入客于经。少阴之阴，名曰枢儒，上下同法。视其部中有浮络者，皆少阴之络也。络盛则入客于经，其入经也，从阳部注于经；其出者，从阴内注于骨。

　　心主之阴，名曰害肩，上下同法。视其部中有浮络者，皆心主之络也。络盛则入客于经。

　　太阴之阴，名曰关蛰，上下同法。视其部中有浮络者，皆太阴之络也。络盛则入客于经。凡十二经络脉者，皮之部也。

　　是故百病之始生也，必先于皮毛，邪中之则腠理开，开则入客于络脉，留而不去，传入于经，留而不去，传入于府，廪于肠胃。邪之始入于皮毛也，泝然起毫毛，开腠理；其入于络也，则络脉盛色变；其入客于经也，则感虚乃陷下。其留于筋骨之间，寒多

193

则筋挛骨痛，热多则筋弛骨消，肉烁䐃破，毛直而败。

帝曰：夫子言皮之十二部，其生病皆何如？

岐伯曰：皮者脉之部也，邪客于皮则腠理开，开则邪入客于络脉，络脉满则注于经脉，经脉满则入舍于府藏也，故皮者有分部，不与而生大病也。

帝曰：善。

黄帝问道：我听说人的皮肤有十二经分属部位，脉络的分布纵横有序，筋有结聚连络，骨有长短大小，其所发生的疾病的开始和预后，我想听听其中的道理。

岐伯回答说：要知道皮肤的所属部位，是以经脉循行部位为纲纪的，各经都是如此。阳明经的阳络叫害蜚，手、足阳明经脉的诊法是一样的，诊它上下分属部位所浮现的络脉，都是属于阳明的络，它的络脉之色多青的，则病痛；多黑的则病痹；色黄赤的病属热；色白的病属寒；若五色兼见，则是寒热错杂的病；若络脉的邪气盛，就会向内传入于经。因为络脉在外属阳，经脉在内属阴，凡外邪的侵入，一般是由络传经，由表传里的。

少阳经的阳络，名叫"枢持"，手、足少阳经的诊法是一样的，诊察它上下分属部位所浮现的络脉，都是属于少阳的络。络脉的邪气盛，就会向内传于经，所以邪在阳分主内传入经，邪在阴分主外出会涌入于内，各经的内外出入都是如此。

太阳经的阳络叫"关枢"，手、足太阳经的诊法是一样的，诊察它上下分属部位所浮现的络脉，都是属于太阳的络，在络脉的邪气盛，就会向内传入于经。

少阴经的阴络，名叫"枢儒"，手、足少阴经的诊法是一样的，诊察它上下分属部位所浮现的络脉，都是属于少阴的络。络脉的邪气盛，就会向内传入于经，邪气传入于经，是先从属阳的络脉注入于经，然后从属阴的经脉出而向内注入于骨部。

厥阴经的阴络，名叫"害肩"，手、足厥阴经的诊法是一样的，诊察它上下分属部位所浮现的络，都是属于厥阴的络。络脉的邪气盛，就会向内传入于经脉。

太阴经的阴络，名叫"关蛰"，手、足太阴经的诊法是一样的，诊察它上下分属部位所浮现的络，都是属太阴的络。络脉的邪气盛，就会向内传入于本经。以上所述这十二经之络脉的各个分部，也就是分属于皮肤的各个分部。

因此，百病的发生，必先从皮毛开始，病邪中于皮毛；则腠理开，腠理开则病邪侵入络脉；留而不去，就向内传入于经脉；若再留而不去，就传入于腑，聚积于肠胃。病邪开始侵犯皮毛时，使人恶寒而毫毛直起，腠理开泄；病邪侵入络脉，则络脉盛满，其色变异常；病邪侵入经脉，是由于经气虚而病邪乃得陷入；病邪流连于筋骨之间，若寒邪盛时则筋挛急骨节疼痛，热邪盛时则筋弛缓，故软弱无力，皮肉败坏，毛发枯槁。

　　黄帝说：您说的皮之十二部，发生的病都是怎样呢？岐伯说：皮肤是络脉分属的部位。邪气侵入于皮肤则腠理开泄，腠理开泄则病邪侵入于络脉；络脉的邪气盛，则内注于经脉；经脉的邪气满盛则入舍于腑脏。所以说皮肤有十二经脉分属的部位，若见到病变而不预先治疗，泄气将内传于腑脏而生大病。黄帝说：讲得好。

经络论篇第五十七

概说

　　本文论述经脉和络脉的颜色变化及其在诊断中的意义，故篇名"经络论"。

原文

　　黄帝问曰：夫络脉之见也，其五色各异，青黄赤白黑不同，其故何也？

　　岐伯对曰：经有常色而络无常变也。

　　帝曰：经之常色何如？

　　岐伯曰：心赤、肺白、肝青、脾黄、肾黑，皆亦应其经脉之色也。

　　帝曰：络之阴阳，亦应其经乎？

　　岐伯曰：阴络之色应其经，阳络之色变无常，随四时而行也。寒多则凝泣，凝泣则青黑；热多则淖泽，淖泽则黄赤；此皆常色，谓之无病，五色具见者，谓之寒热。

　　帝曰：善。

通释

　　黄帝问道：络脉表现于外，它的青黄赤白黑五色各不相同，这是什么缘故呢？岐伯说：经脉的颜色是不变的，而络脉却没有常色，是变化着的。

　　黄帝问道：经脉的常色是怎样的？心主赤，肺主白，肝主青，脾主黄，肾主黑，这些都是与经脉主色相应的。

　　黄帝问道：阴络和阳络，也与经脉的主色相应吗？岐伯说：阴络的颜色与其经脉相应，而阳络的颜色就变化无常，它是随着季节的变化而改变的。寒冷过甚，血液运行就迟滞，因此就呈现青黑色；湿热过甚，血液就润泽，因此出现黄赤色。这些都是正常的色泽，是无疾病的。如果五色都显露了，那是过寒或者过热所引起的。黄帝说：讲得好！

气穴论篇第五十八

概说

气穴，指穴位；是经络之气输注出入之处。本文讨论了三百六十五个穴位所在的部位，以及孙络、豁谷与气穴的关系，故篇名"气穴论"。

原文

黄帝问曰：余闻气穴三百六十五，以应一岁，未知其所，愿卒闻之。岐伯稽首再拜对曰：窘乎哉问也！其非圣帝，孰能穷其道焉！因请溢意尽言其处。帝捧手逡巡而却曰：夫子之开余道也，目未见其处，耳未闻其数，而目以明，耳以聪矣。岐伯曰：此所谓圣人易语，良马易御也。帝曰：余非圣人之易语也，世言真数开人意，今余所访问者真数，发蒙解惑，未足以论也。然余愿闻夫子溢志尽言其处，令解其意，请藏之金匮，不敢复出。

岐伯再拜而起曰：臣请言之，背与心相控而痛，所治天突与十椎及上纪，上纪者，胃脘也，下纪者，关元也。背胸邪系阴阳左右，如此其病前后痛濇，胸胁痛而不得息，不得卧，上气短气偏痛，脉满起，斜出尻脉，络胸胁支心贯鬲，上肩加天突，斜下肩交十椎下。

藏俞五十穴，府俞七十二穴，热俞五十九穴，水俞五十七穴，头上五行行五，五五二十五穴，中胂两傍各五，凡十穴，大椎上两傍各一，凡二穴，目瞳子浮白二穴，两髀厌分中二穴，犊鼻二穴，耳中多所闻二穴，眉本二穴，完骨二穴，顶中央一穴，枕骨二穴，上关二穴，大迎二穴，下关二穴，天柱二穴，巨虚上下廉四穴，曲牙二穴，天突一穴，天府二穴，天牖二穴，扶突二穴，天窗二穴，肩解二穴，关元一穴，委阳二穴，肩贞二穴，瘖门一穴，齐一穴，胸俞十二穴，背俞二穴，膺俞十二穴，分肉二穴，踝上横二穴，阴阳蹻四穴，水俞在诸分，热俞在气穴，寒热俞在两骸厌中二穴，大禁二十五，在天府下五寸，凡三百六十五穴，针之所由行也。

帝曰：余已知气穴之处，游针之居，愿闻孙络谿谷，亦有所应乎？岐伯曰：孙络三百六十五穴会，亦以应一岁，以溢奇邪，以通荣卫，荣卫稽留，卫散荣溢，气竭血著，外为发热，内为少气，疾泻无怠，以通荣卫，见而泻之，无问所会。

帝曰：善。愿闻谿谷之会也。岐伯曰：肉之大会为谷，肉之小会为谿，肉分之间，谿谷之会，以行荣卫，以会大气。邪溢气壅，脉热肉败荣卫不行，必将为脓，内销骨髓，外破大䐃，留于节腠，必将为败。积寒留舍，荣卫不居，卷肉缩筋，肋肘不得伸，内为骨痹，外为不仁，命曰不足，大寒留于谿谷也。谿谷三百六十五穴会，亦应一岁，其小痹淫溢，循脉往来，微针所及，与法相同。

帝乃辟左右而起，再拜曰：今日发蒙解惑，藏之金匮，不敢复出，乃藏之金兰之室，署曰气穴所在。岐伯曰：孙络之脉别经者，其血盛而当泻者，亦三百六十五脉，并注于络，传注十二络脉，非独十四络脉也，内解泻于中者十脉。

通释

黄帝问道：我听说人体上的气穴有365个，以应一年365日，但不知其所在的部位，我想听你详尽地讲讲。岐伯再次鞠躬回答说：你所提出的这个问题，是很令人为难的，若不是圣帝，谁能穷究这些深奥的道理，因此请允许我将气穴的部位都一一讲出来。黄帝拱手谦逊退让地说：先生对我讲的道理，使我很受启发，虽然我尚未看到其具体部位，未听到其具体的数字，然而已经使我耳聪目明地领会了。岐伯说：你领会得如此深刻，这真是所谓"圣人容易告语，良马容易驾驭"啊！黄帝说道：我并不是你所说的易语的圣人，世人说气穴之数理可以开阔人的思想，现在我向你所询问的是气穴的数理，主要是开发我的蒙昧和解除我的疑惑，还谈不到什么深奥的理论。然而我希望听先生将气穴的部位尽情地全都讲出来，使我能了解它的意义，我将把你所讲的记录下来，并藏于金匮之中，绝不失掉它。

岐伯再拜而起说：我现在就谈吧！背部与心胸互相牵引而痛，其治疗方法应取任脉的天突穴和督脉的中枢穴，以及上纪下纪。上纪就是胃脘部的中脘穴，下纪就是关元穴。盖背在后为阳，胸在前为阴，经脉斜系于阴阳左右，因此其病前胸和背相引而痹涩，胸胁痛使人不敢呼吸，不能仰卧，上气喘息，呼吸短促，或一侧偏痛，因为经脉的邪气盛满则溢于络，此络从尻脉开始斜出，络胸胁部，支心贯穿横膈，上肩胛而交会至任脉的天突穴，再斜下肩交于背部第十椎节之下，所以取此处穴位治疗。

五脏各有井、荥、输、经、合五俞，五五二十五，左右共50穴；六腑各有井、荥、输、原、经、合六俞，六六三十六，左右共 72 穴；治热病的有 59 穴，治诸水病的有 57 穴。在头部有五行，每行五穴，共 25 穴。五脏在背部脊椎两旁各有五穴，二五共 10 穴。大椎两旁大杼二穴，目瞳子浮白各二穴，环跳二穴，犊鼻二穴，听官二穴，攒竹二穴，完骨二穴，风府一穴，窍阴二穴，上关二穴，大迎二穴，下关二穴，天柱二穴，上巨虚、下巨虚左右共 4 穴，颊车二穴，天突一穴，天府二穴，天牖二穴，扶突二穴，天窗二穴，肩井二穴，关元一穴，委阳二穴，肩贞二穴，哑门一穴，神阙一穴，胸俞左右共 12 穴，大杼二穴，膺俞左右共 12 穴，分肉二穴，交信、跗阳左右共 4 穴，照海、申脉左右共 4 穴。治诸水病的 57 穴，皆在诸经的分肉之间；治热病的 59 穴，皆在精气聚会之处；治寒热之腧穴，在两膝关节的外侧，为足少阳胆经的阳关左右共 2 穴。大禁之穴是天府下 5 寸处的五里穴。以上凡 365 穴都是针刺的部位。

黄帝问道：我已经知道气穴的部位，即是行针刺的处所，还想听听孙络与溪谷是否也与一岁相应呢？岐伯说：孙络与 365 穴相会以应一岁，孙络的作用，是可以去邪气，若邪气客于孙络，溢注于络脉而不入于经就会产生奇病，孙络是外通于皮毛，内通于经脉以通行营卫，若邪客之则营卫稽留，卫气外散，营血满溢，若卫气散尽，淫邪留滞，外则发热，内则少气，因此治疗时应迅速针刺用泻法，以通畅营卫，凡是见到有营卫稽留之处，即泻之，不必问其是否是穴会之处。

黄帝说：讲得好。希望听听溪谷之会合是怎样的。岐伯说：较大的肌肉与肌肉会合的部位叫谷，较小的肌肉与肌肉会合的部位叫溪。肌肉纹理之间，是溪谷会合的部位，能通行营卫，会合宗气。若邪气溢满，正气壅滞，则脉发热，肌肉败坏，营卫不能畅行，必将郁热腐肉成脓，内则消烁骨髓，外则可溃大肉，若邪流连于关节肌腠，必使髓液皆溃为脓，而使筋骨败坏。若寒邪所客，积留而不去，则营卫不能正常运行，以致筋脉肌肉卷缩，肋肘不得伸展，内则发生骨痹，外则肌肤麻木不仁，这是不足的症候，乃由寒邪流连溪谷所致。溪谷与 365 穴相会合，以应于一岁。若是邪在皮毛孙络的小痹，则邪气随脉往来无定，用微针即可治疗，方法与刺孙络是一样的。

黄帝于是屏退周围的人，起身两拜说道：今天承您启发，解除了我的疑惑，我把它藏于金匮之中，不敢轻易拿出。随即将它藏于金兰之室，题名叫作"气穴所在"。岐伯说：孙络之脉是属于经脉支别的，其血盛而可泻的，也是与 365 脉相同，若邪气侵入孙络，同样是传注于络脉，复注于十二脉络，那就不是单独十四络脉的范围了。若骨解之中经络受邪，亦随时能够向内注泻于五脏之脉的。

气府论篇第五十九

概说

气府，在本文中是指经脉之气通达的地方，原文主要论述了手足三阳经脉和督脉、任脉、冲脉的穴位，穴位也是经脉之气通达灌注之地，故篇名"气府论"。

原文

足太阳脉气所发者七十八穴：两眉头各一，入发至项三寸半，傍五，相去三寸，其浮气在皮中者凡五行，行五，五五二十五，项中大筋两傍各一，风府两傍各一，侠背以下至尻尾二十一节，十五间各一，五藏之俞各五，六府之俞各六，委中以下至足小指傍各六俞。

足少阳脉气所发者六十二穴：两角上各二，直目上发际内各五，耳前角上各一，耳前角下各一，锐发下各一，客主人各一，耳后陷中各一，下关各一，耳下牙车之后各一，缺盆各一，掖下三寸，胁下至胠，八间各一，髀枢中傍各一，膝以下至足小指次指各六俞。

足阳明脉气所发者六十八穴：额颅发际傍各三，面鼽骨空各一，大迎之骨空各一，人迎各一，缺盆外骨空各一，膺中骨间各一，侠鸠尾之外，当乳下三寸，侠胃脘各五，侠齐广三寸各三，下齐二寸侠之各三。气街动脉各一，伏菟上各一，三里以下至足中指各八俞，分之所在穴空。

手太阳脉气所发者三十六穴：目内眦各一，目外眦各一，鼽骨下各一，耳郭上各一，耳中各一，巨骨穴各一，曲掖上骨穴各一，柱骨上陷者各一，上天窗四寸各一，肩解各一，肩解下三寸各一，肘以下至手小指本各六俞。

手阳明脉气所发者二十二穴：鼻空外廉、项上各二，大迎骨空各一，柱骨之会各一，髃骨之会各一，肘以下至手大指次指本各六俞。

手少阳脉气所发者三十二穴：鈌骨下各一，眉后各一，角上各一，下完骨后各一，项中足太阳之前各一，侠扶突各一，肩贞各一，肩贞下三寸分间各一，肘以下至手小指次指本各六俞。

督脉气所发者二十八穴：项中央二，发际后中八，面中三，大椎以下至尻尾及傍十五穴，至骶下凡二十一节，脊椎法也。

任脉之气所发者二十八穴：喉中央二，膺中骨陷中各一，鸠尾下三寸，胃脘五寸，胃脘以下至横骨六寸半一，腹脉法也。下阴别一，目下各一，下唇一，龂交一。

冲脉气所发者二十二穴：侠鸠尾外各半寸至齐寸一，侠齐下傍各五分至横骨寸一，腹脉法也。

足少阴舌下，厥阴毛中急脉各一，手少阴各一，阴阳跷各一，手足诸鱼际脉气所发者，凡三百六十五穴也。

通释

足太阳膀胱经脉气所发的有78个腧穴：在眉头的陷中左右各有1穴，自眉头直上入发际，当发际正中至前顶穴，有神庭、上星、囟会3穴，共长3寸，其浮于头部的脉气，运行在头皮中的有五行，即中行、次两行和外两行，每行5穴，共行五行，25穴；下行至项中的大筋两傍左右各有1穴；侠脊自上而下至骶尾骨有21节，其中15个椎间左右各有1穴；五脏肺、心、肝、脾、肾的腧穴，左右各有1穴；自委中以下至足中中趾旁左右各有井、荥、输、原、经、合六个腧穴。

足少阳胆经脉气所发的有62穴：头两角上各有2穴；两目瞳孔直上的发际内各有5穴；两耳前角上各有1穴；两耳前角下各有1穴；锐发下各1穴；客主人左右各1穴；两耳后的陷凹中各有1穴；下关左右各有1穴；两耳下牙车之后各有1穴；缺盆左右各有1穴；腋下3寸，胁下八肋之间左右各有1穴；髀枢中左右各有1穴；膝以下至足第四趾的小趾侧，左右各有井、荥、输、原、经、合6穴。

足阳明胃经脉气所发的有68穴：额颅发际旁各有3穴；颧骨骨空中间各有1穴；大迎穴在颌角前至骨空陷中，左右各有1穴；在结喉之旁的人迎，左右各有1穴；缺盆外的骨空陷中左右各有1穴；膺中的骨空间陷中左右各有1穴；侠鸠尾之外，乳下3寸，侠胃脘左右各有5穴；侠脐横开3寸左右各有3穴；气街在动脉跳动处左右各1穴；在伏兔上左右各有1穴；足三里以下到足中趾内间，左右各有8个俞穴。以上每个穴都有它一定的空穴。

手太阳小肠经脉气所发的有 36 穴：目内眦各有 1 穴；目外眦各有 1 穴，颧骨下各有 1 穴；耳郭上各有 1 穴；耳中各有 1 穴；巨骨穴左右各一；曲腋上各有 1 穴；柱骨上陷中各有 1 穴；两天窗穴之上四寸各有 1 穴；肩解部各有 1 穴；肩解部之下 3 穴处各有 1 穴；肘部以下至小指端的爪甲根部各有井、荥、输、原、经、合六穴。

手阳明大肠经脉气所发的有 22 穴：鼻孔的外侧各有 1 穴；项部左右各有 1 穴；大迎穴在下颌骨空间左右各有 1 穴；柱骨之会左右各有 1 穴；髃骨之会左右各有 1 穴；肘部以下至十指端的爪甲根部左右各有井、荥、输、原、经、合 6 穴。

手少阳三焦经脉气所发的有 32 穴：颧骨下各有 1 穴；眉后各有 1 穴；耳前角上各有 1 穴；耳后完骨后下各有 1 穴；项中足太阳经之前各有 1 穴；侠扶突之外侧各有 1 穴；肩贞穴左右各一；在肩贞穴之下 3 寸分肉之间各有 3 穴；肘部以下至手无名指之端爪甲根部各有井、荥、输、原、经、合 6 穴。

督脉之经气所发的有 28 穴：项中央有 2 穴；前发际向后中行有 8 穴；面部的中央从鼻至唇有 3 穴；自大椎以下至尻尾旁有 15 穴。自大椎至尾骨共 21 节，这是根据脊椎骨来寻找穴位的方法。

任脉之经气所发的有 28 穴：喉部中行有 2 穴；胸膺中行之骨陷中有 6 穴；自鸠尾骨至上脘是 3 寸，上脘至脐中是 5 寸，脐中至横骨是 6 寸半，计 14 寸半，每寸 1 穴，计十四穴，这是腹部取穴的方法。自曲骨向下至前后阴之间有会阴穴；两目之下各有 1 穴；唇下有 1 穴；龈交 1 穴。

冲脉之经气所发的有 22 穴：沿鸠尾旁开五分向下至脐，1 寸 1 穴，左右共 12 穴；自脐旁开五分向下至横骨 1 寸 1 穴，左右共 10 穴。这是腹脉取穴的方法。

足少阴肾经脉气所发的舌下有 2 穴：足厥阴在毛际中左右各有 1 穴；阴跷、阳跷左右有 1 穴；四肢手足赤白肉分，鱼际之处，是脉气所发的部位。以上共计 365 穴。

骨空论篇第六十

概说

　　骨空，指周身骨骼间的孔隙，人体的腧穴多位于骨空之中。本篇在论述几种病的针灸治疗方法的同时，又强调提出了人的周身骨节均有空，腧穴位于骨空中，故篇名"骨空论"。

原文

　　黄帝问曰：余闻风者百病之始也，以针治之奈何？

　　岐伯对曰：风从外入，令人振寒，汗出头痛，身重恶寒，治在风府，调其阴阳，不足则补，有余则泻。大风颈项痛，刺风府，风府在上椎。大风汗出，灸谚谙，谚谙在背下侠脊傍三寸所，厌之，令病者呼谚谙，谚谙应手。

　　从风憎风，刺眉头。失枕，在肩上横骨间。折，使榆臂，齐肘正，灸脊中。䏚络季胁引少腹而痛胀，刺谚谙。腰痛不可以转摇，急引阴卵，刺八髎与痛上，八髎在腰尻分间。鼠瘘，寒热，还刺寒府，寒府在附膝外解营。取膝上外者使之拜，取足心者使之跪。

　　任脉者，起于中极之下，以上毛际，循腹里上关元，至咽喉，上颐循面入目。冲脉者，起于气街，并少阴之经，侠齐上行，至胸中而散。任脉为病，男子内结七疝，女子带下瘕聚。冲脉为病，逆气里急。督脉为病，脊强反折。督脉者，起于少腹以下骨中央，女子入系廷孔，其孔，溺孔之端也。其络循阴器合篡间，绕篡后，别绕臀，至少阴与巨阳中络者合，少阴上股内后廉，贯脊属肾，与太阳起于目内眦，上额交巅，上入络脑，还出别下项，循肩髆，内侠脊抵腰中，入循膂络肾。其男子循茎下至篡，与女子等。其少腹直上者，贯齐中央，上贯心入喉，上颐环唇，上系两目之下中央。此生病，从少腹上冲心而痛，不得前后，为冲疝；其女子不孕，癃痔遗溺嗌干。督脉生病治督脉，治在骨上，甚者在齐下营。

其上气有音者，治其喉中央，在缺盆中者，其病上冲喉者治其渐，渐者，上侠颐也。

蹇，膝伸不屈，治其楗。坐而膝痛，治其机。立而暑解，治其骸关。膝痛，痛及踇指治其腘。坐而膝痛如物隐者，治其关。膝痛不可屈伸，治其背内。连骺若折，治阳明中俞髎。若别，治巨阳少阴荥。淫泺胫瘦，不能久立，治少阳之维，在外上五寸。

辅骨上、横骨下为楗，侠髋为机，膝解为骸关，侠膝之骨为连骸，骸下为辅，辅上为腘，腘上为关，头横骨为枕。

水俞五十七穴者，尻上五行，行五；伏菟上两行，行五，左右各一行，行五；踝上各一行，行六穴。髓空在脑后三分，在颅际锐骨之下，一在龂基下，一在项后中复骨下，一在脊骨上空在风府上。脊骨下空，在尻骨下空。数髓空在面侠鼻，或骨空在口下当两肩。两髆骨空，在髆中之阳。臂骨空在臂阳，去踝四寸两骨空之间。股骨上空在股阳，出上膝四寸。骺骨空在辅骨之上端，股际骨空在毛中动下。尻骨空在髀骨之后，相去四寸。扁骨有渗理凑，无髓孔，易髓无孔。

灸寒热之法，先灸项大椎，以年为壮数，次灸橛骨，以年为壮数，视背俞陷者灸之，举臂肩上陷者灸之，两季胁之间灸之，外踝上绝骨之端灸之，足小指次指间灸之，腨下陷脉灸之，外踝后灸之，缺盆骨上切之坚痛如筋者灸之，膺中陷骨间灸之，掌束骨下灸之，齐下关元三寸灸之，毛际动脉灸之，膝下三寸分间灸之，足阳明跗上动脉灸之，巅上一灸之。犬所啮之处灸之三壮，即以犬伤病法灸之。凡当灸二十九处，伤食灸之，不已者，必视其经之过于阳者，数刺其俞而药之。

通释

黄帝问道：我听说风邪是许多疾病的起始原因，怎样用针法来治疗？岐伯回答说：风邪从外侵入，使人寒战、出汗、头痛、身体发重、怕冷。治疗应用风府穴，以调和其阴阳。正气不足就用补法，邪气有余就用泻法。

若感受风邪较重而颈项疼痛，刺风府穴。风府穴在椎骨第一节的上面。若感受风邪较重而汗出，灸谚语穴。谚语穴在背部第6椎下两旁距脊各3寸之处，用手指按压，使病人感觉疼痛而呼出"谚语"之声，谚语穴应在手指下痛处。

见风就怕的病人，刺眉头攒竹穴。落枕而肩上和横骨之间的肌肉强痛，应当使病人屈臂，取两肘间相合在一处的姿势，然后在肩胛骨上端引一直线，正当脊部中央的部位，给予灸治。从络季胁牵引到少腹而痛胀的，刺谚语穴。腰痛而不可以转侧动摇，痛而筋脉挛急，下引睾丸，刺八髎穴与疼痛的地方。八髎穴在腰尻骨间空隙中。鼠瘘发寒热，刺寒府穴。寒府在膝上外侧骨与骨之间的孔穴中。凡取膝上外侧的孔穴，使患者弯腰，成一种拜的体位；取足心涌泉穴时，使患者坐跪的体位。

任脉经起源于中极穴的下面，上行经过毛际再到腹部，再上行通过关元穴到咽喉，又上行至颐，循行于面部而入于目中。冲脉经起源于气街穴，与足少阴经相并，侠脐左右上行，到胸中而散。任脉经发生病变，在男子则腹内结为七疝，在女子则有带下和瘕聚之类疾病。冲脉经发生病变，则气逆上冲，腹中拘急疼痛。督脉发生病变，会引起脊柱强硬反折的症状。督脉起于小腹之下的横骨中央，在女子则入内系于廷孔。廷孔就是尿道的外端。从这里分出的络脉，循着阴户会合于阴部，再分绕于肛门的后面，再分别行绕臀部，到足少阴经与足太阳经中的络脉，与足少阴经相结合上行经骨内后面，贯穿脊柱，连属于肾脏；与足太阳经共起于目内眦，上行至额部，左右交会于巅顶，内入联络与脑，复返还出脑，分别左右颈项下行，循行于脊膊内，侠脊抵达腰中，入内循膂络于肾。其在男子则循阴茎，下至会阴，与女子相同。其从少腹直上的，穿过脐中央，再上贯心脏，入于喉，上行到颐并环绕口唇，再上行系于两目中央之下。督脉发生病变，症状是气从少腹上冲心而痛，大小便不通，称为冲疝，其在女子则不能怀孕，或为小便不利、痔疾、遗尿、咽喉干燥等症。总之，督脉生病治督脉，轻者治横骨上的曲骨穴，重者则治在脐下的阴交穴。

病人气逆上而呼吸有声的，治疗取其喉部中央的天突穴，此穴在两缺盆的中间。病人气逆上冲于咽喉的，治疗取其大迎穴，大迎穴在面部两旁夹颐之处。

膝关节能伸不能屈，治疗取其股部的经穴。坐下而膝痛，治疗取其环跳穴。站立时膝关节热痛，治疗取其膝关节处经穴。膝痛，疼痛牵引到踇指，治疗取其膝弯处的委中穴。坐膝痛如有东西隐伏其中的，治疗取其承扶穴。膝痛而不能屈伸活动，治疗取其背部足太阳经的腧穴。如疼痛连及尻骨像折断似的，治疗取其阳明经中的俞髎三里穴；或者别取太阳经的荥穴通谷、少阴经的荥穴然谷。湿渍水湿之邪日久而胫骨酸痛无力，不能久立，治取少阳经的别络光明穴，穴在外踝上5寸。

辅骨之上，腰横骨之下叫"楗"。髋骨两侧环跳穴处叫"机"。膝部的骨缝叫"骸关"。侠膝两旁的高骨叫"连骸"。连骸下面叫"辅骨"。辅骨上面的膝弯叫"腘"。腘之上就是"骸关"。头后项部的横骨叫"枕骨"。

治疗水病的腧穴有57个：尻骨上有五行，每行各五穴；伏兔上方有两行，每行各有五穴；其左右又各有一行，每行各五穴；足内踝上各一行，每行各六穴。髓穴在脑后分为三处，都在颅骨边际锐骨的下面，一处在龈基的下面，一处在项后正中的复骨下面，一处在脊骨上空的风府穴的上面，脊骨下空在尻骨下面孔穴中。又有几个髓空在面部侠鼻两旁，或有骨空在口唇下方与两肩相平的部位。两肩膊骨空在肩膊中的外侧。臂骨的骨空在臂骨的外侧，离开手腕4寸，在尺、桡两骨的空隙之间。股骨上面的骨空在股骨外侧膝上4寸的地方。尻骨的骨空在辅骨的上端。骨际的骨空在阴毛中的动脉下面。尻骨的骨空在尻骨的后面距离4寸的地方。扁骨有向血脉渗灌的纹理，但没有直通骨髓的孔穴，骨髓通过纹理内外交流，所以没有骨空。

灸寒热症的方法，先针灸项后的大椎穴，根据病人年龄决定艾灸的壮数；其次灸尾骨的尾闾穴，也是以年龄为艾灸的壮数。观察背部有凹陷的地方用灸法，上举手臂在肩上有凹陷的地方用灸法，两侧的季胁之间用灸法，足外踝上正取绝骨穴处用灸法，足小趾与次趾之间用灸法，凹陷处的经脉用灸法，外踝后方用灸法，缺盆骨上方按之坚硬如筋而疼痛的地方用灸法，胸膺中的骨间凹陷处用灸法，手腕部的横骨之下用灸法，脐下3寸的关元穴用灸法，阴毛边缘的动脉跳处用灸法，膝下3寸的两筋间用灸法，足阳明经所行足跗上的动脉处用灸法，头巅顶上亦用灸法。被犬咬伤的，先在被咬处灸3壮，再按常规的治伤病法灸治。以上针灸治寒热症的部位共29处。因于伤食而使用灸法，病仍不愈的，必须仔细观察其由于阳邪过盛，经脉移行到络脉的地方，多刺其腧穴，同时再用药物调治。

水热穴论篇第六十一

概说

　　水热穴,指治疗水肿病和热病的穴位,本文论述了水肿病的病因、病机和症状,同时也谈了治疗水肿病的五十七个穴位,以及热病的病机与治疗热病的五十九个穴位,故篇名"水热穴论"。

原文

　　黄帝问曰:少阴何以主肾?肾何以主水?岐伯对曰:肾者,至阴也,至阴者,盛水也。肺者,太阴也,少阴者,冬脉也,故其本在肾,其末在肺,皆积水也。

　　帝曰:肾何以能聚水而生病?岐伯曰:肾者,胃之关也,关门不利,故聚水而从其类也。上下溢于皮肤,故为胕肿,胕肿者,聚水而生病也。

　　帝曰:诸水皆生于肾乎?岐伯曰:肾者,牝藏也,地气上者属于肾,而生水液也,故曰至阴。勇而劳甚则肾汗出,肾汗出逢于风,内不得入于藏府,外不得越于皮肤,客于玄府,行于皮里,传为胕肿,本之于肾,名曰风水。所谓玄府者,汗空也。

　　帝曰:水俞五十七处者,是何主也?岐伯曰:肾俞五十七穴,积阴之所聚也,水所从出入也。尻上五行行五者,此肾俞,故水病下为胕肿大腹,上为喘呼,不得卧者,标本俱病,故肺为喘呼,肾为水肿,肺为逆不得卧,分为相输俱受者,水气之所留也。伏兔上各二行行五者,此肾之街也,三阴之所交结于脚也。踝上各一行行六者,此肾脉之下行也,名曰太冲。凡五十七穴者,皆藏之阴络,水之所客也。

　　帝曰:春取络脉分肉,何也?岐伯曰:春者木始治,肝气始生,肝气急,其风疾,经脉常深,其气少,不能深入,故取络脉分肉间。

　　帝曰:夏取盛经分腠,何也?岐伯曰:夏者火始治,心气始长,脉瘦气弱,阳气留溢,热熏分腠,内至于经,故取盛经分腠,绝肤而病去者,邪居浅也。所谓盛经者,阳

207

脉也。

帝曰：秋取经俞，何也？岐伯曰：秋者金始治，肺将收杀，金将胜火，阳气在合，阴气初胜，湿气及体，阴气未盛，未能深入，故取俞以泻阴邪，取合以虚阳邪，阳气始衰，故取于合。

帝曰：冬取井荣，何也？岐伯曰：冬者水始治，肾方闭，阳气衰少，阴气坚盛，巨阳伏沉，阳脉乃去，故取井以下阴逆，取荣以阳气。故曰：冬取井荣，春不鼽衄，此之谓也。

帝曰：夫子言治热病五十九俞，余论其意，未能领别其处，愿闻其处，因闻其意。岐伯曰：头上五行行五者，以越诸阳之热逆也；大杼、膺俞、缺盆、背俞，此八者，以泻胸中之热也；气街、三里、巨虚上下廉，此八者，以泻胃中之热也；云门、髃骨、委中、髓空，此八者，以泻四支之热也；五藏俞傍五，此十者，以泻五藏之热也。凡此五十九穴者，皆热之左右也。

帝曰：人伤于寒而传为热，何也？岐伯曰：夫寒盛，则生热也。

通释

黄帝问道：少阴为什么主肾？肾又为什么主水？岐伯回答说：肾属于至阴之脏，至阴属水，所以肾是主水的脏器。肺属于太阴。肾脉属于少阴，是旺于冬令的经脉。所以水之根本在肾，水之标末在肺，肺肾两脏都能积聚水液而为病。

黄帝又问道：肾为什么能积聚水液而生病？岐伯说：肾是胃的关门，关门不通畅，水液就要停聚而生病了。其水液在人体上下泛溢于皮肤，所以形成水肿。水肿的成因，就是水液积聚而生的病。

黄帝又问道：各种水病都是由于肾而生成的吗？岐伯说：肾脏在下属阴。凡是由下而上蒸腾的地方都属于肾，因气化而生成的水液，所以叫作"至阴"。逞勇力而劳累太过，则汗出于肾；出汗时遇到风邪，风邪从开泄之腠理侵入，汗孔骤闭，汗出小尽，向内不能入于脏腑，向外也不得排泄于皮肤，于是逗留在玄府之中，皮肤之内，最后形成水肿病。此病之本在于肾，病名叫"风水"。所谓玄府，就是汗孔。

黄帝问道：治疗水病的腧穴有 57 个，它们属哪脏所主？岐伯说：肾俞 57 个穴位，是阴气所积聚的地方，也是水液从此出入的地方。尻骨之上有五行，每行 5 个穴位，这些是肾的腧穴。所以水病表现在下部则为浮肿、腹部胀大，表现在上部为呼吸喘急、不能平卧，这是肺与肾标本同病。所以肺病表现为呼吸喘急，肾病表现为水肿，肺病还表现为气逆，不得平卧；肺病与肾病的表现各不相同，但二者之间相互照应、相互影响着。之所以肺肾都发生了病变，是由于水气停留于两脏的缘故。伏兔上方各有两行，每行 5 个穴位，这里是肾气循行的重要道路和肝脾经交结在足上。足内踝上方各有一行，每行 6 个穴位，这是肾的经脉下行于足的部分，名叫太冲。以上共 57 个穴位，都隐藏在人体下部或较深部的脉络之中，也是水液容易停聚的地方。

黄帝问道：春天针刺，取络脉分肉之间，是什么道理？岐伯说：春天木气开始当令，在人体，肝气开始发生；肝气的特性是急躁，如变动的风一样很迅疾，但是肝的经脉往往藏于深部，而在春时，其气还少，尚不太剧烈，不能深入经脉，所以只要浅刺络脉分肉之间就行了。

黄帝问道：夏天针刺，取盛经分腠之间，是什么道理？岐伯说：夏天火气开始当令，心气开始生长壮大；如果脉形瘦小而搏动气势较弱，是阳气充裕流溢于体表，热气熏蒸于分肉腠理，向内影响于经脉，所以针刺应当取盛经分腠。针刺不要过深只要透过皮肤而病就可痊愈，是因为邪气居于浅表部位的缘故。所谓盛经，是指丰满充足的阳脉。

黄帝问道：秋天针刺，要取经穴和输穴，是什么道理？岐伯说：秋气开始当令，肺气开始收敛肃杀，金气渐旺逐步盛过衰退的火气，阳气在经脉的合穴，阴气初生，遇湿邪侵犯人体，但由于阴气未至太盛，不能助湿邪深入，所以针刺取经的"输"穴以泻阴湿之邪，取阳经的"合"穴以泻阳热之邪。由于阳气开始衰退而阴气位至太盛，所以不取"经"穴而取"合"穴。

黄帝说：冬天针刺，要取"井"穴和"荥"穴，是什么道理？岐伯说：冬天水气开始当令，肾气开始闭藏，阳气已经衰少，阴气更加坚盛，太阳之气浮沉于下，阳脉也相随沉伏，所以针刺要取阳经的"井"穴以抑降其阴逆之气，取阴经的"荥"穴以充实不足之阳气。因此说："冬天针刺井荥，春天不病鼽衄"，就是这个道理。

黄帝道：先生说过治疗热病的 59 个腧穴，我已经知道其大概，但还不知道这些腧穴的部位，请告诉我它们的部位，并说明这些腧穴在治疗上的作用。岐伯说：头上有五行，每行 5 个穴位，能泄越诸阳经上逆的热邪。大杼、膺俞、缺盆、背俞这 8 个穴位，可以泻除胸中的热邪。气街、三里、上巨虚和下巨虚这 8 个穴位，可以泻出胃中的热邪。云门、肩髃、委中、髓空这 8 个穴位，可以泻出四肢的热邪。以上共 59 个穴位，都是治疗热病的腧穴。

黄帝说：人感受了寒邪反而会传变为热病，这是什么原因？岐伯说：寒气盛极，就会郁而发热。

调经论篇第六十二

概说

调，调治；经，经脉。因为经脉是气血运行的通道，它内系五脏六腑，外络三百六十五节，所以，调治经脉，可以和气血，疗百病，故篇名叫"调经论"。

本篇的主题思想，是在阐述经脉在人体生理、病理等方面重要性的同时，着重讨论邪气侵犯人体，引起经脉气血失调所出现的种种虚实病症，以及阴阳寒热变化的机制，针刺调理经脉气血等原则。

原文

黄帝问曰：余闻刺法言，有余泻之，不足补之，何谓有余？何谓不足？岐伯对曰：有余有五，不足亦有五，帝欲何问？帝曰：愿尽闻之。岐伯曰：神有余有不足，气有余有不足，血有余有不足，形有余有不足，志有余有不足，凡此十者，其气不等也。

帝曰：人有精气津液，四支、九窍、五藏十六部、三百六十五节，乃生百病，百病之生，皆有虚实。今夫子乃言有余有五，不足亦有五，何以生之乎？岐伯曰：皆生于五藏也。夫心藏神，肺藏气，肝藏血，脾藏肉，肾藏志，而此成形。志意通，内连骨髓，而成身形五藏。五藏之道，皆出于经隧，以行血气，血气不和，百病乃变化而生，是故守经隧焉。

帝曰：神有余不足何如？岐伯曰：神有余则笑不休，神不足则悲。血气未并，五藏安定，邪客于形，洒淅起于毫毛，未入于经络也，故命曰神之微。帝曰：补泻奈何？岐伯曰：神有余，则泻其小络之血，出血勿之深斥，无中其大经，神气乃平。神不足者，视其虚络，按而致之，刺而利之，无出其血，无泄其气，以通其经，神气乃平。帝曰：刺微奈何？岐伯曰：按摩勿释，著针勿斥，移气于不足，神气乃得复。

帝曰：善。气有余不足奈何？岐伯曰：气有余则喘咳上气，不足则息利少气。血气未并，五藏安定，皮肤微病，命曰白气微泄。帝曰：补泻奈何？岐伯曰：气有余，则泻其经隧，无伤其经，无出其血，无泄其气。不足，则补其经隧，无出其气。帝曰：刺微奈何？岐伯曰：按摩勿释，出针视之，曰我将深之，适人必革，精气自伏，邪气散乱，无所休息，气泄腠理，真气乃相得。

帝曰：善。血有余不足奈何？岐伯曰：血有余则怒，不足则恐。血气未并，五藏安定，孙络水溢，则经有留血。帝曰：补泻奈何？岐伯曰：血有余，则泻其盛经出其血。不足，则视其虚经内针其脉中，久留而视；脉大，疾出其针，无令血泄。帝曰：刺留血，奈何？岐伯曰：视其血络，刺出其血，无令恶血得入于经，以成其疾。

帝曰：善。形有余不足奈何？岐伯曰：形有余则腹胀、泾溲不利，不足则四支不用。血气未并，五藏安定，肌肉蠕动，命曰微风。帝曰：补泻奈何？岐伯曰：形有余则泻其阳经，不足则补其阳络。帝曰：刺微奈何？岐伯曰：取分肉间，无中其经，无伤其络，卫气得复，邪气乃索。

帝曰：善。志有余不足奈何？岐伯曰：志有余则腹胀飧泄，不足则厥。血气未并，五藏安定，骨节有动。帝曰：补泻奈何？岐伯曰：志有余则泻然筋血者，不足则补其复溜。帝曰：刺未并奈何？岐伯曰：即取之，无中其经，邪所乃能立虚。

帝曰：善。余已闻虚之形，不知其何以生。岐伯曰：气血以并，阴阳相倾，气乱于卫，血逆于经，血气离居，一实一虚。血并于阴，气并于阳，故为惊狂；血并于阳，气并于阴，乃为炅中；血并于上，气并于下，心烦惋善怒；血并于下，气并于上，乱而喜忘。

帝曰：血并于阴，气并于阳，如是血气离居，何者为实？何者为虚？岐伯曰：血气者，喜温而恶寒，寒则泣不能流，温则消而去之，是故气之所并为血虚，血之所并为气虚。

帝曰：人之所有者，血与气耳。今夫子乃言血并为虚，气并为虚，是无实乎？岐伯曰：有者为实，无者为虚，故气并则无血，血并则无气，今血与气相失，故为虚焉。络之与孙脉俱输于经，血与气并，则为实焉。血之与气并走于上，则为大厥，厥则暴死，气复反则生，不反则死。

帝曰：实者何道从来？虚者何道从去？虚实之要，愿闻其故。岐伯曰：夫阴与阳，皆有俞会，阳注于阴，阴满之外，阴阳匀平，以充其形，九候若一，命曰平人。夫邪之生也，或生于阴，或生于阳。其生于阳者，得之风雨寒暑；其生于阴者，得之饮食居处，阴阳喜怒。

帝曰：风雨之伤人奈何？岐伯曰：风雨之伤人也，先客于皮肤，传入于孙脉，孙脉满则传入于络脉，络脉满则输于大经脉，血气与邪并客于分腠之间，其脉坚大，故曰实。实者外坚充满，不可按之，按之则痛。帝曰：寒湿之伤人奈何？岐伯曰：寒湿之中人也，皮肤不收，肌肉坚紧，荣血泣，卫气去，故曰虚。虚者聂辟，气不足，按之则气足以温之，故快然而不痛。

帝曰：善。阴之生实奈何？岐伯曰：喜怒不节，则阴气上逆，上逆则下虚，下虚则阳气走之，故曰实矣。帝曰：阴之生虚奈何？岐伯曰：喜则气下，悲则气消，消则脉虚空，因寒饮食，寒气熏满，则血泣气去，故曰虚矣。

帝曰：经言阳虚则外寒，阴虚则内热，阳盛则外热，阴盛则内寒，余已闻之矣，不知其所由然也。岐伯曰：阳受气于上焦，以温皮肤分肉之间，令寒气在外，则上焦不通，上焦不通，则寒气独留于外，故寒慄。

帝曰：阴虚生内热奈何？岐伯曰：有所劳倦，形气衰少，谷气不盛，上焦不行，下脘不通，胃气热，热气熏胸中，故内热。

帝曰：阳盛生外热奈何？岐伯曰：上焦不通利，则皮肤致密，腠理闭塞，玄府不通，卫气不得泄越，故外热。帝曰：阴盛生内寒奈何？岐伯曰：厥气上逆，寒气积于胸中而不泻，不泻则温气去，寒独留，则血凝泣，凝则脉不通，其脉盛大以濇，故中寒。

帝曰：阴与阳并，血气以并，病形以成，刺之奈何？岐伯曰：刺此者，取之经隧，取血于营，取气于卫，用形哉，因四时多少高下。

帝曰：血气以并，病形以成，阴阳相倾，补泻奈何？岐伯曰：泻实者气盛乃内针，针与气俱内，以开其门，如利其户；针与气俱出，精气不伤，邪气乃下，外门不闭，以出其疾；摇大其道，如利其路，是谓大泻，必切而出，大气乃屈。

帝曰：补虚奈何？岐伯曰：持针勿置，以定其意，候呼内针，气出针入，针空四塞，精无从去，方实而疾出针，气入针出，热不得还，闭塞其门，邪气布散，精气乃得存，动气候时，近气不失，远气乃来，是谓追之。

帝曰：夫子言虚实者有十，生于五藏，五藏五脉耳。夫十二经脉皆生其病，今夫子独言五藏，夫十二经脉者，皆络三百六十五节，节有病必被经脉，经脉之病，皆有虚实，何以合之？岐伯曰：五藏者，故得六府与为表里，经络支节，各生虚实，其病所居，随而调之。病在脉，调之血；病在血，调之络；病在气，调之卫；病在肉，调之分肉；病在筋，调之筋；病在骨，调之骨；燔针劫刺其下及与急者；病在骨，焠针药熨；病不知所痛，两跷为上；身形有痛，九候莫病，则缪刺之；痛在于左而右脉病者，巨刺之。必谨察其九候，针道备矣。

通释

黄帝问道:"我听刺法上说,有余的病用泻法,不足的病用补法。但是,怎样叫有余?怎样叫不足呢? 岐伯回答说:有余的有五种,不足的也有五种,你要问哪一种呢? 黄帝说:我都想听一听。岐伯说:神,有有余和不足;气,有有余和不足;血,有有余和不足;形有有余和不足,志有有余和不足。这十种病症出现时,五脏的虚实盛衰是各不相同的。

黄帝说:人有精、气、津、液、四肢、九窍、五脏、十六部、三百六十五穴,这是一个整体,可以发生很多种疾病。而各种疾病的发生,又都有虚实的不同。现在,先生只说有余的有五种,不足也有五种,那么,它们是怎样发生的呢? 岐伯说:其产生的根源在于五脏。人身之中,心藏神,肺藏气,肝藏血,脾藏肉,肾藏志。五脏各有所藏,从而组成人的形体。当人的志意通达则内连骨髓,外及皮肉,使身形与五脏成为一个整体。五脏是人体的中心,而五脏之间及与人体各部的连络,又都是出自于经脉,经脉可以运行气血。倘若气血不能和调,各种疾病也就因而发生。所以要认识和治疗疾病,必须掌握有关经络的生理功能和病理变化的规律。

黄帝问道:神有余和不足有何表现? 岐伯说:神有余则狂笑不止,神不足则产生悲忧。当血气没有偏聚时,则五脏安定。这是病邪侵犯人体,仅在皮毛,而出现洒淅恶寒症状,尚未侵入心的经脉,这叫作神病的轻微阶段。

黄帝说:补泻的方法怎样? 岐伯答:神有余则针刺小络出血,但针刺不能太深,也不可开大针孔,更不要刺中大的经脉。这样,正气不受损伤,神气自然就会恢复正常。神不足的其络必虚,应在其虚络处,先用手按摩,使气血实于虚络,再以针刺之,以疏利其气血,但不要使之出血,也不要使气外泄,只疏通其经,神气就可以平复。
黄帝说:怎样刺微邪呢? 岐伯说:按摩的时间要久一些,针刺时不要向里深推,使气移于不足之处,神气就可以平复。

黄帝说:很对! 气有余和不足的表现如何? 岐伯答:气有余则出现喘咳气逆,气不足则呼吸虽利而少气。当气血未并时,则五脏安定,病邪只在皮肤浅表,病情轻微,叫作"白起微泄"。黄帝说:补泻的方法是什么? 岐伯说:气有余则泻其经隧,但不要伤其大的经脉,既不要使其出血,也不能使其泄气。如气不足,就要补它的经隧,更不要使气外泄。黄帝问:怎样针刺微邪呢? 岐伯答:对针刺部位多加按摩,同时把针拿出来给病人看,并伴告说,我准备深刺。但针至病人时,就要变革自己的说法而改用浅刺,这样,病人的精气,自然伏藏于里,相对地邪气就散乱于体表,使之无所留止,由腠理发泄于外，真气自然恢复正常。

黄帝说：很对！血有余和不足有何表现？岐伯：血有余则容易发怒，血不足则易恐惧。当气血没有偏盛偏衰，则五脏功能安定。邪气只是侵及孙络，孙络之邪外溢，可以使任脉之血运行发生留滞。

黄帝问：血病如何进行补泻呢？岐伯回答说：血有余就刺泻满盛的肝经，并使其出血，血不足则诊察其虚衰的经脉，针刺此经脉，针后留针观察，等到虚经盛大的时候，就立即拔针，但不能使其出血。黄帝说：如何针刺瘀血症？岐伯说：看到有瘀血的络脉，刺出其血，不要让恶血进入经脉，而引起其他的疾病。

黄帝说：很对！形有余和形不足会出现什么症状呢？岐伯说：形有余的则腹胀满，大小便不利，形不足的则四肢不能运动。若邪气尚未与气血相并，五脏安定之时有邪气侵袭，则邪气仅客于肌肉，使肌肉有蠕动的感觉，这叫作"微风"。黄帝说：怎样进行补泻呢？岐伯说：形有余应当泻足阳明的经脉，使邪气从内外泻，形不足的应当补足阳明的络脉，使气血得以内聚。黄帝说：怎样刺微风呢？岐伯说：应当刺其分肉之间，不要刺中经脉，也不要伤其络脉，使卫气得以恢复，则邪气就可以消散。

黄帝说：好。志有余和志不足会出现什么症状呢？岐伯说：志有余的则腹胀飧泄，志不足的则手足厥冷。若邪气尚未与气血相并，五脏安定之时，有邪气侵袭，则邪气仅客于骨，使骨节间如有物震动的感觉。黄帝说：怎样进行补泻呢？岐伯说：志有余的应泻然谷以出其血，志不足的则应补复溜穴。黄帝说：当邪气尚未与气血相并的时候，怎样刺呢？岐伯说：就在有邪之处刺治，不要中其经脉，邪气自然就去了。

黄帝说：很对。我已经听了关于虚实病证的表现，但不知是如何产生的？岐伯答：虚实证的发生是由于气血有所偏盛，阳阴相互倾倒，使气乱于卫分，血逆于经脉。血气各离其所，因而形成一虚一实的现象。如果血偏盛于阴分，气偏盛于阳分，就可以发生惊狂的病症。如若血偏盛于阳分，气偏胜于阴分，则阳盛于内而产生热中，如果血偏盛于上部，而气偏盛于下部，就会心中烦闷，容易发怒，如血偏盛于下部，气偏盛于上部，又可见到神气烦乱而健忘。

黄帝说：血偏聚于阴，气偏聚于阳，像这样血气各离其所的病证，怎样是实，怎样是虚呢？岐伯答：血和气都是喜温暖而恶寒冷的，寒冷可使血气涩滞，不能畅流，得到温暖则流行通畅。所以气偏盛时，血就显得虚少，而血偏盛时，气就显得虚少。

黄帝说：人身最重要的东西，不过是气血。现在先生说血偏盛是气虚，气偏盛是血虚，那就没有实了吗？岐伯回答说：有余的叫作实，不足的就叫作虚。因此，气偏盛则血不足，血偏盛则气不足。现在气和血失去了正常的相互关系，不足者就成为虚了。络脉和孙脉中的血气，都要输送到经脉中去，如果血与气并聚，就都成为实了。譬如血与气都循经络上逆，就会发生"大厥"。大厥的主要症状是突然昏倒，不省人事，如同暴死一样。假如气血能复返下降则可苏醒，不能复返的就会死亡。

黄帝问：实证是从什么途径得来的？虚证又是如何而去的？这是虚实证候的关键，愿听一听其中的缘故。岐伯说：阴经与阳经，都有会合的腧穴，在正常情况下，阳经的气血要灌注到阴经，阴经的气血充满，就输布到阳经，这样阴阳得以平衡。人的形体得到充实，三部九候的脉象也表现一致，这叫作正常人。邪气的产生，或产生于阴经，或产生于阳经。产生于阳经的，多是由于受了风雨寒暑等外邪的侵袭，产生于阴经的，多是由于饮食失调，起居无常，或者房事过度，喜怒不节所造成。

黄帝说：风雨是怎样伤人经脉的？岐伯说：风雨伤人是先侵入皮肤，然后传入于孙脉，孙脉满再传到络脉，络脉满就传输到大的经脉。血气与邪气并居，停留在分肉腠理之间，可以见到其脉坚硬而满大，所以称为实证。实证外表见到经脉坚实而充满，但不可按压，按压则疼痛。黄帝说：寒湿是怎样伤人的？岐伯说：寒湿伤人，使皮肤有麻木不仁的感觉，肌肉可见坚硬紧张而不柔和，营血涩滞而运行不畅，卫气散失，所以说是虚证。大凡经脉虚时，皮肤松弛而有皱纹，卫气不足。如果按之，则使经气足而感到温暖，所以觉得舒服而不痛了。

黄帝说：很对。阴经的实证是怎样发生的呢？岐伯说：如果喜怒不节，过怒使阴经之气上逆，阴气逆于上部则下部阴气不足，阳气乘虚凑之，故名为实证。黄帝说：阴经的虚证又是怎样发生的呢？岐伯说：如喜乐太过，则便心气缓而下陷，悲哀太过，或能使肺气消散，心肺气消则血脉就显得空虚。此外，如吃了寒冷的饮食，寒气影响内脏，使血液凝滞而气散，所以就形成虚证。

黄帝说：古医经上所说的阳虚则生外寒，阴虚则生内热，阳盛则产生外热，阴盛则产生内寒，我早已听说过了，但不知道它们到底是怎样产生的？岐伯说：卫阳之气是由上焦输布来的，它的功用是温养皮肤腠理，今寒气侵袭于外，使上焦之气不能通达于肌表之间，卫阳不足，则使寒气独留在肌表，所以发生恶寒战栗的症状。

黄帝又说：阴虚生内热是怎样发生的？岐伯说：凡是劳倦过度，形衰气少，脾胃运化无力，清气不能升于上焦，浊气不能降于下焦，使胃气郁而生热，热气熏于胸中，所以就发生内热。

黄帝又问：阳盛生外热是怎样发生的？岐伯说：由于上焦不通利，则使皮肤致密，腠理闭塞，汗孔也就不通，卫气不能发泄外越，所以发生外热。黄帝又问：阴盛生内寒是怎样产生的？岐伯说：由于厥气上逆，寒气积在胸中不泻，不泻则阳气耗伤，寒气独留，以致血行涩滞，脉道不通，其经脉外见盛大而脉内血流不畅，就形成内寒。

黄帝问：阴与阳相并，血与气相并，此时疾病已经形成，刺治的方法怎样？岐伯答：针刺这样的病症，应当取其经隧，血病治血，气病治气，还要根据病人的形体不同和四时气候的差异，选用不同的穴位，或多或少，或在上部，或在下部。

黄帝说：阴与阳相并，气与血相并，疾病已经形成时，怎样进行刺治呢？岐伯说：刺治这种疾病，应取其经脉，病在营分的，刺治其血，病在卫分的，刺治其气，同时还要根据病人形体的肥瘦高矮，四时气候的寒热温凉，决定针刺次数的多少，取穴部位的高下。黄帝说：血气和邪气已并，病已形成，阴阳失去平衡的，刺治应怎样用补法和泻法呢？岐伯说：泻实证时，应在气盛的时候进针，即在病人吸气时进针，使针与气同时入内，刺其腧穴以开邪出之门户，并在病人呼气时出针，使针与气同时外出，这样可使精气不伤，邪气得以外泄；在针刺时还要使针孔不要闭塞，以排泄邪气，应摇大其针孔，而通利邪出之道路，这叫作"大泻"，出针时先以左手轻轻切按针孔周围，然后迅速出针，这样亢盛的邪气就可穷尽。

黄帝说：怎样补虚呢？岐伯说：以手持针，不要立即刺人，先安定其神气，待病人呼气时进针，即气出针入，针刺入后不要摇动，使针孔周围紧密与针体连接，使精气无隙外泄，当气至而针下时，迅速出针，但要在病人吸气时出针，气入针出，使针下所至的热气不能内还，出针后立即按闭针孔使精气得以保存。针刺候气时，要耐心等待，必待其气至而充实，始可出针，这样可使以至之气不致散失，远处未至之气可以导来，这叫作补法。

黄帝说：先生谈到虚证与实证有十种，都是产生于五脏，五脏共有五条经脉，而人身有十二经脉，每经都能产生病变，现在先生为什么单单说五脏呢？而且十二经脉，联络着人体三百六十五节，节有病变，必定波及经脉，经脉之病，又都有虚实，这与五脏之虚实怎样相合呢？岐伯说：五脏和六府相表里的经络和支节，又各有虚实的病症，根据它的病变所在，而给以适当的调治。如病在经脉的，可调治其血；病在血的，可以调治其络；病在气分的，可以调治其卫气；病在肌肉的，可以调治分肉间；病在筋的，则应调治筋；病在骨的，则应调治骨；用燔针劫刺筋会穴和筋脉拘急的部位，可治筋病；如病在骨，可以用焠针或用药物温熨病处；如病人不知疼痛的，以针刺阳跷阴跷二脉为胜；如身体有疼痛，而九候脉象没有异常变化的，就运用缪刺法；如疼痛在左侧，而右脉已见病象，就要用巨刺的方法治疗。所以针刺必须要谨慎审察病人的脉象，然后进行刺治，这样，针刺的技术就完备了。

缪刺论篇第六十三

概说

缪，此指交错；缪刺为一种针刺方法，即病变在络脉中而采用的右病取左，左病取右，交叉针刺的方法。

原文

黄帝问曰：余闻缪刺，未得其意，何谓缪刺？岐伯对曰：夫邪之客于形也，必先舍于皮毛，留而不去，入舍于孙脉，留而不去，入舍于络脉，留而不去，入舍于经脉，内连五藏，散于肠胃，阴阳俱感，五藏乃伤，此邪之从皮毛而入，极于五藏之次也，如此则治其经焉。今邪客于皮毛，入舍于孙络，留而不去，闭塞不通，不得入于经，流溢于大络，而生奇病也。夫邪客大络者，左注右，右注左，上下左右，与经相干，而布于四末，其气无常处，不入于经俞，命曰缪刺。

帝曰：愿闻缪刺，以左取右以右取左，奈何？其与巨刺何以别之？岐伯曰：邪客于经，左盛则右病，右盛则左病，亦有移易者，左痛未已而右脉先病，如此者，必巨刺之，必中其经，非络脉也。故络病者，其痛与经脉缪处，故命曰缪刺。

帝曰：愿闻缪刺奈何？取之何如？

岐伯曰：邪客于足少阴之络，令人卒心痛，暴胀，胸胁支满，无积者，刺然骨之前出血，如食顷而已。不已，左取右，右取左。病新发者，取五日，已。

邪客于手少阳之络，令人喉痹舌卷，口干心烦，臂外廉痛，手不及头，刺手中指次指爪甲上，去端如韭叶各一痏，壮者立已，老者有顷已，左取右，右取左，此新病数日已。邪客于足厥阴之络，令人卒疝暴痛，刺足大指爪甲上，与肉交者各一痏，男子立已，女子有顷已，左取右，右取左。

邪客于足太阳之络，令人头项肩痛，刺足小指爪甲上，与肉交者各一痏，立已，不已，刺外踝下三痏，左取右，右取左，如食顷已。

邪客于手阳明之络，令人气满胸中，喘息而支胠，胸中热，刺手大指、次指爪甲上，去端如韭叶各一痏，左取右，右取左，如食顷已。

邪客于臂掌之间，不可得屈，刺其踝后，先以指按之痛，乃刺之，以月死生为数，月生一日一痏，二日二痏，十五日十五痏，十六日十四痏。

邪客于足阳跷之脉，令人目痛从内眦始，刺外踝之下半寸所各二痏，左刺右，右刺左，如行十里顷而已。

人有所堕坠，恶血留内，腹中满胀，不得前后，先饮利药，此上伤厥阴之脉，下伤少阴之络，刺足内踝之下，然骨之前，血脉出血，刺足跗上动脉，不已，刺三毛上各一痏，见血立已，左刺右，右刺左。善悲惊不乐，刺如右方。

邪客于手阳明之络，令人耳聋，时不闻音，刺手大指次指爪甲上，去端如韭叶各一痏，立闻，不已，刺中指爪甲上与肉交者，立闻，其不时闻者，不可刺也。耳中生风者，亦刺之如此数，左刺右，右刺左。

凡痹往来行无常处者，在分肉间痛而刺之，以月死生为数，用针者随气盛衰，以为痏数，针过其日数则脱气，不及日数则气不泻，左刺右，右刺左，病已，止，不已，复刺之如法，月生一日一痏，二日二痏，渐多之；十五日十五痏，十六日十四，渐少之。

邪客于足阳明之经，令人鼽衄上齿寒，足中指次指爪甲上，与肉交者各一痏，左刺右，右刺左。

邪客于足少阳之络，令人胁痛不得息，咳而汗出，刺足小指次指爪甲上，与肉交者各一痏，不得息立已，汗出立止，咳者温衣饮食，一日已。左刺右，右刺左，病立已，不已，复刺如法。

邪客于足少阴之络，令人嗌痛，不可内食，无故善怒，气上走贲上，刺足下中央之脉各三痏，凡六刺，立已，左刺右，右刺左。嗌中肿，不能内唾，时不能出唾者，刺然骨之前，出血立已，左刺右，右刺左。

邪客于足太阴之络，令人腰痛，引少腹控眇，不可以仰息，刺腰尻之解，两胂之上，是腰俞，以月死生为痏数，发针立已，左刺右，右刺左。

邪客于足太阳之络，令人拘挛背急，引胁而痛，刺之从项始，数脊椎侠脊，疾按之应手如痛，刺之傍三痏，立已。

邪客于足少阳之络，令人留于枢中痛，髀不可举，刺枢中以毫针，寒则久留针，以月死生为数，立已。

治诸经刺之，所过者不病，则缪刺之。

耳聋，刺手阳明，不已，刺其通脉出耳前者。

齿龋，刺手阳明，不已，刺其脉入齿中，立已。

邪客于五藏之间，其病也，脉引而痛，时来时止，视其病，缪刺之于手足爪甲上，视其脉，出其血，间日一刺，一刺不已，五刺已。

缪传引上齿，齿唇寒痛，视其手背脉血者去之，足阳明中指爪甲上一痏，手大指次指爪甲上各一痏，立已，左取右，右取左。

邪客于手足少阴太阴足阳明之络，此五络，皆会于耳中，上络左角，五络俱竭，令人身脉皆动，而形无知也，其状若尸，或曰尸厥，刺其足大指内侧爪甲上，去端如韭叶，后刺足心，后刺足中指爪甲上各一痏，后刺手大指内侧，去端如韭叶，后刺手心主，少阴锐骨之端各一痏，立已。不已，以竹管吹其两耳，鬄其左角之发方一寸，燔治，饮以美酒一杯，不能饮者灌之，立已。

凡刺之数，先视其经脉，切而从之，审其虚而调之，不调者经刺之，有痛而经不病者缪刺之，因视其皮部有血络者尽取之，此缪刺之数也。

通释

黄帝问道：我听说有一种"缪刺"，但不知道它的意义，究竟什么叫缪刺？岐伯回答说：大凡病邪侵袭人体，必须首先侵入皮毛；如果逗留不去，就进入孙脉，再逗留不去，就进入络脉，如还是逗留不去，就进入经脉，并向内延及五脏，流散到肠胃；这时表里都受到邪气侵袭，五脏就要受伤。这是邪气从皮毛而人，最终影响到五脏的次序。像这样，就要治疗其经穴了。如邪气从皮毛侵入，进入孙络后，就逗留而不去，由于络脉闭塞不通，邪气不得入于经脉，于是就流溢于大络中，从而生成一些异常疾病。邪气侵入大络后，在左边的就流窜到右边，在右边的就流窜到左边，或上或下，或左或右，但只影响到络脉而不能进入经脉之中，从而随大络流布到四肢；邪气流窜无一定地方，也不能进入经脉腧穴，所以病气在右而症见于左，病气在左而症见于右，必须右痛刺左，左痛刺右，才能中邪，这种刺法就叫作"缪刺"。

黄帝道：我想听听缪刺左病右取、右病左取的道理是怎样的？它和巨刺法怎么区别？岐伯说：邪气侵袭到经脉，如果左边经气较盛则影响到右边经脉，或右边经气较盛则影响到左边经脉；但也有左右相互转移的，如左边疼痛尚未好，而右边经脉已开始有病，像这样，就必须用巨刺法了。但是运用巨刺必定要邪气中于经脉，邪气留脉绝不能运用，因为它不是络脉的病变。因为络病的病痛部位与经脉所在部位不同，因此称为"缪刺"。

黄帝道：我想知道缪刺怎样进行，怎样用于治疗病人？岐伯说：邪气侵入足少阴经的络脉，使人突然发卒，心痛，腹胀大，胸胁部胀满。但并无积聚，针刺然谷穴出些血，大约过一顿饭的工夫，病情就可以缓解；如尚未好，左病则刺右边，右病则刺左边。新近发生的病，针刺5天就可痊愈。

邪气侵入手少阳经的络脉，使人发生咽喉疼痛痹塞，舌卷，口干，心中烦闷，手臂外侧疼痛，抬手不能至头，针刺手小指侧的次指指甲上方，距离指甲如韭菜叶宽那样远处的关冲穴，各刺1针。壮年人马上就见缓解，老年人稍待一会儿也就好了。左病则刺右边，右病则刺左边。如果是新近发生的病，几天就可痊愈。

邪气侵袭足厥阴经的络脉，使人突然发生疝气，剧烈疼痛，针刺足大趾爪甲上与皮肉交接处的大敦穴，左右各刺1针。男子立刻缓解，女子稍待一会儿也就好了。左病则刺右边，右病则刺左边。

邪气侵袭足太阳经的络脉，使人发生头项肩部疼痛，针刺足小趾爪甲上与皮肉交接处的至阴穴，各刺1针，立刻就缓解。如若不缓解，再刺外踝下的金门穴3针，大约一顿饭的工夫也就好了。左病则刺右边，右病则刺左边。

邪气侵袭手阳明经的络脉，使人发生胸中气满，喘息而胁肋部撑胀，胸中发热，针刺手大指侧的次指指甲上方，距离指甲如韭菜叶宽那样远处的商阳穴，各刺1针。左病则刺右边，右病则刺左边。大约一顿饭的工夫也就好了。

邪气侵入手厥阴经的络脉，使人发生臂掌之间疼痛，不能弯曲，针刺手腕后方，先以手指按压，找到痛处，再针刺。根据月亮的圆缺确定针刺的次数，例如月亮开始发光，初一刺1针，初二刺2针，以后逐日加1针，直到15天加到15针，16天又减为14针，以后逐日减1针。

邪气侵入足部的阳跻脉，使人发生眼睛疼痛，从内眦开始，针刺外踝下面约半寸后的申脉穴，各刺1针。左病则刺右边，右病则刺左边。大约如人步行10里路的工夫就可以好了。

人由于堕坠跌伤，瘀血停留体内，使人发生腹部胀满，大小便不通，要先服通便导淤的药物。这是由于坠跌，上面伤了厥阴经脉，下面伤了少阴经的络脉。针刺取其足内踝之下、然骨之前的血脉，刺出其血，再刺足背上动脉处的冲阳穴；如果病不缓解，再刺足大趾三毛处的大敦穴各1针，出血后病立即就缓解。左病则刺右边，右病则刺左边。假如有好悲伤或惊恐不乐的现象，刺法同上。

邪气侵入手阳明经的络脉，使人耳聋，间断性失去听觉，针刺手大指侧的次指指甲上方，距离指甲如韭菜叶宽那样远处的商阳穴各1针，立刻就可以恢复听觉；再刺中指爪甲上与皮肉交接处的中冲穴，马上就可听到声音。如果是完全失去听力的，就不可用针刺治疗了。假如耳中鸣响，如有风声，也采取上述方法进行针刺治疗。左病则刺右边，右病则刺左边。

几是痹症疼痛走窜，无固定地方的，就随疼痛所在而刺其分肉之间，根据月亮盈亏变化确定针刺的次数。凡有用针刺治疗的，都要随着人体在月周期中气血的盛衰情况来确定用针的次数，如果用针次数超过其相应的日数，就会损耗人的正气，如果达不到相应的日数，邪气又不得泻除。左病则刺右边，右病则刺左边。病好了，就不要再刺；若还没有痊愈，按上述方法再刺。月亮新生的初一刺1针，初二刺2针，以后逐日加1针，直到15天加到15针，16天又减为14针，以后逐日减1针。

邪气侵入足阳明经的络脉，使人发生鼻塞，衄血，上齿寒冷，针刺足中趾侧的次趾爪甲上方与皮肉交接处的厉兑穴，各刺1针。左病则刺右边，右病则刺左边。

邪气侵入足少阳经的络脉，使人胁痛而呼吸不畅，咳嗽而汗出，针刺足小趾侧的次趾爪甲上方与皮肉交接处的窍阴穴，各刺1针，呼吸不畅马上就缓解，出汗也就很快停止了；如果有咳嗽的要嘱其注意衣服饮食的温暖，这样1天就可好了。左病则刺右边，右病则刺左边，疾病很快就可痊愈。如果仍未痊愈，按上述方法再刺。

邪气侵入足少阴经的络脉，使人咽喉疼痛，不能进饮食，往往无故发怒，气上逆直至胸膈，针刺足心的涌泉穴，左右各3针，共6针，可立刻缓解。左病则刺右边，右病则刺左边。如果咽喉肿起而疼痛，不能进饮食，想咳吐痰涎又不能咳出来，针刺然骨前面的然骨穴，使之出血，很快就好。左病则刺右边，右病则刺左边。

邪气侵入足太阴经的络脉，使人腰痛连及少腹，牵引至胁下，不能挺胸呼吸，针刺腰尻部的骨缝当中及两旁肌肉上的下尻穴，这是腰部的腧穴，根据月亮圆缺确定用针次数，出针后马上就好了。左病则刺右边，右病则刺左边。

邪气侵入足太阳经的络脉，使人背部拘急，牵引胁肋部疼痛，针刺应从项部开始沿着脊骨两旁向下按压，在病人感到疼痛处周围针刺3针，病立刻就好。

邪气侵入足少阳经的络脉，使人环跳部疼痛，腿骨不能举动，以毫针刺其环跳穴，有寒的可留针久一些，根据月亮盈亏的情况确定针刺的次数，很快就好。

治疗各经疾病用针刺的方法，如果经脉所经过的部位未见病变，就应用缪刺法。

耳聋针刺手阳明经商阳穴，如果不好，再刺其经脉走向耳前的听宫穴。

蛀牙病刺手阳明经的商阳穴，如果不好，再刺其走入齿中的经络，很快就见效。

邪气侵入到五脏之间，其病变表现为经脉牵引作痛，时痛时止，根据其病的情况，在其手足爪甲上进行缪刺法，选择有血液郁滞的络脉，刺出其血，隔日刺1次，一次不见好，连刺 5 次就可好了。

阳明经脉有病气交错感传而牵引上齿，出现唇齿寒冷疼痛，可视其手背上经脉有瘀血的地方针刺出血，再在足阳明中趾爪甲上刺 1 针，在手大拇指侧的次指爪甲上的商阳穴各刺 1 针，很快就好了。左病则刺右边，右病则刺左边。

邪气侵入到手少阴、手太阴、足少阴、足太阴和足阳明的络脉，这五经的络脉都聚会于耳中，并上绕左耳上面的额角，假如由于邪气侵袭而至此五络的真气全部衰竭，就会使经脉都振动，而形体失去知觉，就像死尸一样，有人把它叫作"尸厥"。这时应当针刺其足大趾内侧爪甲距离爪甲有韭菜叶宽那么远处的隐白穴，然后再刺足心的涌泉穴，再刺足中趾爪甲上的厉兑穴，各刺 1 针；然后再刺手大指内侧距离爪甲有韭菜叶宽那么远处的少商穴，再刺手少阴经在掌后锐骨端的神门穴，各刺 1 针，当立刻清醒。如仍不好，就用竹管吹入病人两耳之中，并把病人左边头角上的头发剃下来，取一方寸左右，烧制为末，用好酒 1 杯冲服，如因失去知觉而不能饮服，就把药酒灌下去，很快就可恢复过来。

大凡刺治的方法，先要根据所病的经脉，切按推寻，评审虚实而进行调治；如果经络不调，先采用经刺的方法；如果有病痛而经脉没有病变，再采用缪刺的方法，要看皮肤是否有瘀血的络脉，如有应全部把瘀血刺出。以上就是缪刺的方法。

四时刺逆从论篇第六十四

概说

　　本文论述了针刺治病顺应四时之气的道理，并说明逆四时而刺产生的危害，故名为"四时刺逆从论"。

原文

　　厥阴有余，病阴痹；不足病生热痹；滑则病狐疝风；涩则病少腹积气。

　　少阴有余，病皮痹隐轸；不足病肺痹；滑则病肺风疝；涩则病积溲血。

　　太阴有余，病肉痹寒中；不足病脾痹；滑则病脾风疝；涩则病积心腹时满。

　　阳明有余，病脉痹，身时热；不足病心痹；滑则病心风疝；涩则病积时善惊。

　　太阳有余，病骨痹身重；不足病肾痹；滑则病肾风疝；涩则病积时善巅疾。

　　少阳有余，病筋痹胁满；不足病肝痹；滑则病肝风疝；涩则病积时筋急目痛。

　　是故春气在经脉，夏气在孙络，长夏气在肌肉，秋气在皮肤，冬气在骨髓中。帝曰：余愿闻其故。岐伯曰：春者，天气始开，地气始泄，冻解冰释，水行经通，故人气在脉。夏者，经满气溢，入孙络受血，皮肤充实。长夏者，经络皆盛，内溢肌中。秋者，天气始收，腠理闭塞，皮肤引急。冬者盖藏，血气在中，内着骨髓，通于五藏。是故邪气者，常随四时之气血而入客也，至其变化不可为度，然必从其经气，辟除其邪，除其邪，则乱气不生。

　　帝曰：逆四时而生乱气奈何？岐伯曰：春刺络脉，血气外溢，令人少气；春刺肌肉，血气环逆，令人上气；春刺筋骨，血气内著，令人腹胀。夏刺经脉，血气乃竭，令人解㑊；夏刺肌肉，血气内却，令人善恐；夏刺筋骨，血气上逆，令人善怒。秋刺经脉，血气上逆，令人善忘；秋刺络脉，气不外行，令人卧不欲动；秋刺筋骨，血气内散，令人寒慄。冬刺经脉，血气皆脱，令人目不明；冬刺络脉，内气外泄，留为大痹；冬刺肌肉，阳气竭绝，令人善忘。凡此四时刺者，大逆之病，不可不从也，反之，则生乱气相淫病焉。故刺不知四时之经，病之所生，以从为逆，正气内乱，与精相薄。必审九候，正气不乱，精气不转。

帝曰：善。刺五藏，中心一日死，其动为噫；中肝五日死，其动为语；中肺三日死，其动为咳；中肾六日死，其动为嚏欠；中脾十日死，其动为吞。刺伤人五藏必死，其动则依其藏之所变候知其死也。

通释

厥阴之气过盛，就会发生阴痹；不足则发生热痹；气血过于滑利则患狐疝风；气血运行涩滞则形成少腹中有积气。

少阴之气有余，可以发生皮痹和瘾疹；不足则发生肺痹；气血过于滑利则患肺风疝；气血运行涩滞则病积聚和尿血。

太阴之气有余，可以发生肉痹和寒中；不足则发生脾痹；气血过于滑利则患脾风疝；气血运行涩滞则病积聚和心腹胀满。

阳明之气有余，可以发生脉痹，身体有时发热；不足则发生心痹；气血过于滑利则患心风疝；气血运行涩滞则病积聚和不时惊恐。

太阳之气有余，可以发生骨痹、身体沉重；不足则发生肾痹；气血过于滑利则患肾风疝；气血运行涩滞则病积聚，且不时发生巅顶部疾病。

少阳之气有余，可以发生筋痹和胁肋满闷；不足则发身肝痹；气血过于滑利则患肝风疝；气血运行涩滞则病积聚，有时发生筋脉拘急和眼目疼痛等。

所以春天人的气血在经脉，夏天人的气血在孙络，长夏人的气血在肌肉，秋天人的气血在皮肤，冬天人的气血在骨髓中。黄帝说：我想听听其中的道理。岐伯说：春季，天之阳气开始启动，地之阴气也开始发泄，冬天的冰冻逐渐融化，水道通行，所以人的气血也集中在经脉中流行。夏季，经脉中气血充满而流溢于孙络，孙络接受了气血，皮肤也变得充实了。长夏，经脉和络脉中的气血都很旺盛，所以能充分地灌溉润泽于肌肉之中。秋季，天气开始收敛，腠理随之而闭塞，皮肤也收缩紧密起来了。冬季主闭藏，人身的气血收藏在内，聚集于骨髓，并内通于五脏。所以邪气也往往随着四时气血的变化而侵入人体相应的部位，若待其发生了变化，那就难以预测了；但必须顺应四时经气的变化及早进行调治，驱除侵入的邪气，那么气血就不致变化逆乱了。

黄帝道：针刺违反了四时而导致气血逆乱是怎样的？岐伯说：春天刺络脉，会使血气向外散溢，使人发生少气无力；春天刺肌肉，会使血气循环逆乱，使人发生上气咳喘；春天刺筋骨，会使血气留驻在内，使人发生腹胀。夏天刺经脉，会使血气衰竭，使人疲倦懈惰；夏天刺肌肉，会使血气内闭，使人易于恐惧；夏天刺筋骨，会使血气上逆，使人易于发怒。秋天刺经脉，会使血气上逆，使人易于忘事；秋天刺络脉，人体气血虚损敛而不能外行，所以使人阳气不足而嗜卧懒动；秋天刺筋骨，会使血气耗散于内，使人发生寒战。冬天刺经脉，会使血气虚脱，使人发生目视不明；冬天刺络脉，则收敛在内的真气外泄，体内血行不畅而成"大痹"；冬天刺肌肉，会使阳气竭绝于外，使人易于忘事。以上这些四时的刺法，都将严重地违背四时变化而导致疾病发生，所以不能不注意顺应四时变化而施刺；否则就会产生逆乱之气，扰乱人体生理功能而生病的呀！所以针刺不懂得四时经气的盛衰和疾病之所以产生的道理，不是顺应四时而是违背四时变化，从而导致正气逆乱于内，邪气便与精气相结聚了。一定要仔细审察九候的脉象，这样进行针刺，正气就不会逆乱了，邪气也不会与精气相结聚了。

黄帝说：讲得好！如果针刺误中了五脏，刺中心脏1天就会死亡，其变动的症状为噫气；刺中肝5天就会死亡，其变动的症状为多语；刺中肺3天就会死亡，其变动的症状为咳嗽；刺中肾脏6天就会死亡，其变动的症状为喷嚏和哈欠；刺中脾10天就会死亡，其变动的症状为吞咽之状等。刺伤了人的五脏，必致死亡，其变动的症状也随所伤之脏而又各不相同，因此可以根据它来测知死亡的日期。

标本病传论篇第六十五

概说

标本，这里是指发病的先后次序；病传，指疾病的传变规律，本文说明两点：一是谈了病变有标病和本病的区别；二是讨论了疾病的五脏传变问题。

原文

黄帝问曰：病有标本，刺有逆从，奈何？岐伯对曰：凡刺之方，必别阴阳，前后相应，逆从得施，标本相移。故曰：有其在标而求之于标，有其在本而求之于本，有其在本而求之于标，有其在标而求之于本，故治有取标而得者，有取本而得者，有逆取而得者，有从取而得者。故知逆与从，正行无问，知标本者，万举万当，不知标本，是谓妄行。

夫阴阳逆从，标本之为道也，小而大，言一而知百病之害。少而多，浅而博，可以言一而知百也。以浅而知深，察近而知远，言标与本，易而勿及。治反为逆，治得为从。先病而后逆者治其本，先逆而后病者治其本，先寒而后生病者治其本，先病而后生寒者治其本，先热而后生病者治其本，先热而后生中满者治其标，先病而后泄者治其本，先泄而后生他病者治其本，必且调之，乃治其他病，先病而后生中满者治其标，先中满而后烦心者治其本。人有客气，有同气。小大不利治其标，小大利治其本。病发而有余，本而标之，先治其本，后治其标；病发而不足，标而本之，先治其标，后治其本。谨察间甚，以意调之，间者并行，甚者独行。先小大不利而后生病者治其本。

夫病传者，心病先心痛，一日而咳，三日胁支痛，五日闭塞不通，身痛体重；三日不已，死。冬夜半，夏日中。

肺病喘咳，三日而胁支满痛，一日身重体痛，五日而胀，十日不已，死。冬日入，夏日出。

肝病头目眩胁支满，三日体重身痛，五日而胀，三日腰脊少腹痛胫，三日不已，死。

冬日入，夏早食。

脾病身痛体重，一日而胀，二日少腹腰脊痛胫酸，三日背（月吕）筋痛，小便闭，十日不已，死。冬人定，夏晏食。

肾病少腹腰脊痛，（骨行）酸，三日背（月吕）筋痛，小便闭；三日腹胀；三日两胁支痛，三日不已，死。冬大晨，夏晏晡。

胃病胀满，五日少腹腰脊痛，（骨行）酸；三日背（月吕）筋痛，小便闭；五日身体重；六日不已，死。冬夜半后，夏日昳。

膀胱病小便闭，五日少腹胀，腰脊痛，（骨行）酸；一日腹胀；一日身体痛；二日不已，死。冬鸡鸣，夏下晡。

诸病以次是相传，如是者，皆有死期，不可刺。间一藏止，及至三四藏者，乃可刺也。

通释

黄帝问道：疾病有标和本的分别，刺法有逆和从的不同，是怎么回事？岐伯回答说：大凡针刺的准则，必须辨别其阴阳属性，联系其前后关系，恰当地运用逆治和从治，灵活地处理治疗中的标本先后关系。所以说有的病在标就治标，有的病在本就治本，有的病在本却治标，有的病在标却治本。在治疗上，有治标而缓解的，有治本而见效的，有逆治而痊愈的，有从治而成功的。所以懂得了逆治和从治的原则，便能进行正确地治疗而不必疑虑；知道了标本之间的轻重缓急，治疗时就能万举万当；如果不知标本，那就是盲目行事了。

关于阴阳、逆从、标本的道理，看起来很小，而应用的价值却很大，所以谈一个阴阳标本逆从的道理，就可以知道许多疾病的利害关系；由少可以推多，执简可以驭繁，所以一句话可以概括许多事物的道理。从浅显入手可以推知深微，观察目前的现象可以了解它的过去和未来。不过，讲标本的道理是容易的，可运用起来就比较难了。迎着病邪而泻的方法就是"逆"治，顺应经气而补的方法就是"从"治。先患某病而后发生气血逆乱的，先治其本；先气血逆乱而后生病的，先治其气血逆乱之本病。先有寒而后生病的，先治其寒之本；先有病而后生寒的，先治其本。先有热而后生病的，先治其热之本；先有热而后生中满腹胀的，先治其中满之标。先有某病而后发生泄泻的，先治其先病之本；先有泄泻而后发生疾病的，先治其泄泻之本，必须先把泄泻调治好，然后再治其他病。先患某病而后发生中满腹胀的，先治其标；先患中满腹胀而后出现烦心的，先治其中满之本。人体疾病过程中有邪气和正气的相互作用，凡是出现了大小便不利的，先通利大小便以治其标；大小便通利则治其本病。疾病发作表现为邪有余，就用"本而标之"的治法，即先祛邪以治其本，后调理气血、恢复生理功能以治其标；疾病发作表现为正气不足，就用"标而本之"的治法，即先固护正气防止虚脱以治其标，后祛除邪气以治其本。总之，必须谨慎地观察疾病的轻重深浅和缓解期与发作期中标本缓急的不同，用心调理；凡病轻的，缓解期的，可以标本同治；凡病重的，或发作期，应当采用专一的治本或治标的方法。另外，如果先有大小便不利而后并发其他疾病的，应当先治其本病。

大凡疾病的传变，心病先发心痛，过 1 天病传于肺而咳嗽；再过 3 天病传入肝而胁肋胀痛；再过 5 天病传入脾而大便闭塞不通、身体疼痛沉重；再过 3 天不愈，就要死亡。冬天死于半夜，夏天死于中午。

肺病先发喘咳，3 天不好则病传于肝，则胁肋胀满疼痛；再过 1 天病邪传脾，则身体沉重疼痛；再过 5 天病邪传胃，则发生腹胀。再过 10 天不愈，就要死亡；冬天死于日落之时，夏天死于日出之时。

肝病则先头痛目眩，胁肋胀满，3 天后病传于脾而身体沉重疼痛；再过 5 天病传于胃，产生腹胀；再过 3 天病传于肾，产生腰脊少腹疼痛，腿胫发酸；再过 3 天不愈，就要死亡；冬天死于日落之时，夏天死于吃早饭的时候。

脾病则先身体沉重疼痛，1 天后病邪传入于胃，发生腹胀；再过 2 天病邪传于肾，发生少腹腰椎疼痛，腿胫发酸；再过 3 天病邪入膀胱，发生背脊筋骨疼痛，小便不通；再过 10 天不愈，就要死亡；冬天死于申时之后，夏天死于寅时之后。

肾病则先少腹腰脊疼痛，腿胫发酸，3 天后病邪传入膀胱，发生背脊筋骨疼痛，小便不通；再过 3 天病邪传入于胃，产生腹胀；再过 3 天病邪传于肝，发生两胁胀痛；再过 3 天不愈，就要死亡：冬天死于天亮，夏天死于黄昏。

胃病则心腹部胀满，5 天后病邪传于肾，发生少腹腰脊疼痛，腿胫发酸；再过 3 天病邪传入膀胱，发生背脊筋骨疼痛，小便不通；再过 5 天病邪传于脾，则身体沉重；再过 6 天不愈就要死亡：冬天死于半夜之后，夏天死于午后。

膀胱发病则先小便不通，5 天后病邪传于肾，发生少腹胀满，腰脊疼痛腿胫发酸；再过 1 天病邪传入于胃，发生腹胀；再过 1 天病邪传于脾，发生身体疼痛；再过 2 天不愈，就要死亡；冬天死于半夜后，夏天死于下午。

各种疾病按次序这样相传，正如上面所说的，都有一定的死期，不可以用针刺治疗；假如是间脏相传就不易再传下去，即使传过三脏、四脏，还是可以用针刺治疗的。

（第六十六至七十四因故未收录，见前言说明）

著至教论篇第七十五

概说

　　学医者必须仰观天文，俯察地理，中知人事，明白阴阳表里上下相生相克的道理，这是人生"至道"，天地间最大的道理，也是学好中医必须通晓的理论。中国古代于阴阳中，以"阳"为主导；人体中的阴阳亦以"阳"为主导，人体三阳之气主护卫人一身之表；若"三阳之气合并而至"，易发急症、重症。

原文

　　黄帝坐明堂，召雷公而问之曰：子知医之道乎？雷公对曰：诵而颇能解，解而未能别，别而未能明，明而未能彰，足以治群僚，不足至侯王。愿得受树天之度，四时阴阳合之，别星辰与日月光，以彰经术，后世益明，上通神农，著至教，疑于二皇。帝曰：善！无失之，此皆阴阳表里上下雌雄相输应也，而道上知天文，下知地理，中知人事，可以长久，以教众庶，亦不疑殆，医道论篇，可传后世，可以为宝。

　　雷公曰：请受道，讽诵用解。帝曰：子不闻《阴阳传》乎！曰：不知。曰：夫三阳天为业，上下无常，合而病至，偏害阴阳。雷公曰：三阳莫当，请闻其解。帝曰：三阳独至者，是三阳并至，并至如风雨，上为巅疾，下为漏病，外无期，内无正，不中经纪，诊无上下，以书别。雷公曰：臣治疏愈，说意而已。帝曰：三阳者，至阳也，积并则为惊，病起疾风，至如礔砺，九窍皆塞，阳气滂溢，干嗌喉塞，并于阴，则上下无常，薄为肠澼，此谓三阳直心，坐不得起，卧者便身全。三阳之病，且以知天下，何以别阴阳，应四时，合之五行。

　　雷公曰：阳言不别，阴言不理，请起受解，以为至道。帝曰：子若受传，不知合至道以惑师教，语子至道之要。病伤五藏，筋骨以消，子言不明不别，是世主学尽矣。肾且绝，惋惋日暮，从容不出，人事不殷。

黄帝坐于明堂召见雷公问道：你懂得医学的道理吗？雷公回答说：我诵读医书不能完全理解，有的虽能粗浅地理解，但不能分析辨别，有的虽能分析辨别，但不能深入了解其精奥，有的虽能了解其精奥，但不能加以阐发和应用。所以我只治疗一般官吏的病，不足以治疗侯王之疾。我很希望你能给我关于树立天之度数，如何合之四时阴阳，测日月星辰之光等方面的知识，以进一步阐发其道理，使后世更加明了，可以上通于神农，并让这些精确的道理得到发扬，其功可比二皇。黄帝说：好。不要忘掉，这些都是阴阳表里上下雌雄相互应和的道理，就医学而言，必须上通天文，下通地理，中知人事，才能长久流传下去，用以教导群众，也不致发生疑惑，只有这样的医学论篇，才能传于后世，而作为宝贵的遗产。

　　雷公说：请把这些道理传授给我，以便背诵和理解。黄帝说：你没听说过有《阴阳传》这部书吗？雷公说：不知道。黄帝说：三阳之气，主护卫人一身之表，以适应天气的变化，若人之上下经脉的循行失其常度，则内外之邪相合而病至，必使阴阳有所偏盛而为害。雷公说："三阳莫当"这句话，应当怎样理解。黄帝说：所谓三阳独至，实为三阳之气合并而至，并至则阳气过盛，其病来疾如风雨，犯于上则发为头巅部疾病，犯于下则发为大小便失禁的漏病。由于这种病变化无常，外无明显的气色变化等症状可察，内无一定的征象可以预期，其病又不符合于一般的发病规律，所以在诊断时，也就无法记录分辨其病变的属上属下。雷公说：我治疗这类病，很少治愈，请你详尽解释一下，以解除我的疑惑。黄帝说：三阳是极盛之阳，若三阳之气积并而至，则发而为惊，病起迅如疾风，病至猛如霹雳，九窍皆因之闭塞，因阳气滂渍盈溢，而咽干喉塞。若并于阴，则为盛阳之气内搏于脏，病亦上下无常，如果迫于下，则发为肠澼。若三阳之气直冲心膈，使人坐而不得起，卧下觉得舒适，这是三阳积并而至之病。由此而知，欲通晓人与天地相应的关系，必须知道如何辨别阴阳，顺应四时，将合地之五行等道理。

　　雷公说：对这些道理，明显地讲，我不能辨别，讲隐晦的，我更不能理解，请你再解释一下其中的精微，使我能更好地领会这一深奥的道理。黄帝说：你受老师的传授，若不知与至道相合，反而会对老师的传授产生疑惑，我现在告诉你知道的要点。若人患病伤及了五脏，筋骨日渐瘦削，如果像你所说的那样不能辨别，世上的医学岂不失传了吗？例如肾气将绝，则终日心中悗悗不安，欲静处不欲外出，更不欲频繁的人事往来。

示从容论篇第七十六

概说

示，示范；从容，即从容不迫；本文讨论了诊断时应从容不迫，仔细分析，论断病情，并列举脾、肾、肝等脏的一些具体脉象，症状和病理作为示范，所以篇名叫作"示从容论"。

原文

黄帝燕坐，召雷公而问之曰：汝受术诵书者，若能览观杂学，及于比类，通合道理，为余言子所长，五藏六府，胆胃大小肠，脾胞膀胱，脑髓涕唾，哭泣悲哀，水所从行，此皆人之所生，治之过失，子务明之，可以十全，即不能知，为世所怨。雷公曰：臣请诵《脉经上下篇》，甚众多矣，别异比类，犹未能以十全，又安足以明之。

帝曰：子别试通五藏之过，六府之所不和，针石所败，毒药所宜，汤液滋味，具言其状，悉言以对，请问不知。雷公曰：肝虚肾虚脾虚，皆令人体重烦冤，当投毒药刺灸砭石汤液，或已，或不已，愿闻其解。帝曰：公何年之长而问之少，余真问以自谬也。吾问子窈冥，子言《上下篇》以对，何也？夫脾虚浮似肺，肾小浮似脾，肝急沉散似肾，此皆工之所时乱也，然从容得之。若夫三藏土木水参居，此童子之所知，问之何也？

雷公曰：于此有人，头痛，筋挛骨重，怯然少气，哕噫腹满，时惊，不嗜卧，此何藏之发也？脉浮而弦，切之石坚，不知其解，复问所以三藏者，以知其比类也。帝曰：夫从容之谓也。夫年长则求之于府，年少则求之于经，年壮则求之于藏。今子所言皆失，八风菀熟，五藏消烁，传邪相受。夫浮而弦者，是肾不足也。沉而石者，是肾气内着也。怯然少气者，是水道不行，形气消索也。咳嗽烦冤者，是肾气之逆也。一人之气，病在一藏也。若言三藏俱行，不在法也。

雷公曰：于此有人，四支解墮，咳喘血泄，而愚诊之，以为伤肺，切脉浮大而紧，愚不敢治，粗工下砭石，病愈多出血，血止身轻，此何物也？帝曰：子所能治，知亦众多，与此病失矣。譬以鸿飞，亦冲于天。夫圣人之治病，循法守度，援物比类，化之冥冥，循上及下，何必守经。今夫脉浮大虚者，是脾气之外绝，去胃外归阳明也。夫二火不胜三水，是以脉乱而无常也。四支解墮，此脾精之不行也。咳喘者，是水气并阳明也。血泄者，脉急血无所行也。若夫以为伤肺者，由失以狂也。不引比类，是知不明也。夫伤肺者，脾气不守，胃气不清，经气不为使，真藏坏决，经脉傍绝，五藏漏泄，不衄则呕，此二者不相类也。譬如天之无形，地之无理，白与黑相去远矣。是失，吾过矣。以子知之，故不告子，明引比类从容，是以名曰诊轻，是谓至道也。

通释

黄帝安坐，召唤雷公问道：你是学习医术，诵读医书的，如能广阅群书，并能取象比类，贯通融会医学的道理。对我谈谈你的专长吧。五脏六腑、胆、胃、大小肠、脾、胞、膀胱、脑髓、涕唾，哭泣悲哀，皆五液所从运行，这一切都是人体赖以生存，治疗中易于产生过失的，你务必明了，治病时方可十全，若不能通晓，就不免要出差错，而为世人抱怨。雷公回答说：我诵读过《脉经》上、下篇，却不能取类比象，在治病上，更不能达到十全的疗效，又怎能说得完全明白呢？

黄帝说：你试述以你通晓的理论，来解释五脏之所病，六腑之所不和，针石治疗之所败，毒药治疗之所宜，以及汤液滋味等方面的内容，并具体说明其症状，详细地做出回答，如果有不知道的地方，请提出来问我。雷公说：肝虚、肾虚、脾虚都能使人身体沉重和烦冤，当施以毒药、刺灸、砭石、汤液等方法治疗后，有的治愈，有的不愈，想知道这应如何解释。黄帝说：你已经年长了，为什么提的问题这么幼稚呢？我提的问题也可能不适当，我本来想问你比较深奥的道理，而你却从《脉经》上、下篇的内容来回答我，是什么缘故呢？脾脉本宜微软，今病而现虚浮，与肺脉相似，肾脉本应微沉，与脾脉相似，肝脉急沉而散，与肾脉相似。这些都是医生时常所易于混乱的，然而如能从容不迫地去诊视，还是可以分辨清楚的。脾、肝、肾三脏，分属于土、木、水，三者均居膈下，部位相近，这是小孩子都知道的，你问它有什么意义呢？

雷公说：在此有这样的病人，头痛，筋脉拘挛，骨节沉重，畏怯少气，哕噫腹满，时常惊骇，不欲卧，这是哪一脏腑所发生的病呢？其脉象浮而弦，重按则坚硬如石，我不知应如何解释，故再问三脏，以求能知如何比类辨析。黄帝说：这应从容进行分析。一般地说，老年人的病，应从六腑来探求；少年的病，应从经络来探求；壮年的病，应从五脏来探求。现在你只讲脉证，不谈致病的根由，如外而八风之郁热，内而五脏的消烁，以及邪传相受的次第等，这样就失去了对疾病的全面理解。脉浮而弦的，是肾气不足。脉沉而坚硬如石的，是肾气内著而不行。畏怯少气的，是因为水道不行，而形气消散。咳嗽烦闷的，是肾气上逆所致。这个人的病状，其病在肾一脏，如果说是三脏俱病，是不符合诊病的法则的。

雷公问：在此有这样的病人，四肢懈怠无力，气喘咳嗽而便血，我诊断了一下，以为是伤肺，诊其脉浮大而紧，我未敢治疗，一个粗率的医生治之以砭石，病愈，但出血多，血止以后，身体觉得轻快，这是什么病呢？黄帝说：你所能治的和能知道的病，已是很多的了，但对这个病的诊断却错了。医学的道理是非常深奥的，好比鸿雁的飞翔，虽亦能上冲于天，却达不到浩渺长空的边际。所以圣人治病，遵循法度，引物比类，掌握变化于冥冥莫测之中，察上可以及下，不一定拘泥于常法。今见脉浮大而虚，这是脾气外绝，去胃而外归于阳明经。由于二火不能胜三水，所以脉乱而无常。四肢懈怠无力，是脾精不能输布的缘故。气喘咳嗽，是水气泛滥于胃所致。大便出血，是由于脉急而血行失其常度。假如把本病诊断为伤肺，是那诊断太随意了。诊病不能引物比类，是认识还不够明确。如果肺气受伤。则脾气不能内守，致胃气不清，经气也不为其所使，肺脏损坏，则治节不通，致经脉有所偏绝，五脏之气俱漏泄，不衄血则呕血，病在肺在脾，两者是不相类同的。如果不能辨别，就如天之无形可求，地之无位可理，黑白不分，未免相距太远了。这个失误是我的过错，我以为你已经知道了，所以没有告诉你，由于诊病必须明晓引物比类，以求符合从容篇的说法，所以叫作真经，这是至真至确的道理所在。

疏五过论篇第七十七

概说

疏，是陈述、分析的意思；五过，即五种过错；本文指出，医生诊断治疗疾病时，容易出现的五种过失，故篇名"疏五过论"。

原文

黄帝曰：呜呼远哉！闵闵乎若视深渊，若迎浮云，视深渊尚可测，迎浮云莫知其际。圣人之术，为万民式，论裁志意，必有法则，循经守数，接循医事，为万民副，故事有五过四德，汝知之乎？雷公避席再拜曰：臣年幼小，蒙愚以惑，不闻五过与四德，比类形名，虚引其经，心无所对。

帝曰：凡未诊病者，必问尝贵后贱，虽不中邪，病从内生，名曰脱营。尝富后贫，名曰失精，五气留连，病有所并。医工诊之，不在藏府，不变躯形，诊之而疑，不知病名。身体日减，气虚无精，病深无气，洒洒然时惊，病深者，以其外耗于卫，内夺于荣。良工所失，不知病情，此亦治之一过也。

凡欲诊病者，必问饮食居处，暴乐暴苦，始乐后苦，皆伤精气，精气竭绝，形体毁沮。暴怒伤阴，暴喜伤阳，厥气上行，满脉去形。愚医治之，不知补泻，不知病情，精华日脱，邪气乃并，此治之二过也。

善为脉者，必以比类奇恒，从容知之，为工而不知道，此诊之不足贵，此治之三过也。

诊有三常，必问贵贱，封君败伤，及欲侯王。故贵脱势，虽不中邪，精神内伤，身必败亡。始富后贫，虽不伤邪，皮焦筋屈，痿躄为挛。医不能严，不能动神，外为柔弱，乱至失常，病不能移，则医事不行，此治之四过也。

凡诊者必知终始，有知余绪，切脉问名，当合男女。离绝菀结，忧恐喜怒，五藏空虚，血气离守，工不能知，何术之语。尝富大伤，斩筋绝脉，身体复行，令泽不息。故伤败结积，留薄归阳，脓积寒炅。粗工治之，亟刺阴阳，身体解散，四支转筋，死日有期，医不能明，不问所发，唯言死日，亦为粗工，此治之五过也。

凡此五者，皆受术不通，人事不明也。故曰：圣人之治病也，必知天地阴阳，四时经纪，五藏六府，雌雄表里，刺灸砭石，毒药所主，从容人事，以明经道，贵贱贫富，各异品理，问年少长，勇怯之理，审于分部，知病本始，八正九候，诊必副矣。

治病之道，气内为宝，循求其理，求之不得，过在表里。守数据治，无失俞理，能行此术，终身不殆。不知俞理，五藏菀熟，痈发六府，诊病不审，是谓失常。谨守此治，与经相明，《上经》《下经》，揆度阴阳，奇恒五中，决以明堂，审于终始，可以横行。

通释

黄帝说：深远啊！医学研究，好像视探深渊，又好像迎看浮云，但渊虽深，尚可以测量，迎看浮云，却不到其边际。圣人的医术，是万民学习的榜样，他以为医学上的认识，必有法则，遵守医学的常规和法则，治疗疾病，才能为民谋福，所以医事有五过和四德，你知道吗？雷公离开席位再拜回答说：我年幼小，蒙昧无知，不曾听说过五过和四德，虽然也能从病的症状和名目上来比类，但只是虚引经义而已，心里还不明白不能回答。

黄帝说：在未诊病前，应问病人的生活情况，如果是先贵后贱，虽然没有感受外邪，也会病从内生，这种病叫"脱营"。如果是先富后贫，发病的叫作"失精"，由于五脏之气流连不运，积并而为病。医生诊察这种病，病的初期，由于病不在脏腑，形体也无改变，医生常诊而疑之，不知是什么病。日久则身体逐渐消瘦，气虚而精无以生，病势深重则真气被耗，阳气日虚，因洒洒恶寒而心怯时惊，其所以病势日益深重，是因为在外耗损了卫气，在内劫夺了营血。这种病即便是技术高明的医生，若不问明病人的情况，不知其致病的原因，更不能治愈，这是诊治上的第一个过失。

凡欲诊治疾病时，一定要问病人的饮食和居住环境，以及是否有精神上的突然欢乐，突然忧苦，或先乐后苦等情况，因为突然苦乐都能损伤精气，使精气竭绝，形体败坏。暴怒则伤阴，暴喜则伤阳，阴阳俱伤，则使人气厥逆而上行，充满于经脉，而神亦浮越，去离于形体。技术低劣的医生，在诊治这种疾病时，既不能恰当地运用泻治法，又不了解病情，致使精气日渐耗散，邪气得以积并，这是诊治上的第二个过失。

善于诊脉的医生，必将病之奇恒，比类辨别，从容分析，得知其病情，如果医生不懂得这个道理，他的诊治技术就没有什么可贵之处，这是诊治上的第三个过失。

诊病时须注意三种情况，即必须问其社会地位的贵贱，及是否曾有被削爵失势之事，以及是否有欲作侯王的妄想。因为原来地位高贵，失势以后，其情志必抑郁不舒，这种人，虽然未中外邪，但由于精神已经内伤，身体必然败亡。先富后贫的人，虽未伤于邪气，也会发生皮毛焦枯，筋脉拘屈，足痿弱拘挛不能行走。对这类病人，医生如果不能严肃地对其开导，不能劝其思想改变其精神面貌，而一味地对其柔弱顺从，任其发展下去，则必然乱之而失常，致病不能变动，医治也不发生效果，这是诊治上的第四个过失。

凡诊治疾病，必须了解其发病初期和现在的病情，又要知其病之本末，在诊脉问证时，应结合男女在生理及脉证上的特点。如因亲爱之人分离而怀念不绝，致情志郁结难解，及忧恐喜怒等，都可使五脏空虚，血气离守，医生如不知道这些道理，还有什么诊治技术可言。曾经富贵之人，一旦失去财势，必大伤其心神，致筋脉严重损伤，形体虽依然能够行动，但津液已不再滋生了。若旧伤败结，致血气留聚不散，郁而化热，归于阳分，久则成脓，脓血蓄积，使人寒热交作。粗劣的医生治疗这种病，由于他不了解病系劳伤脓积，而多次刺其阴阳经脉，使其气血更虚，致身体懈散，四肢转筋，死期已不远了，医生对此既不能明辨，又不问其发病原因，只是说病已危重，这是技术浅薄的医生，此为诊治上的第五个过失。

上述的五种过失，都是由于医生的学术不精，人情事理不明所造成的。所以说：圣人的治病，必知自然界阴阳的变化，四时寒暑的规律，五脏六腑之间的关系，经脉之阴阳表里，刺灸、砭石、毒药治病之所宜，能周密详审人情事理，遵从诊治之常道，从病人的贵贱贫富，区分其体制裁及发病的各自特点，问其年龄之长幼，知其性情勇怯之理，审察病色出现的部位，以知其病之本始，并结合四时八风正气及三部九候脉象进行分析，所以他的诊疗技术是全备的。

治病的道理，应重视病人元气的强弱，从其元气的强弱变化中，探求其病，如果求之不得，其病便是在阴阳表里之间。治病时应遵守气血多少及针刺深浅等常规，不要失去取穴的理法，能这样来进行医疗，则终生可不发生差错。如果不知取穴的理法，而妄施针石，可使五脏积热，痈发于六腑。若诊病不能详审周密，便是失常，若能遵守这些诊治法则，自会与经旨相明，能通晓《上经》《下经》之义，以及如何揆测度量阴阳的变化，诊察奇恒之疾和五脏之病，而取决于明堂之色，审知疾病的始终等道理，便可随心所欲而遍行于天下。

徵四失论篇第七十八

概说

徵，同惩，即惩戒也；四失，即医生在治疗上的四种过失，应当指出来加以惩戒，故篇名"徵四失论"。

原文

黄帝在明堂，雷公侍坐，黄帝曰：夫子所通书受事众多矣，试言得失之意，所以得之，所以失之。雷公对曰：循经受业，皆言十全，其时有过失者，请闻其事解也。

帝曰：子年少，智未及邪？将言以杂合耶？夫经脉十二，络脉三百六十五，此皆人之所明知，工之所循用也。所以不十全者，精神不专，志意不理，外内相失，故时疑殆。诊不知阴阳逆从之理，此治之一失矣。

受师不卒，妄作杂术，谬言为道，更名自功，妄用砭石，后遗身咎，此治之二失也。

不适贫富贵贱之居，坐之薄厚，形之寒温，不适饮食之宜，不别人之勇怯，不知比类，足以自乱，不足以自明，此治之三失也。

诊病不问其始，忧患饮食之失节，起居之过度，或伤于毒，不先言此，卒持寸口，何病能中，妄言作名，为所穷，此治之四失也。

是以世人之语者，驰千里之外，不明尺寸之论，诊无人事。治数之道，从容之葆，坐持寸口，诊不中五脉，百病所起，始以自怨，遗师其咎。是故治不能循理，弃术于市，妄治时愈，愚心自得。呜呼！窈窈冥冥，熟知其道？道之大者，拟于天地，配于四海，汝不知道之谕，受以明为晦。

通释

　　黄帝坐在明堂，雷公侍坐于旁，黄帝说：先生所通晓的医书和所从事的医疗工作，已经是很多的了，你试谈谈对医疗上的成功与失败的看法，为什么能成功，为什么会失败。雷公说：我遵循医经学习医术，书上都说可以得到十全的效果，但在医疗中有时还是有过失的，请问这应该怎样解释呢？

　　黄帝说：这是由于年岁轻智力不足，考虑不及呢？还是对众人的学说缺乏分析呢？经脉有十二，络脉有三百六十五，这是人们所知道的，也是医生所遵循应用的。治病所以不能收到十全的疗效，是由于精神不能专一，志意不够条理，不能将外在的脉证与内在的病情综合一起分析，所以时常发生疑惑和危殆。诊病不知阴阳逆从的道理，这是治病失败的第一个原因。

　　随师学习没有毕业，学术未精，乱用杂术，以错误为真理，变易其说，而自以为功，乱施砭石，给自己遗留下过错，这是治病失败的第二个原因。

　　治病不能适宜于病人的贫富贵贱生活特点、居处环境的好坏、形体的寒温，不能适合饮食之所宜，不区别个性的勇怯，不知道用比类异同的方法进行分析，这种做法，只能扰乱自己的思想，不足以自明，这是治病失败的第三个原因。

　　诊病时不问病人开始发病的情况，以及是否曾有过忧患等精神上的刺激，饮食是否失于节制，生活起居是否超越正常规律，或者是否曾伤于毒，如果诊病时不首先问清楚这些情况，便仓促去诊视寸口。怎能诊中病情，只能是乱言病名，使病为这种粗率治疗的作风所困，这是治病失败的第四个原因。

　　所以社会上的一些医生，虽学道于千里之外，但却不明白尺寸的道理，诊治疾病，不知参考人事。更不知诊病之道应以能做到比类从容为最宝贵的道理，只知诊察寸口。这种做法，既诊不中五脏之脉，更不知疾病的起因，开始埋怨自己的学术不精，继而归罪于老师传授不明。所以治病如果不能遵循医理，必为群众所不信任，乱治中偶然治愈疾病，不知是侥幸，反自鸣得意。啊！医道之精微深奥，有谁能彻底了解其中的道理？医道之大，可以比拟于天地，配于四海，你若不能通晓道之教谕，则所接受之道理，虽很明白，必反成暗晦不明。

阴阳类论篇第七十九

概说

　　阴阳，指人体的三阴三阳经脉，类，归类，原文讨论了三阴三阳脉名称的含义，功能特点，病变表现和脉象等，并说明了疾病的预后和四时阴阳论变化的关系，由于所论内容皆是以阴阳类聚加以阐释的，故曰"阴阳类论"。

原文

　　孟春始至，黄帝燕坐，临观八极，正八风之气，而问雷公曰：阴阳之类，经脉之道，五中所主，何藏最贵？雷公对曰：春甲乙青，中主肝，治七十二日，是脉之主时，臣以其藏最贵。帝曰：却念上下经，阴阳从容，子所言最贵，其下也。

　　雷公致斋七日，且复侍坐。帝曰：三阳为经，二阳为维，一阳为游部，此知五藏终始。三阳为表，二阴为里，一阴至绝，作朔晦，却具合以正其理。雷公曰：受业未能明。

　　帝曰：所谓三阳者，太阳为经，三阳脉，至手太阴，弦浮而不沉，决以度，察以心，合之阴阳之论。所谓二阳者，阳明也，至手太阴，弦而沉急不鼓，炅至以病皆死。一阳者，少阳也，至手太阴，上连人迎，弦急悬不绝，此少阳之病也，专阴则死。

　　三阴者，六经之所主也，交于太阴，伏鼓不浮，上空志心。二阴至肺，其气归膀胱，外连脾胃。一阴独至，经绝，气浮不鼓，钩而滑。此六脉者，乍阴乍阳，交属相并，缪通五藏，合于阴阳，先至为主，后至为客。

　　雷公曰：臣悉尽意，受传经脉，颂得从容之道，以合《从容》，不知阴阳，不知雌雄。帝曰：三阳为父，二阳为卫，一阳为纪。三阴为母，二阴为雌，一阴为独使。

　　二阳一阴，阳明主病，不胜一阴，软而动，九窍皆沉。三阳一阴，太阳脉胜，一阴不能止，内乱五藏，外为惊骇。二阴二阳，病在肺，少阴脉沉，胜肺伤脾，外伤四支。二阴二阳皆交至，病在肾，骂詈妄行，巅疾为狂。二阴一阳，病出于肾，阴气客游于心脘，

239

下空窍堤，闭塞不通，四支别离。一阴一阳代绝，此阴气至心，上下无常，出入不知，喉咽干燥，病在土脾。二阳三阴，至阴皆在，阴不过阳，阳气不能止阴，阴阳并绝，浮为血瘕，沉为脓胕。阴阳皆壮，下至阴阳。上合昭昭，下合冥冥，诊决生死之期，遂合岁首。

雷公曰：请问短期。黄帝不应。雷公复问。黄帝曰：在经论中。雷公曰：请闻短期。黄帝曰：冬三月之病，病合于阳者，至春正月脉有死徵，皆归出春。冬三月之病，在理已尽，草与柳叶皆杀，春阴阳皆绝，期在孟春。春三月之病，曰阳杀，阴阳皆绝，期在草干。夏三月之病，至阴不过十日，阴阳交，期在溓水。秋三月之病，三阳俱起，不治自已。阴阳交合者，立不能坐，坐不能起。三阳独至，期在石水。二阴独至，期在盛水。

通释

在立春的这一天，黄帝很安闲地坐者，观看八方的远景，候察八风的方向，向雷公问道：按照阴阳的分析方法和经脉理论，配合五脏主时，你认为哪一脏最贵？雷公回答说：春季为一年之首，属甲乙木，其色青，五脏中主肝，肝旺于春季72天，此时也是肝脉当令的时候，所以我认为肝脏最贵。黄帝道：我依据《上、下经》阴阳比例分析的理论来体会，你认为最贵的，却是其中最贱下的。

雷公斋戒了7天，早晨又侍坐于黄帝的一旁。黄帝道：三阳为经，二阳为维，一阳为游部，懂得这些，可以知道五脏之气运行的终始了。三阴为表，二阴为里，一阴为阴气之最终，是阳气的开始，有如朔晦的交界，都符合于天地阴阳终始的道理。雷公说：我还没有明白其中的意义。

黄帝到：所谓"三阳"，是指太阳，其脉至于手太阴寸口，见弦浮不沉之象，应当根据常度来判断，用心体察，并参合阴阳之论，以明好坏。所谓"二阳"，就是阳明，其脉至于手太阴寸口，见弦浮不沉之急，不鼓击于指，火热大至之时而由此病脉，大都有死亡的危险。"一阳"就是少阳，其脉至于手太阴寸口，上连人迎，见弦急悬而不绝，这是少阳经的病脉，如见有阴而无阳的真脏脉象，就要死亡。

"三阴"为手太阴肺经，肺朝百脉，所以为六经之主，其气交于太阴寸口，脉象沉浮鼓动而不浮，是太阴之气陷下而不能升天，以致心志空虚。"二阴"是少阴，其脉至于肺，其气归于膀胱，外与脾胃相连。"一阴"是厥阴，其脉独至于太阴寸口，经气已绝，故脉气浮而不鼓，脉象如钩而滑。以上六种脉象，或阳脏见阴脉，或阴脏见阳脉，相互交错，会聚于寸口，都和五脏相通，与阴阳之道相合。如出现此种脉象，凡先见于寸口的为主，后见于寸口的为客。

雷公说：我已经完全懂得您的意思了，把您以前传授给我的经脉道理，以及我自己从书本上读到的从容之道，和今天您所讲的从容之法相结合的话，我还不明白其中阴阳雌雄的意义。黄帝道：三阳如父亲那样高尊，二阳如外卫，一阳如枢纽；三阴如母亲那样善于养育，二阴如雌性那样内守，一阴如使者一般，能交通阴阳。

二阳一阴是阳明主病，二阳不胜一阴，则阳明脉软而动，九窍之气沉滞不利。三阳一阴为病，则太阳脉胜，寒水之气大盛，一阴肝气不能制止寒水，故内乱五脏，外现惊骇。二阴二阳则病在肺，少阴脉沉，少阴之气胜肺伤脾，在外伤及四肢。二阴与二阳交互为患，则土邪侮水，其病在肾，骂詈妄行，癫疾狂乱。二阴一阳，其病出于肾，阴气上逆于心，并使脘下空窍如被堤坝阻隔一样闭塞不通，四肢好像离开身体一样不能为用。一阴一阳为病，其脉代绝，这是厥阴之气上至于心发生的病变，或在上部，或在下部，而无定处，饮食无味，大便泄泻无度，咽喉干燥，病在脾土。二阳三阴为病，包括至阴脾土在内，阴气不能至于阳，阳气不能达于阴，阴阳相互隔绝，阳浮于外则内成血瘕，阴沉于里外成脓肿；若阴阳之气都盛壮，而病变趋向于下，男子则阳道生病，女子则阴器生病。上观天道，下察地理，必以阴阳之理来决断病者死生之期，同时还要参合一岁之中何气为首。

雷公说：请问疾病的死亡日期。黄帝没有回答。雷公又问。黄帝道：在医书上有说明。雷公又说：请问疾病的死亡日期。黄帝道：冬季三月的病，如病症脉象都属阳盛，则春季正月见脉有死证，那么到初春交夏，阳盛阴衰之时，便会有死亡的危险。冬季三月的病，根据地理，势必将尽，草和柳叶都枯死了，如果到春天阴阳之气都绝，那么其死期就在正月。春季三月的病，名为"阳杀"。阴阳之气都绝，死期在冬天草木枯干之时。夏季三月的病，若不痊愈，到了至阴之时，那么死期在至阴后不超过10天；若脉见阴阳交错，则死期在初冬结薄冰之时。冬季三月的病，表现了手足三阳的脉证，不给治疗也会自愈。若是阴阳交错和而为病，则立而不能坐，坐而不能起。若三阳脉独至，则独阳无阴，死期在冰结如石之时。三阴脉独至，则独阴无阳，死期在正月雨水节。

方盛衰论篇第八十

概说

方，此指比较衡量的意思；盛衰，是阴阳气血的多少；原文从"厥"和"梦"探讨阴阳之气虚实强弱的变化，要想诊断疾病，就必须运用五个法度，即脉度、脏度、肉度、筋度、俞度，作为标准对病情进行衡量，故篇名"方盛衰论"。

原文

雷公请问：气之多少，何者为逆？何者为从？黄帝答曰：阳从左，阴从右，老从上，少从下。是以春夏归阳为生，归秋冬为死，反之则归秋冬为生，是以气多少，逆皆为厥。

问曰：有余者厥耶？

答曰：一上不下，寒厥到膝，少者秋冬死，老者秋冬生。气上不下，头痛巅疾，求阳不得，求阴不审，五部隔无徵，若居旷野，若伏空室，绵绵乎属不满日。

是以少气之厥，令人妄梦，其极至迷。三阳绝，三阴微，是为少气。

是以肺气虚，则使人梦见白物，见人斩血藉藉，得其时，则梦见兵战。肾气虚，则使人梦见舟舩溺人，得其时，则梦伏水中，若有畏恐。肝气虚，则梦见菌香生草，得其时，则梦伏树下不敢起。心气虚，则梦救火阳物，得其时，则梦燔灼。脾气虚，则梦饮食不足，得其时，则梦筑垣盖屋。此皆五藏气虚，阳气有余，阴气不足。合之五诊，调之阴阳，以在经脉。

诊有十度度人：脉度、藏度、肉度、筋度、俞度。阴阳气尽，人病自具。脉动无常，散阴颇阳，脉脱不具，诊无常行，诊必上下，度民君卿。受师不卒，使术不明，不察逆从，是为妄行，持雌失雄，弃阴附阳，不知并合，诊故不明，传之后世，反论自章。

至阴虚，天气绝；至阳盛，地气不足。阴阳并交，至人之所行。阴阳交并者，阳气先至，阴气后至。是以圣人持诊之道，先后阴阳而持之，《奇恒之势》乃六十首，诊合微之事，追阴阳之变，章五中之情，其中之论，取虚实之要，定五度之事，知此乃足以诊。是以切阴不得阳，诊消亡，得阳不得阴，守学不湛，知左不知右，知右不知左，知上不知下，知先不知后，故治不久。知丑知善，知病知不病，知高知下，知坐知起，知行知止，用之有纪，诊道乃具，万世不殆。起所有余，知所不足。度事上下，脉事因格。是以形弱气虚，死；形气有余，脉气不足，死。脉气有余，形气不足，生。是以诊有大方，坐起有常，出入有行，以转神明，必清必净，上观下观，司八正邪，别五中部，按脉动静，循尺滑涩，寒温之意，视其大小，合之病能，逆从以得，复知病名，诊可十全，不失人情。故诊之，或视息视意，故不失条理，道甚明察，故能长久。不知此道，失经绝理，亡言妄期，此谓失道。

通释

雷公请问道：气的盛衰，哪一种是逆？哪一种是顺？黄帝回答道：阳气主升，其气从左而右；阴气主降，其气从右而左。老年之气先衰于下；少年之气先盛于下，其气从下而上。因此春夏之病见阳证阳脉，以阳归阳，则为顺为生，若见阴证阴脉，如秋冬之令，则为逆为死。反过来说，秋冬之病见阴证阴脉，以阴归阴，则为顺为生。所以不论气盛或气衰，逆则都成为厥。

雷公又问：气有余也能成为厥吗？黄帝答道：阳气一上而不下，阴阳两气不相顺接，则足部厥冷至膝，少年在秋冬见病则死，而老年在秋冬见病却可生。阳气上而不下，则上实下虚，为头痛癫顶疾病，这种厥病，谓其属阳，本非阳盛，谓其属阴，则又非阴盛，五脏之气隔绝，没有显著征象，好像置身于旷野，居于空室，无所见闻，而病势绵绵一息，视其生命，不满1天了。

所以，气虚的厥，使人梦多荒诞；厥逆盛极，则梦多离奇迷乱。三阳之脉悬绝，三阴之脉细微，就是所谓少气之候。

肺气虚则梦见悲惨的事物，或梦见人被杀流血，尸体狼藉，当金旺之时，则梦见战争。肾气虚则梦见舟船淹死人，当水旺之时，则梦见大火燔灼。脾气虚则梦饮食不足，得其土旺之时，则梦见作垣盖屋。这些都是五脏气虚，阳气有余，阴气不足所致。当参合五脏见证，调其阴阳，其内容已在《经脉》篇中论述过了。

诊法有十度，就是衡量人的脉度、脏度、肉度、筋度、俞度，揆度它的阴阳虚实，对病情就可以得到全面了解。脉息之动本无常体，或则出现阴阳散乱而有偏颇，或则脉象搏动不明显，所以诊察时也就没有固定的常规。诊病时必须知道病人身份上下，是平民还是君卿。如果对老师的传授不能全部接受，医术不高明，不仅不能觇辨别逆从，而且会使诊治带有盲目性和片面性，看到了一面，看不到另一面，抓住了一点，放弃了另一点，不知道结合全面情况，加以综合分析，所以诊断就不能明确，如以这种诊断方法授给后人的话，在实际工作中自会明显地暴露出它的错误。

至阴虚，则天之阳气离绝；至阳盛，则地之阴气不足。能使阴阳互济交通，这是有修养的医生的能事。阴阳之气互济交通，是阳气先至，阴气后至。所以，高明的医生诊病，是掌握阴阳先后的规律，辨明正常和异常，把各种诊察所得的点滴细微的临床资料综合起来，追寻阴阳的变化了，了解五脏的病情，给出中肯的结论，并根据虚实纲要及十度来加以判断，知道了这些，方可以诊病。所以切其阴而不能了解其阳，这种诊法是不能行于世上的；切其阳而不能了解其阴，其所学的技术也是不高明的。知左而不知其右，知右而不知其左，知上而不知其下，知先而不知其后，他的医道就不会长久。要知道不好的，也要知道好的；要知道有病的，也要知道无病的；既知道高，亦知道下，既知道坐，也要知道起；既知道行，也要知道止。能做到这样有条不紊，反复推求，诊断的步骤，才算全备，也才能永远不出差错。疾病的初期，见到邪气有余，就应考虑其正气不足，因虚而受邪；检查病者的上下各部，脉证参合，以穷究其病理。例如形弱气虚的；主死；形气有余的，脉气不足的，亦死；脉气有余，形气不足的，主生。

所以，诊病有一定的大法，医生应该注意起坐有常，一举一动，保持很好的品德；思维敏捷，头脑清静，上下观察，分别四时八节之邪，辨别邪气中于五脏的何部；触按其脉息的动静，探切尺部皮肤滑涩寒温的概况；视其大小便的变化，与病状相参合，从而知道是逆是顺，同时也知道了病名，这样诊察疾病，可以十不失一，也不会违背人情。所以诊病之时，或视其呼吸，或看其神情，都能不失于条理，技术高明，能保持永久不出差错；假如不知道这些，违反了原则真理，乱谈病情，妄下结论，这是不符合治病救人的医道的。

解精微论篇第八十一

概说

本文讨论了眼泪和鼻涕产生的机制，及其与哭泣的关系，因为这些理论精深微妙，故篇名"解精微论"。

原文

黄帝在明堂，雷公请曰：臣授业，传之行教以经论，从容形法，阴阳刺灸，汤药所滋，行治有贤不肖，未必能十全。若先言悲哀喜怒，燥湿寒暑，阴阳妇女，请问其所以然者，卑贱富贵，人之形体，所从群下，通使临事以适道术，谨闻命矣。请问有毚愚仆漏之问，不在经者，欲闻其状。帝曰：大矣。

公请问：哭泣而泪不出者，若出而少涕，其故何也？帝曰：在经有也。复问：不知水所从生，涕所出也。帝曰：若问此者，无益于治也，工之所知，道之所生也。

夫心者，五藏之专精也，目者，其窍也，华色者，其荣也，是以人有德也，则气和于目，有亡，忧知于色。是以悲哀则泣下，泣下水所由生。水宗者，积水也，积水者，至阴也，至阴者，肾之精也。宗精之水所以不出者，是精持之也。辅者裹之，故水不行也。夫水之精为志，火之精为神，水火相感，神志俱悲，是以目之水生也。故谚言曰：心悲名曰志悲，志与心精共凑于目也。是以俱悲则神气传于心，精上不传于志，而志独悲，故泣出也。泣涕者，脑也，脑者，阴也，髓者，骨之充也，故脑渗为涕。志者骨之主也，是以水流而涕从之者，其行类也。夫涕之与泣者，譬如人之兄弟，急则俱死，生则俱生，其志以神悲，是以涕泣俱出而横行也。夫人涕泣俱出而相从者，所属之类也。

雷公曰：大矣。请问人哭泣而泪不出者，若出而少，涕不从之何也？

帝曰：夫泣不出者，哭不悲也。不泣者，神不慈也。神不慈则志不悲，阴阳相持，泣安能独来。夫志悲者惋，惋则冲阴，冲阴则志去目，志去则神不守精，精神去目，涕泣出也。且子独不诵不念夫经言乎，厥则目无所见。夫人厥则阳气并于上，阴气并于下。阳并于上，则火独光也；阴并于下则足寒，足寒则胀也。夫一水不胜五火，故目盲。是以冲风，泣下而不止。夫风之中目也，阳气内守于精，是火气燔目，故见风则泣下也。有以比之，夫火疾风生乃能雨，此之类也。

通释

　　黄帝坐在明堂里，雷公说：我接受了您传给我的医道，再教给我的学生，教的内容是经典所论，从容形法，阴阳刺灸，汤药所滋。然而他们在临证上，因有贤愚之别，所以未必能十全。至于教的方法，是先告诉他们悲哀喜怒，燥湿寒暑，阴阳妇女等方面的问题，再叫他们回答所以然的道理，并向他们讲述贫贱富贵及人之形体的适从等，使他们通晓这些理论，再通过临证适当地运用，这些在过去我已经听您讲过了。现在我还有一些很愚陋的问题，在经典中找不到，要请您解释。黄帝道：你钻研的问题真是深而大啊！

　　雷公问：有哭泣而泪涕皆出，或泪出而很少有鼻涕的，这是什么道理？黄帝说：在医经中有记载。雷公又问：眼泪是怎样产生的？鼻涕是从哪里来的？黄帝道：你问这些问题，对治疗上没有多大帮助，但也是医生应该知道的，因为他是医学中的基本知识。

　　心为五脏之专精，两目是它的外窍，光华色泽是它的外荣。所以一个人在心里有得意的事，则神气和悦于两目；假如心有所失意，则表现忧愁之色。因此悲哀就会哭泣，泣下的泪水所产生的水的来源，是体内积聚的水液；积聚的水液，是至阴；所谓至阴，就是肾藏之精。来源于肾精的水液，平时所以不出，是受肾精的制约，是神，水火相互交感，神志俱悲，因而泪水就出来了。所以俗语说：心悲叫作志悲，因为肾志与心精，同时上凑于目，所以心肾俱悲，则神气传于心精，而不传于肾志，肾志独悲，水失去了精的制约，故而泪水就出来了。哭泣而涕出的，其故在脑，脑属阴，髓充于骨并且藏于脑，而鼻窍通于脑，所以脑髓渗漏而成涕。肾志是骨之主，所以泪水出而鼻涕也随之而出，是因为鼻涕泪是同类的关系。涕之与泪，譬如兄弟，危急则同死，安乐则共存，肾志先悲而脑髓随之，所以涕随泣出而涕泪横流。涕泪所以俱出而相随，是由于涕泪同属水类的缘故。

　　雷公说：你讲的道理真博大！请问有人哭泣而眼泪不出的，或虽出而量少，且涕不随出的，这是什么道理？黄帝道：哭而没有眼泪，是内心上并不悲伤。不出眼泪，是心神没有被感动；神不感动，则志亦不悲，心神与肾志相持而不能相互交感，眼泪怎么能出来呢？大凡志悲就会有凄惨之意。凄惨之意冲动于脑，则肾志去出于目，神不守精；精和神都离开了眼睛，眼泪和鼻涕才能出来。你难道没有读过或没有想到医经上所说的话吗？厥则眼睛一无所见。当一个人在厥的时候，阳气并走于上部，阴气并走于下部，阳并于上，则上部亢热，阴并于下则足冷，足冷则发胀。因为一水不胜五火，所以眼目就看不见了。所以迎风就会流泪不止的，因风邪中于目而流泪，是由于阳气内守于精，也就是火气燔目的关系，所以遇到风吹就会流泪了。举一个比喻来说：火热之气炽甚而风生，风生而有雨，与这个情况是相类同的。

灵枢

九针十二原第一

概说

　　九针，为古代的九种针具；十二原，是十二原穴，原穴本为脏府经气内外通贯之处。本文介绍了九种针具的形态、功用及适应证、十二原穴的经脉理论。并特别强调在针刺过程中上工守其神，上工守机的重要意义。原文最后介绍了迎、随、徐、疾、开、合等针刺重大的具体手法及行针过程中的禁忌问题。

原文

　　黄帝问于岐伯曰：余子万民，养百姓而收其租税；余哀其不给而属有疾病。余欲勿使被毒药，无用砭石，欲以微针通其经脉，调其血气，荣其逆顺出入之会。令可传于后世，必明为之法，令终而不灭，久而不绝，易用难忘，为之经纪，异其章，别其表里，为之终始。令各有形，先立针经。愿闻其情。岐伯答曰：臣请推而次之，令有纲纪，始于一，终于九焉。请言其道！小针之要，易陈而难入。粗守形，上守神。神乎神，客在门。未睹其疾，恶知其原？刺之微在速迟。粗守关，上守机，机之动，不离其空。空中之机，清静而微。其来不可逢，其往不可追。知机之道者，不可挂以发。不知机道，扣之不发。知其往来，要与之期。粗之闇乎，妙哉，工独有之。往者为逆，来者为顺，明知逆顺，正行无问。迎而夺之，恶得无虚？追而济之，恶得无实？迎之随之，以意和之，针道毕矣。

　　凡用针者，虚则实之，满则泄之，宛陈则除之，邪胜则虚之。大要曰：徐而疾则实，疾而徐则虚。言实与虚，若有若无。察后与先。若存若亡。为虚与实，若得若失。

　　虚实之要，九针最妙，补泻之时，以针为之。泻曰，必持内之，放而出之，排阳得针，邪气得泄。按而引针，是谓内温，血不得散，气不得出也。补曰，随之随之，意若妄之。若行若按，如蚊虻止，如留如还，去如弦绝，令左属右，其气故止，外门已闭，中气乃实，必无留血，急取诛之。

持针之道，坚者为宝。正指直刺，无针左右。神在秋毫，属意病者。审视血脉者，刺之无殆。方刺之时，必在悬阳，及与两卫。神属勿去，知病存亡。血脉者在俞横居，视之独澄，切之独坚。

九针之名，各不同形。一曰镵针，长一寸六分；二曰员针，长一寸六分；三曰鍉针，长三寸半；四曰锋针，长一寸六分；五曰铍针，长四寸，广二分半；六曰员利针，长一寸六分；七曰毫针，长三寸六分；八曰长针，长七寸；九曰大针，长四寸。镵针者，头大末锐，去泻阳气；员针者，针如卵形，揩摩分间，不得伤肌肉者，以泻分气；鍉针者，锋如黍粟之锐，主按脉勿陷，以致其气；锋针者，刃三隅以发痼疾；铍针者，末如剑锋，以取大脓；员利针者，大如氂，且员且锐，中身微大，以取暴气；毫针者，尖如蚊虻喙，静以徐往，微以久留之而养，以取痛痹；长针者，锋利身薄，可以取远痹；大针者，尖如梃，其锋微员，以泻机关之水也。九针毕矣。

夫气之在脉也，邪气在上，浊气在中，清气在下。故针陷脉则邪气出，针中脉则浊气出，针太深则邪气反沉、病益。故曰：皮肉筋脉，各有所处。病各有所宜。各不同形，各以任其所宜，无实无虚。损不足而益有余，是谓甚病。病益甚，取五脉者死，取三脉者恇；夺阴者死，夺阳者狂，针害毕矣。

刺之而气不至，无问其数。刺之而气至，乃去之，勿复针。针各有所宜，各不同形，各任其所，为刺之要。气至而有效，效之信，若风之吹云，明乎若见苍天，刺之道毕矣。

黄帝曰：愿闻五藏六府所出之处。岐伯曰：五藏五俞，五五二十五俞，六府六俞，六六三十六俞，经脉十二，络脉十五，凡二十七气，以上下。所出为井，所溜为荥，所注为俞，所行为经，所入为合，二十七气所行，皆在五俞也。

节之交，三百六十五会，知其要者，一言而终，不知其要，流散无穷。所言节者，神气之所游行出入也，非皮肉筋骨也。

观其色，察其目，知其散复。一其形，听其动静，知其邪正，右主推之，左持而御之，气至而去之。

凡将用针，必先诊脉，视气之剧易，乃可以治也。五藏之气，已绝于内，而用针者反实其外，是谓重竭。重竭必死，其死也静。治之者辄反其气，取腋与膺。五脏之气，已绝于外，而用针者反实其内，是谓逆厥。逆厥则必死，其死也躁。治之者反取四末。刺之害中而不去，则精泄；害中而去，则致气。精泄则病益甚而恇，致气则生为痈疡。

五藏有六府，六府有十二原，十二原出于四关，四关主治五藏。五藏有疾，当取之十二原。十二原者，五藏之所以禀三百六十五节气味也。五脏有疾也，应出十二原。

十二原各有所出。明知其原，睹其应，而知五藏之害矣。阳中之少阴，肺也，其原出于太渊，太渊二。阳中之太阳，心也，其原出于大陵，大陵二。阴中之少阳，肝也，其原出于太冲，太冲二。阴中之至阴，脾也，其原出于太白，太白二。阴中之太阴，肾也，其原出于太溪，太溪二。膏之原，出于鸠尾，鸠尾一。肓之原，出于脖胦，脖胦一。凡此十二原者，主治五藏六府之有疾者也。胀取三阳，飧泄取三阴。

今夫五藏之有疾也，譬犹刺也，犹污也，犹结也，犹闭也。刺虽久犹可拔也，污虽久犹可雪也，结虽久犹可解也。闭虽久犹可决也。或言久疾之不可取者，非其说也。夫善用针者，取其疾也，犹拔刺也，犹雪污也，犹解结也，犹决闭也。疾虽久，犹可毕也。言不可治者，未得其术也。

刺诸热者，如以手探汤；刺寒清者，如人不欲行。阴有阳疾者，取之下陵三里，正往无殆，气下乃止，不下复始也。疾高而内者，取之阴之陵泉；疾高而外者，取之阳之陵泉也。

通释

黄帝问岐伯：我爱万民，供养百官，征收其租税。可怜他们不能自给自足，还不断生病。对于疾病的治疗，我很想不用服药，也不用尖石，而用微小的针具来疏通经络脉道，调和气血，使气血在经脉中逆顺运行、出入离合循行无阻，从而治愈疾病。为了使这种治病方法能流传给后代，必须明确制定出使用法则，使它永远不会湮没，历久而不失传，且容易掌握运用而难忘记。这就需要条理清楚的理论体系，分清章节，辨明表里层次，阐明人体气血周而复始地循环于脏腑经络阴阳内外的规律；而所用的针具也都要交代出具体的形状和运用方法。为此，我想首先创立一部《针经》，我想听听你对于这方面的意见。岐伯回答说：让我尽我所能依次陈述，使它条理清楚，就像万物起于一而终于九的规律一样清楚明白。小针治病的诀窍，说起来比较容易，可是要达到精妙的境界就不容易了。一般技术粗浅的医生，只是拘泥于观察病人的形体，单从外表上辨别病情；而技术高明的医生则更注重病人的精神活动及气血盛衰的情况。正气和邪气的出入都有一定的门户，医生若不细致审察病情，怎么可能知道病变发生的原因呢？针刺的精微巧妙之处，关键在于正确使用疾徐不同的手法。平庸的医生只拘泥于四肢关节的穴位治疗，高明的医生则能握住气机的变化。气机变动、经气循行离不开穴位空窍，而这些空窍中所反映出的气血虚实盛衰的变化，是至清至静而微妙的，既有规律却又难于掌握。必须把握好时机，否则，当气血运行到来时就不能遇上，而当气血运行消逝之后又不能赶上。懂得气机道理的人施针，就犹如射箭而不会把弓箭挂着不发，而是箭不离弦，待机而射；不懂得气机道理的人施针则光绷紧弓弦却不发箭。掌握了气血往来的规律则善于抓住时机。平庸的医生不清楚这一点的，唯有高明的医生，才知道其中的妙用。血气流去叫作逆，血气流来叫作顺，清楚地懂得了逆和顺的道理就能够正确地施行针刺而无疑问。迎着邪气的到来，施行泻法消除它，邪气怎能不减弱？随着正气的到来，施行补法充实它，正气怎能不加强？迎而夺之的泻法，或是随而济之的补法，都需在用心体察气机变化的基础上灵活运用才能调和虚实。掌握了这个关键，针法的主要道理，就尽在其中了。

凡是用针刺，正气虚弱的用补法，邪气猖盛的用泻法，气血郁积太久的用破除法，邪气太盛的用攻邪法。古经书《大要》说：徐缓进针而疾速出针，则能使正气充实，不致外泄，属于补法；疾速进针而徐缓出针，则能使邪气随针外泄，由盛而虚，属于泻法。说到虚与实，针下有气的为实，针下无气的为虚。气本无形，似在有无之间，根据病情缓急及病气的消失存在决定补泻的先后顺序。用补法要使病人若有所得，用泻法要使病人若有所失。治疗虚证实证的根本道理，以九针最为精妙，补泻的功效，可以用针刺手法来实现。泻法一定要持针快速刺入穴位，摇大针孔放出邪气。松开浅表的皮肤拔出针，使邪气得以排泄。如果按住穴位的表皮而抽出针，这叫作内蕴，会使血不能流散，邪气不得外排。补法一定要顺着经脉循行的方向下针，顺经脉下针的意思就好像很随意一样轻轻地刺入，在行针导气，按穴下针时，就好像蚊虫叮在皮肤上那样似有似无，又好像针虽然停在穴位里却好像退了出来，出针要快捷利落，像箭离弓弦一样，右手取针，用左手按住孔穴，经气因而停留在里面，穴外的门户已经关闭，中气因此而得到充实。针孔若有出血，一定不要让血瘀留积，而要赶快把它除掉。

握针的技巧，把握牢固是最重要的，对准穴位直直地刺入，不要刺到左边或右边去了。要精神集中，明察秋毫，注意观察病者的神态，细致审察血脉的情况，这样施行针刺就不会有危险。当进针的时候，一定要两目视力集中，用心专注，精力集中而不分散，把握病情的好坏变化。血脉横布在腧穴周围，看起来特别清楚，摸起来特别坚实，下针时就要避开血脉而刺进腧穴。

九针的名称和形状都各不相同。第一种叫镵针，长1寸6分；第二种叫员针，长1寸6分；第三种叫锓针，长3寸半；第四种叫锋针，长1寸6分；第五种叫铍针，长4寸，宽2分半；第六种叫员利针，长1寸6分；第七种叫毫针，长3寸6分；第八种叫长针，长7寸；第九种叫大针，长4寸。镵针，针头大而针尖锐利，适用于浅刺，以泻除皮肤肌表的邪热；员针，针尖椭圆如卵形，可作按摩之用，主治邪在分肉之间的疾病，用时，不致损伤肌肉，而得以疏泄分肉之间的气血；锓针，针尖像黍粟一样圆而微尖，不致刺入皮肤，主要是用作按摩经脉、流通气血，但用时不宜陷入肌肉，否则，反会损伤正气；锋针，针锋锐利，三面有锋棱，适用于热毒痈疡或经络久痹的顽固性疾病；铍针，针尖如剑锋，适用于痈疡等疾病，可作刺破排脓之用；员利针，针尖大如牦尾，圆且锐利，针身略粗，能用于治疗急性病；毫针，针尖纤细如蚊虻之喙，可用于静候气的徐缓到来。而其针身微绌，适宜于持久留针，以扶养真气，同时还适宜于治疗痛痹；长针，针尖锋利而针身细薄，可以治疗日久不愈的痹症；大针，针体如杖，粗而且巨，针尖略圆，可用来治疗水气停留于关节而致水肿的疾病，作为泄水之用。九针的名称、形状与主治作用，都尽在此了。

邪气侵犯经脉的部位：风热阳邪多犯人体上部；饮食积滞等浊气多犯人中部；寒冷水湿之气多犯人体下部。所以刺筋骨陷中的各经腧穴可排出风热之邪；刺阳明的合穴足三里可排出肠胃浊气；宜浅刺的病如刺得太深反而会引邪深入，病会加重。所以说：皮肉筋脉，各有一定的部位，病各有适宜的治法，病情不同须选择各自适合的治法，不可实证用补法，不可虚证用泻法。用泻法治虚证、用补法治实证，这是在加重病情，病会越来越重。误刺五脏腧穴会死人的，误刺手足三阳脉会使病人虚弱，如果阴气耗竭就会死亡，如果阳气耗竭就会发狂，误针的害处就是这些。

进针之后，如果没有得气的感觉，就说明"气"还没有"至"，应当继续施行手法。而不须拘泥于手法的次数，总以达到"气至"为度。如进针之后，有了得气的感觉，就可以出针，不须再行针刺和留针了。九针各有它的适应证，因而针的形状也各不相同，要根据病情选用，才能适合需要。针刺的要领，就在于有了"气至"的感觉，就表明有了疗效。疗效确切的，就好像风吹云散。立刻明朗地看到了青天一样。针刺的主要道理，就完全包括在这里了。

黄帝道：我想知道五脏六腑脉气的出处。岐伯说：五脏经脉，各自都有井、荥、输、经、合五个穴，五五就有25个穴。六腑经脉，各自都有井、荥、输、原、经、合六个腧穴，六六就有36个穴。经脉12条，络脉15条，共27条，脉气就在此上中下循环。井穴，脉气如山谷间泉水初出；荥穴，脉气如山泉渐盛涓涓流行；输穴，脉气如泉水汇储转输；经穴，脉气如泉水盛大流行成渠；合穴，脉气如水汇聚。27条经络内气的运行，都离不开这五个腧穴。

人体不同部位相交会的关节，共有365处。明白这些奥妙道理的人，一句话就概括完了，不知道的人，千言万语也说不清楚。所谓关节，是指神气游行出入的地方，不是指皮肉筋骨。

在进行针刺时，医者必须先观察病人的气色，注意病人的眼神。以了解病人的精神及正气是处于涣散状态还是有所恢复。然后力求使所诊治的疾病内在变化与反映在形体上的病象相一致；同时还要通过诊脉，从脉象的动静辨明邪正的盛衰情况。在进针时，右手持针，主要任务是进针；左手以两指夹持住针身，防止其倾斜和弯曲。针刺入后，等到针下有了得气的感觉，即可出针。

　　凡是用针之前，必须先切诊脉象，以看清经气的虚实，才可以着手治疗。五脏经气已耗竭于内是阴虚，如用针反取阳经的合穴以补阳气，阳愈盛则阴愈衰，这叫"重竭"，出现重竭一定会死，其死时很安静，导致这种情况是因为脏气已虚于内，治疗时反而误泄了出于腋膺部腧穴的脏气。五脏经气已耗竭于外是阳虚，如用针反取四肢的腧穴以补阴气，阴愈盛则阳愈衰，这叫"逆厥"，出现逆厥一定会死，其死时很烦躁，这是因为误刺了四肢末端而引起阳气竭绝。针刺如果刺中了疾病的部位而不出针，就会使精气外泄；如果没有刺中疾病部位就出针，就会使邪气凝滞。精气外泄，就会使病情加重而虚弱；邪气凝滞就会发生痈疡。

　　五脏有在外的六腑相应，互为表里，六腑与五脏之气表里相通。六腑与五脏之气相应的还有12个原穴。12个原穴的经气输注之源，多出自两肘两膝以下的四肢关节部位。这些在四肢关节以下部位的腧穴，都可以用来主治五脏的疾病。凡是五脏发生的病变，都应当取用12个原穴来治疗。因为这12个原穴，是全身365节禀受五脏的气化与营养的精气而注于体表的部位。所以五脏有疾病时，其变化就会反映在12个原穴的部位上。12个原穴各有其相应的脏腑，由其各自穴位上所反映出的现象，就可以了解相应脏腑的受病情况。五脏中的心肺二脏，位于胸膈以上，上为阳，其中又有阴阳的分别，阳中的少阴是肺脏，它的原穴是太渊，左右共有两穴；阳中的太阳是心脏，它的原穴是大陵穴，左右共有两穴。五脏中的肝、脾、肾三脏都位于胸膈以下，下为阴，其中再分出阴阳，阴中的少阳是肝脏，它的原穴是太冲，左右共有两穴；阴中的至阴是脾脏，它的原穴是太白，左右共有两穴；阴中的太阴是肾脏，它的原穴是太溪，左右共有两穴。在胸腹部脏器附近，还有膏和肓的2个原穴。膏的原穴是鸠尾，属任脉，只有1穴；肓的原穴是气海，属任脉，也只有1穴。以上五脏共10个穴，加上膏和肓的各1穴，合计共有12穴。这12个原穴，都是脏腑经络之气输注于体表的部位，可以用它们来主治五脏六腑的各种疾病。凡患腹胀病的，当取用足三阳经，即取足太阳膀胱经、足阳明胃经、足少阳胆经的穴位进行治疗。凡患完谷不化的泄泻证的，当取用足三阴经，即在足太阴脾经、足少阴肾经、足厥阴肝经的穴位进行治疗。

　　五脏有了病，就好像身上扎了刺，衣物被污染，绳子打了结，江河遭淤堵。刺虽扎得久，还可以拔除；污染虽久，还可以洗净；结虽打了很久，还可以解开；江河虽然淤堵日久，还可以疏通。有人说病久了就不能治愈，这种观点是不对的。精通用针的医生治疗疾病就像拔出棘刺、洗净污垢、解开绳结、疏通河淤一样，病的时间虽长，还是可以治好的。说久病不能治，是因为没有掌握相应的技术。

针刺治疗各种热病，适宜用浅刺法，手法轻捷，就好像用手去试探沸腾的水一样，一触即还。针刺治疗寒性和肢体清冷的病证，适宜用深刺留针法，静待气至，就好像旅行人留恋着家乡不愿出行一样。在内的阴分为阳邪侵入而有热象的，应当取用足阳明胃经的足三里穴进行治疗，要正确地去进行治疗，不要松懈疏忽，直到气至而邪气退却，方可停针；如果邪气不退，则应持续治疗。如果证候出现在上部，且属于在内的脏病。就可以取用足太阴脾经的阴陵泉穴进行治疗；如果证候出现在上部，而属于在外的腑病，则应该取用足少阳胆经的阳陵泉穴进行治疗。

本输第二

概说

本输，指脏腑经气输注的基本部位和腧穴；原文论述了井荥输经合五输穴特定的穴位名称、位置、治疗功能。

原文

黄帝问于岐伯曰：凡刺之道，必通十二经络之所终始，络脉之所别处，五俞之所留，六府之所与合，四时之所出入，五脏之所溜处，阔数之度，浅深之状，高下所至。原闻其解。

岐伯曰：请言其次也。肺出于少商，少商者，手大指端内侧也，为井木；溜于鱼际，鱼际者，手鱼也，为荥；注于太渊，太渊鱼后一寸陷者中也，为俞；行于经渠，经渠寸口中也，动而不居为经；入于尺泽，尺泽肘中之动脉也，为合。手太阴经也。

心出于中冲，中冲，手中指之端也，为井木；溜于劳宫，劳宫掌中中指本节之内间也，为荥；注于大陵，大陵掌后两骨之间方下者也，为俞；行于间使，间使之道，两筋之间，三寸之中也，有过则至，无过则止，为经；入于曲泽，曲泽，肘内廉下陷者之中也，屈而得之，为合。手少阴也。

肝出于大敦，大敦者，足大趾之端，及三毛之中也，为井木；溜于行间，行间足大趾间也，为荥；注于太冲，太冲行间上二寸陷者之中也，为俞；行于中封，中封内踝之前一寸半，陷者之中，使逆则宛，使和则通，摇足而得之，为经；入于曲泉，曲泉辅骨之下，大筋之上也，屈膝而得之，为合。足厥阴也。

脾出于隐白，隐白者，足大趾之端内侧也，为井木；溜于大都，大都本节之后下陷者之中也，为荥；注于太白，太白腕骨之下也，为俞；行于商丘，商丘内踝之下陷者之中也，为经；入于阴之陵泉，阴之陵泉，辅骨之下陷者之中也，伸而得之，为合。

足太阴也。

肾出于涌泉，涌泉者足心也，为井木；溜于然谷，然谷，然骨之下者也，为荥；注于太溪，太溪内踝之后跟骨之上陷中者也，为俞；行于复溜，复溜，上内踝二寸，动而不休，为经；入于阴谷，阴谷，辅骨之后，大筋之下，小筋之上也，按之应手，屈膝而得之，为合。足少阴经也。

膀胱出于至阴，至阴者，足小趾之端也，为井金；溜于通谷，通谷，本节之前外侧也，为荥；注于束骨，束骨，本节之后陷者中也，为俞；过于京骨，京骨，足外侧大骨之下，为原；行于昆仑，昆仑，在外踝之后，跟骨之上，为经；入于委中，委中，腘中央，为合，委而取之。足太阳也。

胆出于窍阴，窍阴者，足小趾次趾之端也，为井金；溜于侠溪，侠溪，足小趾次趾之间也，为荥；注于临泣，临泣，上行一寸半，陷者中也，为俞；过于丘墟，丘墟，外踝之前下陷者中也，为原；行于阳辅，阳辅外踝之上辅骨之前及绝骨之端也，为经；入于阳之陵泉，阳之陵泉，在膝外陷者中也，为合，伸而得之。足少阳也。

胃出于厉兑，厉兑者，足大趾内次趾之端也，为井金；溜于内庭，内庭，次趾外间也，为荥；注于陷谷，陷谷者，上中指内间上行二寸陷者中也，为俞；过于冲阳，冲阳，足跗上五寸陷者中也，为原；摇足而得之；行于解溪，解溪，上冲阳一寸半陷者中也，为经；入于下陵，下陵，膝下三寸胻骨外三里也，为合；复下三里三寸，为巨虚上廉，复下上廉三寸，为巨虚下廉也；大肠属上，小肠属下，足阳明胃脉也。大肠小肠，皆属于胃，是足阳明也。

三焦者，上合手少阳，出于关冲，关冲者，手小指次指之端也，为井金；溜于液门，液门，小指次指之间也，为荥；注于中渚，中渚，本节之后陷者中也，为俞；过于阳池，阳池，在腕上陷者之中也，为原；行于支沟，支沟，上腕三寸两骨之间陷者中也，为经；入于天井，天井，在肘外大骨之上陷者中也，为合，屈肘而得之；三焦下腧在于足大趾之前，少阳之后，出于腘中外廉，名曰委阳，是太阳络也，手少阳经也。三焦者，足少阳太阴之所将，太阳之别也，上踝五寸，别入贯腨肠，出于委阳，并太阳之正，入络膀胱，约下焦，实则闭癃，虚则遗溺，遗溺则补之，闭癃则泻之。

手太阳小肠者，上合手太阳，出于少泽，少泽，小指之端也，为井金；溜于前谷，前谷，在手外廉本节前陷者中也，为荥；注于后溪，后溪者，在手外侧本节之后也，为俞；过于腕骨，腕骨，在手外侧腕骨之前，为原；行于阳谷，阳谷，在锐骨之下陷者中也，为经；入于小海，小海，在肘内大骨之外，去端半寸，陷者中也，伸臂而得之，为合。手太阳经也。

大肠上合手阳明，出于商阳，商阳，大指次指之端也，为井金；溜于本节之前二间，为荥；注于本节之后三间，为俞；过于合谷，合谷，在大指歧骨之间，为原；行于阳溪，阳溪，在两筋间陷者中也，为经；入于曲池，在肘外辅骨陷者中，屈臂而得之，为合。手阳明也。

是谓五藏六府之俞，五五二十五俞，六六三十六俞也。六府皆出足之三阳，上合于手者也。

缺盆之中，任脉也，名曰天突。一次，任脉侧之动脉足阳明也，名曰人迎；二次脉，手阳明也，名曰扶突；三次脉，手太阳也，名曰天窗；四次脉，足少阳也，名曰天容；五次脉，手少阳也，名曰天牖；六次脉，足太阳也，名曰天柱；七次脉，颈中央之脉，督脉也，名曰风府。腋内动脉手太阴也，名曰天府。腋下三寸手心主也，名曰天池。

刺上关者，呿不能欠。刺下关者，欠不能呿。刺犊鼻者，屈不能伸。刺两关者，伸不能屈。

足阳明，侠喉之动脉也，其俞在膺中。手阳明，次在其俞外，不至曲颊一寸。手太阳当曲颊。足少阳在耳下曲颊之后。手少阳出耳后上加完骨之上。足太阳侠项大筋之中，发际。

阴尺动脉，在五里，五俞之禁也。

肺合大肠，大肠者，传道之府。心合小肠，小肠者，受盛之府。肝合胆，胆者中精之府。脾合胃，胃者五谷之府。肾合膀胱，膀胱者津液之府也。少阳属肾，肾上连肺，故将两脏。三焦者，中渎之府也，水道出焉，属膀胱，是孤之府也，是六府之所与合者。

春取络脉诸荥大经分肉之间，甚者深取之，间者浅取之。夏取诸俞孙络肌肉皮肤之上。秋取诸合，余如春法。冬取诸井诸俞之分，欲深而留之。此四时之序，气之所处，病之所舍，藏之所宜。转筋者，立而取之，可令遂已。痿厥者，张而刺之，可令立快也。

通释

黄帝问岐伯道：凡是针刺的道理，必须通晓十二经络循环的起点和终点，络脉别出于经脉的地方，井、荥、输、经、合五输穴经气出入的位置，六腑与五脏表里相合的关系，人体顺应四季阴阳消长而出现的气血盛衰出入的变化，五脏经气所运行的部位；经脉、络脉、孙络的宽窄、深浅、表里及上下分布的情况。我想听听你对此的见解。

岐伯说：让我按顺序来说吧。肺经的脉气，始于少商穴，少商穴在手大指端的桡侧，距指甲角 1 分许的地方，为井穴，在五行归类中属木。脉气从井穴出发后，流于鱼际穴，鱼际穴在手掌大鱼际的中后方，为荥穴。脉气由此灌注于太渊穴，太渊穴在手掌大鱼际后下1寸处的凹陷之中，掌后桡侧横纹头动脉应手处，为输穴。脉气由此行于经渠穴，经渠穴在寸口后方的桡骨茎突之内侧凹陷中，即诊脉时中指所着之处，该处有桡动脉跳动不止，为经穴。脉气由此进入于尺泽穴，尺泽穴在肘横纹中央稍偏桡侧的动脉应手处，为合穴。这就是手太阴肺经所属的五输穴。

心经的经气出于中冲穴，中冲穴在中指的末端，是井穴，五行中属木；然后流到劳宫穴，劳宫穴在中指本节后手掌的中间，是荥穴；接着注入大陵穴，大陵穴正当掌后两骨之间下陷之处，是输穴；再行于间使穴，间使穴在腕后3寸处的两筋之间，心有病则气行至此出现变化，无病则经气平静，是经穴；再汇注入曲泽穴，曲泽穴在肘内侧缘下陷之中，屈肘即可见到，是合穴。以上五腧都属于手少阴心经。

肝经的脉气，开始于大敦穴，大敦穴在足大趾外侧距离趾甲根1分的地方，即大趾背侧的三毛中，是井穴，在五行归类中属木。脉气从井穴出发之后，流于行间穴，行间穴在足大趾、次趾之间，为荥穴。脉气由此灌注于太冲穴，太冲穴在行间上2寸，第二趾骨连接部位之前的凹陷中，为输穴。脉气由此行于中封穴，中封穴在足内踝前1寸5分处的凹陷中；在针刺该穴时，如果违逆经气运行的方向，就会使气血郁结，如果顺应经气运行的方向，就会使气血通畅；取穴时将足部上仰，就会在穴位处出现凹陷，而得其穴，为经穴。脉气由此进入于曲泉穴，曲泉穴在膝内辅骨突起的下方和大筋的上方处的凹陷中，屈膝才能取准该穴，为合穴。这就是足厥阴肝经所属的五输穴。

脾经的经气出于隐白穴，隐白穴在足大趾末端内侧，是井穴，五行中属木；然后流到大都穴，大都穴在足大趾本节后下陷之中，是荥穴；接着注入太白穴，太白穴在足内侧核骨之下，是输穴；再行于商丘穴，商丘穴在足内踝之下凹陷之中，是经穴；再汇注入阴陵泉穴，阴陵泉穴在膝内侧辅骨下凹陷之中，伸足即可见到，是合穴。以上五腧都属于足太阴脾经。

肾经的脉气，始于涌泉穴，涌泉穴在足心的凹陷中，为井穴，在五行归类中属木。脉气从井穴出发之后，流于然谷穴，然谷穴在足内踝前方大骨下部的凹陷中，为荥穴。脉气由此灌注于太溪穴，太溪穴在足内踝后方、跟骨上方的凹陷中，为输穴。脉气由此行于复溜穴，复溜穴在足内踝上二寸、有动脉跳动不休的地方，为经穴。脉气由此进入于阴谷穴，阴谷穴在膝内侧辅骨的后方、大筋的下方、小筋的上方、按之有动脉跳动应手的地方；取穴时屈膝，在腘横纹内侧端二筋之间的凹陷中取之，为合穴。这就是足少阴肾经所属的五输穴。

膀胱经的经气出于至阴穴，至阴穴在足小趾末端外侧，是井穴，五行中属金；然后流到通谷穴，通谷穴在足小趾本节前外侧下陷之中，是荥穴；接着注入束骨穴，束骨穴在足小趾本节后赤白肉际下陷之中，是输穴；再行于京骨穴，京骨穴在足外侧大骨下赤白肉际陷中，是原穴；再行于昆仑穴，昆仑穴在外踝之后，跟骨之上，是经穴；然后汇注入委中穴，委中穴在膝后腘窝横纹中央，是合穴。以上六腧都属于足太阳膀胱经。

胆经的脉气，开始于窍阴穴，窍阴穴在第四足趾末端的外侧，距离趾甲 1 分许的地方，为井穴，在五行归类中属金。脉气从井穴出发之后，流于侠溪穴，侠溪穴在足小趾次趾之间、本节前的凹陷中，为荥穴。脉气由此灌注于临泣穴，临泣穴在侠溪穴上行 1 寸 5 分、足小趾次趾本节后的凹陷中，为输穴。脉气由此通过丘墟穴，丘墟穴的部位在足外踝前下的凹陷中，为原穴。脉气由此行于阳辅穴，阳辅穴在足外踝上 4 寸、辅骨之前、绝骨末端的地方，为经穴。脉气由此进入于阳陵泉穴，阳陵泉穴在膝下 1 寸、外辅骨头前下方的凹陷中，为合穴，取穴时要伸展下肢才能取准此穴。这就是足少阳胆经所属的五输穴和原穴。

胃经的经气出于厉兑穴，厉兑穴在足大趾之内侧的次趾末端，是井穴，五行中属金；然后流到内庭穴，内庭穴在足次趾的外间，是荥穴；接着注入陷谷穴，陷谷穴在足中指内侧的内庭上行 2 寸下陷之中，是输穴；再行于冲阳穴，冲阳穴在足背上行五寸下陷之中，是原穴，摇动足即可看到；再行于解溪穴，解溪穴在冲阳上 1 寸 5 分下陷之中，是经穴；然后汇注入下陵穴，下陵穴在膝下 3 寸，即骺骨外的三里穴，是合穴；返折向下低于三里穴 3 寸的是巨虚上廉，再向下低于巨虚上廉 3 寸的是巨虚下廉，大肠的经气在巨虚上廉与胃合，小肠的经气在巨虚下廉与胃合，这是足阳明胃脉，大肠、小肠的经气都从属于胃。以上六腧都属于足阳明胃经。

三焦贯穿于胸腹腔上、中、下三部，向上与手少阳三焦经相连。它的脉气，开始于关冲穴，关冲穴在小指外侧的环指的前端，距离指甲角 1 分许的地方，为井穴，在五行归类中属金。脉气从井穴出发之后，溜于液门穴，液门穴在小指与环指的指缝之间，为荥穴。脉气由此灌注于中渚穴，中渚穴在第 4、第 5 掌指关节之后缘、两骨之间的凹陷中，为输穴。脉气由此通过阳池穴，阳池穴在手腕背侧横纹的凹陷中，为原穴。脉气由此行于支沟穴，支沟穴在腕后 3 寸、两骨之间的凹陷中，为经穴；脉气由此进入于天井穴，天井穴在肘尖直上 1 寸处的关节凹陷中，为合穴；取穴时要屈肘才能取到此穴。三焦经的分布虽是由手至头，但有一个和它脉气相通并由其所主而位于足部的下腧穴（即下合穴），其脉气在足太阳膀胱经之前，上行足少阳胆经之后，别出于膝腘正中外 1 寸处的两筋之间的凹陷处，叫作委阳穴，它也是足太阳膀胱经的络穴及足太阳膀胱经之络脉所别出的地方。以上所述，就是手少阳三焦经所属的五输穴、原穴及下腧穴的概况。由于三焦和肾、膀胱有密切的关系，而且三焦的下腧穴是足太阳膀胱经的别络所出之处，它的脉气在足踝上方 5 寸处从本经分出而进入并贯穿小腿肚，再从委阳穴出于体表并由此并入足太阳膀胱经的的天容穴，它的部位在耳下部、下颌角的后方，即天窗穴上 1 寸，前方的凹陷中。由此旁开是手少阳三焦经的天牖穴，它的部位在耳后方，在该处向上有完骨穴在它的上方。由此旁开是足太阳膀胱经的天柱穴，它的部位在项部大筋外侧沿发际的凹陷中。

属于阴的尺动脉，在手阳明大肠经的五里穴的部位上，误刺该穴，会使井、荥、输、经、合五腧穴所内行的脏气衰竭，所以是一个禁用针刺的穴位。

肺与大肠经脉相连，互为表里，大肠是传导糟粕的器官；心与小肠经脉相连，互为表里，小肠是接受经胃所腐熟的水谷的器官。肝与胆经脉相连，互为表里，胆是储蓄精汁的器官。脾和胃经脉相连，互为表里，胃是受纳水谷的器官。肾与膀胱经脉相连，互为表里，膀胱是储存津液的器官。足少阳经隶属于肾。而肾的经脉又上连着肺，所以它的经气通行于肺肾二脏。三焦是水液通行的器官，人体的水液经此输布排泄，它下与膀胱相连，无脏器与它相配，是孤腑。以上是脏腑经脉表里相合的情况。

在春天进行针刺时，宜取用浅表部的络脉、十二经的荥穴及大经的分肉之间的部位，病情严重的则可深刺之，病情轻微的就应浅刺之；在夏天进行针刺时，宜取用十二经的输穴、孙络及浮现在肌肉皮肤表面的浅表部位；在秋天进行针刺时，宜取用十二经的合穴，而其余的方面，就如同春天用的刺法一样，也宜取用大经分肉之间的部位，根据病情的轻重，或浅或深地进行针刺；在冬天进行针刺时，宜取用十二经的井穴及各经的输穴或背腧穴之类，同时还要深刺并留针。这些针刺方法都是为了顺应于四时气候演变的次序、经气应于四时而不同的流注部位、病邪在四季的不同居留部位及五脏在四时的不同特性而采用的。至于治疗转筋病，要让患者站立着取穴针刺，就可以使痉挛的症状迅速消除。至于治疗四肢偏废的痿厥病，要让患者仰卧并伸展四肢后再进行针刺，就可以使气血的运行畅通而立即出现轻快的感觉。

小针解第三

概说

　　本文是对"九针十二原"的注释性篇章，以阐释"九针十二原"的重点内容，并揭示和补充说明经脉针刺的妙道玄机。

原文

　　所谓易陈者，易言也。难入者，难著于人也。粗守形者，守刺法也。上守神者，守人之血气有余不足可补泻也。神客者，正邪共会也。神者，正气也，客者邪气也。在门者，邪循正气之所出入也。未睹其疾者，先知邪正何经之疾也。恶知其原者，先知何经之病所取之处也。

　　刺之微在数迟者，徐疾之意也。粗守关者，守四支而不知血气正邪之往来也。上守机者，知守气也。机之动不离其空中者，知气之虚实，用针之徐疾也。空中之机，清静以微者，针以得气，密意守气勿失也。其来不可逢者，气盛不可补也。其往不可追者，气虚不可泻也。不可挂以发者，言气易失也。扣之不发者，言不知补泻之意也。血气已尽而气不下也。

　　知其往来者，知气之逆顺盛虚也。要与之期者，知气之可取之时也。粗之闇者，冥冥不知气之微密也。妙哉！工独有之者，尽知针意也。往者为逆者，言气之虚而小，小者逆也。来者为顺者，言形气之平，平者顺也。明知逆顺正行无问者，言知所取之处也。迎而夺之者，泻也；追而济之者，补也。

　　所谓虚则实之者，气口虚而当补之也。满则泄之者，气口盛而当泻之也。宛陈则除之者，去血脉也。邪胜则虚之者，言诸经有盛者，皆泻其邪也。徐而疾则实者，言徐内而疾出也。疾而徐则虚者，言疾内而徐出也。言实与虚若有若无者，言实者有气，虚者无气也。察后与先若亡若存者，言气之虚实，补泻之先后也，察其气之已下与常存也。为虚为实，若得若失者，言补者必然若有得也，泻则恍然若有失也。

夫气之在脉也，邪气在上者，言邪气之中人也高，故邪气在上也。浊气在中者，言水谷皆入于胃，其精气上注于肺，浊溜于肠胃，言寒温不适，饮食不节，而病生于肠胃，故命曰浊气在中也。清气在下者，言清湿地气之中人也，必从足始，故曰清气在下也。针陷脉，则邪气出者取之上，针中脉则浊气出者，取之阳明合也。针太深则邪气反沉者，言浅浮之病，不欲深刺也。深则邪气从之入，故曰反沉也。皮肉筋脉各有所处者，言经络各有所主也。取五脉者死，言病在中气不足，但用针尽大泻其诸阴之脉也。取三阳之脉者，唯言尽泻三阳之气，令病人惬然不复也。夺阴者死，言取尺之五里五往者也。夺阳者狂，正言也。

睹其色，察其目，知其散复，一其形，听其动静者，言上工知相五色于目。有知调尺寸小大缓急滑涩以言所病也。知其邪正者，知论虚邪与正邪之风也。右主推之，左持而御之者，言持针而出入也。气至而去之者，言补泻气调而去之也。调气在于终始一者，持心也。节之交三百六十五会者，络脉之渗灌诸节者也。

所谓五藏之气，已绝于内者，脉口气内绝不至，反取其外之病处，与阳经之合，有留针以致阳气，阳气至则内重竭，重竭则死矣。其死也，无气以动，故静。所谓五藏之气，已绝于外者，脉口气外绝不至，反取其四末之输，有留针以致其阴气，阴气至则阳气反入，入则逆，逆则死矣。其死也，阴气有余，故躁。

所以察其目者，五藏使五色循明。循明则声章。声章者，则言声与平生异也。

通释

运用小针的关键说起来是很容易的。它的精微之处是不显著的，是不容易使人明白的。水平低劣的医生，仅是机械地拘守刺法来进行针刺。高明的医生，能够辨别病人的血气盛衰虚实情况，而分别施用补法和泻法。邪气与正气共同留于血脉中，相互抗争，而产生多种多样的疾病。邪气循着正气所出入的门户侵入人体，内外上下无所不至。没有诊明症状的性质、病邪的所在，就漫无目标地进行医治是不对的；要进行针刺就必须首先明了邪正虚实及病变发生的经脉。如果没有经过明确的诊断，怎么能知道病原之所在？因此，必须首先了解是哪一经发生了病变，才可以决定应该取用的经脉和穴位，而给予正确的治疗。

刺法的精微奥妙，关键在于掌握手法的快慢。说平庸的医生针刺时只能机械地死守四肢关节部位的一些腧穴施治，而不知人体气血盛衰、邪正斗争的变化。高明的医生能辨别人体气血的盛衰，把握气机的变化。气机的变化可以在腧穴中表现出来，而知道气的虚实情况就可通过针刺的快慢施以补泻。气机变化在腧穴中的表现既有规律而又玄妙，针刺时候气，一定要谨慎静候，才能抓住脉气变化的时机。邪气正盛时不能施以补法。正气未复时不能施以泻法。经气变化的时机很容易丧失。不懂得抓住气机来去变化而施以补泻的意义，使得正气虽已经耗散殆尽而邪气仍不能除去。

能够了解气的往来运行之中，气机逆顺盛虚的变化情况。知道了气机变化的重要性，就能够及时把握最适当的时机进行针刺。水平低劣的医生，好像昏然无所知，不能明察气机变化的微妙作用和奥秘所在。医术高明的医生，就是与众不同，他能够完全知晓运用针法和明了气机变化的意义所在。经气已去时，其脉中之气虚而小，小的叫作逆。经气渐来时，则形气平和，平和的叫作顺。倘若明了了气机的逆顺关系，就可以毫无疑问地选取适当的穴位，大胆决定治疗措施。根据经气的运行走向，迎其来势而进针，这是泻法。循着经气运行走向的去势进针，这是补法。

气口脉动虚弱的应该用补法。气口脉动盛实的应该用泻法。除去经脉中的瘀血。经脉中邪气太盛的应该排泄邪气。慢进针快出针是补法。快进针慢出针是泻法。实证针下有气感，虚证针下无气感。要了解经气与邪气的虚实，决定补泻的先后，得考察邪气是否已除去、正气是否还存在。用补法必使病人感到充实而若有所得，用泻法使病人感到轻松而若有所失。

不同的邪气侵入人体，侵犯的部位也不同，风寒外邪侵袭人体，大多先在头部发病，所以说邪气在上。人食水谷，都是先入于胃，胃消化水谷，再经脾的吸收和运化，将其中的精气上输于肺，并借着肺气的分布输送而供应全身，而其中的浊物废料，则流于肠胃，通过大小肠排出体外。如果不能适应寒温变化，饮食没有节制，就会影响到消化、吸收和排泄的作用而导致肠胃发生疾病，所以说浊气在中。清冷潮湿的地气侵袭人体，大多先从足部开始发病。邪气侵袭人体上部，在头部发病时，应根据外邪所侵入的经脉而在头部取穴，使邪气随针外泄。若欲使滞留在肠胃中浊气外出，就应取用中土足阳明胃经的合穴足三里穴进行治疗。邪气在表浅部位的疾病，不应当深刺，如误用深刺，反会使在表之邪气随针内陷入人体内。皮、肉、筋、脉各有一定的部位，各个部位都属于一定的经络，这些部位都是经络出现证候及主治的所在。病在内脏而使五脏之气不足的，反而用针在五脏的各条阴经上，采用泻法猛泻其气，就会使五脏之气泄尽而造成死亡。不问虚实，就在六腑的三阳经上尽泻其气，就会使病人形体衰败而不易恢复。如果取尺泽之寸的动脉，即肘上三寸属于手阳明大肠经的五里穴，连泻5次，就会使五脏阴气泄尽而死亡。如果误泻了三阳经的正气，就会令阳气耗散而使人发狂。以上这些针刺禁忌都是对医者的郑重告诫，切不可漠视之。

　　高明的医生能从眼睛审知五种病色，还懂得辨别尺肤与寸口的大小、缓急、滑涩，从而诊断疾病。知道疾病是由虚风还是正风所引起的。注意持针、进针、出针的方法。右手将针刺入穴位时，左手要同时配合加以辅助。无论用补法或泻法，气机一旦调和就要出针。针刺时要保持注意力集中。络脉将气血渗透灌注到全身各部。

　　五脏在内的精气已经竭绝，而在脉口即微弱无根、按之欲无的，是属于肾虚、髓竭、精伤等内绝的阴虚证，治疗时理应补其阴精，但若在针刺时反而取用其外在病所之处的腧穴及阳经的合穴，并用留针的方法来补益在外的阳气，就会愈益其阳而愈损其阴，使内竭之五脏精气愈竭，如此，已经耗竭的五脏精气再经损耗，就必然会导致死亡。在临死时，因其脏气已经耗竭而虚脱，阴不生阳，无气以动，所以其表现出的病象是安静的。五脏在外的精气已经竭绝，而在脉口出现微弱脉象，轻取似无的，是属于阳气衰绝的重症，治疗时理应补其阳气，但若在针刺时反而取用了四肢末梢部位的输穴，并用留针的方法来补益在内的阴气，就会使阴气更盛，阴气盛就会使已经虚衰的阳气内入而愈发衰竭，阳气内陷就会发生阴阳逆乱的厥逆病证，发生厥逆就必然会导致死亡。在临死时，因阳并于阴，阴气有余，阴阳逆乱，所以有烦躁的表现。

　　只有五脏六腑的精气上注于目，才能使目光有神、目睛的色泽明润。目睛的色泽鲜明，则其所发出的声音也必然洪亮。这里所谓声音洪亮的意思，是说它所发出的声音和平常是不同的。

邪气藏府病形第四

概说

　　本文说明了外邪侵犯人体不同部位和发病机制，邪气因寄留于经脉与脏腑而病形各异，故通过望色、切脉、诊尺肤等综合情况来判断不同部位的病变，在治疗上选择不同的经脉的腧穴。

原文

　　黄帝问于岐伯曰：邪气之中人也奈何？岐伯答曰：邪气之中人高也。

　　黄帝曰：高下有度乎？岐伯曰：身半以上者，邪中之也。身半已下者，湿中之也。故曰：邪之中人也，无有常，中于阴则溜于府，中于阳则溜于经。

　　黄帝曰：阴之与阳也，异名同类，上下相会，经络之相贯，如环无端。邪之中人，或中于阴，或中于阳，上下左右，无有恒常，其故何也？岐伯曰：诸阳之会，皆在于面。中人也，方乘虚时及新用力，若饮食汗出，腠理开而中于邪。中于面，则下阳明。中于项则下太阳。中于颊，则下少阳。其中于膺背两胁，亦中其经。

　　黄帝曰：其中于阴奈何？岐伯答曰：中于阴者，常从臂胻始。夫臂与胻，其阴皮薄，其肉淖泽，故俱受于风，独伤其阴。

　　黄帝曰：此故伤其藏乎？岐伯答曰：身之中于风也，不必动藏。故邪入于阴经，则其藏气实，邪气入而不能客，故还之于府。故中阳则溜于经，中阴则溜于府。

　　黄帝曰：邪之中人藏奈何？岐伯曰：愁忧恐惧则伤心。形寒寒饮则伤肺，以其两寒相感，中外皆伤，故气逆而上行。有所堕坠，恶血留内；若有所大怒，气上而不下，积于胁下，则伤肝。有所击仆，若醉入房，汗出当风，则伤脾。有所用力举重，若入房过度，汗出浴水，则伤肾。

　　黄帝曰：五藏之中风，奈何？岐伯曰：阴阳俱感，邪乃得往。黄帝曰：善哉。

黄帝问于岐伯曰：首面与身形也，属骨连筋，同血合于气耳。天寒则裂地凌冰，其卒寒，或手足懈惰，然而其面不衣，何也？岐伯答曰：十二经脉，三百六十五络，其血气皆上于面而走空窍，其精阳气上走于目而为睛，其别气走于耳而为听，其宗气上出于鼻而为臭，其浊气出于胃，走唇舌而为味。其气之津液，皆上熏于面，而皮又厚，其肉坚，故天气甚寒，不能胜之也。

黄帝曰：邪之中人，其病形何如？岐伯曰：虚邪之中身也，洒淅动形。正邪之中人也，微，先见于色，不知于身，若有若无，若亡若存，有形无形，莫知其情。黄帝曰：善哉。

黄帝问于岐伯曰：余闻之，见其色，知其病，命曰明；按其脉，知其病，命曰神；问其病，知其处，命曰工。余愿闻见而知之，按而得之，问而极之，为之奈何？岐伯答曰：夫色脉与尺之相应也，如桴鼓影响之相应也，不得相失也，此亦本末根叶之出候也，故根死则叶枯矣。色脉形肉，不得相失也。故知一则为工，知二则为神，知三则神且明矣。

黄帝曰：愿卒闻之。岐伯答曰：色青者，其脉弦也；赤者，其脉钩也；黄者，其脉代也；白者，其脉毛；黑者，其脉石。见其色而不得其脉，反得其相胜之脉，则死矣；得其相生之脉，则病已矣。

黄帝问于岐伯曰：五脏之所生，变化之病形何如？岐伯答曰：先定其五色五脉之应，其病乃可别也。

黄帝曰：色脉已定，别之奈何？岐伯曰：调其脉之缓、急、小、大、滑、涩，而病变定矣。

黄帝曰：调之奈何？岐伯答曰：脉急者，尺之皮肤亦急；脉缓者，尺之肤亦缓；脉小者，尺之皮肤亦减而少气；脉大者，尺之皮肤亦贲而起；脉滑者，尺之皮肤亦滑；脉涩者，尺之皮肤亦涩。凡此变者，有微有甚。故善调尺者，不待于寸，善调脉者，不待于色。能参合而行之者，可以为上工，上工十全九；行二者，为中工，中工十全七；行一者，为下工，下工十全六。

黄帝曰：请问脉之缓、急，小、大，滑、涩之病形何如？岐伯曰：臣请言五藏之病变也。心脉急甚者为瘛疭；微急，为心痛引背，食不下。缓甚，为狂笑；微缓，为伏梁，在心下，上下行，时唾血。大甚，为喉吤；微大，为心痹引背，善泪出。小甚为善哕；微小为消瘅，滑甚为善渴；微滑为心疝，引脐，小腹鸣。涩甚为瘖；微涩为血溢，维厥耳鸣，颠疾。

肺脉急甚，为癫疾；微急，为肺寒热，怠惰，咳唾血，引腰背胸，若鼻息肉不通。缓甚，为多汗；微缓，为痿、瘘、偏风，头以下汗出不可止。大甚，为胫肿；微大，为肺痹，引胸背，起恶见日光。小甚，为泄；微小，为消瘅。滑甚，为息贲上气；微滑，为上下出血。涩甚，为呕血；微涩，为鼠瘘，在颈支腋之间，下不胜其上，其应善瘈矣。

肝脉急甚者为恶言；微急为肥气在胁下，若覆杯。缓甚为善呕，微缓为水瘕痹也。大甚为内痈，善呕衄；微大为肝痹，阴缩，咳引小腹。小甚为多饮；微小为消瘅。滑甚为溃疝；微滑为遗溺。涩甚为溢饮；微涩为瘈挛筋痹。

脾脉急甚为瘈疭；微急为膈中，食饮入而还出，后沃沫。缓甚为痿厥；微缓为风痿，四肢不用，心慧然若无病。大甚为击仆；微大为疝气，腹里大脓血在肠胃之外。小甚为寒热；微小为消瘅。滑甚为溃癃；微滑为虫毒蛕蝎腹热。涩甚为肠溃；微涩为内溃，多下脓血。

肾脉急甚为骨癫疾；微急为沉厥奔豚，足不收，不得前后。缓甚为折脊；微缓为洞，洞者，食不化，下嗌逐出。大甚为阴痿；微大为石水，起脐已下至小腹腄腄然，上至胃脘，死不治。小甚为洞泄；微小为消瘅。滑甚为癃癃；微滑为骨痿，坐不能起，起则目无所见。涩甚为大痈；微涩为不月，沉痔。

黄帝曰：病之六变者，刺之奈何？岐伯曰：诸急者多寒；缓者多热；大者多气少血；小者血气皆少；滑者阳气盛，微有热；涩者多血、少气，微有寒。是故刺急者，深内而久留之；刺缓者，浅内而疾发针，以去其热；刺大者，微泻其气，无出其血；刺滑者，疾发针而浅内之，以泻其阳气而去其热；刺涩者，必中其脉，随其逆顺而久留之，必先按而循之，已发针，已按其痏，无令其血出，以和其脉；诸小者，阴阳形气俱不足，勿取以针而调以甘药也。

黄帝曰：余闻五藏六府之气，荥、俞所入为合，令何道从入，入安连过，愿闻其故。岐伯答曰：此阳脉之别入于内，属于府者也。

黄帝曰：荥俞与合，各有名乎？岐伯答曰：荥俞治外经，合治内府。

黄帝曰：治内府奈何？岐伯曰：取之于合。

黄帝曰：合各有名乎？岐伯答曰：胃合于三里，大肠合入于巨虚上廉，小肠合入于巨虚下廉，三焦合入于委阳，膀胱合入于委中央，胆合入于阳陵泉。

黄帝曰：取之奈何？岐伯答曰：取之三里者，低跗取之；巨虚者，举足取之；委阳者，屈伸而索之；委中者，屈而取之；阳陵泉者，正竖膝予之齐下，至委阳之阳取之；取诸外经者，揄申而从之。

黄帝曰：愿闻六府之病。岐伯答曰：面热者足阳明病，鱼络血者手阳明病，两跗之上脉竖陷者，足阳明病，此胃脉也。

大肠病者，肠中切痛，而鸣濯濯。冬日重感于寒即泄，当脐而痛，不能久立，与胃同候，取巨虚上廉。

胃病者，腹膜胀，胃脘当心而痛，上支两胁，膈咽不通，食饮不下，取之三里也。

小肠病者，小腹痛，腰脊控睾而痛，时窘之后，当耳前热，若寒甚，若独肩上热甚，及手小指次指之间热，若脉陷者，此其候也。手太阳病也，取之巨虚下廉。

三焦病者，腹气满，小腹尤坚，不得小便，窘急，溢则水留，即为胀。候在足太阳之外大络，大络在太阳少阳之间，亦见于脉，取委阳。

膀胱病者，小腹偏肿而痛，以手按之，即欲小便而不得，肩上热，若脉陷，及足小趾外廉及胫踝后皆热，若脉陷，取委中央。

胆病者，善太息，口苦，呕宿汁，心下淡淡，恐人将捕之，嗌中吤吤然数唾。在足少阳之本末，亦视其脉之陷下者灸之；其寒热者取阳陵泉。

黄帝曰：刺之有道乎？岐伯答曰：刺此者，必中气穴，无中肉节。中气穴，则针游于巷；中肉节，即皮肤痛，补泻反，则病益笃。中筋则筋缓，邪气不出，与其真相搏乱而不去，反还内著。用针不审，以顺为逆也。

通释

黄帝问岐伯道：风雨寒暑等邪气侵袭人体的情况怎样？岐伯回答说：风雨寒暑等邪气侵袭人体多在上部。

黄帝道：部位的上下有没有衡量的标准？岐伯说：身半以上是受风雨寒暑等邪气的侵袭；身半以下是受湿邪的侵袭。所以说：邪气侵犯人体没有特定的部位，邪气侵袭了属阴的部位就会流传到六腑，侵袭了属阳的部位会沿着经脉流传发病。

黄帝说：阴经和阳经，虽然名称不同，但其实都同属于经络系统而为运行气血的组织，它们分别在人体的上部或下部相会合，而使经络之间的相互贯通像圆形的环一样没有尽头。外邪侵袭人体时，有的侵袭于阴经，有的侵袭于阳经，而其病所又或上或下或左或右，没有固定的部位，这是什么缘故呢？岐伯说：手足三阳经的会合之处，都是在头面部。邪气侵袭人体，往往是在人体正气不足、有虚可乘的时候，如用力劳累之后，或因吃饭而出了汗，以致腠理开泄的时候，容易被邪气所侵袭。由于足三阳经的循行通路，都是由头至足，自上而下的。所以邪气侵入面部，就由此下入于足阳明胃经；邪气侵入项部，就由此下入于足太阳膀胱经；邪气侵入颊部，就由此下入于足少阳胆经。如果外邪并没有侵入头面部而是直接侵入了在前的胸膺、在后的脊背及在两侧的胁肋部，也会分别侵入上述三阳经而在其各自所属的循行通路上发病。

黄帝道：邪气侵犯阴经的情况怎样？岐伯回答说：邪气侵犯阴经，一般是从手臂和足胫开始。因为手臂和足胫的皮肤较薄，肌肉也较柔弱，所以容易感受风邪，特别是这些部位的内侧。

黄帝道：这会侵害五脏吗？岐伯回答说：身体被风邪所伤，不一定伤害五脏，因为邪气侵入阴经，如果脏气充实，邪气虽侵入却不能向里深入，便回传入六腑之中。所以邪气侵犯了属阳的部位就沿着相应的经脉传变，侵犯了属阴的部位就流传到六腑发病。

黄帝问：病邪侵袭人体五脏的情形是怎样的？岐伯回答说：愁忧恐惧等情绪变化过久过激，就会使心脏受伤。形体受寒，又饮冷水，两寒相迫，就会使肺脏受伤。因为此表里两种寒邪内外相应，而使在内之肺脏和在外之皮毛都受到伤害，所以就会导致肺气失于肃降而上逆，进而发生喘、咳等病变。从高处坠落跌伤，就会使瘀血留滞在内，若此时又有大怒的情绪刺激，就会导致气上逆而不下，血亦随之上行，郁结于胸胁之下，而使肝脏受伤。倘若被击打或跌倒于地，或醉后行房事以致汗出后受风着凉，就会使脾脏受伤。倘若用力提举过重的物品，或房事过度以及出汗后用冷水沐浴，就会使肾脏受伤。

黄帝问：五脏为风邪所侵袭，其情形是怎样的呢？岐伯说：一定是属阴的五脏内有所伤，属阳的六腑外有所感，以致内外俱虚的情形下，风邪才能内侵五脏。黄帝说：说得真好。

黄帝问岐伯道：头面和躯体，与全身的骨头肌肉紧密相连，又都是受血气的温煦。然而，当天寒地冻，滴水成冰，或骤遇寒冷之时，人的手足都冻得僵硬麻木，面部却不用衣物盖覆，这是为什么？岐伯回答说：12条经脉，365条络脉，它们的血气都上行到面部而流向窍穴。其中，特别精微的阳气上行到眼窍使之视物；另一部分阳气流入耳窍使之听声；宗气上行到鼻窍使之嗅味；而浓稠的水谷气精气从胃流出，上行到唇舌使之辨别五味。然而这些气所化生的津液都统统上行熏蒸面部，而且面部的皮肤很厚，肌肉也结实，所以天气虽很寒冷也不能够伤害它。

黄帝问：外邪侵袭人体，其显露在外表上的病状情形是怎样的？岐伯说：虚邪侵袭人体，发病比较严重，病人有恶寒战栗的病象在外表上表现出来。正邪侵袭人体，发病比较轻微，开始只在气色上略有所见，而在身体上是没有什么感觉的，就好像有病，又好像没有病，好像所感受的病邪早已消失，又好像仍存留在体内，同时在表面上可能有一些病证的形迹表现出来，但也有毫无形迹的，所以就不容易明了它的病情。黄帝说：说得真好。

黄帝问岐伯道：我听说通过观察病人面部的五种颜色就可以知道病情的，叫作

"明"；通过按摸病人的脉象就可以知道病情的，叫作"神"；通过询问病人的发病情况就可以知道所生病症部位的，叫作"工"。我希望听到望色就能知道病情，切脉就能知道病情，问病人病情，这些的道理究竟怎样？岐伯回答说：病人的气色、脉象、尺肤都与疾病有着相互呼应的关系，就像槌击鼓，鼓声随之响应，不会相失；又像树根、树干、树叶之间的关系，树根坏死，树叶就会枯萎。气色、脉象与形体肌肉不会各不相干，所以，望色、摸脉与尺肤、问病，如果只知一种，只能叫作"工"，是一般的医生；若能知道二种，就叫作"神"，是高明的医生；如果三种都知道就又"神"又"明"了，是最高明的医生。

黄帝道：希望听到全部的情况。岐伯回答说：面部出现青色，脉象就应为弦脉；面部出现赤色，脉象就应为钩脉；面部出现黄色，脉象就应为代脉；面部出现白色，脉象就应为毛脉；面部出现黑色，脉象就应为石脉。如果见到了疾病的气色却没有见到相应的脉象，反而得到与之相克的脉象，就会死亡；如果得到的是与之相生的脉象，那病就快好了。

黄帝问岐伯说：五脏所发生的疾病，以及它的内在变化和反映于体表的病状，是怎样的？岐伯回答说：首先要确定了五脏与五色、五脉的对应关系，五脏的病情才可以辨别。

黄帝问：确定了气色和脉象与五脏对应的关系之后，怎么就能够辨别病情了呢？岐伯说：只要再诊察出脉来的缓急、脉象的大小、脉势的滑涩等情况，就可以确定是什么病变了。

黄帝道：具体如何审察呢？岐伯回答说：脉来急快的，尺肤也很紧张；脉来缓慢的，尺肤也较松软；脉来细小的，尺肤也较瘦弱，还会出现呼吸气短；脉来粗大的，尺肤也隆起而粗大；脉来圆滑的，尺肤也很润滑；脉来艰涩的，尺肤也很干枯。所察这六种变化，有轻重的不同。所以善于审察尺肤的不必等待诊察寸口脉象之后，才知病情；而善于诊察脉象的，也不必等待观察五色变化之后，才知病情。如果能将三方面相互参照综合运用，就可以成为高明的医师，高明的医师能治好十分之九的病人；如果只能运用两种方法的，只能成为中等的医师，中等的医师只能治好十分之七的病人；若只会运用一种方法的则是下等的医师，下等的医师只能治好十分之六的病人。

黄帝说：请问缓、急、小、大、滑、涩这些脉象，它们所对应的病状情形是怎样的？岐伯说：让我就五脏所对应的这些脉象的病变分别来说吧。心脉急甚的，会见到手足搐搦；微急的，会见到心痛牵引后背，饮食不下。心脉缓甚的，会见到神散而狂笑不休；微缓的，是气血凝滞成形，伏于心胸之下的伏梁病，其滞塞感或上或下，能升能降，有时出现唾血。心脉大甚的，会见到喉中如有物而梗阻不利；微大的，是血脉不通的心痹病，心痛牵引肩背，并时时流出眼泪。心脉小甚的，会见到呃逆时作；微小的，是多食善饥的消瘅病。心脉滑甚的，是血热而燥，会时时口渴；微滑的，会见到热在于下的心疝牵引脐周作痛，并有少腹部的肠鸣。心脉涩甚的，会见到喑哑而不能说话；微涩的，会见到血溢而发生吐血、衄血之类的病证、四肢逆厥及耳鸣等头部疾病。

肺脉特别急快的，病人会出现精神抑郁、错乱的癫疾；比较急快的，肺有寒热交争，可出现倦怠乏力，咳嗽咯血，咳时牵引到胸部和腰背部痛，以及鼻内生息肉而呼吸不畅。肺脉特别缓慢的，病人会出现多汗；比较缓慢的，会出现四肢痿软、肺痿、鼠瘘、半身不遂、头部以下汗出不止的症状。肺脉特别粗大的会出现足胫肿大；比较粗大的是肺痹，肺脉闭阻不通，牵引胸背作痛，其人起居怕见日光。肺脉特别细小的，会出现泄泻症状；比较细小的，是得了消瘅病。肺脉特别圆滑的，会出现喘满气逆；比较圆滑的，会出现上部下部出血的症状。肺脉特别涩滞的，会出现呕血症状；比较涩滞的，是得了鼠瘘病，生在颈部和腋下，下肢不能支撑上部的重压，其表现为容易酸软无力。

肝脉急甚的，会见到口出愤怒的言语，易怒少喜；微急的，是肝气积聚于胁下所致的肥气病，其状隆起如肉，就好像倒扣着的杯子一样。肝脉缓甚的，会见到时时呕吐；微缓的，是水积胸胁所致的水瘕痹病，同时还会出现小便不利。肝脉大甚的，主肝气郁盛而内发痈肿，其病会见到时常呕吐和出鼻血；微大的，是肝痹病，其病会见到阴器收缩，咳嗽时牵引少腹部作痛。肝脉小甚的，主血不足而口渴多饮；微小的，主多食善饥的消瘅病。肝脉滑甚的，主阴囊肿大的㿉疝病；微滑的，主遗尿病。肝脉涩甚的，是水湿溢于肢体的溢饮病；微涩的，主因血虚所致的筋脉拘挛不舒的筋痹病。

脾脉特别急快的，病人会出现四肢抽搐的症状；比较急快的，得了饮食刚吃进去就立即吐出来的膈中病，而且大便稀冷。脾脉特别缓慢的，会出现四肢痿软无力而且冰冷；比较缓慢的，得了风痿病，表现为四肢痿废不用，心里明白，却像没有病的样子。脾脉特别粗大的，是得了突然仆倒的击仆病；比较粗大的，是得了痞气病，腹内裹着大脓血包，在肠胃之外。脾脉特别细小的，有寒热病；比较细小的，有消瘅病。脾脉特别圆滑的，得了阴囊肿大的疝病，而且小便不利；比较圆滑的，腹内有寄生虫，虫毒会引起腹部发热。脾脉特别涩滞的，病人直肠脱出；比较涩滞的，会出现肠内溃烂，大便脓血很多。

肾脉急甚的，主病邪深入于骨的骨癫疾；微急的，主肾气沉滞以致失神昏厥的病证及肾脏积气的奔豚证，还会见到两足难以屈伸，大小便不通等症状。肾脉缓甚的，主脊背痛不可仰的病证；微缓的，主洞泄病，这种洞泄病的症状，是食物下咽之后，还未消化即便排出。肾脉大甚的，是火盛水衰的阴痿病；微大的，是气停水积的石水病，其病会见到肿胀起于脐下，其肿势下至少腹，而使少腹胀满下坠，上至胃脘，它是属于不易治疗的死证。肾脉小甚的，主直泻无度的洞泄病；微小的，是多食善饥的消瘅病。肾脉滑甚的，是小便癃闭，兼见阴囊肿大的癀癃病；微滑的，主热伤肾气的骨痿病，其病能坐而不能起，起则双目昏黑，视物不清，若无所睹。肾脉涩甚的，会见到气血阻滞以致外发大痈；微涩的，主妇女月经不调的病证，或是日久不愈的痔疾。

黄帝道：疾病的6种变化，针刺的方法怎样？岐伯回答说：凡是脉急快的多有寒邪；脉缓慢的多有热邪；脉粗大的阳气多阴血少；脉细小的阳气阴血都很少；脉圆滑的阳气盛，比较圆滑的有热邪；脉涩滞的阴血多阳气少，比较涩滞的有寒邪。因此，刺脉急快的病变，要深进针、久留针；刺脉缓慢的病变，要浅进针、快拔针，以除去热邪；刺脉粗大的病变，要略微泻去邪气，不能让它出血；刺脉圆滑的病变，要浅进针，快出针，以排泄亢盛的阳气，除去热邪；刺脉涩滞的病变，一定要刺中血脉，再根据血气的逆或顺，决定留针的久暂，还一定要先循经按摩，完了再出针，并迅速按住针孔，不让针孔出血，以使血脉调和。各种病变，凡是脉来细小的，阴血阳气形体都不足，就不能用针刺，而当用甘味滋补的药物进行调补。

黄帝说：我听说五脏六腑的脉气，都出于井穴，而流注于荥、输等各穴，最后进入合穴，那么，这些脉气是从什么通路上进入合穴的，在进入合穴时又和哪些脏腑经脉相连属呢？我想听你讲讲其中的道理。岐伯回答说：您所说的，是手足各阳经的别络入于体内，再连属于六腑的情况。

黄帝问：荥穴、输穴与合穴，都各有其特定的治疗作用吗？岐伯回答说：荥穴、输穴，其脉气都浮显在较浅部位，故它们适用于治疗显现在体表和经脉上的病证；合穴的脉气深入于内，故它适用于治疗内腑的病变。

黄帝问：人体内腑的疾病，该怎样来进行治疗呢？岐伯说：应当取用各腑之气与足三阳经相合的部位（即下合穴）来进行治疗。

黄帝说：六腑各自之腑气与足三阳经相合的部位都各有它自己的名称吗？岐伯回答说：胃腑的腑气合于本经的合穴足三里穴；大肠腑的腑气合于足阳明胃经的上巨虚穴；小肠腑的腑气合于足阳明胃经的下巨虚穴；三焦腑的腑气合于足太阳膀胱经的委阳穴；膀胱腑的腑气合于本经的合穴委中穴；胆腑的腑气合于本经的合穴阳陵泉穴。

黄帝说：这些下合穴的取穴方法，是怎样的呢？岐伯回答说：取足三里穴时，要使足背低平才能取之；取上、下巨虚穴时，要举足才能取之；取委阳穴时，要屈伸下肢以判断出腘窝横纹的位置后，再到腘窝横纹的外侧部去寻找它；取委中穴时，要屈膝才能取之；取阳陵泉穴时，要正身蹲坐，竖起膝盖，然后再沿着膝盖外缘直下，至委阳穴的外侧部（即腓骨小头前下方）取之。至于要取用浅表经脉上的荥输各穴来治疗外经的疾病时，也应在牵拉伸展四肢，而使经脉舒展、气血畅通之后，再行取穴。

黄帝道：希望听听六腑的病变情况。岐伯回答说：面部发热，是足阳明的病变；手掌大鱼际的络脉瘀血，是手阳明的病变；两足背上的脉络坚硬或者软弱下陷，是足阳明的病变，因为这个部位属于足阳明胃脉。

大肠病变，肠中剧痛犹如刀割，而且有水声鸣响。冬天再受寒邪，就会腹泻、肚脐正中疼痛，不能长时间站立。由于大肠经气连属于胃，所以刺治可以取属胃经的巨虚上廉穴。

胃的病变，腹部膨满胀大，胃脘及正当心窝处疼痛，甚则连上两胁作胀，膈和咽梗阻不通，饮食不能下咽。刺治取足三里穴。

小肠病变，小腹疼痛，腰脊牵连到睾丸都会疼痛，时时腹内急迫、频频想排大便，耳前发热，或觉寒凉，或觉唯独肩上发热，以及小指和第四指之间发热，或者脉络软弱下陷，这就是小肠病变的症候，手太阳经的病变，刺治取巨虚下廉穴。

三焦病变，腹部胀气膨满，小腹特别坚硬，小便不通而感急迫，水溢皮下发为水肿，水停腹部留发为水胀病，可以观察足太阳外侧大络的变化，该大络在太阳经与少阳经之间，此处脉络会出现赤色，刺治取委阳穴。

膀胱病变，小腹偏肿而且疼痛，用手按摸，便想小便却不能解出。肩上及足小趾外侧、胫、外踝后发热，或者循行此部的脉络软弱下行。刺治取委中穴。

胆的病变，常常叹气，口苦，呕吐清水，心跳不宁，恐惧不止，总觉得有人要逮捕他，咽中如有物梗阻，频频吐唾沫。其治疗可以在足少阳经起止循行的通路上取穴，也可在该经脉络的软弱下陷之处施以温灸，有寒热征象的取阳陵泉刺治。

黄帝问：针刺以上各穴，有一定的法度吗？岐伯回答说：针刺这些穴位时，一定要刺中气穴才行，切不可刺到皮肉之间、骨节相连的地方。若是刺中了气穴，则医者手下就会感觉到针尖好像游行于空巷之中，针体进出自如；若是误刺在皮肉骨节相连之处，则不但医者手下会感觉到针体进出涩滞，而且患者也会有皮肤疼痛的感觉。倘若该用补法的却反用了泻法，而该用泻法的却反用了补法，就会使病情更加严重。倘若误刺在筋上，就会使筋脉受损，弛缓不收，而病邪也不能被驱出体外；邪气和真气在体内相互斗争，就会使气机逆乱，而邪气依然不能祛除，甚至反而深陷于体内，使病情更加深重。这些都是用针时不审慎、错识病性、乱用刺法而造成的恶果。

根结第五

概说

　　根据为三阴三阳经脉气血起始与回归，文中说明手足三阳经源出、流出、回归的输穴及三阳三阴开、合、枢机功能作用的区别及每一机关紊乱则出现相应的证候，并提出了针刺治疗及取穴方法。

　　岐伯曰：天地相感，寒暖相移，阴阳之道，孰少孰多，阴道偶，阳道奇。发于春夏，阴气少，阳气多，阴阳不调，何补何泻。发于秋冬，阳气少，阴气多；阴气盛而阳气衰，故茎叶枯槁，湿雨下归，阴阳相移，何泻何补。奇邪离经，不可胜数，不知根结，五藏六府，折关败枢，开合而走，阴阳大失，不可复取。九针之玄，要在终始；故能知终始，一言而毕，不知终始，针道咸绝。

　　太阳根于至阴，结于命门。命门者，目也。阳明根于厉兑，结于颡大。颡大者，钳耳也。少阳根于窍阴，结于窗笼。窗笼者，耳中也。太阳为开，阳明为合，少阳为枢，故开折，则肉节渎而暴病起矣。故暴病者，取之太阳，视有余不足。渎者，皮肉宛瞧而弱也。合折，则气无所止息而痿疾起矣。故痿疾者，取之阳明，视有余不足。无所止息者，真气稽留，邪气居之也。枢折，即骨繇而不安于地。故骨繇者，取之少阳，视有余不足。骨繇者，节缓而不收也。所谓骨繇者，摇故也。当窍其本也。

　　太阴根于隐白，结于太仓。少阴根于涌泉，结于廉泉。厥阴根于大敦，结于玉英，络于膻中。太阴为合，少阳为枢。故开折，则仓廪无所输，膈洞。膈洞者，取之太阴，视有余不足，故开折者，气不足而生病也。合折，即气绝而喜悲。悲者取之厥阴，视有余不足。枢折，则脉有所结而不通。不通者，取之少阴，视有余不足，有结者，皆取之不足。

足太阳根于至阴，溜于京骨，注于昆仑，入于天柱、飞扬也。足少阳根于窍阴，溜于丘墟，注于阳辅，入于天容、光明也。足阳明根于厉兑，溜于冲阳，注于下陵，入于人迎，丰隆也。手太阳根于少泽，溜于阳谷，注于小海，入于天窗，支正也。少阳根于关冲，溜于阳池，注于支沟，入于天牖、外关也。手阳明根于商阳，溜于合谷，注于阳溪，入于扶突、偏历也。此所谓十二经者，盛络皆当取之。

一日一夜五十营，以营五藏之精，不应数者，名曰狂生。所谓五十营者，五藏皆受气，持其脉口，数其至也。五十动而不一代者，五藏皆受气。四十动一代者，一脏无气。三十动一代者，二藏无气。二十动一代者，三藏无气。十动一代者，四藏无气。不满十动一代者，五藏无气。予之短期，要在终始。所谓五十动而不一代者，以为常也。以知五藏之期，予之短期者，乍数乍疏也。

黄帝曰：逆顺五体者，言人骨节之大小，肉之坚脆，皮之厚薄，血之清浊，气之滑涩，脉之长短，血之多少，经络之数，余已知之矣，此皆布衣匹夫之士也。夫王公大人，血食之君，身体柔脆，肌肉软弱，血气慓悍滑利，其刺之徐疾浅深多少，可得同之乎？岐伯答曰：膏粱菽藿之味，何可同也。气滑即出疾，其气涩则出迟，气悍则针小而入浅，气涩则针大而入深，深则欲留，浅则欲疾。以此观之，刺布衣者，深以留之，刺大人者，微以徐之，此皆因气慓悍滑利也。

黄帝曰：形气之逆顺奈何？岐伯曰：形气不足，病气有余，是邪胜也，急泻之；形气有余，病气不足，急补之；形气不足，病气不足，此阴阳气俱不足也，不可刺之，刺之则重不足。重不足则阴阳俱竭，血气皆尽，五藏空虚，筋骨髓枯，老者绝灭，壮者不复矣。形气有余，病气有余，此谓阴阳俱有余也。急泻其邪，调其虚实。故曰：有余者泻之，不足者补之，此之谓也。

故曰：刺不知逆顺，真邪相搏。满而补之，则阴阳四溢，肠胃充郭，肝肺内膜，阴阳相错。虚而泻之，则经脉空虚，血气竭枯，肠胃僻辟，皮肤薄着，毛腠夭膲，予之死期。

故曰：用针之要，在于知调阴与阳。调阴与阳，精气乃光，合形与气，使神内藏。故曰：上工平气，中工乱脉，下工绝气危生。故曰：下工不可不慎也，必审五藏变化之病，五脉之应，经络之实虚，皮之柔粗，而后取之也。

通释

岐伯说：天地之气相互交流，寒暑气候相互更替，阴阳之气相互消长，谁多谁少？阴道为偶数，阳道为奇数。春夏发生的疾病，阴气少而阳气多，阴阳不相协调，怎样运用补法和泻法？秋冬发生的疾病、阳气少而阴气多，阴气多则偏盛而阳气少则偏衰，草木茎叶枯槁，水湿下渗归于根部，这种阴阳相互更替的情况，又怎么运用补法和泻法？不正之邪侵入人体经络，其病理表现千变万化，说不尽、数不完。如果不知道经气所起始的"根"，所归入的"结"；又不知道邪气对五脏六腑的伤害，并破坏了三阴经三阳经开、合、枢的功能，使精气外泄，阴气阳气大量流失，病就再也治不好了。九针的妙用，关键在于知晓经气循行的起止情况，所以说能知道经气循行的起止，针刺的妙用一句话就说清楚了，不知道经气循行的起止，针刺的道理就会全部湮灭。

足太阳膀胱经的下端根部，在足小趾外侧的至阴穴，其上端结于面部的命门。所谓命门，就是指目内眦的睛明穴。足阳明胃经的下端根部，在足大趾外侧之次趾前端的厉兑穴，其上端结于额角处的颡大。所谓颡大，就是指钳束于耳之上方、额角部人发际处的头维穴。足少阳胆经的下端根部，在足小趾内侧之次趾前端的足窍阴穴，其上端结于耳部的窗笼。所谓窗笼，就是在耳孔前面、耳屏之前的凹陷中的听官穴。太阳为三阳之表，主表而为开；阳明为三阳之里，主里而为阖；少阳介乎表里之间，转输内外，如门户之枢纽而为枢。由于太阳主表为开，敷布阳气以卫外，所以开的功能受损，就会使表阳不固、皮肤干枯，外邪易于侵袭人体而出现急暴发作的病证。所以对于这类暴发的病证，就可以取用足太阳膀胱经的腧穴，根据病情的虚实，泻其有余，补其不足，来进行治疗。所谓"肉节渎"的"渎"字，是皮肤肌肉干枯消瘦而萎弱的意思。阳明主里为阖，受纳阳气以供养内脏，倘若阖的功能受损，阳气就会"无所止息"而引起四肢痿软无力的痿疾。所以对于这类痿疾，就可以取用足阳明胃经的腧穴，根据病情的虚实，泻其有余，补其不足，来进行治疗。所谓"无所止息"的意思，是说胃气不运，就会导致真气留滞不行，病邪盘踞不去而发生痿疾。少阳介乎表里之间，转输内外，可出可入而为枢，如果枢的功能受损，就会发生骨繇病而站立不稳。所以对于骨繇病，就可以取用足少阳胆经的腧穴，根据病情的虚实，泻其有余，补其不足，来进行治疗。骨繇病患者，骨节弛缓不收。之所以称它为"骨繇"，就是因为其患者骨节缓纵而会出现身体动摇不定的病状。对于以上各种病证，都要根据三阳经开、阖、枢的不同作用和相应的病候，从各种病证的具体病象中找出其致病的真正根源所在，才能给予正确的治疗。

足太阴经的经气根起于足大趾末端内侧的隐白穴，归结于腹部的太仓穴，也就是中脘穴。足少阴经的经气根起于足心的涌泉穴，归结于喉部的廉泉穴。足厥阴经的经气根起于足大趾外侧的大敦穴，归结于胸部的玉英穴，也就是玉堂穴，联络于膻中穴。太阴是开，厥阴是合，少阴是枢。所以太阴开的功能受损就会使脾胃所化生的水谷之气不能转输，以致上则膈气痞塞，下则泄泻不止。治疗膈证、洞泄应取足太阴经的穴位，根据病情泻有余、补不足，所以太阴开的功能受损脾气不足而生病。厥阴合的功能受损就会使肝气弛缓而时时悲哀。治疗悲哀应取足厥阴经的穴位，根据病情泻有余、补不足。少阴枢的功能受损就会使脉气结滞而不通畅，治疗脉气不通应取足少阴的穴位，根据病情泻有余、补不足。凡是经脉有结滞不通的都应采取这种方法。

　　足太阳膀胱经的下端根部，在本经的井穴、至阴穴，其脉气流于原穴京骨穴，注于经穴昆仑穴，上入于天柱穴，下入于飞扬穴。足少阳胆经的下端根部，在本经的井穴足窍阴穴，其脉气流于原穴丘墟穴，注于经穴阳辅穴，上入于天容穴，下入于光明穴。足阳明胃经的下端根部，在本经的井穴厉兑穴，其脉气流于原穴冲阳穴，注于合穴足三里穴，上入于人迎穴，下入于丰隆穴。手太阳小肠经的根部，在本经的井穴少泽穴，其脉气流于经穴阳谷穴，注于合穴小海穴，上入于天窗穴，下入于支正穴。手少阳三焦经的根部，在本经的井穴关冲穴，其脉气流于原穴阳池穴，注于经穴支沟穴，上入于天牖穴，下入于外关穴。手阳明大肠经的根部，在本经的井穴商阳穴，其脉气流于原穴合谷穴，注于经穴阳溪穴，上入于扶突穴，下入于偏历穴。以上所述，就是所谓手足三阳经左右共 12 条经脉的根、流、注、入的部位，凡是属于血气在经络中满盛的病证，都可以取用这些穴位泻之。

　　脉气在人体内一昼夜运行 50 周次，以运输五脏的精气，凡是与此数不相符合的，叫作"狂生"。所谓"五十营"，是说气行 50 周五脏都受纳到精气，按摸寸口脉，这个次数就可以得知。脉搏跳动 50 次而无一次停止，是五脏都受纳到精气。脉搏跳动 40 次有一次停止，是肾脏的脏气衰败。脉搏跳动 30 次有一次停止，是肾、肝二脏的脏气衰败。脉搏跳动 20 次有一次停止，是肾、肝、脾三脏的脏气衰败。脉搏跳动 10 次有一次停止，是肾、肝、脾、心四脏的脏气衰败。脉搏跳动不满十次就有一次停止，是肾、肝、脾、心、肺五脏的脏气都衰败。据此可以预测死期，主要是根血气起止运行的整个变化。所谓跳 50 次而无 1 次停止，这是正常的状况，以此可知脉气运行五脏的周期，而预测死期的根据就是脉搏忽快忽慢而又有停止，不合 50 之数。

　　黄帝说：一般所说的，人之五种不同形体之间的差别，以及正常形体和异常形体之间的差别，是指其骨节有大有小，肌肉有坚有脆，皮肤有厚有薄，血液有清有浊，气的运行有滑有涩，经脉有长有短，营血有多有少及经络的数目等方面来说的，这些我都已经知道了。但这都是对平民百姓等体格强壮的人而言的。而那些地位显贵的人，他们都是饮食精美、养尊处优的人，其身体柔脆，肌肉软弱，血气的运行也急疾而滑利，和那些辛苦劳作的人在体质状况和生活情况上都迥然不同，那么，在给他们进行治疗时，针刺手法的快慢、进针的深浅、取穴的多少，也都可以相同的吗？岐伯回答说：吃肥甘美味的人和吃粗粮豆菜的人所患疾病的治法怎么能相同呢？一般针刺的原则是气行滑利的，出针就要早一些；气行涩滞的，出针要就迟一些。气行滑利的，针感出现快，所以应该用小针并浅刺；气行涩滞的，针感出现慢，所以应该用大针并深刺。深刺的需要留针，浅刺的则要尽快出针。根据以上所说的针刺原则来看，针刺平民百姓那一类形体壮实的病人，就要深刺并留针；针刺王公贵族那一类形体柔脆的病人，就适宜用细小的针徐缓轻刺并尽快出针，这都是因为这类人的经气运行急疾滑利的缘故。

黄帝道：形体神气正常与异常的情况怎么样？岐伯说：形体神气不足，病气有余，是邪气猖盛，应赶快泻除邪气。形体神气有余，病气不足，应赶快补益正气。形体神气不足，病气也不足，是阴气阳气都不足，不可以用针刺，针刺后就会更加不足，更加不足就会使阴气阳气都枯竭，血气都耗尽，五脏空虚，筋骨骨髓枯槁，老年人就会死亡，壮年人也很难康复。形体神气有余，病气也有余，这叫作阴气阳气都有余，表示邪气猖盛，应赶快泻除邪气，调理虚实。所以说：邪气猖盛而有余的要泻除邪气，正气不足的要补益正气，就是这个道理。

所以说：用针不知道逆顺，会使正气、邪气互相搏击。邪气猖盛的却用补法，就会阴阳气血外溢，邪气充大胃肠，肝肺发生胀满，阴气阳气出现逆乱。正气虚弱的却用泻法，就会使经脉空虚，气血枯竭，胃肠虚弱传化无力、邪气充斥其内，肌肉消瘦、皮包骨头，腠理干枯、毫毛折落，就可以预知死亡为期不远了。

所以说，运用针刺治疗疾病的要领，就是在于懂得要调和阴阳，使之达到平衡状态。调和了阴与阳的太过与不及，就可以使精神气血充沛，形体与神气内外合一，神气得以内藏而不散。所以说，医术高明的医生，就能够平复不正常的气血运行；医术一般的医生，诊断不够确切，治疗不够恰当，就往往会扰乱经气；医术低劣的医生，不分虚实，滥施补泻，就只会耗绝血气以致危及病人的生命。所以说，使用最后那种治疗方法的医术低劣的医生，在诊治病患时是不能不特别谨慎的。在针刺之前，必须首先审察清楚五脏传变化生而出现的各种病候，五脏脉的脉象与五脏病候的相应情况，经络的虚实，皮肤的柔嫩粗糙，然后才可以取用适当的穴位来进行治疗。

寿天刚柔第六

概说

原文论述了寿天刚柔的内在机制，在病理方面，阐述了疾病在阴分阳分，并在临床治疗上透彻地记述了寒痹熨法的药物处方剂型范制，使用方法和治疗过程。

原文

黄帝问于少师曰：余闻人之生也，有刚有柔，有弱有强，有短有长，有阴有阳，愿闻其方。

少师答曰：阴中有阴，阳中有阳，审知阴阳，刺之有方。得病所始，刺之有理。谨度病端，与时相应。内合于五藏六府，外合于筋骨皮肤。是故内有阴阳，外亦有阴阳。在内者，五藏为阴，六府为阳，在外者，筋骨为阴，皮肤为阳。故曰病在阴之阴者，刺阴之荣俞；病在阳之阳者，刺阳之合；病在阳之阴者，刺阴之经；病在阴之阳者，刺络脉。故曰病在阳者命曰风，病在阴者命曰痹，阴阳俱病，命曰风痹。病有形而不病者，阳之类也；无形而痛者，阴之类也。无形而痛者，其阳完而阴伤之也，急治其阴，无攻其阳。有形而不痛者，其阴完而阳伤之也，急治其阳，无攻其阴。阴阳俱动，乍有形，乍无形，加以烦心，命曰阴胜其阳。此谓不表不里，其形不久。

黄帝问于伯高曰：余闻形气之病先后，外内之应奈何？伯高答曰：风寒伤形，忧恐忿怒伤气；气伤藏，乃病藏，寒伤形，乃应形；风伤筋脉，筋脉乃应。此形气外内之相应也。

黄帝曰：刺之奈何？伯高答曰：病九日者，三刺而已；病一月者，十刺而已；多少远近，以此衰之。久痹不去身者，视其血络，尽出其血。

黄帝曰：外内之病，难易之治奈何？伯高答曰：形先病而未入藏者，刺之半其日。藏先病而形乃应者，刺之倍其日。此外内难易之应也。

黄帝问于伯高曰：余闻形有缓急，气有盛衰，骨有大小，肉有坚脆，皮有厚薄，其以立寿夭奈何？伯高答曰：形与气相任则寿，不相任则夭。皮与肉相果则寿，不相果则夭，血气经络胜形则寿，不胜形则夭。

黄帝曰：何谓形之缓急？伯高答曰：形充而皮肤缓者则寿，形充而皮肤急者则夭，形充而脉坚大者顺也，形充而脉小以弱者气衰，衰则危矣。若形充而颧不起者骨小，骨小则夭矣。形充而大肉䐃坚而有分者肉坚，肉坚则寿矣；形充而大肉无分理不坚者肉脆，肉脆则夭矣。此天之生命，所以立形定气而视寿夭者，必明乎此立形定气，而后以临病人，决生死。

黄帝曰：余闻寿夭，无以度之。伯高答曰：墙基卑，高不及其地者，不满三十而死。其有因加疾者，不及二十而死也。

黄帝曰：形气之相胜，以立寿夭奈何？伯高答曰：平人而气胜形者寿；病而形肉脱，气胜形者死，形胜气者危矣。

黄帝曰：余闻刺有三变，何谓三变？伯高答曰：有刺营者，有刺卫者，有刺寒痹之留经者。

黄帝曰：刺三变者奈何？伯高答曰：刺营者出血，刺卫者出气，刺寒痹者内热。

黄帝曰：营卫寒痹之为病奈何？伯高答曰：营之生病也，寒热少气，血上下行。卫之生病也，气痛时来时去，怫忾贲响，风寒客于肠胃之中。寒痹之为病也，留而不去，时痛而皮不仁。

黄帝曰：刺寒痹内热奈何？伯高答曰：刺布衣者，以火焠之；刺大人者，以药熨之。

黄帝曰：药熨奈何？伯高答曰：用淳酒二十升，蜀椒一升，干姜一斤，桂心一斤，凡四种，皆㕮咀，渍酒中，用棉絮一斤，细白布四丈，并内酒中，置酒马矢煴中，封涂封，勿使泄。五日五夜，出棉絮曝干之，干复渍，以尽其汁。每渍必晬其日，乃出干。干，并用滓与棉絮，复布为复巾，长六七尺，为六七巾。则用之生桑炭炙巾，以熨寒痹所刺之处，令热入至于病所，寒复炙巾以熨之，三十遍而止。汗出以巾拭身，亦三十遍而止。起步内中，无见风。每刺必熨，如此病已矣。此所谓内热也。

黄帝问少师道：我听说人生下来，有刚有柔，有弱有强，有矮有高，有阴有阳，先天体质各不相同，希望听听其中的道理。

少师回答说：阴中有阳，阳中有阴，只有审察明知阴阳的情况，针刺才会得法；只有掌握疾病的发生情况，针刺才会合乎法度；还要谨慎地揣摩观察致病的病因是否与四季变化相对应。邪气在内可侵入五脏六腑，在外可侵入筋骨皮肤，而人体内有阴阳属性的不同，体外也有阴阳属性的不同。在体内，五脏属阴，六腑属阳；在体外，筋骨属阴，皮肤属阳。所以说病在体内的五脏，应该刺阴经的荥穴和输穴；病在体内的六腑，应该刺阳经的合穴；病在体外的筋骨，应该刺阴经的经穴；病在体外的皮肤，应该刺阳经的络脉。所以说，病在体外阳分的叫作"风"，病在体内阴分的叫作"痹"，阴分和阳分都病的叫作"风痹"。疾病有明显的症状表现而不觉疼痛的，属于阳的一类；疾病没有明显的症状表现却觉疼痛的，属于阴的一类。疾病无明显的症状表现却觉疼痛的，其阳分完好而阴分受伤，应尽快治疗阴分，不要攻治阳分。疾病有明显的症状表现却不觉疼痛的，其阴分完好而阳分受伤，应尽快治疗阳分，不要攻治阴分。阴分阳分都有病变，时而有明显的症状表现，时而没有明显的症状表现，若再出现心烦意乱，就叫作"阴胜其阳"，这是既不在表又不在里的病，是会不久于人世的。

黄帝问伯高说：我听说外表的形体和体内的气机发生病变时，其发病之先后及所发之在内在外的病证都是与其病因相应的，这之中的情形是怎样的？伯高回答说：风寒之邪外袭，必先侵袭于在外的形体；忧恐忿怒等情志刺激，必先影响到体内气机的运行。气机的活动失于协调，就会造成五脏不和，而使五脏发病；寒邪侵袭形体，就会使在外的形体受伤，而在肌表出现相应的病证；风邪伤及筋脉，就会在筋脉出现相应的病证。这就是形体与气机受到了伤害，而相应地在外与内发病的情况。

黄帝问：根据病程的长短不同，怎样去合理使用针刺治疗呢？伯高回答说：得病已经9天的，针刺3次就可以痊愈；得病已经1个月的，针刺10次也可以痊愈。不论病程时日的多少长短，都可以根据这一治病原则，来估计出祛除病邪最适当的治疗次数。如果有久患痹病而不能治愈的，就应当诊察他的血络，在有瘀血的地方用刺络放血的方法去尽恶血。

黄帝问：外因与内因所致的疾病，在针刺时有难治与易治的不同，其具体情况是怎样的？伯高回答：外邪伤人，形体先病而尚未传入内脏的，是病在浅表，其针刺的次数可以按照一般的标准减去一半，即原来患病1个月而需要针刺10次的，现在只要针刺5次就可以了；内因所伤，内脏先病，再由里达表而影响到在外的形体也相应地出现病证的，是病在深处，这时其针刺的次数就要按照一般的标准加上一倍，即原来患病1个月而需要针刺10次的，现在需要针刺20次才可以。这些都是以患病1个月作为标准，来说明外因与内因所致疾病在治疗上的难易区别。

黄帝问伯高道：我听说形体有缓有急，元气有盛有衰，骨骼有大有小，肌肉有坚有脆，皮肤有厚有薄，这与人寿命的长短有什么关系？伯高回答说：形体与元气相称就长寿，不相称就短寿。皮肤与肌肉匀称的就长寿，不匀称的就短寿。血气经络强盛胜过形体的就长寿，不能胜过形体的就短寿。

黄帝问：什么叫作形体的缓急？伯高回答说：形体充实而皮肤和缓的人，就会长寿；形体充实而皮肤紧张的人，就会短命。形体充实而脉气坚大的，属表里如一，内外俱强，就叫作顺；形体充实而脉气弱小的，属外实内虚，脉气不足，是气衰的征象，出现气衰就表明其寿命不长了。形体充实而面部颧骨低平不起的，是骨骼弱小，出现这种形体充实而骨骼弱小之情况的人，就会短命。形体充实而臀部肌肉丰满，且在其肩、肘、髀、膝等肌肉突起的地方也都是肌肉坚实而肤纹清楚的，就叫作肉坚，像这样的肌肉坚实的人，就会长寿；形体充实而臀部肌肉瘦削，没有肤纹且不坚实的，就叫作肉脆，像这样的肌肉脆薄的人，就会短命。这些都是由各人的先天禀赋不同所造成的，所以通过判定在外之形体和在内之元气的盛衰，以及形体与气血之间是否平衡统一，就可以观察、推测出人的生命寿夭。作为医生必须明了这个道理，知道如何确定形体的强弱，判定元气的盛衰，观察形与气之间平衡协调与否，然后才能在临床上诊察病人，决定治疗措施，判断生死预后。

黄帝说：我听说人的寿命长短可以通过观察某些部位而大致估计出来，但究竟能活到多少岁数，我还是无法测度。伯高回答说：就面部来说，如果耳边四周的骨骼塌陷，低平窄小，高度还不及耳前的肌肉，这样的人不满30岁就会夭亡；倘若再加上因外感内伤等原因而患了其他疾病，那么不满30岁就会夭亡了。

黄帝问：形体与气两者相比有过与不及之时，怎样用它来辨别一个人长寿还是短命？伯高回答说：平常之人，气足神全胜过形体的，即使外貌较为瘦小，也会长寿。得了病的人，如果形体肌肉已消瘦不堪而脱陷，即使气能胜形，即气还不衰，但由于形体恢复困难，形脱则气难独存，所以仍是会死亡的；倘若形能胜气，由于元气已经衰竭，气衰神衰，因此即使外表的形肉没有脱减，其病情也同样很危险，不会长寿。

黄帝道：我听说刺法有三种变化，三种变化是什么？伯高回答说：有刺营分的，有刺卫分的，有刺寒痹停留经脉的。

黄帝道：怎样运用这三种刺法？伯高回答说：刺营分要出恶血，刺卫分驱出邪气，刺寒痹要留针温其经脉以除其痹。

黄帝问：营分病、卫分病及寒痹的症状表现都是怎样的？伯高回答说：营和血是一体的，营分病的症状表现，主要是寒热往来，气弱无力，邪在营血而上下妄行的现象。卫和气是一体的，卫分病的症状，主要是因气机不畅所致的气痛，表现为无形而痛，时来时去，忽痛忽止，此外还有腹部胀满不舒，或腹中肠鸣作响等症状，这些都是因风寒外袭，客于肠胃之中，气机不通而导致的。寒痹的症状，是因寒邪停留于经络之间，血脉凝滞不行所产生的，故而其症状表现为久病难去，肌肉时常疼痛并伴有皮肤麻木不仁（不知痛痒）的感觉。

黄帝问：刺寒痹时使热气内入的方法是怎样的？伯高回答说：根据病人的体质不同，刺寒痹时使热气内入的方法会有所不同。对于普通劳动者，他们身体强健，皮厚肉坚，可以用火针或艾灸的方法来进行治疗；而对于那些王公贵族，他们养尊处优，皮薄肉脆，则适宜采用针后药熨的方法来进行治疗。

黄帝问：药熨的制法及其应用是怎样的？伯高回答说：药熨的疗法是取醇酒20升，蜀椒1升，干姜1斤，桂心1斤，共四种药料。将后三种药都用牙齿嚼碎成豆粒一样大小，然后一起浸泡在酒中；再取丝棉1斤，细白布4丈，也一起浸泡在酒中。此后再把盛有酒的酒器，放到燃烧的干马粪上去煨，不过酒器的盖子必须用泥土涂抹密封，不能让它漏气。待到煨了5天5夜之后，将白布和丝棉取出晒干；晒干之后，再重复浸入酒中，不计次数，直到把酒吸尽为止。每浸泡1次，都要泡够1天1夜的时间，再取出晒干。待酒汁已被吸尽之后，就把药渣也取出来晒干，并将药渣与丝棉都放在夹袋内。这种夹袋，就是将双层的布再对折之后而制成的，每个夹袋都有六七尺长，一共要做六七个夹袋。使用的时候，先将夹袋放在生桑炭火上烤热，再用它来温熨寒痹局部施针的部位，使温热传入里面的病所；夹袋冷了，就放到生桑炭火上去烤热，烤热后再来熨，一共要熨30次才能停止。熨后就会出汗，汗出来了，要用夹袋来擦拭身体，也是要擦30次才能停止。擦干汗液之后，要在没有风的室内活动，切记不要受风。每次针刺都必须配合药熨，这样治疗，寒痹才能痊愈。这就是所谓的用药熨使热气纳入的方法。

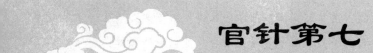

官针第七

概说

　　官针，是介绍九种定型针具的功能作用及适应证，其以官针相称，说明操作方法及针刺理论具备了当时绝对的权威性。原文先介绍了九针的应用及症候特点。继而论述了应九变的九种针法；最后是适应五脏疾病的针刺法。

原文

　　凡刺之要，官针最妙。九针之宜，各有所为，长、短、大、小，各有所施也。不得其用，病弗能移。病浅针深，内伤良肉，皮肤为痈；病深针浅，病气不泻，支为大脓。病小针大，气泻太甚，疾必为害；病大针小，气不泄泻，亦复为败。失针之宜，大者泻，小者不移。已言其过，请言其所施。

　　病在皮肤无常处者，取以镵针于病所，肤白勿取。病在分肉间，取以圆针于病所。病在经络痼痹者，取以锋针。病在脉，气少，当补之者，取以锝针于井荥分俞。病为大脓者，取以铍针。病痹气暴发者，取以圆利针。病痹气痛而不去者，取以毫针。病在中者，取以长针。病水肿不能通关节者，取以大针。病在五藏固居者，取以锋针，泻于井荥分俞，取以四时。

　　凡刺有九，以应九变。一曰俞刺，俞刺者，刺诸经荥俞藏俞也；二曰远道刺，远道刺者，病在上，取之下，刺府俞也；三曰经刺，经刺者，刺大经之结络经分也；四曰络刺，络刺者，刺小络之血脉也；五曰分刺，分刺者，刺分肉之间也；六曰大泻刺，大泻刺者，刺大脓以铍针也；七曰毛刺，毛刺者，刺浮痹皮肤也；八曰巨刺，巨刺者，左取右，右取左；九曰焠刺，焠刺者，刺燔针则取痹也。

　　凡刺有十二节，以应十二经。一曰偶刺，偶刺者，以手直心若背，直痛所，一刺前，一刺后，以治心痹。刺此者，旁针之也。二曰报刺，报刺者，刺痛无常处也。上下行者，直内无拔针，以左手随病所按之，乃出针，复刺之也。三曰恢刺，恢刺者，直刺旁之，举之前后，恢筋急，以治筋痹也。四曰齐刺，齐刺者，直入一，傍入二，以治寒气小深者；或曰三刺，三刺者，治痹气小深者也。五曰扬刺，扬刺者，正内一，傍内四，而浮之，以治寒气之搏大者也。六曰直针刺，直针刺者，引皮乃刺之，以治寒气之浅者也。七曰输刺，输刺者，直入直出，稀发针而深之，以治气盛而热者也。八曰短刺，短刺者，刺骨痹，稍摇而深之，致针骨所，以上下摩骨也。九曰浮刺，浮刺者，旁入而浮之，以治肌急而寒者也。十曰阴刺，阴刺者，左右率刺之，以治寒厥；中寒厥，足踝后少阴也。十一曰傍针刺，傍针刺者，直刺傍刺各一，以治留痹久居者也。十二曰赞刺，赞刺者，直入直出，数发针而浅之，出血是谓治痈肿也。

脉之所居，深不见者，刺之微内针而久留之，以致其空脉气也。脉浅者，勿刺，按绝其脉乃刺之，无令精出，独出其邪气耳。所谓三刺，则谷气出者。先浅刺绝皮，以出阳邪，再刺则阴邪出者，少益深，绝皮致肌肉，未入分肉间也；已入分肉之间，则谷气出。故刺法曰：始刺浅之，以逐邪气，而来血气，后刺深之，以致阴气之邪，最后刺极深之，以下谷气。此之谓也。故用针者，不知年之所加，气之盛衰，虚实之所起，不可以为工也。

凡刺有五，以应五藏，一曰半刺，半刺者，浅内而疾发针，无针伤肉，如拔毛状，以取皮气，此肺之应也。二曰豹文刺，豹文刺者，左右前后针之，中脉为故，以取经络之血者，此心之应也。三曰关刺，关刺者，直刺左右尽筋上，以取筋痹，慎无出血，此肝之应也，或曰渊刺，一曰岂刺。四曰合谷刺，合谷刺者，左右鸡足，针于分肉之间，以取肌痹，此脾之应也。五曰输刺，输刺者，直入直出，深内之至骨，以取骨痹，此肾之应也。

通释

针刺的要点，在于以选用符合规格的针具为最好。9种针具之所以适合于临床应用，就在于它们各有其不同的治疗作用，长的、短的、大的、小的，都各有其不同的施用对象；如果使用不得法，病证就不能治愈。疾病在浅表，却用针深刺，就会损伤内部的肌肉，并导致皮肤上发生脓肿；疾病在深部，却用针浅刺，则非但病气不能泻除，而且皮肤上也会发生大的疮疡。病证轻微的，却用大针去刺，刺激过重，就会使元气泻伤太过而导致病情更加严重；病证严重的，却用小针微刺，邪气得不到疏泄，也难以获得一定的疗效。因此，如果不能选用适宜的针具进行针刺，应该用小针的时候却误用了大针，刺之过分，就会损伤正气；而应该用大针的时候却误用了小针，刺之不足，则病邪也不能祛除。以上我已经说明了误用针具的害处，下面再让我来谈一谈各种针具的合理施用方法。

病在皮肤，但没有固定部位的，用针刺病变的部位，如果皮肤颜色发白，表明病邪已经移走，则不能用针取穴刺治。病在白肉红肉之间的，用圆针摩擦病变的部位。病在经络的顽瘤日久的痹证，用锋针治疗。病在经脉，气虚不足而应该用补法的，用针取井穴、荥穴等腧穴治疗。病发而形成大脓肿的，用铍针排脓。痹证新起急发的，用圆利针治疗。痹证疼痛日久而不愈的，用毫针治疗。病邪深入体内的，用长针治疗。病发水肿而关节不能屈伸的，用大针治疗。病在五脏而固定不移的，用锋针治疗，并根据各脏经脉的井、荥等腧穴与四季阴阳消长对应的关系，用泻法进行刺治。

一般而言，针刺有9种不同的方法，以适应于治疗9种不同的病情。第一种叫作腧刺。腧刺，就是针刺十二经在四肢部位的荥穴和输穴以及背部的在足太阳膀胱经上的五脏腧穴（即心俞、肺俞、肝俞、脾俞以及肾俞）。第二种叫作远道刺。远道刺，就是病在人体上部的，而取用距离病所较远的下部的腧穴，也就是针刺足三阳经所属的下肢的腧穴。第三种叫作经刺。经刺，就是针刺患病经络之经与络间结聚不通的地方。第四种叫作络刺。络刺，就是针刺皮下浅部小络脉所属的血脉（小静脉），使之出血以泻其邪。第五种叫作分刺。分刺，就是针刺肌和肉的间隙。邪在诸经分肉之间的用这种方法。第六种叫作大泻刺。大泻刺，就是用铍针切开排脓，以治疗较大的化脓性的痈疡。第七种叫作毛刺。毛刺，是浮浅的刺法，就是在皮肤上浅刺，仅入皮而不进肉，用以治疗皮肤表层的痹证。第八种叫作巨刺。巨刺，就是身体左侧的病证选取身体右侧的腧穴来进行针刺，身体右侧的病证选取身体左侧的腧穴来进行针刺的交叉针刺法。第九种叫作焠刺。焠刺，就是用烧热的针来治疗寒痹证。

针刺之法有十二节，以适应十二经不同的病变。第一种叫偶刺，所谓偶刺，就是在前胸和后背，正对痛处下针，前面一针，后面一针，治疗心痹，刺这种病，针尖要斜向一旁，以免刺伤内脏。第二种叫报刺，所谓报刺，就是刺治疼痛无固定部位的疾病，疼痛上下行走的，垂直进针而不拔针，用左手随疼痛行走的部位按摩，出针后再刺。第三种叫恢刺，所谓恢刺，就是直刺筋脉拘急处的旁边，用提插手法向前向后刺，以舒缓筋脉的拘急，用来治疗筋痹。第四种叫齐刺，所谓齐刺，就是正对痛处刺一针，两旁各刺一针，用来治疗寒邪虽细微但深入的疾病；这种针法又称之为"三刺"，所谓三刺，专门用来治疗痹病轻微但很深入的疾病。第五种叫扬刺，所谓扬刺，就是正对痛处刺一针，在旁边刺四针，用浅刺法，用来治疗寒邪范围非常广泛的疾病。第六种叫直针刺，所谓直针刺，就是用手提捏起皮肤而进针刺治，用于治疗寒邪较表浅的疾病。第七种叫输刺，所谓输刺，就是将针直入直出，进针次数少但刺得很深，用来治疗邪气盛而发热的疾病。第八种叫短刺，所谓短刺，就是刺治骨痹的针法，要轻轻摇动针具使针深深刺入，直达骨病之处，并上下提插使针具触及病骨。第九种叫浮刺，所谓浮刺，就是在疾病部位的旁边进针，斜针刺入并向上浮起，用来治疗肌肉拘挛而属寒的疾病。第十种叫阴刺，所谓阴刺，就是在患病部位的左右两侧突然直刺，用来治疗寒厥，刺治寒厥，取足踝后少阴经的太穴。第十一种叫傍针刺，所谓傍针刺，就是在病处正中与旁边各刺一针，用来治疗久留不去的顽固痹证。第十二种叫赞刺，所谓赞刺，就是直入直出，多次进针但刺得很浅，要针刺出血，用来治疗痈肿。

脉络分布在深部而不显现于外、不能用肉眼看见的，在针刺时，要轻微地进针，刺入其内，并长时间地针，以使孔穴中的脉气上行而产生针感。脉络分布在浅部而现于外的，就不能直接针刺，必须先按压隔绝其脉，使血脉避开，然后才可以进行针刺。只有这样，才不致出血，也就不使精气外泄，而只将邪气去除。所谓"三刺"就可以使谷气出而产生针感的针刺法，就是先浅刺进入皮肤，以宣泄卫分的阳邪；然后再刺入一些，以使脉中的阴邪能够外出，而其刺入的深度，也只是稍稍深一些，皮肤的浅层略深，透过了皮肤，接近了肌肉，但还不能达到分肉之间；最后再将针尖深入到分肉之间，这时就会使谷气出而产生酸麻重胀等针感。所以古医书《刺法》中曾说"开始时浅刺皮肤，可以驱逐浅表的邪气，而使血气流通；此后再刺入较深，就可以宣散阴分的邪气；最后刺入极深，到了一定的深度，就可以通导谷气而产生针感。"其内容说的正是这种"三刺"的针刺法。所以运用针法来治疗疾病的医者，不知道每年风、寒、暑、湿、燥、火六气驾临的时期，每一节气中六气盛衰的情况，以及因气候变化而引起病情的虚实变化，就不能成为良医。

刺法有5种，以适应五脏不同的病变。第一种叫半刺，所谓半刺，就是浅进针而快出针，不要刺伤肌肉，像拔毛的样子，用来祛除皮毛的邪气，这种刺法与肺主皮毛相符合。第二种叫豹文刺，所谓豹文刺，就是在疾病部位的左右前后进针，以刺中经脉为标准，用来疏通经络的瘀血，这种刺法与心主血脉相符合。第三种叫关刺，就是直刺左右两侧四肢关节部位、筋的尽端，用来治疗筋的痹证，注意不要出血，这种刺法与肝主筋爪相符合，这种刺法又称之为"渊刺"，也叫"岂刺"。第四种叫合谷刺，所谓合谷刺，就是在病变部位的左右各斜刺一针，如鸡足的形状，进针要深刺到白肉与红肉之间，用来治疗肌肉的痹证，这种刺法与脾主肌肉相符合。第五种叫输刺，所谓输刺，就是直入直出，深刺到骨部，用来治疗骨的痹证，这种刺法与肾主骨相符合。

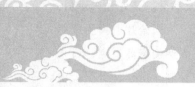

本神第八

概说

　　本，本源，根本。神，精神，包括神、魂、魄、意、志、思、虑、智。由于本篇是讨论人体精神活动产生的本源，以及调养精神是养生防病方面的根本等问题，所以篇名"本神"。

　　本篇的主题思想，是通过对神与五脏的关系，以及神失常后病变等的论述，阐明神的概念，及其在生命活动中的重要性。

原文

　　黄帝问于岐伯曰：凡刺之法，先必本于神。血、脉、营、气、精神，此五藏之所藏也。至其淫泆离藏则精失、魂魄飞扬、志意恍乱、智虑去身者，何因而然乎？天之罪与？人之过乎？何谓德、气、生、精、神、魂、魄、心、意、志、思、智、虑？请问其故。

　　岐伯答曰：天之在我者德也，地之在我者气也。德流气薄而生者也。故生之来谓之精；两精相搏谓之神；随神往来者谓之魂；并精而出入者谓之魄；所以任物者谓之心；心有所忆谓之意；意之所存谓之志；因志而存变谓之思；因思而远慕谓之虑；因虑而处物谓之智。故智者之养生也，必顺四时而适寒暑，和喜怒而安居处，节阴阳而调刚柔。如是则僻邪不至，长生久视。

　　是故怵惕思虑者则伤神，神伤则恐惧流淫而不止。因悲哀动中者，竭绝而失生。喜乐者，神惮散而不藏。愁忧者，气闭塞而不行。盛怒者，迷惑而不治。恐惧者，神荡惮而不收。

　　心，怵惕思虑则伤神，神伤则恐惧自失。破胭脱肉，毛悴色夭死于冬。脾，愁忧而不解则伤意，意伤则悗乱，四肢不举，毛悴色夭死于春。肝，悲哀动中则伤魂，魂伤则狂忘不精，不精则不正，当人阴缩而挛筋，两胁骨不举，毛悴色夭死于秋。肺，喜乐无极则伤魄，魄伤则狂，狂者意不存人，皮革焦，毛悴色夭死于夏。肾，盛怒而不止则伤志，志伤则喜忘其前言，腰脊不可以俯仰屈伸，毛悴色夭死于季夏。恐惧而不解则伤精，精伤则骨酸痿厥，精时自下。是故五藏主藏精者也，不可伤，伤则失守而阴虚；阴虚则无气，无气则死矣。是故用针者，察观病人之态，以知精、神、魂、魄之存亡，得失之意，五者以伤，针不可以治之也。

肝藏血，血舍魂，肝气虚则恐，实则怒。脾藏营，营舍意，脾气虚则四肢不用，五藏不安，实则腹胀经溲不利。心藏脉，脉舍神，心气虚则悲，实则笑不休。肺藏气，气舍魄，肺气虚，则鼻塞不利少气，实则喘喝胸盈仰息。肾藏精，精舍志，肾气虚则厥，实则胀。五藏不安。必审五藏之病形，以知其气之虚实，谨而调之也。

通释

黄帝向岐伯问道：凡用针刺治病的方法，必须首先根据病人的精神情况。血、脉、营、气以及精神意识等这些精神活动的物质基础，都是藏于五脏的。若是五脏不藏，就会使精气离散失守，魂魄飞荡飘扬，志意也恍惚迷乱，同时智虑将离开人体而丧失，这是什么原因造成的呢？是自然的惩罚呢？还是人为的过失呢？什么叫作德气生精，神、魂、魄、心、意，志、思、智、虑？请问其中的缘故。

岐伯回答说：天所赋予我们生命的条件是德，地所赋予我们的生活物质是气，天地阴阳之气，上下交流，才能使万物化生成形。所以与生俱来的生命原始物质叫作精；阴阳两精聚合而产生的生命力叫作神；随从神往来的精神活动叫作魂；依附精气出入司器官活动的叫作魄；担负感受外界事物并进行分析的叫作心；心中有所忆念而准备去做的叫作意；主意已定而决心去做叫作志；为了实现志向而反复思考叫作思；深思远谋而生的忧疑叫作虑；考虑周密而对事物做出相应处理叫作智。所以明智的人养生，必定顺应着四季的时令，适应寒暑的变化，调和情志的喜怒，安定居处，调节阴阳而使刚柔相济，这样，病邪就无从侵袭，而达到延长寿命防止早衰的目的。

神在生命中起主导的作用，所以恐惧、惊慌、思虑过度，就会伤神。神被伤，就会惊恐不安，阴精流出而不能固摄。因悲哀过度而伤及内脏的，就会使脏气竭绝而丧失生命，因喜乐过度，神气就会耗散而不内藏；因愁忧过度，可使气机闭塞而不畅行，因过分恼怒，则使神志迷乱惶惑而不能正常思考；因恐惧过度，神气就会流荡耗散而不能自率。

心藏神，惊恐思虑过度，就会伤神。神被伤，就表现出恐慌畏惧而失去自主的能力。久则臑、腘等处高起的肌肉消瘦脱尽，皮毛憔悴，色泽枯槁，就会在冬季死亡。脾藏意，过度的忧愁而不能自解，就会伤意。意伤，就会有胸膈苦闷烦乱的现象，久则手足无力不能举动，皮毛憔悴，色泽枯槁，就会在春季死亡。肝藏魂，过度的悲哀动忧内脏，就会伤魂。魂被伤，会使人狂妄迷乱而不精明，言行就要失常。久则令人阴器萎缩，筋脉挛急，两胁骨不能抬举，皮毛憔悴，色泽枯槁，就会在秋季死亡。肺藏魄，无限制的过度喜乐，就会伤魄。魄被伤，就会发狂，使意识丧失，旁若无人。久则皮肤焦枯，毛发憔悴，色泽枯暗，就会在夏季死亡。肾藏志，大怒不能自止，就会伤志。志被伤，就常忘记前面所说过的话，久则腰脊不能任意俯仰屈伸，皮毛憔悴，色泽枯槁，就会在长夏死亡。过度的恐惧而不能自解，就会伤精。精被伤，就会发生骨节酸痛足部痿软而厥冷，并时有遗精、滑泄等症状。由于五脏是主藏精气的，不可损伤，如果损伤了，则精气散失而不能内守，精虚就不能化气，久而脏气衰竭就会死亡。所以运用针刺治病的人，要观察病人全身形态，从而了解精、神、魂、魄等的存亡、得失的情况。如果五脏都已损伤，精神失守，就不可妄用针刺了。

　　肝有藏血与调节血量的功能，精神活动中的魂，是寄附于血液的。所以肝气虚，肝血少，魂无所依，就会产生恐惧不安；肝气盛，就容易发怒。脾有生化和贮藏营气的功能，精神活动中的意念是寄附于营气的。脾气虚弱，不能输化，就会使手足失养而不能随意运用，五脏气血失荣而不能调和，脾气壅滞，就会使腹部发胀，大小便不利。心是主持人体血脉运行的，思维活动的神是寄附于血脉的。所以心气虚弱，便产生悲哀；心气盛，就会出现狂笑不休。肺主一身之气，器官活动功能的魄，是寄附于肺气的。肺气虚弱，便会发生鼻塞，呼吸不利而少气，肺气壅逆，就会发生喘喝、胸部胀满、仰面呼吸。肾是五脏六腑精气贮藏之处，人的意志，是寄附于精气的。肾气虚弱，就会发生手足厥冷，肾脏病邪有余，就会发生腹胀，五脏也不调和。所以必须审察五脏之病的症状，掌握五脏之气的虚实，而后谨慎地进行调治，才能获得好的疗效。

终始第九

概说

　　终始，说明平人脉象的正常标准、病人发病的起始，发展过程，阴阳盛衰在人迎、寸口上的表现及病情转归。

　　原文先指出平人的标准，即脉口人迎应四时，上下相应而俱往来，六经之脉不结动，本末之寒温之相守司形肉血气必相称，继而指出，根据人迎、寸口脉势盛衰来决定人体阴阳盛衰的不同病情，采取相应的治疗措施和针刺方法。最后，指出针刺十二禁和各经死证的主要表现。

原文

　　凡刺之道，毕于终始，明知终始，五藏为纪，阴阳定矣。阴者主藏，阳者主府，阳受气于四末，阴受气于五藏。故泻者迎之，补者随之，知迎知随，气可令和。和气之方，必通阴阳，五藏为阴，六府为阳，传之后世，以血为盟，敬之者昌，慢之者亡，无道行私，必得天殃。谨奉天道，请言终始，终始者，经脉为纪，持其脉口人迎，以知阴阳有余不足，平与不平，天道毕矣。所谓平人者不病，不病者，脉口人迎应四时也，上下相应而俱往来也，六经之脉不结动也，本末之寒温之相守司也，形肉血气必相称也，是谓平人。少气者，脉口人迎俱少而不称尺寸也。如是者，则阴阳俱不足，补阳则阴竭，泻阴则阳脱。如是者，可将以甘药，不可饮以至剂。如此者弗灸，不已者因而泻之，则五藏气坏矣。人迎一盛，病在足少阳，一盛而躁，病在手少阳。人迎二盛，病在足太阳，二盛而躁，病在手太阳。人迎三盛，病在足阳明，三盛而躁，病在手阳明。人迎四盛，且大且数，名曰溢阳，溢阳为外格。脉口一盛，病在足厥阴，厥阴一盛而躁，在手心主。脉口二盛，病在足少阴，二盛而躁，在手少阴。脉口三盛，病在足太阴，三盛而躁，在手太阴。脉口四盛，且大且数者，名曰溢阴，溢阴为内关，内关不通死不治。人迎与太阴脉口俱盛四倍以上，命曰关格，关格者与之短期。

人迎一盛，泻足少阳而补足厥阴，二泻一补，日一取之，必切而验之，疏取之上，气和乃止。人迎二盛，泻足太阳，补足少阴，二泻一补，二日一取之，必切而验之，疏取之上，气和乃止。人迎三盛，泻足阳明而补足太阴，二泻一补，日二取之，必切而验之，疏取之上，气和乃止。脉口一盛，泻足厥阴而补足少阳，二补一泻，日一取之，必切而验之，疏而取之上，气和乃止。脉口二盛，泻足少阴而补足太阳，二补一泻，二日一取之，必切而验之，疏取之上，气和乃止。脉口三盛，泻足太阴而补足阳明，二补一泻，日二取之，必切而验之，疏而取之上，气和乃止。所以日二取之者，太阳主胃，大富于谷气，故可日二取之也。人迎与脉口俱盛三倍已上，命曰阴阳俱溢，如是者不开，则血脉闭塞，气无所行，流淫于中，五藏内伤。如此者，因而灸之，则变易而为他病矣。

凡刺之道，气调而止，补阴泻阳，音气益彰，耳目聪明，反此者血气不行。所谓气至而有效者，泻则益虚，虚者脉大如其故而不坚也，坚如其故者，适虽言故，病来去也。补则益实，实则脉大如其故而益坚也，夫如其故而不坚者，适虽言快，病未去也。故补则实，泻则虚，痛虽不随针，病必衰去。必先通十二经脉之所生病，而后可得传于终始矣。故阴阳不相移，虚实不相倾，取之其经。

凡刺之属，三刺至谷气，邪僻妄合，阴阳易居，逆顺相反，沉浮异处，四时不得，稽留淫泆，须针而去。故一刺则阳邪出，再刺则阴邪出，三刺则谷气至，谷气至而止。所谓谷气至者，已补而实，已泻而虚，故以知谷气至也。邪气独去者，阴与阳未能调，而病知愈也。故曰补则实，泻则虚，痛虽不随针，病必衰去矣。阴盛而阳虚，先补其阳，后泻其阴而和之。阴虚而阳盛，先补其阴，后泻其阳而和之。三脉动于足大指之间，必审其实虚。虚而泻之，是谓重虚，重虚病益甚。凡刺此者，以指按之，脉动而实且疾者疾泻之，虚而徐者则补之，反此者病益甚。其动也，阳明在上，厥阴在中，少阴在下。膺腧中膺，背腧中背。肩膊虚者，取之上。重舌，刺舌柱以铍针也。手屈而不伸者，其病在筋，伸而不屈者，其病在骨，在骨守骨，在筋守筋。补须一方实，深取之，稀按其痏，以极出其邪气；一方虚，浅刺之，以养其脉，疾按其痏，无使邪气得入。邪气来也紧而疾，谷气来也徐而和。脉实者，深刺之，以泄其气；脉虚者，浅刺之，使精气无得出，以养其脉，独出其邪气。刺诸痛者，其脉皆实。故曰：从腰以上者，手太阴阳明皆主之；从腰以下者，足太阴阳明皆主之。病在上者下取之，病在下者高取之，病在头者取之足，病在腰者取之腘。病生于头者头重，生于手者臂重，生于足者足重，治病者先刺其病所从生者也。春气在毛，夏气在皮肤，秋气在分肉，冬气在筋骨，刺此病者各以其时为齐。故刺肥人者，以秋冬之齐；刺瘦人者，以春夏之齐。病痛者阴也，痛而以手按之不得者阴也，深刺之。病在上者阳也，病在下者阴也。痒者阳也，浅刺之。病先起阴者，先治其阴而后治其阳；病先起阳者，先治其阳而后治其阴，刺热厥者，留针反为寒；刺寒厥者，留针反为热。刺热厥者，二阴一阳；刺寒厥者，二阳一阴。所谓二阴者，二刺阴也；一阳者，一刺阳也。久病者邪气入深，刺此病者，深内而久留之，间日而复刺之，必先调其左右，去其血脉，刺道毕矣。

凡刺之法，必察其形气，形肉未脱，少气而脉又躁，躁厥者，必为缪刺之，散气可收，聚气可布。深居静处，占神往来，闭户塞牖，魂魄不散，专意一神，精气之分，毋闻人声，以收其精，必一其神，令志在针，浅而留之，微而浮之，以移其神，气至乃休。男内女外，坚拒勿出，谨守勿内，是谓得气。

凡刺之禁：新内勿刺，新刺勿内。已醉勿刺，已刺勿醉。新怒勿刺，已刺勿怒。新劳勿刺，已刺勿劳。已饱勿刺，已刺勿饱。已饥勿刺，已刺勿饥。已渴勿刺，已刺勿渴。大惊大恐，必定其气，乃刺之。乘车来者，卧而休之，如食顷乃刺之。出行来者，坐而休之，如行十里顷乃刺之。凡此十二禁者，其脉乱气散，逆其营卫，经气不次，因而刺之，则阳病入于阴，阴病出为阳，则邪气复生，粗工勿察，是谓伐身，形体淫泆，乃消脑髓，津液不化，脱其五味，是谓失气也。

太阳之脉，其终也，戴眼反折瘛疭，其色白，绝皮乃绝汗，绝汗则终矣。少阳终者，耳聋，百节尽纵，目系绝，目系绝一日半则死矣，其死也，色青白乃死。阳明终者，口目动作，喜惊妄言，色黄，其上下之经盛而不行则终矣。少阴终者，面黑齿长而垢，腹胀闭塞，上下不通而终矣。厥阴终者，中热嗌干，喜溺心烦，甚则舌卷卵上缩而终矣。太阴终者，腹胀闭不得息，气噫善呕，呕则逆，逆则面赤，不逆则上下不通，上下不通则面黑皮毛燋而终矣。

通释

　　所有针法的道理，尽都包括在古经《终始》篇里。要清楚地懂得经气运行起止来去的道理，就应以五脏为纲纪，阴阳各经的关系就可以确定了。手足三阴经属于五脏；手足三阳经属于六腑。阳经运行开始于四肢末端；阴经运行开始于五脏。所以用泻法要迎着经气的来路，用补法要随着经气的去路，知道迎泻随补的方法，就可使经气调和。要懂得调和经气的方法，必须通晓阴阳所属，五脏属阴，六腑属阳。将这种理论传授给后代时要慎重，必须歃血为盟，只有高度重视并遵从这种理论才能发扬光大，如果轻视这种理论就会散失消亡，甚至违背这种理论自行其是更会带来灾难。世间万事万物的变化都遵循着自然界的演变法则。现在，就让我根据自然界的规律，来谈一谈终始的意义。所谓终始，是以人体的十二经脉为纲纪，通过切按寸口脉和人迎脉的脉象，来了解五脏六腑之阴阳有余或是不足的内在变化，以及人体之阴阳平衡或是失衡的状况。这样，自然界反映于人体的变化规律也就基本上能被掌握了。所谓平人，就是没有得病的正常人。没有得病的正常人，其脉口和人迎的脉象都是与四季的阴阳盛衰相适应的；其脉气也是上下呼应而往来不息的；其手足六经的脉搏，既没有结涩不足，也没有动疾有余等病象；其属于本的内在脏气与属于末的外在肌肤，都能在寒温之性上保持协调一致；而其外表的形体肌肉与体内的血气也都能够均衡相称。这样的人就被称为"平人"。元气虚少的病人，寸口和人迎之处都会出现虚弱无力的脉象，且脉搏的长度也达不到应有的尺寸。倘若出现这种情况，就说明患者的阴阳都已不足，这时，如果补其阳气，就会使阴气衰竭；如果泻其阴气，就会使阳气脱陷。对于这种情况，就只能用甘温的药物来调和它，而不能用大补大泻的汤剂去进行治疗。像这种情况，也不能施行灸法。误用灸法就会耗竭真阴。倘若因为病患日久不愈，就改用泻法，那么就会使五脏的精气受到损坏。人迎脉大于寸口脉1倍的，病在足少阳经，大1倍且躁动明显的，病在手少阳经；人迎脉大于寸口脉2倍的，病在足太阳经，大2倍且躁动明显的，病在手太阳经；人迎脉大于寸口脉3倍的，病在足阳明经，大3倍且躁动明显的，病在手阳明经；人迎脉大于寸口脉4倍而且粗大疾快的，名叫"溢阳"，溢阳又叫"外格"。寸口脉大于人迎脉1倍的，病在足厥阴经，大1倍且躁动明显的，病在手厥阴经；寸口脉大于人迎脉2倍的，病在足少阴经，大2倍且躁动明显的，病在手少阴经；寸口脉大于人迎脉3倍的，病在足太阴经，大3倍且躁动明显的，病在手太阴经；寸口脉大于人迎脉4倍而且粗大疾快的，名叫"溢阴"，溢阴又叫"内关"，"内关"因阴阳内外不通，是不治之死症。如果人迎脉与寸口脉都大于正常脉四倍以上的，名叫关格，关格病的预后不佳，死期不远。

人迎脉大于寸口脉1倍的，是病在足少阳胆经，治之当泻足少阳胆经，而胆与肝相表里，胆实则肝虚，故当同补足厥阴肝经。取两个用泻法的穴位，同时再取一个用补法的穴位来进行治疗，每天针刺一次。此外，在治疗的同时还必须按切人迎与寸口的脉象以测验病势的进退，疗效的有无；倘若此时切按到了躁动不安的脉象，就要取用胆经和肝经之脉气所出部位的穴位来进行针刺，等到脉气调和了以后，针刺才能停止。人迎脉大于寸口脉2倍的，是病在足太阳膀胱经，治之当泻足太阳膀胱经，而膀胱与肾相表里，膀胱实则肾虚，故当同补足少阴肾经。取两个用泻法的穴位，同时再取一个用补法的穴位来进行治疗，每2天针刺一次。此外，在治疗的同时还必须按切人迎与寸口的脉象以测验病势的进退，疗效的有无；倘若此时切按到了躁动不安的脉象，就要取用膀胱经和肾经之脉气所出部位的穴位来进行针刺，等到脉气调和了以后，针刺才能停止。人迎脉大于寸口脉3倍的，是病在足阳明胃经，治之当泻足阳明胃经，而胃与脾相表里，胃实则脾虚，故当同补足太阴脾经。取两个用泻法的穴位，同时再取一个用补法的穴位来进行治疗，每天针刺两次。此外，在治疗的同时还必须按切人迎与寸口的脉象以测验病势的进退，疗效的有无；倘若此时切按到了躁动不安的脉象，就要取用胃经和脾经之脉气所出部位的穴位来进行针刺，等到脉气调和了以后，针刺才能停止。寸口脉大于人迎脉1倍的，是病在足厥阴肝经，治之当泻足厥阴肝经，而肝与胆相表里，肝实则胆虚，故当同补足少阳胆经。取两个补法的穴位，同时再取一个泻法的穴位来进行治疗，每天针刺一次。此外，在治疗的同时还必须按切人迎与寸口的脉象以测验病势的进退，疗效的有无；倘若此时切按到了躁动不安的脉象，就要取肝经和胆经之脉气所出部位的穴位来进行针刺，等到脉气调和了以后，针刺才能停止。寸口脉大于人迎脉2倍的，是病在足少阴肾经，治之当泻足少阴肾经，而肾与膀胱相表里，肾实则膀胱虚，故当同补足太阳膀胱经。取两个补法的穴位，同时再取一个泻法的穴位来进行治疗，每两天针刺一次。此外，在治疗的同时还必须按切人迎与寸口的脉象以测验病势的进退，疗效的有无；倘若此时切按到了躁动不安的脉象，就要取肾经和膀胱经之脉气所出部位的穴位来进行针刺，等到脉气调和了以后，针刺才能停止。寸脉大于人迎脉3倍的，是病在足太阴脾经，治之当泻足太阴脾经，而脾与胃相表里，脾实则胃虚，故当同补足阳明胃经。取两个补法的穴位，同时再取一个泻法的穴位来进行治疗，每天针刺两次。此外，在治疗的同时还必须按切人迎与寸口的脉象以测验病势的进退，疗效的有无；倘若此时切按到了躁动不安的脉象，就要取脾经和胃经之脉气所出部位的穴位来进行针刺，等到脉气调和了以后，针刺才能停止。之所以每天能够进行两次针刺治疗，主要是因为足太阴脾经和足阳明胃经的脉气都来源于位居中焦而主水谷之消化与吸收的胃，其所受纳的水谷精微之气最为丰富，而其脉气也最为充盛的缘故；因此在脾胃二经上每天可以进行两次针刺治疗。人迎与寸口部位所出现的脉象都比平常的脉象大3倍以上的，是阴阳两气都偏盛至极而盈溢于脏腑的表现，叫作阴阳俱溢。出现这样的病证，就会内外不能开通；内外不能相通，就会使血脉闭塞，气机不通，真气无处可行而流溢于内，并内伤五脏。像这种情况，如果认为灸法可以开通内外，而妄用灸法进行治疗，就会使病机转化而形成其他的疾病。

　　凡是针法的道理，都要使经气调和才停止针刺。补正气、泻邪气，就会使元气充沛而声音清朗洪亮、耳聪目明，如反其道而刺之就会使血气不流通，这就是所谓的得气就会有效果。治实证，用泻法，邪气虽损而正气亦可虚，但这种虚，脉象虽仍如原来一样粗大却不坚实有力，如果脉来仍坚实有力，病人当时也虽自述轻松，其实病邪并未除去。治虚证，用补法，正气虽益而邪气亦可实，但这种实，脉象虽仍如原来一样粗大却更坚实有力，如果脉来仍如原来一样并不坚实有力，病人当时也虽自述轻松，其实病情并未好转。所以只有正确运用补法，正气才能充实；正确运用泻法，邪气才能衰退，即使疼痛不随着针刺立即减轻，但病肯定会好。一定要先精通十二经脉的生理病理，然后才可以学习"终始"理论。阴经、阳经各有其固定的循行部位和脏腑配属，不可混乱；补虚泻实的治疗大法也不能颠倒错用，要按经取穴来治疗疾病。

大凡使用针刺的治疗，都要采用"三刺法"，即由浅至深地分三个步骤进行针刺，并由此引导谷气来复而产生针感，才能取得良好的疗效。如果出现邪僻不正之气与体内之气血相合而为患；或是应该居于内的阴反越于外，而应该居于外的阳反沉陷于内，以致内外阴阳错乱；或是上下运行的气血，应该逆行的反而顺行，应该顺行的反而逆行，以致气血运行失常；或是经络之气运行部位的深浅发生了改变，以致内外经气各失其位，相杂而行；或是脉气不能与四时时令相应而出现升降浮沉的变化；或是外邪稽留于人体而使邪气满溢于脏腑经脉等病变，都应该用针刺去治疗，使之痊愈。运用"三刺法"时，初刺是将针刺入皮肤的浅表部位，以使阳分的病邪外出；再刺是将针刺到较深的部位，以使阴分的病邪外出；三刺是将针刺到更深的部位，到了一定的深度，就会使谷气出而产生针感，有了得气的感觉就表明已经取得了疗效，此时就可以出针了。所谓"谷气至"的情形，就是指用了补法，就会出现正气充实的表现，用了泻法，就会出现病邪衰退的表现；通过这些表现，医者就可以知道谷气已经到来了。倘若经过针刺而能使病邪得以排出，则即便此时人体的阴阳血气还没能得到调和，我们也能知道病患将要痊愈了。所以说，能准确地施用补法，就必定能使正气充实；能准确地施用泻法，就必定能使病邪衰退。这样，即使病痛在当时并没有随着针刺治疗的进行而立即消除，但其病情还是必定会减轻乃至痊愈的。阴经邪气猖盛而阳经正气虚衰，应当先补阳经的正气，后泻阴经的邪气，从而使阴阳调和。阴经正气虚衰而阳经邪气猖盛，应当先补阴经的正气，后泻阳经的邪气，从而阴阳调和。足阳明、足厥阴、足少阴三条经脉，都搏动于足大趾次趾之间，针刺时，一定要审察三经的虚实。虚证用了泻法，以致虚而又虚，叫作"重虚"，重虚会使疾病加重。凡是针刺三脉的病，要用手按摸，脉搏跳动坚实有力而又很快的，应迅速泻其邪气；虚弱无力而又缓慢的，就补其正气，针法与此相反，疾病就会加重。三脉的跳动，足阳明在足背之上，足厥阴在足背之中，足少阴在足心。阴经的循行经过膺部，膺俞是分布在胸部两旁的腧穴，用之可以治疗症状出现于膺部的、属于阴经的病变。阳经的循行经过背部，背俞是分布在背部的腧穴，用之可以治疗症状出现于背部的、属于阳经的病变。当肩膊部出现酸胀麻木等属虚的症状时，可以取用循行经过肩膊部的上肢经脉所属之腧穴来进行治疗。治疗重舌病，应当取用剑形的铍针，针刺舌下的大筋，并排出恶血。手指弯曲而不能伸直的，它的病位在筋，是筋病；手指伸直而不能弯曲的，它的病位在骨，是骨病。病位在骨的，就应当治骨，而不可误治于筋；病位在筋的，就应当治筋，而不可误治于骨。补泻方法：用泻法，要泻之处正是实证，应深刺穴位，少按针孔，使邪气得以完全排出；用补法，要补之处正是虚证，应浅刺穴位，养护所取经脉，快速按住针孔，不让邪气乘虚而入。邪气来时的表现，针下感觉紧张而迅速；谷气来时的表现，针下感觉缓慢而柔和。脉象坚实有力的，应深刺穴位，以排出邪气；脉象虚弱无力的，正气不足，应浅刺穴位，使正气不得外泄，这种方法以保养所取经脉，只排出邪气。针刺各种疼痛的病，都应深刺，因其脉象都是坚实有力的。所以说，根据循经近刺的取穴原则，腰部以上的各种病证，都在手太阴肺经和手阳明大肠经的主治范围之内；腰部以下的各种病证，都在足太阴脾经和足阳明胃经的主治范围之内。根据循经远刺的取穴原则，病患在身体上半部的，可以取用身体下半部的腧穴来进行治疗；病患在身体下半部的，可以取用身体上半部的腧穴来进行治疗；病患在头部的，可以取用足部的腧穴来进行治疗；病患在腰部的，可以取用腘窝部的腧穴来进行治疗。病患始生于头部的，其头必重；病患始生于手部的，其臂必重；病患始生于足部的，其足必重。在治疗这些疾病的时候，根据治病求本的治疗原则，都首先要针刺其病患最初发生的部位，以治其本。春天，阳气在毫毛；夏天，阳气在皮肤；秋天，阳气在分肉；冬天，阳气在筋骨。针刺不同季节的疾病，要以四季中阳气所在的不同部位为准。另外，刺肥胖的人，要用秋冬的刺法，深刺筋骨；刺消瘦的人，要用春夏的刺法，浅刺皮肤。疼痛是阴证，疼痛而用手按不到痛处的更是阴证，要深刺；痒是阳证，要浅刺。病在上部的是阳证，病在下部的是阴证。疾病先起于阴经而后传于阳经的，治疗时，应当先治阴经，以治其本，然后再治阳经，以治其标；反之，疾病先起于阳经而后传于阴经的，治疗时，应当先治阳经，以治其本，然后再治阴经，以治其标。针刺治疗热厥病时，倘若留针过久，就反而会使病性由热转寒；针刺治疗寒厥病时，倘若留针过久，就反而会使病性由寒转热。针刺治疗热厥病时，为了能使阴气盛而阳邪退，就应当用补法针刺阴经2次，同时再用泻法针刺阳经1次；而针刺治疗寒厥病时，为了能使阳气盛而阴邪退，就应当用补法针刺阳经2次，同时再用泻法针刺阴经1次。所谓"二阴"的意思，就是指在阴经上针刺2次；"一阳"的意思，就是指在阳经上针刺1次。患病日久的，病邪必深入于内。针刺治疗这类宿疾，必须深刺，并长时间地留针，才能消除隐伏于深层的病邪。同时还需每隔1天就再刺1次，连续地针刺，直到病患痊愈才能停止。此外，由于经脉之气是左右互贯的，所以还要审察病邪在人体左右的偏盛情况，并在治疗时首先使其调和；而对于有瘀血存在的，还要在治疗时先使用泻血法，祛除其血脉中的郁结，只有这样，才能取得良好的疗效。熟悉了以上这些方法，针刺的道理也就大体上能够掌握了。

凡是用针法的一定要审察病人的形体与元气。病人形体肌肉还不瘦削，但气短而脉象躁动的，必须用缪刺，即左病刺右、右病刺左的针法，这样耗散的元气可以收敛，积聚的邪气可以发散。施针时，要在幽谧宁静之室，闭门关窗，精神集中，专心致志，不能分心，也莫受外界干扰，务必把注意力集中在针刺上，或浅刺而留针，或轻微地浮刺，以转移患者的注意力，直到针下得气才停止。总之，通过针刺，要使阳气内入、阴气外出，阴阳融通而调和，元气充盛而内守，邪气不得深入，这就是得气。

凡使用针刺进行治疗，都要遵守以下禁忌：行房后不久的，不可以针刺；而针刺后不久的，亦不可以行房。已经醉酒的，不可以针刺；而已经针刺完的，亦不可以醉酒。刚发完怒的，不可以针刺；而已经针刺完的，亦不可以发怒。刚劳累过的，不可以针刺；而已经针刺完的，亦不可以劳累。已经吃饱饭的，不可以针刺；而已经针刺完的，亦不可以吃得过饱。已经感到饥饿的，不可以针刺；而已经针刺完的，亦不可以受饥挨饿。已经感到口渴的，不可以针刺；而已经针刺完的，亦不可以挨受口渴。对于过度惊慌和恐惧的患者，必须要在使他的精神气血安定之后，才可以开始针刺。坐车来就诊的病人，要让他卧在床上休息大约吃一顿饭的时间之后，才可以开始针刺；从远处步行来就诊的病人，要让他坐着休息大约走10里路的时间之后，才可以开始针刺。凡是属于上述这12种针刺禁忌范围内的病人，他们的脉气都是紊乱的，正气都是外散的，营卫运行也都是失常的，而其经脉气血也不能循经依次正常周流全身。此时，如果不加诊察就草率地依据病证而妄行针刺，就会使本属浅表的病证深入于内脏，或是使本属内脏的病证由里出表而产生浅表的病证；如此，就会使邪气复盛，正气益衰。医技粗率的医生，没有诊察这些禁忌，就妄用针刺，实际上就等于是在摧残病人的身体，这种情况就叫作"伐身"；其结果就只能是使病人的形肉身体过度耗伤，脑髓被消损，津液不能化生，甚至于不能运化饮食五味之精微以生精气，而终使真气消亡，这就是所谓的"失气"。

手足太阳二经的经气即将竭绝之时，病现两眼上视不能转动，角弓反张，四肢抽动，面色苍白，皮肤枯槁，绝汗外出等症状，而绝汗一出，就会死亡。手足少阳二经的经气即将竭绝之时，病现耳聋，全身骨节都松弛无力，目系经气断绝以致眼珠不能转动等症状，而目系断绝一天半就会死亡，病人临死时面色青白。手足阳明二经的经气即将竭绝之时，病现口眼抽动而牵引歪斜，时时惊惕，胡言乱语，脸色发黄，手足阳明经脉粗大躁动，经气阻滞等症状，如此就会死亡。手足少阴二经的经气即将竭绝之时，病现面色发黑，牙齿变长，并有污垢，腹部胀满，升降闭塞，上下不通等症状，如此而死亡。手足厥阴二经的经气即将竭绝之时，病现胸中发热，咽喉干燥，频频小便，心中烦乱，甚至舌体卷缩，阴囊上缩等症状，如此而死亡。手足太阴二经的经气即将竭绝之时，病现腹胀闭塞，呼吸不能接续，频频嗳气呕吐，呕吐就会使气上逆，气上逆就会面色红赤，而气不上逆就会出现上下不通，上下不通就会出现面色发黑、皮肤毛发焦枯等症状，如此而死亡。

经脉第十

概说

　　本篇是《内经》中经络针刺经络的重点内容，对十二经脉的脏腑归属、阴阳属性、名称、起始与终止点、循行部位十五络的起始与循行路线皆进行了说明。此外，原文还论述了十二经脉病变反应与脏腑发病的内在联系、十二经脉主治病证范围。最后指出经脉对疾病诊断，治疗上的重要作用。

原文

　　雷公问于黄帝曰：禁脉之言，凡刺之理，经脉为始，营其所行，制其度量，内次五藏，外别六府，愿尽闻其道。黄帝曰：人始生，先成精，精成而脑髓生，骨为干，脉为营，筋为刚，肉为墙，皮肤坚而毛发长，谷入于胃，脉道以通，血气乃行。雷公曰：愿卒闻经脉之始生。黄帝曰：经脉者，所以能决死生，处百病，调虚实，不可不通。

　　肺手太阴之脉，起于中焦，下络大肠，还循胃口，上膈属肺，从肺系横出腋下，下循臑内，行少阴心主之前，下肘中，循臂内上骨下廉，入寸口，上鱼，循鱼际，出大指之端；其支者，从腕后直出次指内廉，出其端。是动则病肺胀满膨膨而喘咳，缺盆中痛，甚则交两手而瞀，此为臂厥。是主肺所生病者，咳，上气喘渴，烦心胸满，臑臂内前廉痛厥，掌中热。气盛有余，则肩背痛风寒，汗出中风，小便数而欠。气虚则肩背痛寒，少气不足以息，溺色变。为此诸病，盛则泻之，虚则补之，热则疾之，寒则留之，陷下则灸之，不盛不虚，以经取之。盛者寸口大三倍于人迎，虚者则寸口反小于人迎也。

　　大肠手阳明之脉，起于大指次指之端，循指上廉出合谷两骨之间，上入两筋之中，循臂上廉，入肘外廉，上臑外前廉，上肩，出髃骨之前廉，上出于柱骨之会上，下入缺盆络肺，下膈属大肠；其支者，从缺盆上颈贯颊，入下齿中，还出挟口，交人中，左之右，右之左，上挟鼻孔。是动则病齿痛颈肿。是主津液所生病者，目黄口干，鼽衄，喉痹，肩前臑痛，大指次指痛不用。气有余则当脉所过者热肿，虚则寒慄不复。为此诸病，盛则泻之，虚则补之，热则疾之，寒则留之，陷下则灸之，不盛不虚，以经取之。盛者人迎大三倍于寸口，虚者人迎反小于寸口也。

胃足阳明之脉，起于鼻之交頞中，旁纳太阳之脉，下循鼻外，入上齿中，还出挟口环唇，下交承浆，却循颐后下廉，出大迎，循颊车，上耳前，过客主人，循发际，至额颅；其支者，从大迎前下人迎，循喉咙，入缺盆，下膈属胃络脾；其直者，从缺盆下乳内廉，下挟脐，入气街中；其支者，起于胃口，下循腹里，下至气街中而合，以下髀关，抵伏兔，下膝膑中，下循胫外廉，下足跗，入中指内间；其支者，下廉三寸而别，下入中指外间；其支者，别跗上，入大指间，出其端。是动则病洒洒振寒，善呻数欠颜黑，病至则恶人与火，闻木声则惕然而惊，心欲动，独闭户塞牖而处，甚则欲上高而歌，弃衣而走，贲响腹胀，是谓骭厥。是主血所生病者，狂疟温淫汗出，鼽衄，口㖞唇胗，颈肿喉痹，大腹水肿，膝膑肿痛，循膺乳，气街，股，伏兔，骭外廉，足跗上皆痛，中指不用。气盛则身以前皆热其有余于胃，则消谷善饥，溺色黄。气不足则身以前皆寒慄，胃中寒则胀满。为此诸病，盛则泻之，虚则补之，热则疾之，寒则留之，陷下则灸之，不盛不虚，以经取之。盛者人迎大三倍于寸口，虚者人迎反小于寸口也。

脾足太阴之脉，起于大指之端，循指内侧白肉际，过核骨后，上内踝前廉，上腨内，循胫骨后，交出厥阴之前，上膝股内前廉，入腹属脾络胃，上膈，挟咽，连舌本，散舌下；其支者，复从胃，别上膈，注心中。是动则病舌本强，食则呕，胃脘痛，腹胀善噫，得后与气则快然如衰，身体皆重。是主脾所生病者，舌本痛，体不能动摇，食不下，烦心，心下急痛，溏、瘕、泄、水闭、黄疸，不能卧，强立股膝内肿厥，足大趾不用。为此诸病，盛则泻之，虚则补之，热则疾之，寒则留之，陷下则灸之，不盛不虚，以经取之。盛者寸口大三倍于人迎，虚者寸口反小于人迎也。

心手少阴之脉，起于心中，出属心系，下膈络小肠；其支者，从心系上挟咽，系目系；其直者，复从心系却上肺，下出腋下，下循臑内后廉，行手太阴心主之后，下肘内，循臂内后廉，抵掌后锐骨之端，入掌内后廉，循小指之内出其端。是动则病嗌干心痛，渴而欲饮，是为臂厥。是主心所生病者，目黄胁痛，臑臂内后廉痛厥，掌中热痛。为此诸病，盛则泻之，虚则补之，热则疾之，寒则留之，陷下则灸之，不盛不虚，以经取之。盛者寸口大3倍于人迎，虚者寸口反小于人迎也。

小肠手太阳之脉，起于小指之端，循手外侧上腕，出踝中，直上循臂骨下廉，出肘内侧两筋之间，上循臑外后廉，出肩解，绕肩胛，交肩上，入缺盆络心，循咽下膈，抵胃属小肠；其支者，从缺盆循颈上颊，至目锐眦，却入耳中；其支者，别颊上䪼抵鼻，至目内眦，斜络于颧。是动则病嗌痛颔肿，不可以顾，肩似拔，臑似折。是主液所生病者，耳聋目黄颊肿，颈颔肩臑肘臂外后廉痛。为此诸病，盛则泻之，虚则补之，热则疾之，寒则留之，陷下则灸之，不盛不虚，以经取之。盛者人迎大再倍于寸口，虚者人迎反小于寸口也。

膀胱足太阳之脉，起于目内眦，上额交巅；其支者，从巅至耳上角；其直者，从巅入络脑，还出别下项，循肩髆内，挟脊抵腰中，入循膂，络肾属膀胱；其支者，从腰中下挟脊贯臀，入腘中；其支者，从髆内左右，别下贯胛，挟脊内，过髀枢，循髀外从后廉下合腘中，以下贯踹内，出外踝之后，循京骨，至小指外侧。是动则病冲头痛，目似脱，项如拔，脊痛腰似折，髀不可以曲，腘如结，踹如裂，是为踝厥。是主筋所生病者，痔疟狂颠疾，头颤项痛，目黄泪出鼽衄，项背腰尻腘踹足皆痛，小指不用。为此诸病，盛则泻之，虚则补之，热则疾之，寒则留之，陷下则灸之，不盛不虚，以经取之。盛者人迎大再倍于寸口，虚者人迎反小于寸口也。

肾足少阴之脉，起于小指之下，邪走足心，出于然谷之下，循内踝之后，别入跟中，以上踹内，出腘内廉，上股内后廉，贯脊属肾络膀胱；其直者，从肾上贯肝膈，入肺中，循喉咙，挟舌本；其支者，从肺出络心，注胸中。是动则病饥不欲食，面如漆柴，欬唾则有血，喝喝而喘，坐而欲起，目䀮䀮如无所见，心如悬若饥状，气不足则善恐，心惕惕如人将捕之，是为骨厥。是主肾所生病者，口热舌干，咽肿上气，嗌干及痛，烦心心痛，黄疸肠澼，脊股内后廉痛，痿厥嗜卧，足下热而痛，为此诸病，盛则泻之，虚则补之，热则疾之，寒则留之，陷下则灸之，不盛不虚，以经取之。灸则强食生肉，缓带被发，大杖重履而步。盛者寸口大再倍于人迎，虚者寸口反小于人迎也。

心主手厥阴心包络之脉，起于胸中，出属心包络，下膈，历络三焦；其支者，循胸出胁，下腋三寸，上抵腋，下循臑内，行太阴少阴之间，入肘中，下臂行两筋之间，入掌中，循中指出其端；其支者，别掌中，循小指次指出其端。是动则病手心热，臂肘挛急，腋肿，甚则胸胁支满，心中憺憺大动，面赤目黄，喜笑不休。是主脉所生病者，烦心心痛，掌中热。为此诸病，盛则泻之，虚则补之，热则疾之，寒则留之，陷下则灸之，不盛不虚，以经取之。盛者寸口大一倍于人迎，虚者寸口反小于人迎也。

三焦手少阳之脉，起于小指次指之端，上出两指之间，循手表腕，出臂外两骨之间，上贯肘，循臑外上肩，而交出足少阳之后，入缺盆，布膻中，散落心包，下膈，循属三焦；其支者，从膻中上出缺盆，上项，系耳后直上，出耳上角，以屈下颊至䪼；

其支者，从耳后入耳中，出走耳前，过客主人前，交颊，至目锐眦。是动则病耳聋浑浑焞焞，嗌肿喉痹。是主气所生病者，汗出，目锐眦痛，颊痛，耳后肩臑肘臂外皆痛，小指次指不用。为此诸病，盛则泻之，虚则补之，热则疾之，寒则留之，陷下则灸之，不盛不虚，以经取之。盛者人迎大一倍于寸口，虚者人迎反小于寸口也。

胆足少阳之脉，起于目锐眦，上抵头角，下耳后，循颈行手少阳之前，至肩上，却交出手少阳之后，入缺盆；其支者，从耳后入耳中，出走耳前，至目锐眦后；其支者，别锐眦，下大迎，合于手少阳，抵于頄，下加颊车，下颈合缺盆以下胸中，贯膈络肝属胆，循胁里，出气街，绕毛际，横入髀厌中；其直者，从缺盆下腋，循胸过季胁，下合髀厌中，以下循髀阳，出膝外廉，下外辅骨之前，直下抵绝骨之端，下出外踝之前，循足跗上，入小指次指之间；其支者，别跗上，入大指之间，循大指歧骨内出其端，还贯爪甲，出三毛。是动则病口苦，善太息，心胁痛不能转侧，甚则面微有尘，体无膏泽，足外反热，是为阳厥。是主骨所生病者，头痛颔痛，目锐眦痛，缺盆中肿痛，腋下肿，马刀侠瘿，汗出振寒，疟，胸胁肋髀膝外至胫绝骨外踝前及诸节皆痛，小指次指不用。为此诸病，盛则泻之，虚则补之，热则疾之，寒则留之，陷下则灸之，不盛不虚，以经取之。盛者人迎大一倍于寸口，虚者人迎反小于寸口也。

肝足厥阴之脉，起于大指丛毛之际，上循足跗上廉，去内踝一寸，上踝八寸，交出太阴之后，上腘内廉，循股阴入毛中，过阴器，抵小腹，挟胃属肝络胆，上贯膈，布胁肋，循喉咙之后，上入颃颡，连目系，上出额，与督脉会于巅；其支者，从目系下颊里，环唇内；其支者，复从肝别贯膈，上注肺。是动则病腰痛不可以俯仰，丈夫㿉疝，妇人少腹肿，甚则嗌干，面尘脱色。是主肝所生病者，胸满呕逆飧泄，狐疝遗溺闭癃。为此诸病，盛则泻之，虚则补之，热则疾之，寒则留之，陷下则灸之，不盛不虚，以经取之。盛者寸口大一倍于人迎，虚者寸口反小于人迎也。

手太阴气绝则皮毛焦，太阴者行气温于皮毛者也，故气不荣则皮毛焦，皮毛焦则津液去皮节，津液去皮节者则爪枯毛折，毛折者则毛先死，丙笃丁死，火胜金也。手少阴气绝则脉不通，脉不通则血不流，血不流则毛色不泽，故其面黑如漆柴者，血先死，壬笃癸死，水胜火也。足太阴气绝者则脉不荣肌肉，唇舌者肌肉之本也，脉不荣则肌肉软，肌肉软则舌萎人中满，人中满则唇反，唇反者肉先死，甲笃乙死，木胜土也。足少阴气绝则骨枯，少阴者冬脉也，伏行而濡骨髓者也，故骨不濡则肉不能著也，骨肉不相亲则肉软却，肉软却故齿长而垢发无泽，发无泽者骨先死，戊笃己死，土胜水也。足厥阴气绝则筋绝，厥阴者肝脉也，肝者筋之合也，筋者聚于阴气而脉络于舌本也，故脉弗荣则筋急，筋急则引舌与卵，故唇青舌卷卵缩则筋先死，庚笃辛死，金胜木也。

五阴气俱绝则目系转，转则目运，目运者为志先死，志先死则远一日半死矣。六阳气绝，则阴与阳相离，离则腠理发泄，绝汗乃出，故旦占夕死，夕占旦死。

经脉十二者，伏行分肉之间，深而不见；其常见者，足太阴过于外踝之上，无所隐故也。诸脉之浮而常见者，皆络脉也。六经络手阳明少阳之大络，起于五指间，上合肘中。饮酒者，卫气先行皮肤，先充络脉，络脉先盛，故卫气已平，营气乃满，而经脉大盛。脉之卒然动者，皆邪气居之，留于本末；不动则热，不坚则陷且空，不与众同，是以知其何脉之动也。雷公曰：何以知经脉之与络脉异也？黄帝曰：经脉者常不可见也，其虚实也以气口知之，脉之见者皆络脉也。雷公曰：细子无以明其然也。黄帝曰：诸络脉皆不能经大节之间，必行绝道而出，入复合于皮中，其会皆见于外。故诸刺络脉者，必刺其结上，甚血者虽无结，急取之以泻其邪而出其血，留之发为痹也。凡诊络脉，脉色青则寒且痛，赤则有热。胃中寒，手鱼之络多青矣；胃中有热，鱼际络赤；其暴黑者，留久痹也；其有赤有黑有青者，寒热气也；其青短者，少气也。凡刺寒热者皆多血络，必间日而一取之，血尽而止，乃调其虚实；其小而短者少气，甚者泻之则闷，闷甚则仆不得言，闷则急坐之也。

手太阴之别，名曰列缺，起于腕上分间，并太阴之经直入掌中，散入于鱼际。其病实则手锐掌热，虚则欠㰦，小便遗数，取之去腕半寸，别走阳明也。手少阴之别，名曰通里，去腕一寸半，别而上行，循经入于心中，系舌本，属目系。其实则支膈，虚则不能言，取之掌后一寸，别走太阳也。手心主之别，名曰内关，去腕二寸，出于两筋之间，循经以上系于心，包络心系。实则心痛，虚则为头强，取之两筋间也。手太阳之别，名曰支正，上腕五寸，内注少阴；其别者，上走肘，络肩髃。实则节弛肘废，虚则生肬，小者如指痂疥，取之所别也。手阳明之别，名曰偏历，去腕三寸，别入太阴；其别者，上循臂，乘肩隅，上曲颊偏齿；其别者，入耳合于宗脉。实则龋聋，虚则齿寒痹隔，取之所别也。手少阳之别，名曰外关，去腕二寸，外绕臂，注胸中，合心主。病实则肘挛，虚则不收，取之所别也。足太阳之别，名曰飞扬，去踝七寸，别走少阴。实则鼽窒头背痛，虚则鼽衄，取之所别也。足少阳之别，名曰光明，去踝五寸，别走厥阴，下络足跗。实则厥，虚则痿躄，坐不能起，取之所别也。足阳明之别，名曰丰隆，去踝八寸，别走太阴；其别者，循胫骨外廉，上络头项，合诸经之气，下络喉嗌。其病气逆则喉痹瘁疳，实则狂癫，虚则足不收胫枯，取之所别也。足太阴之别，名曰公孙，去本节之后一寸，别走阳明；其别者，入络肠胃。厥气上逆则霍乱，实则肠中切痛，虚则臌胀，取之所别也。足少阴之别，名曰大钟，当踝后绕跟，别走太阳；其别者，并经上走于心包，下外贯腰脊。其病气逆则烦闷，实则闭癃，虚则腰痛，取之所别者也。

足厥阴之别，名曰蠡沟，去内踝五寸，别走少阳；其别者，径胫上睾，结于茎。其病气逆则睾肿卒疝，实则挺长，虚则暴痒，取之所别也。任脉之别，名曰尾翳，下鸠尾，散于腹。实则腹皮痛，虚则痒搔，取之所别也。督脉之别，名曰长强，挟膂上项，散头上，下当肩胛左右，别走太阳，入贯膂。实则脊强，虚则头重，高摇之，挟脊之有过者，取之所别也。脾之大络，名曰大包，出渊腋下三寸，布胸胁。实则身尽痛，虚则百节尽皆纵，此脉若罗络之血者，皆取之脾之大络脉也。凡此十五络者，实则必见，虚则必下，视之不见，求之上下，人经不同。络脉异所别也。

通释

　　雷公问黄帝说：《禁服》篇说，凡是针刺的道理，经脉是根本，掌握经脉循行的线路，知道它的长短，内与五脏相连，外与六腑相通，希望听听全部的道理。黄帝道：人体形成之初，先由父母之精构合而成形体的原始之精，然后随着精发育而生成脑髓，骨是支撑形体的主干，脉是血气运行营养全身的通道，筋是网络关节的纽带，肉是保护内脏的墙壁，皮肤结实，毛发生长，而发成熟。出生之后，食物进入胃中，精气沿脉道贯通全身，气血就充盈畅行。雷公说：希望听到经脉起始循行的全部情况。黄帝道：掌握了经脉，就能够判断生死，医治百病，调理虚实，这其中的道理不可不精通。

　　肺的经脉手太阴经，起始于中焦胃脘部，向下行，联络于与本经相表里的脏腑大肠，然后自大肠返回，循行环绕胃的上口，向上穿过横膈膜，联属于本经所属的脏腑肺脏，再从气管横走并由腋窝部出于体表，沿着上臂的内侧，在手少阴心经与手厥阴心包络经的前面下行，至肘部内侧，再沿着前臂的内侧、桡骨的下缘，入于桡骨小头内侧、动脉搏动处的寸口部位，上至手大指本节后手掌肌肉隆起处的鱼部，再沿鱼部的边缘到达手大拇指的指端；另有一条支脉，从手腕后方分出，沿着示指拇侧直行至示指的桡侧前端，与手阳明大肠经相衔接。手太阴肺经之经气发生异常的变动，就会出现肺部胀满、气喘、咳嗽、缺盆部疼痛等症状；在咳嗽剧烈的时候，病人常常会交叉双臂按住胸前，并感到眼花目眩、视物不清，这就是臂厥病，是由肺经之经气逆乱所导致的一种病证。本经所主的肺脏发生的疾病，其症状是咳嗽气逆，喘促，口渴，心中烦乱，胸部满闷，上臂内侧前缘的部位疼痛、厥冷，手掌心发热。本经经气有余时，就会出现肩背部遇风寒而作痛，自汗出而易感风邪，以及小便次数增多而尿量减少等症状。本经经气不足时，就会出现肩背部遇寒而痛，呼吸气少不能接续，小便颜色改变等症状。治疗上面这些病证时，属于经气亢盛的就要用泻法，属于经气不足的就要用补法；属于热的就要用速针法，属于寒的就要用留针法；属于阳气内衰以致脉道虚陷不起的就要用灸法；既不属于经气亢盛也不属于经气虚弱，而仅仅只是经气运行失调的，就要用本经所属的腧穴来调治。属于本经经气亢盛的，其寸口脉的脉象要比人迎脉的脉象大3倍；而属于本经经气虚弱的，其寸口脉的脉象反而会比人迎脉的脉象小。

大肠的经脉叫手阳明经，它的循行从示指的尖端开始，沿着示指桡侧的上缘出现在拇指、示指两骨间的合谷穴，然后向上进入到腕上两筋的凹陷处，再沿着前臂上缘到肘的外缘，再向上从臂外侧前缘上到肩，再从肩峰前缘向上出到柱骨，与所有的阳经会合，然后向前向下进入锁骨上窝联络肺，再向下过膈入属大肠；它的支脉，从锁骨上窝向上走颈部穿过颊部，进入下齿龈，再返回处出挟着口唇两侧向上，交会在人中沟，然后左脉走右，右脉走左，挟着鼻孔两侧上行，与足阳明胃经相连接。由于外邪侵犯本经而发生的病证，证见牙齿疼痛，颈部肿大。本经所主的大肠发生病证，主要是津液的病变，证见眼睛发黄，口中发干，鼻塞或鼻腔出血，咽喉肿痛，肩前及臑内疼痛，示指疼痛不能随意运动。本经邪盛有余的，所循行的部位就会发热肿大。本经正气不足的，就会恶寒颤抖，很难感到温暖。治疗这些病证，属邪盛的就用泻法，属正虚的就用补法，属热证的就用速刺法，属寒证的就用留针法，因阳气虚衰而脉虚下陷的就用灸法，邪不盛正不虚的从本经取穴治疗。邪气猖盛的，人迎脉粗大，是寸口脉的3倍；正气虚衰的，人迎脉反而比寸口脉细小。

胃的经脉足阳明经，起于鼻孔两旁（迎香穴），由此上行，左右相交于鼻根部，并缠束旁侧的足太阳膀胱经的经脉，到达内眼角（睛明穴）之后再向下行，沿鼻的外侧，入于上齿龈内，继而返出来挟行于口旁，并环绕口唇，再向下交会于口唇下方的承浆穴处，此后再沿腮部后方的下缘退行而出于大迎穴，又沿着下颌角部位的颊车，上行至耳的前方，通过足少阳胆经所属的客主人穴，沿着发际，上行至额颅部；它有一条支脉，从大迎穴的前方，向下走行至颈部的人迎穴处，再沿喉咙进入缺盆，向下贯穿横膈膜，而联属于本经所属的脏腑胃，并联络于与本经相表里的脏腑脾脏；其直行的经脉，从缺盆处下行至乳房的内侧，再向下挟行于脐的两侧，最后进入阴毛毛际两旁的气街部位（气冲穴）；另有一条支脉，起始于胃的下口处（即幽门，大约相当于下脘穴所在的部位），再沿着腹部的内侧下行，到达气街的部位，而与前面所讲的那条直行的经脉相会合，再由此下行，沿着大腿外侧的前缘到达髀关穴处，而后直达伏兔穴，再下行至膝盖，并沿小腿胫部外侧的前缘，下行至足背部，最后进入足次趾的外侧间（即足中趾的内侧部）；还有一条支脉，在膝下3寸的地方分出，下行到足中趾的外侧间；又有一条支脉，从足背面（冲阳穴）别行而出，向外斜走至足厥阴肝经的外侧，进入足大趾，并直行到足大趾的末端，而与足太阴脾经相衔接。由于外邪侵犯本经而发生的病证，会出现金身一阵阵发冷战慄，就好像被冷水淋洒过一样，以及频频呻吟，时作呵欠，额部暗黑等症状。发病时怕见人和火光，听到木器撞击所发出的声音，就会神慌惊恐，心中跳动不安，因此病人喜欢关闭门窗而独处室内。在病情严重时，就会出现病人想要爬到高处去唱歌，脱了衣服乱跑，以及腹胀肠鸣等症状，这时的病证就被称为肝厥病。由本脏所主的血发生的病证，如高热神昏的疟疾，温热之邪淫胜所致的大汗出，鼻塞或鼻出血，口角歪斜，口唇生疮，颈部肿大，喉部闭塞，腹部因水停而肿胀，膝髌部肿痛，足阳明胃经沿着胸膺、乳部、气街、大腿前缘、伏兔、胫部外缘、足背等处循行的部位都发生疼痛，足中趾不能活动自如等。本经经气有余时，就会出现胸腹部发热；若气盛而充于胃，使胃之气有余，就会出现胃热所导致的谷食易消而时常饥饿，以及小便颜色发黄等症状。本经经气不足时，就会出现胸腹部发冷而战慄；若胃中阳虚有寒，以致运化无力，水谷停滞中焦，就会出现胀满的病象。治疗上面这些病证时，属于经气亢盛的就要用泻法，属于经气不足的就要用补法；属于热的就要用速针法，属于寒的就要用留针法；属于阳气内衰以致脉道虚陷不起的就要用灸法；既不属于经气亢盛也不属于经气虚弱，而仅仅只是经气运行失调的，就要用本经所属的腧穴来调治。属于本经经气亢盛的，其人迎脉的脉象要比寸口脉的脉象大 3 倍；而属于本经经气虚弱的，其人迎脉的脉象反而会比寸口脉的脉象小。

　　脾的经脉叫足太阴经，它的循行从足大趾尖端开始，沿着足大趾内侧赤白肉的分界处，经过核骨，上行到内踝的前缘，再上行进入小腿肚内，再沿着胫骨的后方，穿出到足厥阴之前，再向上沿着膝盖、大腿内侧的前缘，进入腹内，入属脾脏，联络胃腑，再上过膈膜，挟咽喉两旁，上连舌根，布散舌下；它的支脉，再从胃腑分出上过膈膜，灌入心中，与手少阴经相连接。由于外邪侵犯本经而发生的病证，证见舌根僵硬，饮食后立即呕吐，胃脘疼痛，腹部胀满，时时嗳气，解了大便或矢气之后，就觉得轻松病减，却觉全身沉重。本经所主的脾脏发生病证，证见舌根疼痛，身体不能转动摇晃，吃不下食物，心烦意乱，心下部位痉挛作痛，大便稀软或下痢，水液闭聚于内，面目皮肤发黄，不能安卧，勉强站立；大腿膝盖内侧就会肿痛发冷，足大趾不能活动。治疗这些病证，属邪盛的就用泻法，属正虚的就用补法，属热证的就用速刺法，属寒证的就用留针法，因阳气虚衰而脉虚下陷的就用灸法，邪不盛正不虚的从本经取穴治疗。邪气猖盛的，寸口脉粗大，是人迎脉的 3 倍；正气虚衰的，寸口脉反而比人迎脉细小。

　　心的经脉手少阴经，起始于心中，从心出来以后就联属于心的脉络，然后就向下贯穿横膈膜，而联络于与本经相表里的脏腑小肠；它的支脉，从心的脉络向上走行，并挟行于咽喉的两旁，此后再向上行而与眼球联络于脑的脉络相联系；它直行的经脉，从心的脉络上行至肺部，然后再向下走行而横出于腋窝下，此后再向下沿着上臂内侧的后缘走行，且循行于手太阴肺经和手厥阴心包经的后方，一直下行而至肘内，再沿着前臂内侧的后缘循行，直达掌后小指侧高骨的尖端，并进入手掌内侧的后缘，再沿着小指内侧到达小指的前端，而与手太阳小肠经相衔接。由于外邪侵犯本经而发生的病证，就会出现咽喉干燥，头痛，口渴而想要喝水等症状，这样的病证就叫作臂厥证。本经所主的心脏发生的病证，其症状是眼睛发黄，胁肋疼痛，上臂及下臂的内侧后缘处疼痛、厥冷，掌心处发热、灼痛。治疗上面这些病证时，属于经气亢盛的就要用泻法，属于经气不足的就要用补法；属于热的就要用速针法，属于寒的就要用留针法；属于阳气内衰以致脉道虚陷不起的就要用灸法；既不属于经气亢盛也不属于经气虚弱，而仅仅只是经气运行失调的，就要用本经所属的腧穴来调治。属于本经经气亢盛的，其寸口脉的脉象要比人迎脉的脉象大两倍；而属于本经经气虚弱的，其寸口脉的脉象反而会比人迎脉的脉象小。

小肠的经脉叫手太阳经，它的循行从小指外侧的尖端开始，沿着手掌外侧到手腕，出到腕后尺侧的高骨，一直向上沿着前臂尺骨的下缘，出到肘后内侧两骨的中间，再向上沿着臑外侧后缘，出到肩后骨缝，环绕肩胛，相交在两肩之上，进入锁骨上窝，联络心脏，再沿着咽喉下过膈膜抵达胃腑，再向下入属小肠；它的支脉，从锁骨上窝，沿颈上颊，直到眼外角，再转入耳内；又一支脉，从颊部分出上到眼眶下方直达鼻部，再到眼内角，并斜出网络颧骨，与足太阳经相连接。由于外邪侵犯本经而发生的病证，证见咽喉疼痛，下颊发肿，头项不能左右转动回顾，肩痛如同被扯拔，臂痛如同被折断。本经所主的液发生的病证，主要是水液的病变，证见耳聋，眼睛发黄，颊肿，从颈到颊、肩、臑、肘、臂等部外侧后缘疼痛。治疗这些病证，属邪盛的就用泻法，属正虚的就用补法，属热证的就用速刺法，属寒证的就用留针法，因阳气虚衰而脉虚下陷的用灸法，邪不盛正不虚的从本经取穴治疗。邪猖气盛的，人迎脉粗大，是寸口脉的两倍；正气虚衰的，人迎脉反而比寸口脉细小。

膀胱的经脉足太阳经，起始于内眼角，向上经过额部而交会于头部的最高处巅顶；它的一条支脉，从巅顶走行至耳的上角；它直行的经脉，从顶巅向内深入而络于脑髓，然后返还出来，再下行到达颈项的后部，此后就沿着肩胛的内侧，挟行于脊柱的两旁，抵达腰部，再沿着脊柱旁的肌肉深入腹内，而联络于与本经相表里的脏腑肾脏，并联属于本经所属的脏腑膀胱；另有一条支脉，从腰部分出，挟着脊柱的两侧下行并贯穿臀部，而直入于膝部的腘窝中；还有一条支脉，从左右的肩胛骨处分出，向下贯穿肩胛骨，再挟着脊柱的两侧，在体内下行，通过髀枢部，然后再沿着大腿外侧的后缘向下走行，而与先前进入腘窝的那条支脉在腘窝中相会合，由此再向下走行，通过小腿肚的内部，出于外踝骨的后方，再沿着足小趾本节后的圆骨，到达足小趾外侧的末端，而与足少阴肾经相衔接。由于外邪侵犯本经所发生的病证，会出现伴有气上冲之感觉的头痛，眼睛疼痛得就好像要从眼眶中脱出似的，颈项就好像在被牵拔一样紧张疼痛，脊柱和腰部就好像已被折断一样疼痛难忍，髋关节不能屈曲，膝腘部就好像已被捆绑住一样紧涩结滞、不能运动自如，小腿肚疼痛得就好像要裂开一样，以上这些病证就叫作踝厥病。本经所主的筋所发生的病证，如痔疮、疟疾、狂病、癫病，头、囟与颈部疼痛，眼睛发黄，流泪，鼻塞或鼻出血，项、背、腰、尻、腘、小腿肚、足等部位都发生疼痛，足小趾不能活动。治疗上面这些病证时，属于经气亢盛的就要用泻法，属于经气不足的就要用补法；属于热的就要用速针法，属于寒的就要用留针法；属于阳气内衰以致脉道虚陷不起的就要用灸法；既不属于经气亢盛也不属于经气虚弱，而仅仅只是经气运行失调的，就要用本经所属的腧穴来调治。属于本经经气亢盛的，其人迎脉的脉象要比寸口脉的脉象大两倍；而属于本经经气虚弱的，其人迎脉的脉象反而会比寸口脉的脉象小。

　　肾的经脉叫足少阴经，它的循行从足小趾下开始，向内斜走足心，出走到内踝前然谷穴的下方，再沿着内踝的后面分出进入足跟，由此上行到小腿肚内侧，再出走出腘窝内侧，再沿大腿内侧的后缘，穿过脊柱，进到体内入属肾脏，联络膀胱；直行的经脉，从肾上行，穿过肝脏与膈膜，进入肺脏，再沿着喉咙，上挟舌根两边；它的支脉，又从肺发出；与心联络，并注于胸中，与手厥阴经相连接。由于外邪侵犯本经所发生的病证，证见能觉饥饿却不想进食，面色暗黑，骨瘦如柴，咳吐带血，呼吸喘促，喝喝有声，刚刚坐下就想起身，两目不明视物不清，心像悬吊空中而不安，有如饥饿之感；精气不足就会时时恐惧，心中怦怦跳动，就像有人要逮捕他一样，这叫作"骨厥"。本经所主的肾所发生的病证，证见口中觉热，舌头干燥，咽部肿大，有气上冲，喉咙发干又有疼痛，心中烦躁而疼痛，皮肤面目发黄，下痢，脊柱、大腿内侧后缘疼痛，双足软弱而冰冷、嗜睡，足心发热而痛。治疗这些病证，属邪盛的用就泻法，属正虚的就用补法，属热证的就用速刺法，属寒证的就用留针法，因阳气虚衰而脉虚下陷的就用灸法，邪不盛正不虚的从本经取穴治疗。使用灸法的，更多吃肉类，宽松衣带，散披头发，拄着粗大的拐杖，穿着沉重的鞋子，然后缓步行走，以使气血畅通，筋骨舒展。邪猖气盛的，寸口脉粗大，是人迎脉的两倍；正气虚衰的，寸口脉反而比人迎脉细小。

　　心主的经脉手厥阴心包络经，起始于胸中，向外走行而联属于本经所属的脏腑心包，然后再下行贯穿横膈膜，由此而经过并联络于与本经相表里的脏腑三焦；它的一条支脉，从胸中横出至胁部，再走行到腋下3寸处，此后再向上循行，抵达腋窝部，然后再沿着上臂的内侧，在手太阴肺经与手少阴心经这两条经脉的中间向下循行，进入肘中，再沿着前臂内侧两筋的中间下行，入于掌中，再沿着中指直达其末端；它的另一条支脉，从掌心别行而出，沿着环指到达其末端，而与手少阳三焦经相衔接。由于外邪侵犯本经所发生的病证，会出现掌心发热，臂肘关节拘挛，腋下肿胀等症状；更严重的还会出现胸部、胁肋部支撑满闷，心中惊恐不安以致心脏跳动剧烈，面色发赤，眼睛发黄，嬉笑不止。本经所主的脉所发生的病证，其症状是心中烦躁，心痛，掌心发热。治疗上面这些病证时，属于经气亢盛的就要用泻法，属于经气不足的就要用补法；属于热的就要用速针法，属于寒的就要用留针法；属于阳气内衰以致脉道虚陷不起的就要用灸法；既不属于经气亢盛也不属于经气虚弱，而仅仅只是经气运行失调的，就要用本经所属的腧穴来调治。属于本经经气亢盛的，其寸口脉的脉象要比人迎脉的脉象大一倍；而属于本经经气虚弱的，其寸口脉的脉象反而会比人迎脉的脉象小。

三焦的经脉叫手少阳经，它的循行从环指的尖端开始，然后上行从小指与环指中间发出，沿着手背上到腕部，再从前臂外侧两骨之间发出，上行穿过肘部，再沿上臂外侧上到肩部，与足少阳经相交，并出在它的后面，然后进入锁骨上窝，分布在两乳之间的膻中，入内与心包联络，然后下过膈膜，依次入属于上、中、下三焦；它的支脉，从膻中上到并穿出锁骨上窝，再上走后项，挟着耳后，上出耳上角，在此环绕行走，先下到颊部，然后又绕到眼眶下；又一支脉，从耳后进入耳中，再出到耳前，经过足少阳经客主人穴的前方，与前一支脉交会于颊部，再上行到眼外角，与足少阳经相连接。由于外邪侵犯本经所发生的病证，证见耳聋轰轰作响，听不清声音，咽喉肿痛，发生喉痹。本经所主的气发生的病证，与气化有关，证见汗出，外眼角痛，颊痛，耳后、肩、臑、肘、臂外侧等处都有疼痛，环指不能运动。治疗这些病证，属邪盛的就用泻法，属正虚的就用补法，属热证的就用速刺法，属寒证的就用留针法，因阳气虚衰而脉虚下陷的就用灸法，邪不盛正不虚的从本经取穴治疗。邪气猖盛的，人迎脉粗大，是寸口脉的一倍；正气虚衰的，人迎脉反而比寸口脉细小。

胆的经脉足少阳经，起始于外眼角，向上循行至额角，再折而下行，绕至耳的后方，然后沿着颈部，在手少阳三焦经的前方向下走行，到达肩上，再与手少阳三焦经相交叉并出行到其后方，而进入缺盆；它的一条支脉，从耳的后方进入耳中，再出行至耳的前方，最后到达外眼角的后方；它的另一条支脉，从外眼角处别出，下行至大迎穴处，再由此上行而与手少阳三焦经相合，并到达眼眶的下方，折行，到达颊车的部位，再向下循行至颈部，并与前述之本经的主干会合于缺盆部，然后再由缺盆部下行至胸中，穿过横膈膜，而联络于与本经相表里的脏腑肝脏，并联属于本经所属的胆，此后再沿着胁部的里面向下走行，出于少腹两侧的气街部，再绕过阴毛的边缘，而横行进入环跳穴所在的部位；其直行的经脉，从缺盆部下行至腋部，再沿着胸部通过季胁，并与前一支脉相合于环跳穴所在的部位，由此向下行，沿着大腿的外侧到达膝部的外缘，再下行到腓骨的前方，然后一直下行，抵达外踝上方之腓骨末端的凹陷处，再向下行而出于外踝的前方，并由此沿着足背，进入足之第五趾与第四趾的中间；还有一条支脉，从足背别行而出，进入足大趾与次趾的中间，并沿着足大趾的外侧（靠近次趾的那一侧）行至其末端，然后再回转过来，穿过足大趾的爪甲部分，出于趾甲后方的三毛部位，而与足厥阴肝经相衔接。由于外邪侵犯本经所发生的病证，会出现口苦，时常叹气，胸胁部作痛以致身体不能转动等症状；病情严重时，还会出现面部像有灰尘蒙罩着一样暗无光泽，全身皮肤干燥而失去润泽之色，以及足外侧反觉发热等症状，以上这些病证就叫作阳厥病。本经所主的骨发生的病证，其症状是头痛，颌部疼痛，外眼角痛，缺盆中肿痛，腋下肿胀，腋下或颈部病发瘰疬，自汗出而战慄怕冷，疟疾，胸胁、肋部、大腿、膝盖等部位的外侧，直至小腿外侧、绝骨、外踝前等部位及胆经经脉循行所经过的各个关节都发生疼痛，足小趾旁侧之足趾（即第4足趾）不能活动。治疗上面这些病证时，属于经气亢盛的就要用泻法，属于经气不足的就要用补法；属于热的就要用速针法，属于寒的就要用留针法；属于阳气内衰以致脉道虚陷不起的就要用灸法；既不属于经气亢盛也不属于经气虚弱，而仅仅只是经气运行失调的，就要用本经所属的腧穴来调治。属于本经经气亢盛的，其人迎脉的脉象要比寸口脉的脉象大一倍；而属于本经经气虚弱的，其人迎脉的脉象反而会比寸口脉的脉象小。

　　肝的经脉叫足厥阴经，它的循行从足大趾丛毛的边缘，然后沿着足背上缘上至内踝前1寸，再上到内踝之上的8寸，交会足太阴经之后再出到足太阴经的后面，再上到腘窝的内缘，再沿大腿内侧进入阴毛之中，环绕阴器，再向上直到少腹，挟着胃经的两旁，进入腹内入属肝脏，联络胆腑，然后向上穿过膈膜，布散胁肋，再沿喉咙后面，上行进到喉咙的上孔，连接目系；上出额部，与督脉相会在头顶；它的支脉，从目系下走颊内，环绕唇内；又一支脉，再从肝分出穿过膈膜，上行灌入肺中，与手太阴经相连接。由于外邪侵犯本经所发生的病证，证见腰部疼痛不能屈伸俯仰，男子患疝，妇女患少腹肿胀，病重的就会咽喉干燥，面部就像蒙上灰尘晦暗无光。本经所主的肝脏发生的病证，证见胸中胀满，呕吐呃逆，飧泄，狐疝，遗尿或小便不通。治疗这些病证，属邪盛的就用泻法，属正虚的就用补法，属热证的就用速刺法，属寒证的就用留针法，因阳气虚衰而脉虚下陷的就用灸法，邪不盛正不虚的从本经取穴治疗。邪气猖盛的，寸口脉粗大，是人迎脉的一倍，正气虚衰的，寸口脉反而比人迎脉细小。

手太阴肺经之经气竭绝，就会出现皮毛焦枯的病象。因为手太阴肺经能够运行气血而温润肌表的皮肤和毫毛，所以倘若肺经之经气不足，不能运行气血以荣养皮肤和毫毛，就会使皮毛焦枯。出现了皮毛焦枯的病象，就表明皮毛已经丧失了津液；皮毛丧失了津液的润泽，进而就会出现爪甲枯槁、毫毛断折等现象。出现了毫毛折断脱落的现象，就表明毫毛已经先行凋亡了。这种病证，逢丙日就会加重，逢丁日就会死亡。这都是因为丙、丁属火，肺属金，火能克金的缘故。手少阴心经之经气竭绝，就会使血脉不通；血脉不通，就会使血液不能流行，血液不能流行，头发和面色就会没有光泽。所以倘若病人的面色暗黑，就好像烧焦的木炭一样，那就表明其营血已经先行衰败了。这种病证，逢壬日就会加重，逢癸日就会死亡。这都是因为壬、癸属水，心属火，水能克火的缘故。足太阴脾经之经气竭绝，就会使经脉不能输布水谷精微荣养肌肉。脾主肌肉，其华在唇，其脉连于舌本、散于舌下，因此由唇舌就能够观察出肌肉的状态，所以说唇舌为肌肉的根本。经脉不能输布水谷精微以荣养肌肉，就会使肌肉松软；肌肉松软，就会导致舌体萎缩，人中部肿满；人中部肿满，就会使口唇外翻。出现了口唇外翻的病象，就表明肌肉已经先行衰痿了。这种病证，逢甲日就会加重，逢乙日就会死亡。这都是因为甲、乙属木，脾属土，木能克土的缘故。足少阴肾经之经气竭绝，就会出现骨骼枯槁的病象。因为足少阴肾经是应于冬季的经脉，它走行于人体深部而濡养骨髓，所以足少阴肾经之经气竭绝，就会使骨髓得不到濡养，进而就会导致骨骼枯槁。倘若骨骼得不到濡养而枯槁，那么肌肉也就不能再附着于骨骼上了；骨与肉分离而不能相互结合，就会使肌肉松软短缩；肌肉松软短缩，就会使牙齿显得长长了一些，并使牙齿上积满污垢，同时，还会出现头发失去光泽等现象。出现了头发枯槁无泽的病象，就表明骨骼已经先行衰败了。这种病证，逢戊日就会加重，逢己日就会死亡。这都是因为戊、己属土，肾属水，土能克水的缘故。足厥阴肝经之经气竭绝，就会出现筋脉挛缩拘急、不能活动的病象。因为足厥阴肝经，是络属于肝脏的经脉，且肝脏外合于筋，所以足厥阴肝经与筋的活动有着密切的联系；再者，各条经筋都会聚于生殖器部，而其脉又都联络于舌根，所以倘若足厥阴肝经之经气不足，以致不能荣养筋脉，就会使筋脉拘急挛缩。筋脉拘急挛缩，就会导致舌体卷曲及睾丸上缩。所以如果出现了唇色发青、舌体卷曲及睾丸上缩等病象，那就表明筋脉已经先行败绝了。这种病证，逢庚日就会加重，逢辛日就会死亡。这都是因为庚、辛属金，肝属木，金能克木的缘故。五脏所主的五条阴经之经气都已竭绝，就会使眼球内连于脑的脉络扭转；眼球联络于脑的脉络扭转，就会使目睛上翻。出现了这种目睛上翻的病象，就表明病人的神志已经先行败绝了。倘若病人的神志已经败绝，那么他离死亡也就只剩下一天半的时间了。六腑所主的六条阳经之经气都已竭绝，就会使阴气和阳气相互分离；阴阳分离，就会使皮表不固，精气外泄，而流出大如串珠、凝滞不流的绝汗；这是人体精气败绝的病象，所以如果病人在早晨出现了这种病象，那就表明他将在当天晚上死亡，如果病人在晚上出现了这种病象，那就表明他将在第二天早晨死亡。

12条经脉，隐伏循行在红肉白肉之间，深藏而不现于体表；通常能看见的，只有足太阴经所过内踝上方之处，因为此处皮薄，经脉无法隐藏，各经脉浮露表浅而通常看得见的，都是络脉。手六经络脉中以手阳明、手少阳的络脉较大，分别起于五个指头之间，上行到肘窝中相会合。饮酒的人，酒性发散，迫使卫气外达皮肤，首先充实络脉，络脉就首先盈满。所以卫气盈满后，营气也就盈满并充灌到经脉之中，于是经脉充盈实满。经脉突然异常搏动的，都是邪气滞留经脉，停留在经脉及络脉所致。邪气在经脉滞留不动就会发热，热邪猖盛，脉必坚实有力，如果脉不坚实有力，就是寒邪偏盛，就会使经气空虚而脉陷不坚，与一般的脉象不同，这样就可以知道某一经脉出现疾病了。雷公问：怎样才能知道经脉或是络脉之中发生了病变呢？黄帝说：经脉隐伏在内，因此即使其发生了病变，在体表常常也是看不到的，其虚实的变化情况只能从气口部位的脉象变化来测知。而在体表可以看到的那些经脉的病变，其实都是络脉的病变。雷公说：我还是不能明白这样做的道理。黄帝说：所有的络脉都不能通过大关节所在的部位，因此在走行到大关节的部位时，络脉都要经过经脉所不到的地方，出于皮表，越过大关节后，再入里而与经脉相合于皮中，此外，它们相合的部位还都会在皮表部显现出来。因此，凡是针刺络脉的病变，都必须刺中其有瘀血结聚的地方，才能取得良好的疗效。而对于血气郁积的病证，虽然它还没有出现瘀血结聚的现象，但也应该尽快采用刺络的方法进行治疗，以泻除其病邪而放出其恶血；如果把恶血留在体内，就会导致血络凝滞、闭塞不通的痹证。在诊察络脉病变的时候，如果络脉所在的部位呈现青色，那就表明它是寒邪凝滞于内，气血不通而痛的病证；如果络脉所在的部位呈现红色，那就表明它是体内有热的病证。例如，胃中有寒的病人，其手鱼际部的络脉大多都会呈现出青色；而胃中有热的病人，其鱼际部的络脉就会呈现出红色。络脉所在部位突然呈现出黑色的，那就说明它是留滞已久的痹病。络脉所在部位的颜色时而发红、时而发黑、又时而发青的，那就说明它是寒热相兼的病证。颜色发青且脉络短小的，那是元气衰少的征象。一般在针刺邪在浅表以致寒热并作的病证时，因为病邪尚未深入于经，所以就应该多刺浅表的血络，同时还必须隔日一刺，直到把恶血完全泻尽才能停止，然后才可以再根据病证的虚实来进行调治。络脉色青且脉形短小的，是属于元气衰少的病证。如果对元气衰少很严重的病人使用了泻法，就会使他感到心胸烦闷，烦闷至极就会出现昏厥倒地、不能言语等症状；因此，对于这种病人，在他已有烦闷感而尚未昏仆的时候，就应该立即将他扶起，成半坐半卧位，再施以急救。

手太阴经分出的络脉，叫作列缺，它的循行从腕后上侧的红肉白肉之间开始，与本经经脉平行并走，一直进入到手掌内侧，布散进入到鱼际。该络脉发生的病证，邪气猖盛的就会腕后高骨及手掌发热；正气虚衰的就会张口呵欠，小便不禁或频数。治疗取腕后1寸半处的列缺穴。本络由此分出，联络手阳明经。手少阴经分出的络脉，叫作通里，它的循行从腕后内侧的1寸处开始，分出后循本经上行，进入到心中，然后再上行联系舌根，入属目系。该络脉发生的病证，邪气猖盛的就会胸膈不舒如同有物支撑一样；正气虚衰的就不能言语。治疗取腕后内侧1寸处的通里穴。本络由此分出，联络手太阳经。手厥阴心包经分出的络脉，叫作内关，它的循行从掌后腕上2寸处开始，由两筋之间走出，由此分出走到手少阳经，循本经上行，入系心包，联络心系。该络脉发生的病证，邪气猖盛的就会心痛；正气虚衰的就会心中烦乱。治疗取腕内侧上2寸两筋之间的内关穴。手太阳经分出的络脉，叫作支正，它的循行从腕外侧上5寸处开始，向内侧注入到手少阴心经；它分出的别支上行过肘，联络在肩髃穴。该络脉发生的病证，邪气猖盛的就会骨节松弛、肘关节不能运动；正气虚衰的皮上就会出现赘肉疣瘩，粒小而多，如同手指间生疮疥后结的痂。治疗取本经分出的络穴支正。手阳明经分出的络脉，叫作偏历，它的循行从腕外侧上3寸处开始，分出后走入手太阴经；然后又分出上行，沿着臂直上肩髃，再上到曲颊，遍络牙齿；另一分出的络脉，向上进入耳中，合于该处的大脉。该络脉发生的病证，邪气猖盛的就会龋齿耳聋；正气虚衰的就会感到牙齿寒冷，膈间闭塞不畅。治疗取本经分出的络穴偏历。手少阳经分出的络脉，叫作外关，它的循行从腕上2寸处开始，向外绕行手臂，然后向上注入胸中，与手厥阴心包经会合。该络脉发生的病证，邪气猖盛的就会肘关节痉挛；正气虚衰的就会肘部松弛不收。治疗取本经分出的络穴外关。足太阳膀胱经别出的络脉，名叫飞扬。它在足之上方、距离外踝7寸的部位从本经分出，由此而别行并走向足少阴肾经的经脉。倘若它发生病变，其属于实证的，就会出现鼻塞不通，头背部疼痛等症状；而其属于虚证的，就会出现鼻塞或鼻出血。对于以上这些病证，都可以取用足太阳膀胱经的络脉从其本经所别出之处的络穴飞扬穴来进行治疗。足少阳胆经别出的络脉，名叫光明。它在足之上方、距离外踝5寸的部位从本经分出，由此而别行并走向足厥阴肝经的经脉，然后再向下走行，而联络于足背部。倘若它发生病变，其属于实证的，就会出现下肢厥冷的症状；而其属于虚证的，就会出现下肢痿软无力以致难以步行，以及坐下后就不能再起立等症状。对于以上这些病证，都可以取用足少阳胆经的络脉从其本经所别出之处的络穴光明穴来进行治疗。足阳明胃经别出的络脉，名叫丰隆。它在足之上方、距离外踝8寸的部位从本经分出，由此而别行并走向足太阴脾经的经脉；它有一条别行的支脉，在丰隆穴处别行而出，然后就沿着胫骨的外缘向上走行，一直走到头项部，与其他各经的经气相会合，然后再向下走行，并最终联络于咽喉部。如果它的脉气向上逆行，就会导致咽喉肿闭，突然失音而不能言语等病证。如果它的经脉发生病变，其属于实证的，就会出现神志失常的癫狂证；而其属于虚证的，就会出现两足弛缓不收，小腿部肌肉枯萎等症状。对于以上这些病证，都可以取用足阳明胃经的络脉从其本经所别出之处的络穴丰隆穴来进行治疗。足太阴脾经别出的络脉，名叫公孙。它在足大趾本节后方一寸远的地方从本经分出，由此而别行并走向足阳明胃经的经脉；它有一条别行的支脉，向上走行，进入腹部而联络于肠胃。如果它的脉气厥逆上行，就会导致吐泻交作的霍乱证。如果它的经脉发生病变，其属于实证的，就会出现腹部痛如刀绞的病证；而其属于虚证的，就会出现腹胀如鼓的病证。对于以上这些病证，都可以取用足太阴脾经的络脉从其本经所别出之处的络穴公孙穴来进行治疗。足少阴肾经别出的络脉，名叫大钟。它从足内踝的后方别行分出，由此再环绕足跟至足的外侧，而走向足太阳膀胱经的经脉；它有一条别行的支脉，与足少阴肾经的正经并行而上，抵达心包络，然后再向外下方走行，贯穿腰脊。如果它的脉气上逆，就会出现心烦胸闷的症状。如果它的经脉发生病变，其属于实证的，就会出现二便不通的症状；而其属于虚证的，就会出现腰痛的症状。对于以上这些病证，都可以取用足少阴肾经的络脉从其本经所别出之处的络穴大钟穴来进行治疗。足厥阴肝经别出的络脉，名叫蠡沟。它在足之上方、距离内踝五寸的部位从本经分出，由此而别行并走向足少阳胆经的经脉；它有一条别行的支脉，经过胫部而上行至睾丸，并聚结于阴茎。如果它的脉气上逆，就会导致睾丸肿大，突发疝气。如果它的经脉发生病变，其属于实证的，就会导致阴茎勃起而不能回复；其属于虚证的，就会出现阴部奇痒难忍等症状。对于以上这些病证，都可以取用足厥阴肝经的络脉从其本经所别出之处的络穴蠡沟穴来进行治疗。任脉分出的络脉，叫作尾翳，它的循行从鸠尾之上开始，然后下到鸠尾，布散联络腹部。该络脉发生的病证，邪气猖盛的就会腹部皮肤痛；正气虚衰的就会腹部皮肤发痒。治疗取本经分出的络穴尾翳。督脉分出的络脉，叫作长强，它的循行从此分出向上，挟着脊背两旁的肌肉上到项部，布散在头上，然后又下行到肩胛部的左右，分出走入足太阳膀胱经，并进入到深部贯穿脊膂。该络脉发生的病症，邪气猖盛的就会脊柱僵硬，不能俯仰；正气虚衰的就会头部感觉沉重，头摇动不止，脊柱两侧似觉有物上下窜动。治疗取本经分出的络穴长强。脾脏的大络，名叫大包。它起始于渊腋穴下方3寸处，由此再散布于胸胁。倘若它发生病变，其属于实证的，就会出现全身各处都疼痛的症状；而其属于虚证的，就会出现周身骨节都弛纵无力的症状。此外，当它发生病变时，还会使大包穴附近出现网络状的血色斑纹。对于以上这些病证，都可以取用脾之大络从其本经所别出之处的络穴大包穴来进行治疗。以上十五络脉，邪气猖盛时就可明显看到盈盛的络脉；正气虚衰时就会脉络下陷而看不见，但可在络脉循行的部位上下寻求。由于每个人的形体、禀赋不同，其络脉的虚实盛衰也有一定的差异，治疗上应有所区别。

经别第十一

概说

经别，指十二正经别出运行的部分；本文论述了十二经别的循行部位及阴经阳经离合出入的情况。

原文

黄帝问于岐伯曰：余闻人之合于天道也，内有五藏，以应五音五色五时五味五位也；外有六府，以应六律，六律建阴阳诸经而合之十二月、十二辰、十二节、十二经水、十二时、十二经脉者，此五藏六府之所以应天道。夫十二经脉者，人之所以生，病之所以成，人之所以治，病之所以起，学之所始，工之所止也，粗之所易，上之所难也。请问其离合出入奈何？岐伯稽首再拜曰：明乎哉问也！此粗之所过，上之所息也，请卒言之。

足太阳之正，别入于腘中，其一道下尻五寸，别入于肛，属于膀胱，散之肾，循膂当心入散；直者，从膂上出于项，复属于太阳，此为一经也。足少阴之正，至腘中，别走太阳而合，上至肾，当十四椎，出属带脉；直者，系舌本，复出于项，合于太阳，此为一合也。成以诸阴之别，皆为正也。

足少阳之正，绕髀入毛际，合于厥阴；别者，入季胁之间，循胸里属胆，散之上肝贯心，以上挟咽，出颐颔中，散于面，系目系，合少阳于外眦也。足厥阴之正，别跗上，上至毛际，合于少阳，与别俱行，此为二合也。

足阳明之正，上至髀，入于腹里，属胃，散之脾，上通于心，上循咽出于口，上频颇，还系目系，合于阳明也。足太阴之正，上至髀，合于阳明，与别俱行，上结于咽，贯舌中，此为三合也。

手太阳之正，指地，别于肩解，入腋走心，系小肠也。手少阴之正，别入于渊腋

319

两筋之间，属于心，上走喉咙，出于面，合目内眦，此为四合也。

手少阳之正，指天，别于巅，入缺盆，下走三焦，散于胸中也。手心主之正，别下渊腋三寸，入胸中，别属三焦，出循喉咙，出耳后，合少阳完骨之下，此为五合也。

手阳明之正，从手循膺乳，别于肩髃，入柱骨下，走大肠，属于肺，上循喉咙，出缺盆，合于阳明也。手太阴之正，别入渊腋少阴之前，入走肺，散之太阳，上出缺盆，循喉咙，复合阳明，此六合也。

通释

黄帝问岐伯道：我听说人与天地间的事物及变化规律是相对应的。人体内有五脏，以对应五音、五色、五季、五味、五位；外有六腑，以对应六律，而六律又分为六阴六阳合于人体十二经脉，以对应十二月、十二辰、十二节、十二经水、十二时、十二经脉。这就是五脏六腑与自然界事物及变化规律相对应的情况。十二经脉，人因它而得以生存，疾病又因它而得以形成，人因它而得以健康，疾病又因它而得以痊愈；初学医者从它开始学习，一般医生对它的深奥叹为观止，平庸的医生认为它简单易知，高明的医生认为它难以精通。请问十二经的离、合、出、入情况是怎样的？岐伯叩头再三下拜说：问得很高明啊！这正是平庸的医生容易忽视，高明的医生才会深入钻研的问题，请让我谈谈它的全部内容。

足太阳膀胱经别行的正经，一条别行进入于腘窝之中，与足少阴肾经的经脉相合而上行；另一条上行到尻下 5 寸处，再向上别行进入于肛门，并向内行于腹中，而联属于本经所属的脏腑膀胱，散行至肾脏，此后再沿着脊柱两旁肌肉的内部向上走行，到达心脏所在的部位，然后就进入于心并分散于心的内部；其直行的部分，从脊柱两旁的肌肉处向上走行并出于项部，此后再联属于足太阳膀胱经本经的经脉，从而使内外合为一经。这就是足太阳膀胱经在本经之外别行的一条正经。足少阴肾经别行的正经，走行到膝部腘窝中，再别行走向足太阳膀胱经并与之相会合，继而向上走行到肾脏，并在十四椎处向外走行而联属于带脉；其直行的部分，从肾脏上行而系于舌根部，然后再向外走行至项部，而与足太阳膀胱经的经脉相会合。这就是足太阳膀胱经与足少阴肾经这两条互为表里的经脉在六合之中所形成的第一合。这种表里两经相合的关系，都是由各条阴经之经别上行并联系于与其相表里之阳经的正经而形成的；其他表里经的相配关系也莫不如此。所谓的经别，其实也都是正经，只不过是别道而行的正经罢了。

足少阳经另道而行的正经，上行绕过大腿外侧，进入阴毛处，与足厥阴经合并；另一支，进入第十一、十二肋软处，再沿胸中入属本经胆腑，布散络到肝，再向上贯穿心脏，再上行至咽喉两旁，出现在腮部及颔中，布散在面部，联系目系，与足少阳本经会合于外眼角。足厥阴经另道而行的正经，从足背上另行，向上行到阴毛处，与足少阳另道而行的正经相合，并向上同行。这是阴阳表里相配的第二合。

　　足阳明胃经别行的正经，上行至髀部，再向上进入腹中，而联属于本经所属的脏腑胃，由此再散行至脾脏，并上行连通于心，此后再沿着咽喉部向上走行，从口部出来，上行到鼻梁和眼眶部，环绕联系于眼球内连于脑的脉络，然后再与足阳明胃经的本经相会合。足太阴脾经别行的正经，也上行至髀部，而与足阳明胃经的经脉相会合，此后它就与足阳明胃经之别行的正经一同向走行，并最终结络于咽喉部，贯穿于舌中。这就是足阳明胃经和足太阴脾经这两条互为表里的经脉在六合之中所形成的第三合。

　　手太阳经另道而行的正经，从下而向上行，从肩后骨缝另道行出，进入腋窝，下走到心，联系小肠。手少阴经另道而行的正经，另行进入在渊腋穴处的两筋之间，入属心脏，再向上走到喉咙，出现在面部，与手太阳经的一条支脉会合于内眼角。这是阴阳表里相配的第四合。

　　手少阳三焦经别行的正经，是起始于人体最高处的，它从巅顶处别行分出，由此而进入缺盆部，并向下走入本经所属的脏腑三焦腑，最后散布于胸中。手厥阴心包络经别行的正经，从本经别行分出之后，就下行至腋下3寸处，由此再入于胸中，别走联属于三焦腑，此后再沿着喉咙向上走行，出于耳后，而与手少阳三焦经的经脉会合于完骨的下方。这就是手少阳三焦经和手厥阴心包络经这两条互为表里的经脉在六合之中所形成的第五合。

　　手阳明经另道而行的正经，从手上行到胸侧、乳部再另行到肩髃穴，进入大椎骨之下，然后向下走到大肠，向上联络到肺，再向上沿着喉咙，出现在锁骨上窝，与手阳明本经相合。手太阴经另道而行的正经，另行进入渊腋穴处手少阴经之前，入属于肺，向下散络大肠，再向上行出现在锁骨上窝，再沿喉咙与手阳明经相会合。这是阴阳表里相配的第六合。

经水第十二

概说

　　经水，原指中原地区为主的十二水系，本文以天人相应的观点，以自然界中十二水流的大小、深浅、长短来说明人体十二经脉气血的多少，并以此阐发十二经发病的盛衰、针刺的深度、留针的久暂等理论，强调用针的法度，必须依据病人的高矮、长幼、肥瘦等情况灵活处理，才能达到预期的效果。

原文

　　黄帝问于岐伯曰：经脉十二者，外合于十二经水，而内属于五藏六府。夫十二经水者，其有大小、深浅、广狭、远近各不同，五藏六府之高下、小大、受谷之多少亦不等，相应奈何？夫经水者，受水而行之；五藏者，合神气魂魄而藏之；六府者，受谷而行之，受气而扬之；经脉者，受血而营之。合而以治奈何？刺之深浅，灸之壮数，可得闻乎？岐伯答曰：善哉问也！天至高，不可度，地至广，不可量，此之谓也。且夫人生于天地之间，六合之内，此天之高、地之广也，非人力之所度量而至也。若夫八尺之士，皮肉在此，外可度量切循而得之，其死可解剖而视之，其藏之坚脆，府之大小，谷之多少，脉之长短，血之清浊，气之多少，十二经之多血少气，与其少血多气，与其皆多血气，与其皆少血气，皆有大数。其治以针艾，各调其经气，固其常有合乎？

　　黄帝曰：余闻之，快于耳，不解于心，愿卒闻之。岐伯答曰：此人之所以参天地而应阴阳也，不可不察。足太阳外合于清水，内属于膀胱，而通水道焉。足少阳外合于渭水，内属于胆。足阳明外合于海水，内属于胃。足太阴外合于湖水，内属于脾。足少阴外合于汝水，内属于肾。足厥阴外合于渑水，内属于肝。手太阳外合于淮水，内属于小肠，而水道出焉。手少阳外合于漯水，内属于三焦。手阳明外合于江水，内属于大肠。手太阴外合于河水，内属于肺。手少阴外合于济水，内属于心。手心主外合于漳水，内属于心包。凡此五藏六府十二经水者，外有源泉而内有所禀，此皆内外相贯，如环无端，人经亦然。故天为阳，地为阴，腰以上为天，腰以下为地。故海以北者为阴，湖以北者为阴中之阴，漳以南者为阳，河以北至漳者为阳中之阴，漯以南至江者为阳中之太阳，此一隅之阴阳也，所以人与天地相参也。

黄帝曰：夫经水之应经脉也，其远近浅深，水血之多少各不同，合而以刺之奈何？岐伯答曰：足阳明，五藏六府之海也，其脉大血多，气盛热壮，刺此者不深弗散，不留不泻也。足阳明刺深六分，留十呼。足太阳深五分，留七呼。足少阳深四分，留五呼。足太阴深三分，留四呼。足少阴深二分，留三呼。足厥阴深一分，留二呼。手之阴阳，其受气之道近，其气之来疾，其刺深者皆无过二分，其留皆无过一呼。其少长大小肥瘦，以心撩之，命曰法天之常。灸之亦然。灸而过此者得恶火，则骨枯脉涩；刺而过此者，则脱气。

黄帝曰：夫经脉之小大，血之多少，肤之厚薄，肉之坚脆，及胭之大小，可为量度乎？岐伯答曰：其可为量度者，取其中度也，不甚脱肉而血气不衰也。若夫度之人，瘠瘦而形肉脱者，恶可以量度刺乎。审切循扪按，视其寒温盛衰而调之，是谓因适而为之真也。

通释

黄帝问岐伯道：人体的 12 条经脉，外合于地面的 12 条河流，内连属于五脏六腑。而 12 条河流的大小、深浅、宽窄、长短各不相同，五脏六腑也有位置高低、形体大小、容纳水谷多少的不同，这其中相对应的情况是怎样的呢？河流收纳地面的水而流行；五脏聚合神气魂魄而储藏；六腑受纳谷物而传化，汲取水谷精气而布散全身内外；经脉受纳血液而流行濡养全身。把这些配合起来运用到治疗的情况又是怎样的？针刺的深浅、施灸壮数的多少，可以说给我听吗？岐伯回答说：这个问题真是提得好啊！天有多高，是难以计算的，地有多大，也是难以测量的，这的确是所谓不易解答的问题。况且人体产生于天地之间，生活在四方上下之内，自始至终都处在这高不可攀的天和广阔无垠的地之中，在这种情况之下，再要想去以人力计算天的高度、测量地的广度，可以说这是根本不可能的。但是，人的情况就不同了，对于人之八尺有形的躯体而言，它有皮有肉，其深浅广狭，在体表部都可以通过用一定的尺度去测量，或是用手指去切按而了解；人死了，还可以通过解剖其尸体来详细观察其内部脏腑的情况。由此，我们就可以知道，五脏坚脆的程度，六腑形态的大小，每一脏腑受纳谷气的多少，每条经脉的长短，血液清浊的程度，每一脏腑含有精气的多少，以及十二经脉中之某一经是多血少气，还是少血多气，是血气皆多，还是血气皆少等，都是有一定标准的。此外，我们还可以知道，在运用针刺艾灸治疗疾病，调理人体经气的时候，其针刺的深浅、手法的轻重，或艾炷的大小多少等之适宜的标准都是什么。

黄帝道：你所说的，我听起来很清楚，心里却不理解，希望全部讲来听听。岐伯回答说：这是人所以能够与天地现象相对应、与阴阳变化相一致的道理，不可以不知道。足太阳经外与清水相合，内属于膀胱，与全身运行水液的道路相通。足少阳经外与渭水相合，内属于胆。足阳明经外与海水相合，内属于胃。足太阴经外与湖水相合，内属于脾。足少阴经外与汝水相合，内属于肾。足厥阴经外与沔水相合，内属于肝。手太阳经外与淮水相合，内属于小肠，水道得以流畅通调。手少阳经外与漯水相合，内属于三焦。手阳明经外与江水相合，内属于大肠。手太阴经外与河水相合，内属于肺。手少阴经外与济水相合，内属于心。手厥阴经外与漳水相合，内属于心包。所有这五脏、六腑、十二经水，在外的经水有水流的源泉，在内的脏腑有经脉的联属，其运行都是内外贯通、循环无端的，人的经脉也是这样。所以天为阳，地为阴，人腰部以上像天属阳，腰部以下像地属阴。所以海水以北为阴，湖水以北为阴中之阴；漳水以南为阳，河水以北至漳水为阳中之阴，漯水以南至江水为阳中之太阳。这仅是列举一隅的阴阳来说明人与天地相对应的道理。

黄帝说：我已了解了自然界之12条河流与人体之十二经脉之间的相应关系，但是，每条河流的远近浅深及其水量的多少都各不相同，而与之相应的经脉也有远近浅深及气血多少等方面的差别，怎样才能把两者相结合起来，并应用于针刺治疗呢？岐伯回答说：足阳明胃经，为五脏六腑之海，它是十二经之中最大的经脉，其所受盛的营血也最多，如果其经气亢盛而发病，则其热势也必然炽盛，所以在针刺治疗足阳明胃经的实证时，不深刺，就不能疏散邪气，不留针，就不能泻尽病邪。一般而言，在针刺足阳明胃经时，其针刺的深度应该是6分，留针的时间应该是10呼；在针刺足太阳膀胱经时，其针刺的深度应该是5分，留针的时间应该是7呼；在针刺足少阳胆经时，其针刺的深度应该是4分，留针的时间应该是5呼；在针刺足太阴脾经时，其针刺的深度应该是3分，留针的时间应该是4呼；在针刺足少阴肾经时，其针刺的深度应该是2分，留针的时间应该是3呼。在针刺足厥阴肝经时，其针刺的深度应该是1分，留针的时间应该是2呼。至于手三阴经和手三阳经，因为它们都循行于人体的上半部，与输播血气的心肺两脏距离较近，且其循行经过部位的皮肉都较薄、穴位都较浅，此外其脉气的运行还比较快，所以在对它们进行针刺时，其针刺的深度一般都不会超过2分，而留针的时间一般也都不会超过1呼。然而，人还有年龄少长、身材大小、体格肥瘦等方面的不同，因而其体质也就会有所差异，对于这些方面，医者都必须做到心中有数，以根据各种不同的情况选择不同的处理方法；能够根据病人的不同体质而灵活选择治疗措施，那就叫作顺应了自然之理。灸法的运用也是如此，施灸壮数的多少，艾炷的大小，也应该因人而异，灵活运用。倘若不顾病人的具体情况而妄用针灸，那么，当灸的壮数超过了一定的限度时，就会使患者受到具有危害性的"恶火"的侵袭，而出现骨节枯瘘、血脉涩滞等症状；当针刺的深度和留针的时间超过了一定的限度时，就会使元气虚脱。

黄帝道：经脉的大小，血气的多少，皮肤的厚薄，肌肉的坚脆，以及肉块的大小，可否定出一个数量的标准呢？岐伯回答说：如果要定出数量的标准，就要取中等度的身材，肌肉不太消瘦，血气不甚衰弱的人为标准。如果是形体消瘦，肌肉脱陷的人，又怎么可以用一般的标准度量而针刺呢？只有审慎地运用切、循、扪、按等检查方法，观察病人寒、热、盛、衰的具体情况，加以适当的调理，这才是根据不同的情况施以适宜治疗的正确方法。

经筋第十三

概说

经筋，属于十二经脉，主要分布于四肢远端的各关节处，其循行部位大体与本经经脉相吻合，但不与内脏相连。其作用另具特点，主要为运动性功能，而病变亦以运动性为主。

原文

足太阳之筋，起于足小趾，上结于踝，邪上结于膝，其下循足外侧，结于踵，上循跟，结于腘；其别者，结于腨外，上腘中内廉，与腘中并上结于臀，上挟脊上项；其支者，别入结于舌本；其直者，结于枕骨，上头，下颜，结于鼻；其支者，为目上网，下结于頄；其支者，从腋后外廉结于肩髃；其支者，入腋下，上出缺盆，上结于完骨；其支者，出缺盆，邪上出于頄。其病小趾支跟肿痛，腘挛，脊反折，项筋急，肩不举，腋支缺盆中纽痛，不可左右摇。在燔针劫刺，以知为数，以痛为输，名曰仲春痹也。

足少阳之筋，起于小指次指，上结外踝，上循胫外廉，结于膝外廉；其支者别起外辅骨，上走髀，前者结于伏兔之上，后者，结于尻；其直者，上乘眇季胁，上走腋前廉，系于膺乳，结于缺盆；直者，上出腋，贯缺盆，出太阳之前，循耳后，上额角，交巅上，下走颌，上结于頄；支者，结于目眦为外维。具病小指次指支转筋，引膝外转筋，膝不可屈伸，腘筋急前引髀，后引尻，即上乘眇季胁痛，上引缺盆、膺乳、颈维筋急。从左之右，右目不开，上过右角，并跷脉而行，左络于右，故伤左角，右足不用，命曰维筋相交。治在燔针劫刺，以知为数，以痛为输，名曰孟春痹也。

足阳明之筋，起于中三指，结于跗上，邪外上加于辅骨，上结于膝外廉，直上结于髀枢，上循胁属脊；其直者，上循骭，结于缺盆；其支者，结于外辅骨，合少阳；其直者，上循伏兔，上结于髀，聚于阴器，上腹而布，至缺盆而结，上颈，上挟口，合于顺，下结于鼻，上合于太阳。太阳为目上网，阳明为目下网；其支者，从颊结于耳前。其病足中指支胫转筋，脚跳坚，伏兔转筋，髀前踵，癀疝，腹筋急，引缺盆及颊，卒口僻；急者，目不合，热则筋纵，目不开颊筋有寒，则急，引颊移口，有热则筋弛纵，缓不胜收，故僻。治之以马膏，膏其急者；以白酒和桂，以涂其缓者，以桑钩钩之，即以生桑炭置之坎中，高下以坐等。以膏熨急颊，且饮美酒，啖美炙肉，不饮酒者，自强也，为之三拊而已。治在燔针劫刺，以知为数，以痛为输，名曰季春痹也。

足太阴之筋，起于大指之端内侧，上结于内踝；其直者，络于膝内辅骨，上循阴股，结于髀，聚于阴器，上腹结于脐，循腹里，结于肋，散于胸中；其内者，著于脊。其病足大指支内踝痛，转筋痛膝内辅骨痛，阴股引髀而痛，阴器纽痛，下引脐两胁痛，引膺中脊内痛。治在燔针劫刺，以知为数，以痛为输，命曰孟秋痹也。

足少阴之筋，起于小指之下并足太阴之筋，邪走内踝之下，结于踵，与太阳之筋合，而上结于内辅之下并太阴之筋，而上循阴股，结于阴器，循脊内挟脊上至项，结于枕骨，与足太阳之筋合。其病足下转筋，及所过而结者皆痛及转及转筋。病在此者，主痫瘛及痉，在外者不能俯，在内者不能仰。故阳病者，腰反折不能俯，阴病者，不能仰。治在燔针劫刺以知为数，以痛为输。在内者熨引饮药，此筋折纽，纽发数甚者死不治，名曰仲秋痹也。

足厥阴之筋，起于大指之上，上结于内踝之前，上循胫，上结内辅之下，上循阴股，结于阴器，络诸筋。其病足大指支，内踝之前痛，内辅痛，阴股痛转筋，阴器不用，伤于内则不起，伤于寒则阴缩入，伤于热则纵挺不收，治在行水清阴气；其病转筋者，治在燔针劫刺，以知为数，以痛为输，命曰季秋痹也。

手太阳之筋，起于小指之上，结于腕，上循臂内廉，结于肘内锐骨之后，弹之应小指之上，入结于腋下；其支者，后走腋后廉，上绕肩胛，循颈出走太阳之前，结于耳后完骨；其支者，入耳中；直者出耳上，下结于颔，上属目外眦。其病小指支肘内锐骨后廉痛，循臂阴，入腋下，腋下痛，腋后廉痛，绕肩胛引颈而痛，应耳中鸣痛引颔，目瞑良久乃得视，颈筋急，则为筋痿，颈肿，寒热在颈者。治在燔针劫刺之，以知为数，以痛为输。其为肿者，复而锐之。本支者上曲牙，循耳前属目外眦，上颔结于角，其痛当所过者支转筋。治在燔针劫刺，以知为数，以痛为输，名曰仲夏痹也。

手少阳之筋，起于小指次指之端，结于腕，上循臂，结于肘，上绕臑外廉、上肩、走颈，合手太阳；其支者，当曲颊入系舌本；其支者，上曲牙，循耳前，属目外眦，上乘颔，结于角。其病当所过者，即支转筋，舌卷。治在燔针劫刺，以知为数，以痛为输，名曰季夏痹也。

　　手阳明之筋，起于大指次指之端，结于腕，上循臂，上结于肘外，上臑，结于髃；其支者，绕肩胛，挟脊；直者，从肩髃上颈；其支者，上颊，结于頄；直者，上出手太阳之前，上左角，络头下右颔，其病当所过者，支痛及转筋，肩不举，颈不可左右视。治在燔针劫刺，以知为数，以痛为输名曰孟夏痹也。

　　手太阴之筋，起于大指之上行，结于鱼后，行寸口外侧，上循臂，结肘中，上臑内廉，入腋下，出缺盆，结肩前髃，上结缺盆，下结胸里，散贯贲，合贲下，抵季胁。其病当所过者，支转筋，痛甚成息贲，胁急吐血。治在燔针劫刺，以知为数，以痛为输。名曰仲冬痹也。

　　手心主之筋，起于中指，与太阴之筋并行，结于肘内廉，上臂阴结腋下，下散前后挟胁；其支者，入腋，散胸中，结于臂。其病当所过者，支转筋前及胸痛息贲。治在燔针劫刺，以知为数，以痛为输，名曰孟冬痹也。

　　手少阴之筋，起于小指之内侧，结于锐骨，上结肘内廉，上入腋，交太阴，挟乳里，结于胸中，循臂下系于脐。其病内急心承伏梁，下为肘网。其病当所过者，支转筋，筋痛。治在燔针劫刺，以知为数，以痛为输。其成伏梁唾血脓者，死不治。经筋之病，寒则反折筋急，热则筋弛纵不收，阴痿不用。阳急则反折阴急则俛不伸。焠刺者，刺寒急也，热则筋纵不收，无用燔针，名曰季冬痹也。

　　足之阳明，手之太阳，筋急则口目为僻，眦急不能卒视，治皆如右方也。

通释

　　足太阳经筋，它的循行从足小趾的上面开始，向上结聚在外踝，再斜行向上结聚到膝部；向足背下的循行就沿着足的外踝，结聚在足后跟，并沿着足后跟上行结聚到腘窝；从外踝分出的一支，结聚在小腿肚的外侧，上行到腘窝的内缘，与从足后跟上行到腘窝的筋并排上行，结聚到臀部，再向上行挟着脊柱，从两边一直上行到项部；由此分出一支，另行人内结聚到舌根；从项部直行的一支，向上结聚到枕骨，再上到头顶，并从头的前方下行到额部，结聚在鼻；再由此分出一支，围绕上眼睑之后，下行结聚在颧骨处；它下行的分支，从腋的外缘，结聚到肩关节的上方；另一条分支，进入到腋窝下方，再上行从锁骨上窝穿出，一直上行结聚在耳后的高骨；还有一条分支，从锁骨上窝穿出后，斜行上到颧骨，与从额、睑下行到颧骨的分支相合。足太阳经筋发病，可见足小趾与足后跟牵引疼痛、肿胀，腘窝痉挛抽筋，脊柱向后反曲，项筋拘急痉挛，肩不能抬举，腋部与锁骨上窝相互牵引好像扭折一样疼痛，不能左右转摇。治疗当用火针，快速进针后立即出针，针刺的次数以病情缓解为准，以痛处为针刺的穴位。这种病证名叫仲春痹。

足少阳经的经筋，起于足第4趾趾端，沿足背上行结聚于外踝，再沿着胫骨外侧，向上结聚在膝部的外缘。足少阳经筋的一条分支，从外辅骨处分出，向上行至大腿部，在此又分为两支。行于前面的一支，结聚在伏兔之上；行于后面的一支，结聚在尾骶部；其直行的一支，向上行至胁下空软处及季肋部位，再向上行于腋部的前缘，横过胸旁，连接乳部，向上结聚于缺盆；它的另一直行支线，出腋部，穿过缺盆，穿出后行于足太阳经筋的前面，沿耳后绕至上额角，交会于巅顶，从头顶侧面向下走至颔部，又转向上结聚于颧部；还有一支支筋，从颧部发出，结聚在外眼角，成为眼的外维。足少阳经的经筋发病时，见足第4趾掣引转筋，并牵扯膝部外侧转筋，膝部不能屈伸；腘窝部位筋脉拘急，前面牵引髀部疼痛，后面牵引尻部疼痛，向上则牵引胁下空软处及软肋部作痛，向上牵引缺盆、胸侧乳部、颈部所维系的筋发生拘急。若是从左侧向右侧维络的筋拘急，则右眼不能张开，因为经筋上过右额角与跷脉并行，而阴阳跷脉在这里互相交叉，左右经筋也是互相交叉的，左侧的筋维络右侧，所以左额角筋伤，会引起右足不能活动，这就是"维筋相交"。治疗这一病证应当用火针疾刺疾出的方法，针刺的次数以病愈为度，针刺的穴位就是感觉疼痛的地方。这种病证就叫作孟春痹。

足阳明经筋，它的循行从足的中趾开始，结聚在足背上，斜行的要上到辅骨，并上行结聚到膝部的外缘，然后直行向上结聚到髋关节，又继续向上沿着胁部，联属脊柱；直行的，从足背向上沿着胫骨，结聚到膝部；由此分出一支，结聚到外辅骨，与足少阳经之筋相合；而直行的，上行沿着伏兔部，向上结聚到大腿的外侧，并聚会到阴器，再向上布散在腹部，然后一直向上到锁骨上窝而结聚，再上行到颈部，向上挟着口唇，会合在颧骨，然后向下结聚在鼻，向上与足太阳经之筋相合，因此足太阳经筋网络在上眼睑，足阳明经筋网络在下眼睑；从颧部分出的另一分支，通过颊部结聚到耳前。足阳明经筋发病，可见足的中趾牵引到胫部转筋，脚部有跳动及强硬不舒的感觉；伏兔部转筋，大腿的外侧前面肿大；少腹前阴牵引疼痛、并有包块；腹部经筋痉挛，并向上牵引到锁骨上窝及颊部；突然出现口角歪斜，在经筋痉挛的一侧眼睑不能闭合，如果有热经筋就会松弛而眼睑不能睁开。颊部的筋有寒的，就会发生痉挛，牵引颊部，导致口角移动；有热的，就会发生经筋松弛、收缩无力，而出现口角歪斜。治疗口角歪斜的方法是，把马脂油涂在痉挛一侧的颊上；用白酒调和桂末，把它涂在松弛一侧的面颊上；再用带钩的桑枝，钩住口角左右调整；另外，用桑木炭生火，把它放在地坑中，坑的深浅以患者坐着能烤到颊部为准，并用烤热的马脂油温熨痉挛一侧的面颊部；同时，让患者喝些美酒，吃些美味的烤肉，不能喝酒的也要勉强喝一些，并用手掌反复抚摸患处。对于其他病证的治疗，当用火针，快速进针后立即出针，针刺的次数以病情缓解为准，以痛处为针刺的穴位。这种病证名叫季春痹。

足太阴经的经筋，起于踇趾趾端的内侧，上行结聚于内踝；其直行的支线，向上结聚于膝内的腓骨，沿股内侧上行，结聚于髀部，继而结聚在前阴，再上行至腹部，结聚于脐部，沿腹内上行，然后结于两胁，散布于胸中。其行于内侧的一支附着于脊柱两旁。足太阴经的经筋发病，可见踇趾牵引内踝作痛，转筋，膝内辅骨痛，股内侧牵引至髀部作痛，阴器像扭转一样拘紧疼痛，并向上牵引脐部及两胁作痛，进而牵引胸及脊内作痛。治疗本病应采取燔针，用速刺疾出法，针刺的次数以病愈为度，以痛处为针刺的穴位。这种病证叫作孟秋痹。

足少阴经筋，它的循行从足小趾的下面开始，与足太阴经之筋并排斜行到内踝之下，结聚在足后跟，与足太阳经之筋相合之后，向上结聚到内辅骨之下，然后与足太阴经之筋一起上行，沿着大腿的内侧，结聚到阴器，再沿着脊柱的深部，挟着脊梁骨，上行到项部，结聚在枕骨，与足太阳经之筋相合。足少阴经筋发病，可见足下转筋，凡是所经过和结聚的部位，都会发生疼痛和转筋。病在足少阴经筋，主要有癫痫、肢体痉挛抽搐或僵硬强直等证。病在背部的不能前俯，病在胸腹的不能后仰。背属阳，腹属阴，所以阳病的，腰部向后反折，不能前俯；阴病的，身体不能后仰。治疗当用火针，快速进针后立即出针，针刺的次数以病情缓解为准，以痛处为针刺的穴位。病在胸腹的，宜用温熨、按摩导引、饮用汤药。如果足少阴经筋发生反折扭曲，而且扭曲发作的次数频繁，症状又很重的，属于不能治愈的死证。这种病证名叫仲秋痹。

足厥阴经的经筋，起始于足大趾的上方，上行结聚在内踝之前，再向上沿着胫骨结聚于内侧辅骨之下，又沿着大腿根部的内侧上行结聚于前阴，并联络足三阴及足阳明各经的经筋。足厥阴经的经筋发病，可见足大趾牵引内踝前部疼痛，内侧辅骨处也感到疼痛，腿的内侧疼痛转筋，前阴不能发挥作用，如果房劳过度耗伤了阴精，就会发生阳痿不举。伤于寒邪就会发生阴器内缩，伤于热邪则出现阴器挺长不收。治疗本病应采用利水渗湿及清化湿热的方法调节厥阴经之气；对于疼痛转筋一类的疾病，应采用燔针，用速刺疾出法，针刺的次数以病愈为度，以痛处为针刺的穴位。这病称为季秋痹。

手太阳经筋，它的循行从手小指的上面开始，结聚在手腕，然后向上沿着手臂的内缘，结聚到肘内高骨的后面，如用手指弹击此处的筋，酸麻的感觉就能反映到手小指的上面，再上行内入并结聚到腋下；它的分支，向后行走到腋的后缘，再上行环绕肩胛部，沿着颈部出走到足太阳经筋的前面，结聚在耳后的高骨；由此再分出一支，进入到耳中；它直行的一支，出到耳的上面，然后下行结聚到下巴，再上行连属到外眼角。手太阳经筋发病，可见手小指牵引到肘内高骨后缘疼痛，沿着臂的内侧到腋下、腋的后缘都会疼痛；环绕肩胛牵引到颈部疼痛，并感觉到耳内鸣响、疼痛，还牵引到下巴疼痛，并使眼睛闭合不睁，过了很长的时间才能看清东西；颈部经筋发生痉挛，就会发生瘰疬瘘管。寒热发生在颈部的，治疗当用火针，快速进针后立即出针，针刺的次数以病情缓解为准，以痛处为针刺的穴位，如果仍然肿胀的，再用锐利的针刺治。本经筋的分支，上走到下牙骨的根部，沿着耳朵的前面，连属到外眼角，另从下巴上行，结聚在额角。手太阳经筋发病，疼痛都发生在本经筋循行所过的部位，并有相互的牵引、转筋。治疗当用火针，快速进针后立即出针，针刺的次数以病情缓解为准，以痛处为针刺的穴位。这种病证名叫仲夏痹。

手少阳经的经筋，起始于环指靠近小指的一侧，上行结聚在腕部，再沿着手臂上行结聚于肘部，向上绕着大臂的外侧，经过肩部行至颈部，与手太阳的经筋相合。从颈部分出的一支，在下颌角的部位深入于里，连系舌根；另一分支，向下走至颊车穴，沿着耳向前行进，联属外眼角，向上经过额部，最终结聚在额角。手少阳经的经筋发病，可见本经的经筋循行部位发生掣引、转筋和舌体卷曲的现象。治疗时，应采用火针，采用速刺急出法，针刺的次数以病愈为度，以痛处为穴。这种病称为季夏痹。

手阳明经筋，它的循行从手示指靠近大指一侧的尖端开始，结聚在手腕，然后向上沿着手臂，上行结聚到肘部的外侧，再上行到上臂内侧的肌肉，结聚到肩关节的上方；由此分出的分支，绕过肩胛，挟着脊柱的两侧；直行的，从肩关节的上方上行到颈部；由此分出的分支，上行到颊部，结聚在颧骨处；直行的，向上出到手太阳经筋的前面，再上左侧额角，联络头部之后，下行到右侧下巴。手阳明经筋发病，可见本经筋循行所过的部位相互牵引、疼痛、转筋，肩部不能抬举，颈部不能左右转动而环视。治疗当用火针，快速进针后立即出针，针刺的次数以病情缓解为准，以痛处为针刺的穴位。这种病证名叫孟夏痹。

手太阴经的经筋，起始于手大指的末端，沿大指上行，结聚在手小鱼际之后，继续上行于寸口部位的外侧，再沿手前臂上行，结聚在肘中，再上行至臂部的内侧，进入腋下，出于缺盆，结聚在肩髃之前，又返回，向上结于缺盆，自腋下行的一支进入胸中，结于胸内，散布于横膈部，与手厥阴经的经筋合于膈部，继而下行抵达季胁部位。手太阴经的经筋发病，可见本经筋所循行结聚的部位掣引、转筋、疼痛，严重的可发展为息贲病，呼吸急促，气逆喘息，或胁下拘急，吐血。治疗该病时，应采取火针，速刺急出，针刺次数以病愈为度，痛处为穴。这种病证叫作仲冬痹。

　　手厥阴心包经之筋，它的循行从手的中指开始，穿过手掌以后，与手太阴经筋并排上行，结聚在肘的内缘，再上行到臂的内侧，结聚到腋下，在腋下前后布散，挟两胁分布；它的分支，入到腋内，布散到胸中，结聚在胸膈。手厥阴经筋发病，可见本经筋循行所过的部位相互牵引、转筋，以及前胸疼痛或者发生息贲病。治疗当用火针，快速进针后立即出针，针刺的次数以病情缓解为准，以痛处为针刺的穴位。这种病证名叫孟冬痹。

　　手少阴心经的经筋，起始于手小指的内侧，循小指上行，结聚于掌后小指侧高骨，再向上结聚于肘的内侧，继而上行入腋内，与手太阴经筋相交，走向胸部，伏行于乳内，结聚在胸中，沿膈下行联系脐部。手少阴经的经筋发病，可见胸内拘急，心下有积块坚伏，名为伏梁病。上肢的经筋发病，肘部牵引拘急，屈伸不利。总的来说，手少阴经筋发病，可见本经筋所循行或结聚的部位掣引、转筋和疼痛。治疗时应采用燔针，用速刺急出法，针刺次数以病愈为度，以痛处为穴。若病已发展成伏梁而出现吐脓血的，为脏气已损，病情加剧的死证。大凡经筋发病，遇寒则筋脉拘急，遇热则筋脉松弛，甚至出现阳痿不举。背部的筋挛急，则脊背向后反张；腹部的筋挛急，则身体向前弯曲而不能伸直。焠刺是烧针的刺法，它治疗因受寒造成的筋急之病，如果是因热而造成的筋脉弛缓的病证，便不宜采用火针了。这类疾病称为季冬痹。

　　足阳明经筋和手太阳经筋拘急，会发生口眼㖞斜；眼角拘急时，不能正常地视物。治疗这些病证，都应采用上述的焠针劫刺法。

骨度第十四

概说

骨度，为人体各骨骼的长度或围度，是测度经脉循行度数的依据，也是循经取穴折量的依据。原文论述，人的头围、胸围、腰围及各骨部的度量数据。

原文

黄帝问于伯高曰：脉度言经脉之长短，何以立之？伯高曰：先度其骨节之大小，广狭，长短而脉度定矣。

黄帝曰：愿闻众人之度。人长七尺五寸者，其骨节之大小长短各几何？

伯高曰：头之大骨围，二尺六寸，胸围四尺五寸。腰围四尺二寸。发所覆者，颅至项尺二寸，发以下至颐长一尺，君子终折。

结喉以下至缺盆中，长四寸。缺盆以下至𩩲骭，长九寸，过则肺，大不满则肺小。𩩲骭以下至天枢，长八寸，过则胃大，不及则胃小。天枢以下至横骨，长六寸半，过则回肠广长，不满则狭短。横骨，长六寸半。横骨上廉以下至内辅之上廉，长一尺八寸。内辅之上廉以下至下廉，长三寸半。内辅下廉，下至内踝，长一尺三寸。内踝以下至地，长三寸。膝腘以下至跗属，长一尺六寸。跗属以下至地，长三寸。故骨围大则太过，小则不及。

角以下至柱骨，长一尺。行腋中不见者，长四寸。腋以下至季胁，长一尺二寸。季胁以下至髀枢，长六寸，髀枢以下至膝中，长一尺九寸。膝以下至外踝，长一尺六寸。外踝以下至京骨，长三寸。京骨以下至地，长一寸。

耳后当完骨者，广九寸。耳前当耳门者，广一尺三寸。两颧之间，相去七寸。两乳之间，广九寸半。两髀之间广六寸半。

足长一尺二寸，广四寸半。肩至肘，长一尺七寸；肘至腕，长一尺二寸半。腕至中指本节，长四寸。本节至其末，长四寸半。

项发以下至背骨，长二寸半，膂骨以下至尾骶，二十一节，长三尺，上节长一寸四分分之一，奇分在下，故上七节至于膂骨，九寸八分分之七。此众人骨之度也，所以立经脉之长短也。是故视其经脉之于身也，其见浮而坚，其见明而大者，多血；细而沉者，多气也。

通释

伯高说：首先测量出人体各个骨节的大小、宽窄和长短，经脉的长度就可以确定了。

黄帝道：很想听听一般人的标准，比如以身长7尺5寸的人为准，它各个骨节的大小、长短是多少？伯高说：头围长2尺6寸，胸围长4尺5寸，腰围长4尺2寸。头发所覆盖的部位，从头颅的前发际到后项发际长1尺2寸，从前发际到下巴中点长1尺，五官匀称、端正的人，面部上、中、下三段的长度相等。

从喉结隆起处下到锁骨上窝的中点长4寸，从锁骨上窝的中点下到胸骨下端剑突处长9寸，超过9寸的肺脏就大，不满9寸的肺脏就小。从胸骨下端剑突处下到脐中长8寸，超过8寸的胃腑就大，不满8寸的胃腑就小。从脐中下到耻骨联合长6寸半，超过6寸半的大肠就粗而长，不满6寸半的大肠就细而短。耻骨联合长6寸半，从耻骨联合的上缘下到内辅骨的上缘长1尺8寸，从内辅骨的上缘下到内辅骨的下缘长3寸半，从内辅骨的下缘下到内踝骨长1尺3寸，从内踝骨下到地长3寸。从膝腘之间下到足跟腱的下端长1尺6寸，从足跟腱下端下到地长3寸。所以骨围大的骨节也大，骨围小的骨节也小。

从额角下到第7颈椎的棘突长1尺，再从第7颈椎的棘突下到腋窝横纹头隐伏之处长4寸，从腋窝下到第十一、十二肋软骨处长1尺2寸，从第十一、十二肋软骨处下到髋关节外侧凹陷处长6寸，从髋关节外侧凹陷处下到膝的中点长1尺9寸，从膝下到外踝骨长1尺6寸，从外踝骨下到第五跖骨的粗隆处长3寸，从第五跖骨的粗隆处下到地长1寸。

从一侧耳后的高骨经后枕到另一侧耳后的高骨之间宽9寸，从一侧耳前的耳门经面部到另一侧耳前的耳门之间宽1尺3寸，两颧骨之间相距7寸。两乳头之间宽9寸半。两股骨之间宽6寸半。

足的长度是1尺2寸，宽4寸半。从肩到肘长1尺7寸，从肘到腕长1尺2寸半，从腕到中指的掌指关节长4寸，从中指的掌指关节到中指尖长4寸半。

　　从颈后发际下到第 1 胸椎长 2 寸半，从第 1 胸椎下到尾骶骨共 21 节，长 3 尺，上部七个胸椎每节长 1 寸 4 分 1 厘，所以上七节共长 9 寸 8 分 7 厘，其余的长度由以下各节平均计算。这就是一般常人周身骨节的标准长度，所以可根据这个标准，来确定经脉的长短。同时也可观察经脉在身体的变化，如果出现浅浮在表而坚实前明显粗大的，属于多血的；细小而深伏在里的，属于多气之经。

五十营第十五

概说

五十营，古人认为气血昼夜间在人体运营五十周次。此外，还通过气血的运用说明了人体经脉的长度。

原文

黄帝曰：余愿闻五十营奈何？

岐伯答曰：天周二十八宿，宿三十六分；人气行一周，千八分，日行二十八宿。人经脉上下左右前后二十八脉，周身十六丈二尺，以应二十八宿，漏水下百刻，以分昼夜。故人一呼脉再动，气行三寸，一吸脉亦再动，气行三寸，呼吸定息，气行六寸；十息气行六尺，日行二分。二百七十息，气行十六丈二尺，气行交通于中，一周于身，下水二刻，日行二十五分。五百四十息，气行再周于身，下水四刻，日行四十分。二千七百息，气行十周于身，下水二十刻，日行五宿二十分。一万三千五百息气行五十营于身，水下百刻，日行二十八宿，漏水皆尽脉终矣。所谓交通者，并行一数也。故五十营备，得尽天地之寿矣，凡行八百一十丈也。

通释

黄帝说：我想了解经脉之气在体内运行 50 个周次的情况。

岐伯回答说：周天有 28 星宿，每个星宿之间的距离是 36 分。人体的经脉之气一昼夜运行 50 次，合 1008 分。在一昼夜中太阳的运行周历了 28 星宿，分布在人体上下、左右、前后的经脉，有 28 条，周身经脉的长度是 16 丈 2 尺，与 28 星宿相对应。用铜壶漏水下一刻为标准来划分昼夜，计算经气在经脉中运行所需的时间。人一呼气，脉跳动 2 次，经气运行 3 寸；一吸气，脉又跳动 2 次，经气又运行 3 寸，一个呼吸过程，经气运行 6 寸，10 次呼吸，经气运行 6 尺，太阳运行 2 分。270 次呼吸，经气运行 16 丈零 2 尺，其间气行上下，贯通八脉，运行一周，水下 2 刻，太阳运行 20 分多 1 点。540 次呼吸，脉气在全身运行两周，水下 4 刻，太阳运行 40 分。2700 次呼吸，经气运行 10 次，水下 20 刻，太阳运行五个星宿零二十分。13 500 次呼吸，经气在体内运行 50 周次，水下一百刻，太阳运行遍 28 星宿，铜壶里的水都滴漏尽了，经气也正好运行 50 个周次。前面所谈经气的相互交通，就是指经气在 28 脉运行 1 周。如果人的经气保持一昼夜运行 50 个周次，人就能够享尽天然的寿命。经气在人体运行 50 周次的总长度是 810 丈。

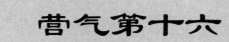

营气第十六

概说

营气，指血气中的营分，本文论述了营气的生成及运行。指出了营气在经脉中的流注次序，其次第与十二经气流注大体相同。

原文

黄帝曰：营气之道，内谷为宝，谷入于胃，乃传之肺，流溢于中，布散于外，精专者行于经隧，常营无已，终而复始，是谓天地之纪。故气从太阴出，注手阳明。上行注足阳明，下行至跗上，注大指间，与太阴合，上行抵髀，从髀，注心中。循手少阴，出腋，下臂，注小指，合手太阳。上行乘腋，出𬱟内，注目内眦，上巅，下项，合足太阳。循脊下尻，下行注小指之端，循足心，注足少阴。上行注肾。从肾注心，外散于胸中，循心主脉，出腋下臂，出两筋之间，入掌中，出中指之端。还注小指次指之端，合手少阳。上行注膻中，散于三焦。从三焦，注胆，出胁，注足少阳。下行至跗上，复从跗注大指间，合足厥阴。上行至肝，从肝上注肺，上循喉咙，入颃颡之窍，究于畜门。其支别者，上额循巅，下项中，循脊入骶，是督脉也。络阴器，上过毛中，入脐中，上循腹里，入缺盆。下注肺中，复出太阴。此营气之所行也，逆，顺之常也。

通释

黄帝道：营气的化生，来源于水谷的精气，因此人能受纳水谷，对于营气的化生最为重要。水谷进入到胃，精微之气才能传送到肺，从而流溢到内在的五脏六腑，布散到外在的四肢百骸。而水谷精微中最精纯柔和的部分，输注到经脉之中，每时每刻运行营养全身，终而复始，没有止境，它与天地日月不停地运转是同一个道理，这就是营气。营气在全身具体的循行是，首先从手太阴肺经发出，沿着手臂内侧循行到手，交会注入到手阳明大肠经；然后沿着手臂外侧，上行到面部，交会注入到足阳明胃经；然后经过胸腹、下肢外侧，下行到足背上，流注到足大趾间，与足太阴脾经相合交会；然后沿着下肢内侧上行到腹部，抵达脾脏，从脾脏注入交会到心中；然后沿着手少阴心经，出到腋下，经过手臂内侧，下行到手的小指，与手太阳小肠经相交会；然后沿着手臂外侧上行，穿过腋部，向上出现在眼眶下，流注到内眼角，并上达头顶，从后面下到项部，与足太阳膀胱经相合交会；然后沿着脊柱两旁，下行到尾骶骨，再沿着下肢外侧下行流注到足小趾的尖端，再沿着足心交会注入到足少阴肾经；然后沿着下肢内侧上行到腹部，抵达并注入肾脏，从肾脏注入交会到心包络之内，并布散到心包络之外的胸中；然后沿着手厥阴心包经出到腋下，经过手臂内侧，下到腕部，出到两筋之间，进入手掌之中，出到中指的尖端，再回转注入到无名指的尖端，与手少阳三焦经相合交会；然后沿着手臂的外侧上行，注入到两乳之间的膻中，布散到上、中、下三焦，再从三焦注入交会到胆；然后出到胁部，注入足少阳胆经，沿着下肢外侧下行到足背上，再从足背流注到足的大趾间，与足厥阴肝经相合交会；然后沿着下肢的内侧上行到腹中，抵达肝脏，再从肝脏上行注入到肺脏；然后向上，沿着喉咙，进入后鼻道的上窍，终止在鼻的外孔道。此外，从肝的分支而行的，上行到额部，沿着头顶向后下到项部中间，再沿着脊柱下行进入到尾骶骨，这是督脉的循行道路；然后向前面循行，网络阴器，再向上行经过阴毛中间，进入脐中，再向上行沿着腹部正中的深部，上入到锁骨上窝，这是任脉的循行道路；然后向下注入到肺中，再从手太阴肺经发出，进行新一周的循行。这就是营气循行的路径，上下交会，内外出入的正常规律。

脉度第十七

概说

脉度，指人体手足三阴三阳，任脉、督脉与跷脉的总长度，其数值为16丈2尺。并以此阐明，人体阴阳脉络作为经隧而行其气血，循环不已，以联络五脏六腑，五官七窍。

原文

黄帝曰：愿闻脉度。岐伯答曰：手之六阳，从手至头，长五尺，五六三丈。手之六阴，从手至胸中，三尺五寸，三六一丈八尺，五六三尺，合二丈一尺。足之六阳，从足上至头，八尺六八四丈八尺。足之六阴，从足至胸中，六尺五寸，六六三丈六尺，五六三尺，合三丈九尺。跷脉从足至目，七尺五寸，二七一丈四尺，二五一尺，合一丈五尺。督脉、任脉各四尺五寸，二四八尺，二五一尺，合九尺。凡都合一十六丈二尺，此气之大经隧也。

经脉为里，支而横者为络，络之别者为孙，盛而血者疾诛之。盛者泻之，虚者饮药以补之。五藏常内阅于上七窍也。故肺气通于鼻，肺和则鼻能知臭香矣；心气通于舌，心和则舌能知五味矣；肝气通于目，肝和则目能辨五色矣；脾气通于口，脾和则口能知五谷矣；肾气通于耳，肾和则耳能闻五音矣。五脏不和，则七窍不通；六腑不合则留为痈。故邪在腑则阳脉不和，阳脉不和则气留之，气留之则阳气盛矣。阳气太盛，则阴脉不利，阴脉不利则血留之，血留之则阴气盛矣。阴气太盛则阳气不能荣也，故曰关。阳气太盛，则阴气弗能荣也，故曰格。阴阳俱盛，不得相荣，故曰关格。关格者，不得尽期而死也。

黄帝曰：跷脉安起安止，何气荣也？岐伯答曰：跷脉者，少阴之别，起于然骨之后。上内踝之上，直上循阴股，入阴，上循胸里，入缺盆，上出人迎之前，入頄，属目内眦，合于太阳，阳跷而上行，气并相还，则为濡，目气不荣，则目不合。

黄帝曰：气独行五脏，不荣六腑，何也？岐伯答曰：气之不得无行也，如水之流，如日月之行不休，故阴脉荣其脏，阳脉荣其腑，如环之无端，莫知其纪，终而复始，其流溢之气，内溉脏腑，外濡腠理。

黄帝曰：跷脉有阴阳，何脉当其数？岐伯曰：男子数其阳，女子数其阴，当数者为经，其不当数者为络也。

黄帝道：很想听听经脉的标准长度。岐伯回答说：左右两手共6条阳经，从手到头，每条长5尺。6个5尺一共是3丈。左右两手共6条阴经，从手到胸中，每条长3尺5寸，6个3尺是1丈8尺，6个5寸是3尺，一共是2丈1尺。左右两足共6条阳经，从足到头，每条长8尺，6个8尺一共是4丈8尺。左右两足共6条阴经，从足到胸中，每条长6尺5寸，6个6尺是3丈6尺，6个5寸是3尺，一共是3丈9尺。左右两条脉，从足到眼睛，每条长7尺5寸，2个7尺是1丈4，二个5寸是1尺，一共是1丈5尺。督脉与任脉，每条各长4尺5寸，2个4尺是8尺，二个5寸是1尺，一共是9尺。以上28条经脉的总长度，一共是16丈2尺，这都是气血循行的大经脉。

大经脉隐伏上下直行人体的深部，它的分支而横行的是络脉，络脉又另外分出的细支是孙络。孙络充盈而有瘀血的，要立即用放血法除去瘀血，邪气盛的用泻法，正气虚的要内服汤药进行补益。五脏精气的盛衰常常可以从人体头面七窍反映出来。肺气通鼻窍，肺的功能正常，鼻子才能闻到各种气味；心气通舌窍，心的功能正常，舌才能辨别出各种滋味；肝气通眼窍，肝的功能正常，眼睛才能辨别各种颜色；脾气通于口，脾的功能正常，口中才能辨别食物的各种味道；肾气通耳窍，肾的功能正常，双耳才能听见各种声音。五脏的功能失于调和，与其对应的七窍就不能正常地发挥功能；六腑的功能失于调顺，那邪气就会滞留结聚而生成痈。因此，若是邪气留在六腑之中，那么属阳的经脉就不能和顺通利，阳脉不和顺，阳气就会发生停歇、留滞，阳气留滞，就会相对的偏盛。阳气太盛就会导致阴脉不通利，阴脉不通利，会导致血流停滞，血流停滞则阴气过盛。如阴气过盛，就会影响阳气不能营运入内，这就叫作关。如阳气太盛，就会影响阴气不能外出与阳气相交，这就叫格。阴阳二气皆过盛，不能阴阳调和、互相荣养，就叫作关格。关格是阴阳离决、不相交通的表现，出现关格，预示着病人不能尽其天年而早亡。

黄帝道：跷脉的循行，从哪里开始？到哪里终止？又是哪一经的经气使它像流水一般的营运不止呢？岐伯回答说：跷脉是足少阴经脉分出的支脉，它的循行从然骨穴后面的照海穴开始，上行到内踝的上面，然后直行向上沿着大腿内侧进入前阴，再向上沿着胸部的深处进入锁骨上窝，再向上出在人迎穴的前面，进入颧部，连属眼睛的内角，并与足太阳经脉、阳跷脉会合而上行，阴与阳的经气并行往来而濡润眼睛，阴脉的经气不能濡养，眼睛就不能闭合。

黄帝道：阴的经气只运行到五脏，不营运到六腑，为什么？岐伯回答说：经气的运行是没有停息的，就像江水的流行，又像日月的运转，永无休止。所以，阴脉营运到五脏，阳脉营运到六腑，它们的运行如同圆环没有尽头，一周完毕又重新开始，无法知道它流转的次数。而往来周流满溢的经气，流到内就灌溉五脏六腑，溢到外就濡润皮肉腠理。

黄帝道：脉有阴与阳，究竟哪一条脉的长度，才应当计算在二十八脉共 16 丈 2 尺的总数之内呢？岐伯回答说：男子属阳，所以只计算他的阳脉长度；女子属阴，所以只计算她的阴脉长度。应当计算的，作为经脉看待；不应当计算的，就作为络脉来看待。

营卫生会第十八

概说

　　营，指营气。卫，是卫气。生会，即生成与会合。本篇主要讨论了营卫的生成、运行及其会合等问题，所以篇名叫"营卫生会"。正如张隐庵说："此章论营卫之生始会合，因以名篇。"

　　本篇主要通过营、卫气的生成及其运行规律，阐明营卫气在人体生命活动中的节律及其相互关系。

原文

　　黄帝问于岐伯曰：人焉受气？阴阳焉会？何气为营？何气为卫？营安从生？卫于焉会？老壮不同气，阴阳异位，愿闻其会。岐伯答曰：人受气于谷，谷入于胃，以传与肺，五藏六府，皆以受气，其清者为营，浊者为卫。营在脉中，卫在脉外，营周不休，五十而复大会，阴阳相贯，如环无端。卫气行于阴二十五度，行于阳二十五度，分为昼夜，故气至阳而起，至阴而止。故曰：日中而阳陇为重阳，夜半而阴陇为重阴。故太阴主内，太阳主外，各行二十五度，分为昼夜。夜半为阴陇，夜半后而为阴衰，平旦阴尽而阳受矣，日中而阳陇，日西而阳衰，日入阳尽，而阴受气矣。夜半而大会，万民皆卧，命曰合阴，平旦阴尽而阳受气。如是无已，与天地同纪。

　　黄帝曰：老人之不夜瞑者，何气使然？少壮之人不昼瞑者，何气使然？岐伯答曰：壮者之气血盛，其肌肉滑，气道通，营卫之行，不失其常，故昼精而夜瞑，老者之血衰，其肌肉枯，气道涩，五脏之气相搏，其营气衰少，而卫气内伐，故昼不精，夜不瞑。

　　黄帝曰：愿闻营卫之所行，皆何道从来？岐伯答曰：营出于中焦，卫出于上焦。

　　黄帝曰：愿闻三焦之所出。岐伯答曰：上焦出于胃上口，并咽以下，贯膈而布胸中，走腋，循太阴之分而行，还至阳明，上至舌，下足阳明，常与营俱行于阳二十五度，行于阴亦二十五度，一周也。故五十度而复大会于手太阴矣。

黄帝曰：人有热饮食下胃，其气未定，汗则出，或出于面，或出于背，或出于身半，其不循卫气之道，何也？岐伯曰：此外伤于风。内开腠理，毛蒸理泄，卫气走之，固不得循其道。此气剽悍滑疾，见开而出，故不得循其道，故命曰漏泄。

黄帝曰：愿闻中焦之所出。岐伯答曰：中焦亦并胃中，出上焦之后，此所受气者，泌糟粕，蒸津液，化其精微，上注于肺脉，乃化而为血，以奉生身，莫贵于此，故独得行于经隧，命曰营气。

黄帝曰：夫血之与气，异名同类，何谓也？岐伯答曰：营卫者，精气也。血者神气也。故血之与气，异名同类焉。故夺血者无汗，夺汗者无血。故人生有两死，而无两生。

黄帝曰：愿闻下焦之所出。岐伯答曰：下焦者，别回肠，注于膀胱，而渗入焉。故水谷者，常并居于胃中，成糟粕而俱下于大肠，而成下焦，渗而俱下，济泌别汁，循下焦而渗入膀胱焉。

黄帝曰：人饮酒，酒亦入胃，谷未熟而小便独先下，何也？岐伯答曰：酒者熟谷之液也，其气悍以清，故后谷而入，先谷而液出焉。

黄帝曰：善。余闻上焦如雾，中焦如沤，下焦如渎，此之谓也。

通释

黄帝向岐伯问道。人体精气是从哪里接受来的？营卫二气是怎么会合的？什么气叫营？什么气是卫？营气是从哪里生成的？卫气是怎样与营气会合的？老年人和壮年人气的盛衰各不相同，营卫二气循行的位置也有差异，愿听你讲讲二者是怎样会合的。

岐伯回答说：人体的气是由饮食水谷所化生的，水谷入于胃，经过消化吸收，精微就传与肺脏，从而使五脏六腑都得到水谷的精气。其中清的为营气，浊的就是卫气。营气行于脉中，卫气行于脉外，两者营运周流全身，而无休止。一日一夜，各自循行五十周次，而复相会合，这样阴阳相互贯注，如圆环一样而无端止。卫气夜行于阴二十五周次，昼行于阳亦二十五周次，所以卫气至阳则起而目张，至阴则休止而目瞑。所以说：白天中午阳气最盛的时候，称为重阳，夜半阴气最盛的时候，称为重阴。营气行于脉内，始于手太阴肺经而复终于手太阴肺经；卫气行于脉外，始于足太阳膀胱经而复终于足太阳膀胱经，各运行二十五周次，分为昼夜。夜半阴气隆盛，夜半以后阴气渐衰，到了平旦，行阴已尽，而阳就受气了。日中是阳气隆盛，日西以后，阳气渐衰，到了日入，行阳已尽，而阴就受气了。夜半的时候，营卫二气会合于内脏，人们都已入睡，叫作合阴。到了平旦之时．而阴气又已衰尽，阳气又渐渐旺盛了。营卫就是这样运行不止，和天地日月的运转一样，无有休止。

黄帝说：老年人夜里不能熟睡，是什么气使他这样的？少壮之人在白天不能熟睡，又是什么气使他这样的呢？岐伯回答说：壮年的气血充盛，肌肉滑利，气道通畅，营卫之气运行正常，所以他在白天精神清爽，夜间也能熟睡。而老年人的气血衰弱，肌肉午缩，气道涩滞，五脏之气不相协调，营气衰少，卫气又经常向内争取补给，造成营卫失常，所有老年人白天精神不足，夜间也不能熟睡。

黄帝说：愿听你讲讲营气和卫气的运行，都是从什么途径来的？岐伯回答说：营气是从中焦发出来的，卫气是从下焦发出来的。

黄帝说：你讲讲三焦之气是从什么地方发出的？岐伯回答说：上焦之气是从胃部和食道相并上行，穿过横膈膜，敷布于胸中，横行于腋下，沿手太阴肺经的上部下行，重返沿手阳明大肠经的部位上行至舌，又下行交于足阳明胃经，按十二经的顺序常与营气相并循行，白天环行于全身二十五度，夜里也环行二十五度，经过一昼夜的时间，循行五十度而为一周。循行五十度以后，又会于手太阴肺经。

黄帝说：人在热饮食入胃以后，还没有化为精气，身上的汗液就先出来了，有的出于面部，有的出于背部，也有的出于半身。它并不沿着卫气运行的道路而出，这是什么缘故呢？岐伯说：这是因为在外被风邪所伤，表虚不固，在内又因热饮食之气的熏蒸，致使腠理开泄，毛孔热气蒸发，卫七就从此外出，而不能循其常道。因卫气性质剽悍滑利而迅速，遇到肌肤有开泄的间隙，就从此而出，所以它就不能循着原来的运行途径了，因此这种出汗，就叫作漏泄。

黄帝说：愿听你讲一讲中焦之气是从人体什么部位发出的？岐伯回答说：中焦之气也是从胃出发，即在中脘部分上焦之气的下部。这里受纳的水谷精气，经过泌别糟粕，蒸化津液的过程，并把其中精华部分，向上传注到肺脉，从而化为血液，以供养周身，维持生命活动。因为人体没有比它更宝贵的物质了，所以能独行于经脉之中，称它为"营气"。

黄帝说：血和气名称虽异，但却同属一类，是什么道理呢？岐伯回答说。营气和卫气都是由水谷所化生的精气，血液也是水谷精微变化而成，从而产生了神气。所以血和气，名称虽异，其来源同属一类。因此，血液耗伤过度的人，不可再发其汗，汗液耗伤过度的人，不可再耗其血。如果过度耗伤其血，而又过度耗伤其汗，生化之源竭绝则死，所以说人生有两死。如果血与汗只过度耗伤一方，生化之源还未竭绝，尚有一线生机。

黄帝说：愿听你讲讲下焦之气是从人体什么部位发出的？岐伯回答说：下焦之气

在回肠部别出，分别使糟粕进入大肠，使水液渗注于膀胱。所以饮食摄入，经常都是先贮存在胃中，经过胃的腐熟消化，吸取其中精微后，而形成糟粕，向下输送到大肠，这一输送过程成为下焦主要功能之一。至于水液，也同时向下渗灌，是经过分别清浊的过程，其中浊秽的水液，便沿着下焦而渗入于膀胱。

黄帝说：人喝了酒，酒和食物同时入于胃中，但食物尚未经胃的腐熟，而小便却单独先排了出来，这是什么缘故呢？岐伯回答说：酒是水谷发酵以后酿成的液体，酒气的特性剽悍，但其质清，所以虽在食物以后入胃，反在食物未消化前先泌出而从小便排出。

黄帝说：讲得对。我听说上焦敷布精气，像雾露般的弥漫，中焦腐熟水谷如水沤物那样，泡沫浮游；下焦的剩余水液的排泄，就像沟道排水一样，所谓三焦，就是这样的。

四时气第十九

概说

　　四时气，指四季气候对人体的影响，原文说明针刺治疗应根据不同时令而选择不同的穴位和掌握不同的进针深度，并应用不同的补泻手法。

原文

　　黄帝问于岐伯曰：夫四时之气，各不同形，百病之起，皆有所生，灸刺之道，何者为定？岐伯曰：四时之气，各有所在，灸刺之道，得气穴为定。故春取经、血脉、分肉之间，甚者，深刺之，间者，浅刺之；夏取盛经孙络，取分间绝皮肤；秋取经腧，邪在腑，取之合；冬取井荥，必深以留之。

　　温疟汗不出，为五十九痏，风㾦肤胀，为五十痏。取皮肤之血者，尽取之。飧泄补三阴之上，补阴陵泉，皆久留之，热行乃止。

　　转筋于阳，治其阳；转筋于阴，治其阴。皆卒刺之。徒㽷先取环谷下三寸，以铍针针之，已刺而筒之而内之，入而复之，以尽其㽷，必坚。来缓则烦悗，来急则安静，间日一刺之，㽷尽乃止。饮闭药，方刺之时徒饮之，方饮无食，方食无饮，无食他食，百三十五日。

　　着痹不去，久寒不已，卒取其三里。骨为干。肠中不便，取三里，盛泻之，虚补之。疠风者，素刺其肿上。已刺，以锐针针其处，按出其恶气，肿尽乃止，常食方食，无食他食。

　　腹中常鸣，气上冲胸，喘不能久立。邪在大肠，刺肓之原，巨虚上廉、三里。小腹控睾，引腰脊，上冲心。邪在小肠者，连睾系，属于脊，贯肝肺，络心系。气盛则厥逆，上冲肠胃，熏肝，散于肓，结于脐，故取之肓原以散之，刺太阴以予之，取厥阴以下之，取巨虚下廉去之，按其所过之经以调之。

善呕，呕有苦，长太息，心中憺憺，恐人将捕之；邪在胆，逆在胃，胆液泄，则口苦，胃气逆，则呕苦，故曰呕胆，取三里以下。胃气逆，则刺少阳血络，以闭胆逆，却调其虚实，以去其邪。

饮食不下，膈塞不通，邪在胃脘，在上脘，则刺抑而下之，在下脘，则散而去之。小腹痛肿，不得小便，邪在三焦，约取之太阳大络，视其络脉与厥阴小络，结而血者，肿上及胃脘，取三里。

睹其色，察其目，知其散复者，视其目色，以知病之存亡也。一其形，听其动静者，持气口、人迎以视其脉，坚且盛且滑者，病日进，脉软者，病将下，诸经实者，病三日已。气口候阴，人迎候阳也。

通释

黄帝问岐伯道：四季气候的变化，各有不同的性质，各种疾病的发生，都与气候有一定的关系，艾灸针刺的方法，根据什么来决定？岐伯回答说：四季气候影响人体，各有各的发病部位，艾灸针刺的方法，应当根据不同的发病季节来确定有关的穴位。所以，春天针刺，选用大经脉在分肉之间的缝隙，病重的深刺，病轻的浅刺；夏天针刺，选用阳经的细小支络，或选用分肉之间的缝隙，但必须针过皮肤就不再深刺；秋天针刺，选用各条经脉的"经穴""腧穴"，邪气在六腑选用"合穴"；冬天针刺，选用各条经脉的"井穴""荥穴"，必须深刺，而且，留针的时间较长。

温疟病，没有汗出症状的，可用热病的59个腧穴进行治疗。患风水病肌肤肿胀的，可以用57个治疗水病的腧穴治疗，如果是使用针刺放血的治疗方法，就应该将该穴位的恶血放干净。脾胃虚寒所致的飧泄证，应该取三阴交，使用补的手法，再补阴陵泉，都要久留针，直至针下有热感的时候才能起针。

转筋病，其部位在外侧就取阳经的穴位针刺，在内侧就取阴经的穴位针刺，都使用火针针刺。只是水肿为病不兼风邪的，首先在环谷下3寸的部位，用铍针针刺；然后再用空心针刺入该处，放出内里的水，要反复刺入，把水放尽，肌肉就必然恢复坚实。放水缓慢，病人就烦躁满闷；放水急快，病人就会舒适安静。隔1天针治1次，直到水肿消尽才停止治疗。同时要内服行水利尿的汤药，一般在刚开始针刺的时候服药，刚服过药不要吃食物，刚吃过食物不要吃药，还要禁吃其他伤脾生湿的食物135天。

患着痹经久不愈的，是寒湿久留不去所致，用火针针刺足三里穴。大小肠功能异常的，针刺足三里穴，邪气盛的用泻法，正气虚的用补法。患疠风病的，要经常针刺他肿胀的部位，刺过之后，再用非常尖锐锋利的针刺他的患处，并用手按压出毒气恶血，直到肿消才停止。同时经常吃些有利于康复的食物，不要吃不利于康复的食物。

　　腹中常有鸣响，腹中有气向上冲至胸中，喘息急促而不能久立，这些都是邪气在大肠的表现，应该针刺肓之原、巨虚、上廉、足三里几个穴位。小腹牵引睾丸疼痛，并牵及腰背和脊骨，向上冲至心胸部位，这是邪在小肠的表现。小肠连于睾系，向后附属于脊，其经脉贯通肝肺，络于心系。所以小肠邪气盛就会出现气机上逆的表现，上冲肠胃，熏蒸肝脏，布散于肓膜，结聚于脐。所以要取肓原穴以散肓之邪气，针刺手太阴经以补肺虚，刺厥阴经以泻肝实，取巨虚下廉以祛邪气，同时又要按压小肠经脉所过之处来调和气血。

　　病人经常呕吐，且呕吐物中挟有苦水，并常常叹气，心中恐惧不安，害怕有人将会逮捕他，这是邪气在胆腑，阳气上逆于胃的病证。胆中的汁液外泄，所以口苦，胃气上逆所以呕吐苦水，这叫作呕胆。治疗应当取足三里穴来和降胃气，并针刺足少阳胆经的血络以消除上逆的胆气。根据病邪和正气的虚实状况斟酌以祛其邪气。

　　饮食不能下咽或者感觉胸膈阻塞不通，这是病邪留于胃脘的病证。邪在上脘，就用针刺的方法抑制邪气的上逆而使气下行；邪在下脘，就用散法以祛除积滞。小腹疼痛、肿胀，小便不利，是邪在膀胱，针刺取太阳大络，观察足太阳经之络脉与厥阴经的小络，如有瘀血结聚的，针刺以祛其瘀血。如果小腹部肿痛向上连及胃脘的，取足三里。

　　针刺时，要看病人的面色，观察病人的眼神，从而推知病人正气的散失或恢复；望病人眼睛颜色的变化，还可以推知病邪的存在或消失。用心观察病人的身形姿态、举止动静；再诊气口、人迎，了解脉象的变化。脉象坚实而又粗大、滑利的，表示病情一天天在发展恶化；脉象软弱柔和的，表示病势即将消退缓解；各条经脉的脉象都充实有力的，疾病再过 3 天就可以好了。气口专门诊察五脏、阴经的病变，人迎专门诊察六腑、阳经的病变。

五邪第二十

概说

五邪，此指五脏病变，本文论述了五脏病变各自的典型症状及五脏异常时，应取的具体穴位。

原文

邪在肺则皮肤痛，寒热，上气喘，汗出，欬动肩背。取之膺中外腧，背三节五脏之傍，以手疾按之，快然，乃刺之。取之缺盆中以越之。

邪在肝，则两胁中痛，寒中，恶血在内，行善掣节，时脚肿。取之行间，以引胁下，补三里以温胃中，取血脉以散恶血；取耳间青脉，以去其掣。

邪在脾胃，则病肌肉痛，阳气有余，阴气不足，则热中善饥；阳气不足，阴气有余，则寒中肠鸣、腹痛；阴阳俱有余，若俱不足，则有寒有热，皆调于三里。

邪在肾，则病骨痛，阴痹。阴痹者，按之而不得，腹胀，腰痛，大便难，肩背颈项痛，时眩。取之涌泉、昆仑。视有血者，尽取之。

邪在心，则病心痛，喜悲时眩仆；视有余不足而调之其输也。

通释

邪气停留在肺，就会病发皮肤疼痛，恶寒发热，气上逆而喘促，汗水自出，咳嗽引动肩背疼痛。治疗应针刺胸部两侧的有关穴位，以及背部第三椎两旁的脏腑腧穴，针刺前先用手快速按压穴位，当病人有舒畅的感觉时，再进行针刺；然后选用锁骨上窝中的穴位，用来散发肺中的邪气。

邪气停留在肝，就会发生两胁部里面疼痛，中焦脾胃的寒证；如果瘀血留滞在体内，行动时容易抽掣转筋，关节及足部时有肿痛。治疗应针刺行间穴，用来引气下行缓解胁痛；补足三里穴，用来温暖脾胃；并针刺本经的血络，用来行散瘀血；再针刺耳根处的青络，用来缓解抽掣。

　　邪气停留在脾胃，就会病发肌肉疼痛。如果阳气有余、阴气不足，就会出现中焦内热，容易饥饿；如果阳气不足、阴气有余，就会出现中焦内寒，肠中鸣响，腹中疼痛；如果阴气阳气都有余或都不足，就会又有内寒又有内热。治疗都可以针刺足三里穴进行调理。

　　邪气停留在肾，就会病发骨节疼痛，阴痹。所谓阴痹，它的疼痛没有固定的部位，用手按摸也不能确定具体的痛处，同时会有腹部胀满，腰部疼痛，解大便困难，肩、背、颈、项疼痛，时常头晕眼花。治疗应针刺涌泉穴、昆仑穴，如果发现血络郁滞的，全部都要针破出血。

　　邪气停留在心，就会病发心痛，时时悲伤，时常头晕眼花，甚至昏倒在地。治疗应审察病证是有余的实证，还是不足的虚证，然后再调理本经的腧穴。

寒热病第二十一

概说

原文指出了几种寒热病症，且说明了寒热病的治疗方法。还说明了骨痹，热痹的证候表现，治疗及预后，还阐明天牖五部的穴位位置和主要功能。

原文

皮寒热者，不可附席，毛发焦，鼻槁腊，不得汗，取之三阳之络，以补手太阴。肌寒热者，肌痛，毛发焦而唇槁腊，不得汗取三阳于下，以去其血者，补足太阴以出其汗。

骨寒热者病无所安，汗注不休。齿未槁，取其少阴于阴股之络；齿已槁，死不治。骨厥亦然。骨痹，举节不用而痛，汗注烦心，取三阴之经补之。

身有所伤，血出多及中风寒，苦有所堕坠，四支懈惰不收，名曰体惰，取其小腹脐下三结交。三结交者，阳明、太阴也，脐下三寸关元也。厥痹者，厥气上及腹，取阴阳之络，视主病也，泻阳补阴经也。

颈侧之动脉人迎。人迎，足阳明也，在婴筋之前。婴筋之后，手阳明也，名曰扶突。次脉，足少阳脉也，名曰天牖；次脉，足太阳也，名曰天柱。腋下动脉臂太阴也，名曰天府。

阳迎头痛，胸满不得息，取之人迎。暴喑气鞕，取扶突与舌本出血。暴聋气蒙，耳目不明，取天牖。暴挛痫眩，足不任身，取天柱。暴瘅内逆，肝肺相搏，血溢鼻口，取天府。此为天牖五部。

臂阳明有入頄齿者名曰大迎，下齿龋取之臂，恶寒补之，不恶寒泻之。足太阳有入頄遍齿者，名曰角孙，上齿龋取之，在鼻与頄前，方病之时其脉盛，盛则泻之虚则补之。一曰取之出鼻外。

足阳明有挟鼻入于面者，名曰悬颅，属口，对入系目本，视有过者取之，损有余，益不足，反者益其。足太阳有通项入于脑者，正属目本，名曰眼系，头目苦痛取之，在项中两筋间，入脑乃别。阴跷阳跷，阴阳相交，阳入阴，阴出阳，交于目锐眦。阳气盛则瞋目，阴气盛则瞑目。

热厥取足太阴、少阳，皆留之；寒厥取足阳明、少阴于足，皆留之。舌纵涎下，烦悗，取足少阴。振寒洒洒鼓颔，不得汗出，腹胀烦悗，取手太阴。刺虚者，刺其去也；刺实者，刺其来也。

春取络脉，夏取分腠，秋取气口，冬取经输，凡此四时，各以时为齐。络脉治皮肤，分腠治肌肉，气口治筋脉，经输治骨髓。五藏身有五部：伏兔一；腓二，腓者，腨也；背三；五藏之腧四；项五。此五部有痈疽者死。

病始手臂者，先取手阳明、太阴而汗出；病始头首者，先取项太阳而汗出；病始足胫者，先取足阳明而汗出；臂太阴可汗出，足阳明可汗出。故取阴而汗出甚者，止之于阳；取阳而汗出甚者，止之于阴。凡刺之害，中而不去则精泄，不中而去则致气；精泄则病甚而恇，致气则生为痈疽也。

通释

皮肤发生寒热病的，皮肤疼痛不能贴着睡席，毛发枯焦，鼻腔干燥，汗水出不来，治疗应针刺足太阳经的络穴，再用补法针刺手太阴经。肌肉发生寒热病的，肌肉疼痛，毛发枯焦，口唇干燥，汗水出不来，治疗应针刺足太阳经在下部的穴位出血，再用补法针刺足太阴经让他出汗。

骨发生寒热病的，病人烦躁不能安宁，汗出如同灌水而不止，如果牙齿还没有干燥，治疗应针刺足少阴经在大腿内侧的穴位；如果牙齿已经干燥，就是死证不可救药。骨厥病的诊断治疗也同样如此。骨痹病，全身关节不能自主活动而且疼痛，汗出如同灌水，心中烦躁，治疗应针刺足三条阴经的有关穴位，用补法。

身体有所破伤，出血很多，又受了风寒的侵袭，就像从高处往下堕坠跌伤一样，四肢倦怠无力，不能收缩弯曲，名叫体惰病，治疗应针刺脐下小腹部的三结交。所谓三结交，就是足阳明经、足太阴经、任脉三经相交之处，也就是脐下 3 寸的关元穴。厥痹病，病人自觉气向上冲逆，由下肢上冲到腹部，治疗应针刺阴经、阳经的络穴，审察发病的经脉所在，阳经发病用泻法，阴经发病用补法。

颈部两侧的动脉是人迎脉。人迎脉上的穴位名为人迎，属于足阳明经，位置在颈部两侧的筋脉之前。婴筋的后面是手阳明经的穴位，名为扶突；手阳明经之后是手少阳经的穴位，名为天牖。再后面是足太阳经的穴位，名为天柱。腋下的动脉是手太阴经的腧穴，名为天府。

阳热邪气上逆于阳经，会出现头痛，胸中满闷、呼吸不利的症状，治疗应取人迎穴。突然失音，喉舌强硬，应针刺扶突穴并点刺舌根出血。突然耳聋，经气蒙蔽不通，耳失聪、目不明，治疗取天牖穴。突然发生筋脉拘挛、癫痫、眩晕，两足软弱不能站立的，取天柱穴。突然患热病，胸腹气机上逆，肝肺二经火邪相搏，致口鼻出血，取天府穴。以上所取的五穴，天牖穴居中，其他四穴聚拢在其四周，因此称为天牖五部。

手阳明经有分支进入到颧部、并网络全部牙齿的，穴名叫大迎，下牙齿有龋齿疼痛的，就应针刺大迎穴，手臂怕冷的用补法，手臂不怕冷的用泻法。足太阳经有分支进入到颧部、并网络全部牙齿的，穴名叫角孙，上牙齿有龋齿疼痛的，就应针刺角孙穴，它在鼻与颧部的前方，在刚发病的时候，脉气充盛的就用泻法，脉气虚弱的就用补法。另有一种说法，可以针刺鼻子外侧的穴位。

足阳明经有分支挟着鼻子两旁进入到面部的，穴名叫悬颅，它的经脉下行的联属到口，上行的分成两支分别进入联系到目的后面，察出该部有病的，就应针刺该穴，基本原则是泻其有余的邪气、补其不足的精气，如果治疗相反，就要加重病情。足太阳经有分支通过后项进入到脑的，并直接联属到目的后面，名叫眼系，头目疼痛、痛苦不堪，就应针刺本经有关的穴位，具体在后项中央、两筋之间。此经由后项进入脑后，就分别联属到阴、阳，而阴、阳两脉互相交会，阳气由外入内，阴气由内出外，阴阳之气出入交会在两目的外眼角，当阳气充盛在外双眼就张开，而阴气充盛在内双眼就闭合。

治疗热厥病应取足太阴脾经和足少阳胆经，针刺时应留针一段时间；治疗寒厥病应取足阳明胃经和足少阴肾经，也应该留针较长时间。舌纵缓不收，口角流涎，胸脘烦闷的，是肾阴不足的表现，应针刺足少阴肾经。畏寒战慄，两颌鼓动，汗不得出，腹部胀满，胸脘烦闷，是肺气不足之证，治疗应取手太阴肺经。在进行针刺治疗时，属于虚证的，应该补养其正气，属于实证的，应该祛除其邪气。

四季针刺的规律是，春季刺络脉，夏季刺分肉、腠理间，秋季取气口，冬季刺经脉，一年四季的针刺治疗，各自以季节、时令为取穴的标准，不能混淆。刺络脉间的穴位可以治皮肤病，刺分腠之间的穴位可以治肌肉的病，刺气口的穴位可治筋脉的病，刺经脉的腧穴可以治骨髓、五脏的病。身体有五处重要的部位：一是伏兔部；二是腓部，腓部也就是腨部；三是背部；四是五脏在脊骨两旁的腧穴；五是后项部。这五个部位发生痈疽的，都是死证。

　　疾病开始发生在手臂部的，应先针刺手阳明经、手太阴经的有关穴位，并使其出汗。疾病开始发生在头部的，应先针刺足太阳经的有关穴位，并使其出汗。疾病开始发生在足胫部的，应先针刺足阳明经的有关穴位，并使其出汗。针刺手太阴经可以使其出汗，针刺足阳明经可以使其出汗。所以针刺阴经而使汗出太多的，就要针刺阳经来止汗；针刺阳经而使汗出太多的，就要针刺阴经来止汗。凡属错误针刺的危害是，疾病已经衰减仍然留针不出的，就会使精气耗泄不收；疾病尚未衰减而过早出针的，就会使邪气壅滞不散。精气耗泄不收的，就会使病情加重；形体正气衰弱；邪气壅滞不散的，就会发生痈疽。

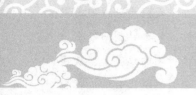

癫狂第二十二

概说

本文阐述了癫证与狂证的发病原因，证候类型，取穴，刺穴方法以及癫证的预后问题。

原文

目眦外决于面者，为锐眦，在内近鼻者，为内眦，上为外眦，下为内眦。癫疾始生，先不乐，头重痛，视举目赤，甚作极已而烦心，候之于颜。取手太阳、阳明、太阴，血变而止。

癫疾始作而引口啼呼喘悸者，候之手阳明、太阳，左强者攻其右，右强者攻其左，血变而止。癫疾始作，先反僵，因而脊痛，候之足太阳、阳明、太阴、手太阳，血变而止。

治癫疾始作，常与之居，察其所当取之处。病至，视之有过者泻之，置其血于瓠壶之中，至其发时，血独动矣。不动，灸穷骨二十壮。穷骨者，骶骨也。

骨癫疾者，顑齿诸腧分肉皆满，而骨居，汗出，烦悗。呕多沃沫，气下泄，不治。筋癫疾者，身倦挛急，脉大，刺项大经之大杼脉。呕多沃沫，气下泄，不治。脉癫疾者，暴仆，四肢之脉皆胀而纵。脉满，尽刺之出血；不满，灸之挟项太阳，灸带脉于腰相去三寸，诸分肉本输。呕多沃沫，气下泄，不治。癫疾者，疾发如狂者，死不治。

狂始生，先自悲也，喜忘、苦怒、善恐者，得之忧饥，治之取手太阴、阳明，血变而止及取足太阴、阳明。狂始发，少卧不饥，自高贤也，自辨智也，自尊贵也，善骂詈，日夜不休，治之取手阳明、太阳、太阴、舌下少阴。视之盛者，皆取之，不盛，释之也。

狂言、惊、善笑、好歌乐、妄行不休者，得之大恐，治之取手阳明、太阳、太阴。狂，目妄见、耳妄闻、善呼者，少气之所生也。治之取手太阳、太阴、阳明、足太阴、头、两颛。

狂者多食，善见鬼神，善笑而不发于外者，得之有所大喜，治之取足太阴、太阳、阳明，后取手太阴、太阳、阳明。狂而新发，未应如此者，先取曲泉左右动脉，及盛者见血，有顷已。不已，以法取之，灸骨骶二十壮。

风逆，暴四肢肿，身漯漯，晞然时寒，饥则烦，饱则善变。取手太阴表里、足少阴、阳明之经。肉清取荥、骨清取井、经也。

厥逆为病也，足暴清，胸若将裂，肠苦将以刀切之，烦而不能食，脉大小皆涩，暖取足少阴，清取足阳明，清则补之，温则泻之。厥逆腹胀满，肠鸣，胸满不得息，取之下胸二胁，咳而动手者，与背输，以手按之，立快者是也。

内闭不得溲，刺足少阴太阳，与骶上以长针。气逆，则取其太阴、阳明、厥阴，甚取少阴、阳明，动者之经也。

少气，身漯漯也，言吸吸也，骨酸体重，懈惰不能动，补足少阴。短气，息短不属，动作气索；补足少阴，去血络也。

通释

眼角向外开裂在面颊一侧的，称为锐眦；向内开裂靠近鼻侧的，称为内眦；上眼睑属于外眦，下眼睑属于内眦。

癫疾即将发作时，病人首先出现精神抑郁、闷闷不乐、头部沉重头痛、两目上视、眼睛发红，当这些症状越加严重时就会大发作，大发作之后，心中极度烦躁不安，诊断时应察看额部的色泽变化，治疗应选取手太阳经、手太阴经的穴位，并针刺放血，要等到血色由暗红转变为鲜红才停止针刺放血。癫疾开始发作时，出现口角牵引而歪斜、啼哭呼叫、呼吸喘促、心悸不宁的，治疗应选用手阳明经、手太阳经的穴位。如果向左侧牵引、僵硬的，针刺右边的穴位；向右侧牵引、僵硬的，针刺左边的穴位，都要针刺放血，等到血色由暗红转变为鲜红才停止针刺放血。癫疾开始发作时，先出现身体僵硬、向后反弓倒地、因而脊柱疼痛的，治疗应选用足太阳经、足阳明经、足太阴经和手太阳经的穴位，并针刺放血，要等到血色由红转变为鲜红才停止针刺放血。

治疗癫疾患者，医生应该常和患者一起居住，以便于观察癫疾发作时的情况和变化，从而确定针刺应该选用的经脉穴位。当癫疾即将发作时，通过观察在有病的经脉针刺放血，然后把放出的血，盛在葫芦瓢里，等到癫疾发作时，瓢中的血就会自己动荡，如果不动的，就要在穷骨处用艾火灸20壮。所谓穷骨，就是脊柱最下面的一节，又叫尾骶骨。

癫疾病深入骨的，叫骨癫疾，它的证候是在腮部、齿部的各个腧穴、分肉之处都会出现胀满，全身关节僵硬强直，汗水自出，心中烦闷；如果出现呕吐很多涎沫，又感到气往下坠的，属于不治之证。癫疾病在筋的叫筋癫疾，它的证候是全身痉挛而屈曲，脉来紧急粗大，治疗应选用足太阳经的大杼穴；如果出现呕吐很多涎沫，又感到气往下坠的，属于不治之证。癫疾病在脉的，叫脉癫疾，它的证候是突然向前倒地，四肢的经脉都曲张胀满，不能收缩；凡是经脉曲张胀满的，治疗时都要全部针刺出血；如果经脉不曲张胀满的，治疗就应用艾火灸足太阳经的穴位和足少阳经的带脉穴，带脉穴在腰外侧 3 寸左右的地方，还要选用各条经脉在分肉之间和四肢的腧穴；如果出现呕吐很多涎沫，又感到气往下坠的，属于不治之证。患癫疾病的，凡是发作时如同"狂"病的，都是死证，无可救药。

狂病的发生，先见情绪低落，感到悲伤，善忘事，容易发怒，常常恐惧，得这种病大多是由过度的忧伤和饥饿所致。治疗时应针刺手太阴肺经、手阳明大肠经的腧穴放血，直到血色变为正常以后方可止针，还可以针刺足太阴经和足阳明经的穴位配合治疗。狂病开始发作的时候，病人睡眠很少，不感到饥饿，认为自己是十分贤德的圣人，是最聪明的人，并且以为自己极其尊贵，常常谩骂不休，日夜不停。治疗时应针刺手阳明经、手太阳经、手太阴经、舌下和手少阴经的腧穴，根据病情，以上各条中，凡是经脉气血充盛的，就可以点刺出血，不充盛的就不能放血。表现为言语狂妄、善惊、好笑、高声歌唱、行为狂妄没有休止的狂病，其患病原因一般是受到了极大的恐惧。治疗时应该针刺手阳明经、手太阳经和手太阴经的穴位。狂病的症状表现为总是看见异物，听到异常的声音，时常呼叫，是由于神气衰少而致。治疗时应取手太阳经、手太阴经、手阳明经、足太阴经及头部和两腮的穴位。狂病患者食量过大，幻视常似见鬼神，常笑但是不发出笑声，是由于大喜伤及心神所致。治疗时应取足太阴经、足太阳经、足阳明经的穴位，配以手太阴经、手太阳经和手阳明经的穴位。狂病属于新起的，还没有见到以上诸证，治疗时先取足厥阴经的左右曲泉穴两侧的动脉，邪气盛的经脉就用放血疗法，病很快就能痊愈。如果是仍然不好，就依照前述的治法针刺，并灸骶骨 20 壮。

外感风邪而使气机上逆，会突然出现四肢肿胀、全身寒冷颤抖、口中唏嘘有声、饥饿时就会心中烦躁、吃饱后就容易躁扰不宁，治疗应选用手太阴经及与它相表里的手阳明经、足少阴经、足阳明经的穴位；肌肉寒冷的就选用上述经脉的荥穴，骨节寒冷的就选用上述经脉的井穴、经穴。

气机上逆而发病，两足突然寒冷、胸部胀闷就像马上要裂开一样、肠中疼痛就像用刀割一样、心中烦躁不能吃饮食、脉象无论粗大细小都涩滞不畅，治疗时，身体温暖的选用足少阴经的穴位，身体寒冷的选用足阳明经的穴位，身体寒冷的用补法，身体温暖的用泻法。气机上逆以致腹部胀满、肠中鸣响、胸部胀满不能正常呼吸的，治疗应用胸部下面两侧胁部的穴位，让病人咳嗽振动应手的地方，就是要选的穴位；同时选用背部的腧穴，用手按压马上有舒适感觉的地方，就是要选用的穴位。

　　气机内闭不畅、不能解出小便的，就针刺足少阴经、足太阳经的穴位和尾骶骨上的穴位，要用长针针刺。气机上逆的，就选用足太阴经、足阳明经、足厥阴经的穴位，病情严重的选用足少阴经、足阳明经搏动明显之处的穴位。精气虚少，身体寒冷颤抖、声音低微、言语不能连续、骨节酸痛、身体沉重、困倦乏力懒于运动的，应补足少阴经。气短、呼吸短促不能接续、运动时呼吸更觉困难的，应补足少阴经，如有瘀滞的血络就要针刺放血而消除它。

热病第二十三

概说

　　热病，是指各种以发热为主症的疾病，原文论述了热病的各种证候表现，诊断方法。

原文

　　偏枯，身偏不用而痛，言不变，志不乱，病在分腠之间，巨针取之，益其不足，损其有余，乃可复也。

　　痱之为病也，身无痛者，四肢不收；智乱不甚，其言微知，可治；甚则不能言，不可治也。病先起于阳，后入于阴者先取其阳，后取其阴，浮而取之。

　　热病三日，而气口静、人迎躁者，取之诸阳，五十九刺，以泻其热，而出其汗，实其阴，以补其不足者。身热甚，阴阳皆静者，勿刺也；其可刺者，急取之，不汗出则泄。所谓勿刺者，有死征也。

　　热病七日八日，脉口动，喘而短者，急刺之，汗且自出，浅刺手大指间。

　　热病七日八日，脉微小，病者溲血，口中干，一日半而死。脉代者，一日死。

　　热病已得汗出，而脉尚躁，喘且复热，勿刺肤，喘甚者死。

　　热病七日八日，脉不躁，躁不散数，后三日中有汗；三日不汗，四日死。未曾汗者，勿腠刺之。

　　热病先肤痛，窒鼻充面，取之皮，以第一针，五十九，苛轸鼻，索皮于肺，不得索之火，火者心也。

　　热病先身涩，倚而热，烦悗，干唇口溢，取之皮，以第一针，五十九；肤胀口干，寒汗出，索脉于心，不得，索之水，水者，肾也。

　　热病溢干多饮，善惊，卧不起，取之肤肉，以第六针，五十九，目眦青，索肉于脾，不得索之木，木者，肝也。

热病面青，脑痛，手足躁，取之筋间，以第四针于四逆；筋躄目浸，索筋于肝，不得，索之金，金者，肺也。

热病数惊，瘈疭而狂，取之脉，以第四针，急泻有余者，癫疾毛发去，索血于心，不得，索之水，水者，肾也。

热病身重骨痛，耳聋而好瞑，取之骨，以第四针，五十九，刺骨；病不食，啮齿耳青，索骨于肾，不得，索之土，土者，脾也。

热病不知所痛，耳聋，不能自收，口干，阳热甚，阴颇有寒者，热在髓，死不可治。

热病头痛，颞颥，脉痛，善衄，厥热病也，取之以第三针，视有余不足，寒热痔。

热病，体重，肠中热，取之以第四针，于其俞，及下诸趾间，索气于胃胳（络）得气也。

热病挟脐急痛，胸胁满，取之涌泉与阴陵泉，取以第四针，针嗌里。

热病，而汗且出，及脉顺可汗者，取之鱼际、太渊、大都、太白。泻之则热去，补之则汗出太甚，取内踝上横脉以止之。

热病，已得汗而脉尚盛躁盛，此阴脉之极也，死；其得汗而脉静者生。

去病，脉尚盛躁而不得汗者，此阳脉之极也，脉盛躁，得汗静者，生。

热病不可刺者有九：一曰，汗不出，大颧发赤哕者死；二曰，泄而腹满甚者死；三曰，目不明，热不已者死；四曰，老人婴儿热而腹满者死；五曰，汗不出呕下血者死；六曰，舌本烂，热不已者死；七曰，咳而衄，汗不出，出不至足者死；八曰，髓热者死；九曰，热而痉者死。腰折，瘈疭，齿噤龄也。凡此九者，不可刺也。

所谓五十九刺者，两手外内侧各三，凡十二痏。五指间各一，凡八痏，足亦如是。头入发一寸旁三分各三，凡六痏。更入发三寸边五，凡十痏。耳前后口下者各，项中一，凡六痏。巅上一，囟会一，发际一，廉泉一，风池二，天柱二。

气满胸中喘息，取足太阴大趾之端，去爪甲如韭叶，寒则留之热则疾之，气下乃止。心疝暴痛，取足太阴厥阴，尽刺去其血络。喉痹舌卷，口中干，烦心，心痛，臂内廉痛，不可及头，取手小指次指爪甲下，去端如韭叶。目中赤痛，从内眦始，取之阴跷。风痉身反折，先取足太阳及腘中及血络出血，中有寒，取三里。癃取之阴跷及三毛上及血络，出血。

男子如蛊，女子如怚，身体腰脊如解，不欲饮食，先取涌泉见血，视跗上盛者，尽见血也。

通释

偏枯病的症状，是身体一侧瘫痪，不能随意运动，并有疼痛，言语正常并无变化，神志清楚并无错乱，病邪停留在分肉肌腠之间，治疗应用大针针刺，补益不足的精气，祛泄有余的邪气，就可以恢复正常。

痱病的症状，是身体没有疼痛，四肢瘫软不能收缩，神志昏乱但不严重，言语声低模糊但还让人可以辨知，如此而已病情较轻，还可以治疗；病情严重的就根本不能言语，就无可救药了。疾病先发生在阳分，然后再深入阴分的，治疗就要先针刺阳经，然后再针刺阴经，采取浅刺的手法。

热病的第3天，如果气口的脉象平稳，而人迎部的脉象躁动，这是邪在表而未入里，治疗可选阳经上治疗热病的59个腧穴进行针刺，以达到祛除在表之热邪，使邪气随汗而解的作用。同时实其阴经，益阴精的不足。发热很严重的病人，气口和人迎的脉象都显得很沉静，此为阳病见阴证，一般不允许针刺；如果还有针刺的可能性，就必须用疾刺法，虽没有汗出，但依然可泻出热邪。所谓不能针刺，是由于脉证不符，而见死证的征象。

热病已经七八天，气的脉象躁动，病人气喘而头晕眩的，应马上针刺治疗，使汗出热散，应取手大指间的穴位浅刺。热病已经7、8天，若是脉象微小，是正气不足的表现，病人尿血，口中干燥，是阳盛阴竭，一天半即将死亡；若是见到代脉，是脏气已衰，1天就会死亡。热病已经出汗，可是脉象还是躁而不静，气喘，并且不久热势又起的，不可针刺。若是气喘加剧，就会死亡。热病已经7、8天，脉象已经不躁，或是有躁象但不散不疾者，是邪气犹在，在后面的3天之中，能发汗的，邪气随汗而解；若是3天后仍未汗出，是正气已衰，到第4天死亡。在没有得汗的情况之下是不能针刺的。患热病先出现皮肤疼痛、鼻塞不通、面部水肿，治疗应用"九针"中的第一种针具（镵针），在59个治疗热病的穴位中而与皮毛有关的穴位上进行针刺；如果鼻部生出细小疹子的，也当针刺皮毛上属于肺经的穴位，而不能针刺属于火的穴位，因为火属于心，心火能克制肺金。患热病先出现身体涩滞不爽、身体倾摇而需倚靠于物，并且发热、心中烦闷、嘴唇、口腔、咽喉干燥的，治疗应针刺血脉，用"九针"中的第一种针具，在59个治疗热病的穴位中而与血脉有关的穴位上进行针刺；如果皮肤肿胀、口中干燥，冷汗自出的，也当针刺血脉上属于心经的穴位，而不能针刺属于水的穴位，因为水属于肾、肾水能克制心火。患热病出现咽喉干燥、饮水很多、时时惊骇、卧床不能起身的，治疗应针刺肌肉，用"九针"中的第六种针具（员利针），在59个治疗热病的穴位中而与肌肉有关的穴位上进行针刺；如果眼角出现青色，也当针刺肌肉上属于脾经的穴位，而不能针刺属于木的穴位，因为木属于肝，肝木能克制脾土。患热病出现面色发青、头脑疼痛、手足躁动不宁的，治疗应针刺筋结，用"九针"中的第四种针具（锋针），在四肢间的穴位进行针刺；如果筋结弛缓、双足痿软不能行走、双目流泪不止的，也当针刺筋结上属于肝的穴位，而不能针刺属于金的穴位，因为金属于肺，肺金能克制肝木。患热病出现屡发惊骇、手足抽动不止、神志行为狂乱的，治疗应针刺血脉，用"九针"中的第四种针具，立即清泄有余的热邪；如果出现癫疾发作、毛发脱落的，也当针刺血脉上属于心的穴位，而不能针刺属于水的穴位，因为水属于肾，肾水能克制心火。患热病出现身体沉重、骨节疼痛、耳聋、喜欢闭目不睁的，治疗应针刺骨节，用"九针"中的第四种针具，在59个治疗热病的穴位中而与骨节有关的穴位上进行针刺；如果骨节发病不能吃饮食、牙齿上下相咬、耳朵出现青色的，也当针刺骨结上属于肾的穴位，而不能针刺属于土的穴位，因为土属于脾，脾土能克制肾水。热病，表现为不知疼痛，耳聋，四肢不能灵活收放，口干，阳气偏盛的时候发热，阴气偏盛的时候发冷，这是邪热深入骨髓的证候，是死证，无可救治。热病，表现为头痛，鬓角的部位和眼睛周围的筋脉抽搐作痛，易出鼻血，这是厥热病，是热邪逆于上的病证，治疗时应用九针当中的第三针（锓针），根据其病情的虚实，以泻其有余，补其不足。热厥病当中还应该注意，常会有寒热痔疮的发生。热病，表现为身体沉重，胃肠灼热的，为邪热在脾胃所致，可以用九针中的第四针，刺脾胃二经的腧穴，并取在下部的各足趾间的穴位。同时还可以针刺胃经的络脉，得气为佳。热病，表现为脐周围突然疼痛，胸胁满胀，是邪在足少阴、太阴二经的表现，治疗时应用九针中的第四针刺涌泉穴与阴陵泉穴，因肾、脾二经均上络予咽喉部位，故又可针刺舌下的廉泉穴。热病，汗出后，脉象表现为安静的，为顺，是阳证得阳脉，脉证相合，表明可以继续发汗，针刺手太阴肺经的鱼际、太渊、大都、太白穴，用泻法刺之则热去，若是用补法就可以继续发汗。汗出太过的，可以针刺内踝上的三阴交穴，泻之则汗止。热病，虽然出了汗，但是脉象仍然躁盛的，这是阴气欲绝，孤阳不敛，为死证；出汗之后脉象即平静安顺的，是顺证，预后良好。热病脉象躁盛，但是已不能出汗的，这是阳气欲绝的死证；脉象躁盛，但发汗之后脉象马上表现为平静的，预后良好。

患热病不可进行针刺的情况有9种：一是汗水不能出，颧部发红，干呕呃逆的，属于死证；二是出现腹泻又腹部胀满的，属于死证；三是出现双目视物不清，发热不退的，属于死证；四是老人婴儿身体发热又腹部胀满的，属于死证；五是汗水不能出，有呕吐便血的，属于死证；六是出现舌根溃烂；发热不退的，属于死证；七是出现咳嗽又口鼻出血，汗水不能出，即使出汗也达不到足部的，属于死证；八是邪热深入骨髓的，属于死证；九是身体发热，又出现痉病的，属于死证。所谓痉病，证见腰背向后反弓，手足抽动不止，牙关紧闭，不能开口或者上下牙齿相互叩击等。凡是出现这9种死证，都不可进行针刺。

什么是热病针刺常用的59个穴位呢？两手指端外侧各3个穴，内侧亦各3个穴，左右共12个穴；在五指之间各有一穴，双手共为8个穴，双足亦是如此；头部入发际一寸处两旁开各3个穴，共6个穴，在入发际三寸处的两旁各5个穴，双侧共10个穴；耳前后各1个穴，口下1个穴，项中1个穴，共为6个穴；巅顶1个穴，囟会1个穴，前后发际各1个穴，廉泉1个穴，左右风池共2个穴，左右天柱共2个穴，共计9个穴。上述各部位的穴位合起来一共是59个穴。

气逆塞滞在整个胸中，以致呼吸喘促，治疗应针刺足太阴经在足大趾内侧端、距离爪甲根角如韭叶宽之处的穴位，属于寒证的就要留针不动，不属于热证的就要快速提插，直到上逆之气下降不喘才停止针刺。患心疝病突然发生剧烈疼痛，治疗应针刺足太阴经、足厥阴经的穴位，并在二经瘀滞的血络处全部刺破出血。患喉痹出现舌体卷曲不伸、口中干燥、心中烦闷疼痛、手臂内侧缘疼痛以至于不能上举到头部，治疗应针刺手小指靠近环指一侧的末端、距离爪甲根角如韭叶宽之处的穴位。目内白睛发红疼痛，病从内眼角开始发生，治疗应针刺阴脉的穴位。患风痉病出现身体僵硬、向后反弓，治疗应先针刺足太阳经在腘窝中的穴位或刺破该处的血络出血；内有寒的，应针刺足三里穴。病发癃闭，治疗应取阴脉的穴位、足大趾三毛处的穴位或刺破该处的血络出血。

男子少腹胀满疼痛或有形块，如像蛊胀病一样，女子经行不畅或经闭不来，使得腰部脊柱如同分解开一样难受、不想饮食，治疗应先针刺涌泉穴、刺破出血，然后观察足背，发现血络粗大瘀滞的，全部刺破出血。

厥病第二十四

概说

　　厥病，为气机逆乱的疾病，以寒气内盛，阳气不振为主症。原文论述了厥头痛，厥心痛，虫瘕及蛟蛕、耳聋与风痹的发病证候，针治措施与预后。

原文

　　厥头痛，面若肿起而烦心，取之足阳明太阴。

　　厥头痛，头脉痛，心悲，善泣，视头动脉反盛者，刺尽去血，后调足厥阴。

　　厥头痛，贞贞头痛而重，泻头上五行，行五，先取手少阴，后取足少阴。

　　厥头痛，意善忘，按之不得，取头面左右动脉，后取足太阴。

　　厥头痛，项先痛，腰脊为应，先取天柱，后取足太阳。

　　厥头痛，头痛甚，耳前后脉涌有热，泻出其血，后取足少阳。

　　真头痛，头痛甚，脑尽痛，手足寒至节，死不治。头痛不可取于腧者，有所击堕，恶血在于内，若肉伤，痛未已，可则刺，不可远取也。头痛不可刺者，大痹为恶，日作者，可令少愈，不可已。头半寒痛，先取手少阳阳明，后取足少阳阳明。

　　厥心痛，与背相控，善瘈，如从后触其心，伛偻者，肾心痛也，先取京骨、昆仑，发针不已，取然谷。

　　厥心痛，腹胀胸满，心尤痛甚，胃心痛也，取之大都、大白。

　　厥心痛，痛如以锥针刺其心，心痛甚者，脾心痛也，取之然谷、太溪。

　　厥心痛，色苍苍如死状，终日不得太息，肝心痛也，取之行间、太冲。

　　厥心痛，卧若徒居，心痛间，动作，痛益甚，色不变，肺心痛也，取之鱼际、太渊。

　　真心痛，手足清至节，心痛甚，且发夕死。心痛不可刺者，中有盛聚，不可取于腧。

　　肠中有虫瘕及蛟蛕也。皆不可取以小针，心肠痛，憹作痛，脓聚，往来上下行，痛有休止，腹热喜渴，涎出者，是蛟蛕也，以手聚按而坚持之，无令得移，以大针刺之，久持之，虫不动，乃出针也。并腹脓痛，形中上者。

耳聋无闻，取耳中；耳鸣，取耳前动脉；耳痛不可刺者，耳中有脓，若有干耵聍，耳无闻也；耳聋取手小指次指爪甲上与肉交者，先取手，后取足；耳鸣取手中指爪甲上，左取右，右取左，先取手，后取足。

足髀不可举，侧而取之在枢谷中，以员利针，大针不可刺。病注下血，取曲泉。

风痹淫泺，病不可已者，足如履冰，时如入汤中，股胫淫泺，烦心头痛，时呕时悗，眩已汗出，久则目眩，悲以喜恐，短气，不乐，不出三年死矣。

通释

患厥头痛病，面部又出现水肿，而且心中烦闷，治疗应针刺足阳明经、足太阴经的穴位。患厥头痛病，以头部沿着一定的脉络部位作痛为主，并见心情悲苦，常常哭泣，治疗应察其头部动脉搏动粗大的进行针刺，全部刺破出血，然后针刺足厥阴经的穴位进行调理。患厥头痛病，头部疼痛、沉重，部位固定不移，治疗应针刺头上5条经脉各自的五个穴位，然后先针刺手少阴经的穴位，再针刺足少阴经的穴位。患厥头痛病，又经常健忘，用手按摸头部却找不到具体的疼痛部位，治疗应针刺头部面部左右两侧的动脉，然后针刺足太阴经的穴位。患厥头痛病，后项首先疼痛，腰部脊柱也相应作痛，治疗应先针刺天柱穴，然后针刺足太阳经的其他穴位。患厥头痛病，头痛剧烈，耳朵前边后边的脉络充盈鼓动，并有灼热的感觉，治疗应刺破该处血络出血，然后针刺足少阳经脉的穴位。

患真头痛病，头痛剧烈，整个头脑部都感到剧痛，而且手足寒冷一直到肘、膝关节，属于死证无可救药。头痛病有无法取远处腧穴刺治的，如因撞击跌倒之类的外伤，瘀血留在头内，又有肌肉的损伤，疼痛不止，可以局部就近针刺止痛，而无法针刺远处的腧穴治疗。头痛病有不能针刺治愈的，是有严重的痹证在作怪，每天都要发作的，针刺后也只能稍有好转，而不可能痊愈。头部半边冷痛的偏头痛，治疗应先针刺手少阳经、手阳明经的穴位，然后针刺足少阳经、足阳明经的穴位。

厥心痛牵引到后背，拘急抽掣，如同从背后撞击心脏一样，病人痛得弯腰屈背，这是肾经邪气上犯于心的心痛病，故名为肾心痛。治疗时应先取足太阳膀胱经的京骨穴和昆仑穴。若针后痛仍不止，就取足少阴肾经的然谷穴。厥心痛，腹胀，胸中满闷，心痛十分严重的，属于胃经的邪气犯心的病证，故名胃心痛。治疗应取足太阴脾经的大都、太白二穴。厥心痛，其痛如同锥子刺心一般剧烈，心痛十分严重，这是脾气犯心所致，故名为脾心痛。应该针刺足少阴肾经的然谷、太溪两穴。厥心痛，面色苍青如同死灰一般，不能深呼吸，这是肝气犯心所致，故名为肝心痛。治疗时应取足厥阴肝经的行间、太冲二穴。厥心痛，卧床休息或是闲暇安静的时候疼痛不甚，一旦有所动作，疼痛就会加剧，面色不变，这是肺气逆乱犯心所致，故名为肺心痛，治疗时应取手太阴肺经的鱼际、太渊穴。

真心痛，发作的时候手足冰冷，直至肘膝部位，心痛极其严重，经常是早上发作到晚上就死亡，或者晚上发作早上就死亡了。心痛病不能使用针刺疗法的证候是，体内有瘀血和积聚的实证，为有形的实邪，不能用针刺腧穴以调理经气的方法来治疗。

肠中有寄生虫，或寄生虫结聚成块，都不宜用小针进行针刺。心腹疼痛，烦闷难受之极，发作时腹部可见肿块，时聚时散，上下来回移动，疼痛时作时止，腹内觉热，口中发渴反而流清口水的，这就是肠中有寄生虫的证候。治疗时，用手团团按住肿块坚持不动，不让肿块移动，然后用大针刺入，并久久坚持，一直到虫体不能动了，才能取出针具，凡是腹部膨大疼痛，烦闷难受，形块上下移动的寄生虫病，多用此法治疗。

耳聋听不到声音，应针刺耳前中部的穴位。耳中鸣响，应针刺耳前动脉旁的穴位。耳痛有不能针刺的，如耳内有脓液，或有干燥的耳垢堵塞，以至于听力受到影响。因病而耳聋的，应针刺手小指靠近第四指一侧的爪甲根角与肉交界处的穴位，先针手经，后针足经。耳中鸣响，应针刺手中指爪甲端上的穴位，左耳鸣响针右手，右耳鸣响针左手，先针手经，后针足经。

大腿不能抬举运动，让病人侧卧，选取股骨头大转子处凹陷中的穴位，用员利针针刺，不能使用大针。大便下血严重的，应针刺曲泉穴。

风痹病，当病邪猖盛泛滥，发展到无法治愈的时候，双足冷得好像踩着冰块，有时又热得好像被放入开水之中，病邪由胫经大腿向上发展播散，以致心中烦闷、头痛、呕吐与胸闷交替出现，如此久久不缓解就会出现头晕目眩、视物昏花，接着汗水自出，情绪上波动起伏，时而悲苦，时而喜悦，时而恐惧，时而忧郁，气短息弱，如此发展下去，不到 3 年就要死亡。

病本第二十五

概说

病本，指发病的根本，本与标相对，标，常指疾病的症状。本文阐发标本先后的治疗思想，对启迪后人有裨益。

原文

先病而后逆者，治其本；先逆而后病者，治其本；先寒而后生病者，治其本；先病而后生寒者，治其本；先热而后生病者治其本。先泄而后生他病者，治其本，必且调之，乃治其他病。先病而后中满者，治其标；先病后泄者，治其本；先中满而后烦心者，治其本。

有客气，有同气。大小便不利治其标，大小便利，治其本。

病发而有余，本而标之，先治其本，后治其标；病发而不足，标而本之，先治其标，后治其本。谨详察间甚，以意调之间者并行，甚为独行；先小大便不利而后生他病者，治其本也。

通释

先有的某种疾病属于本，然后引起的气血逆乱属于标，应先治疗先有的本病。先有的气血逆乱属于本，然后引起其他的病变属于标，应先治疗先有的本病，即气血逆乱。先有的寒病属于本，然后引起其他的病变属于标，应先治疗先有的本病，即寒病。先有的某种疾病属于本，然后引起的寒病属于标，应先治疗先有的本病。先有的热病属于本，然后引起其他的病变属于标，应先治疗先有的本病，即热病。

先有的泄泻属于本，然后引起其他的病变属于标，应先治疗先有的本病，即泄泻。一般情况下，必须调治好先有的各种原发的本病，才治疗所引起各种继发的标病。先有的某种疾病属于本，然后引起的中焦胀满属于标，应先治疗所引起的标病，即中焦胀满。先有的某种疾病属于本，然后引起的泄泻属于标，应先治疗先有的本病。先有的中焦胀满属于本，然后引起的心中烦闷属于标，应先治疗先有的本病，即中焦胀满。疾病的发生，有由新近感受的邪气所导致，也有由久积体内原有的邪气所造成，前者属于标，后者属于本。

无论先有什么疾病，虽然属于本，但只要引起大小便不通利的标病，就应先治疗大小便不通利这个标病；而大小便通利的，就应先治疗各种原有的本病。疾病发生表现为有余的实证，是邪气猖盛所致，邪气属于本，各种病证属于标，治疗应本而标之，也就是先治本、驱除邪气，然后再治标、解决病证；疾病发生表现为不足的虚证，是邪胜伤正所致，正气衰弱属于标，伤正之邪属于本，治疗应标而本之，也就是先治标、扶正救危，然后再治本、驱邪除病。总之，要谨慎而详细地观察病情的轻重，用心调理，病情轻微的可以标病本病同时医治，而病情深重危急的就要单独医治，标急先治标，本急先治本。先有的大小便不通利属于本，然后引起的其他病变属于标，应先治疗先有的本病，即大小便不通利。

杂病第二十六

概说

　　杂病，指常见的症候较轻的内外杂病。原文论述了杂病的症状表现，诊断要点和治疗方法。每种病又根据不同症状特点而采取相应治疗方法。

原文

　　厥挟脊而痛至顶，头沉沉然，目晄晄然，腰脊强。取足太阳腘中血络。厥胸满面肿，唇漯漯然，暴言难，甚则不能言，取足阳明。厥气走喉而不能言，手足清，大便不利，取足少阴。厥而腹向向然，多寒气，腹中谷谷，便溲难，取足太阴。

　　嗌干，口中热如胶，取足少阴。膝中痛，取犊鼻，以员利针，发而间之。针大如氂，刺膝无疑。

　　喉痹不能言，取足阳明；能言，取手阳明。疟不渴，间日而作，取足阳明；渴而日作，取手阳明。齿痛不恶清饮，取足阳明；恶清饮，取手阳明。聋而不痛者，取足少阳；聋而痛者，取手阳明。

　　衄而不止，衃血流，取足太阳。衃血取手太阳，不已，刺宛骨下，不已，刺腘中出血。

　　腰痛，痛上寒，取足太阳；阳痛上热，取足厥阴，不可以俛仰，取足少阳。中热而喘，取足少阴，腘中血络。

　　喜怒而不欲食，言益小，刺足太阴，怒而多言，刺足少阳。顑痛，刺手阳明与顑之盛脉，出血。项痛不可俯仰，刺足太阳，不可以顾，刺手太阳也。

　　小腹满大，上走胃至心，淅淅身时寒热，小便不利，取足厥阴。腹满，大便不利，腹大亦上走胸嗌，喘息喝喝然，取足少阴，腹满食不化。腹满食不化，腹向向然，不能大便，取足太阴。

　　心痛引腰脊，欲呕，取足少阴。心痛，腹胀，啬啬然，大便不利，取足太阴。心痛，引背不得息，刺足少阴，不已，取手少阳。心痛引小腹满，上下无常处，便溲难，刺足厥阴心痛，但短气不足以息，刺手太阴。心痛，当九节刺之，按，已刺按之，立已；上下求之，得之立已。

颠痛，刺足阳明曲周动脉，见血，立已，按人迎于经，立已。气逆上，刺膺中陷者，与下胸动脉。

腹痛，刺脐左右动脉，已刺按之，立已，刺气街，已刺按之，立已。

痿厥为四末束悗，乃疾解之，日二；不仁者，十日而知，无休，病已止。

哕，以草刺鼻，嚏，嚏而已；无息，而疾迎引之，立已；大惊之，亦可已。

通释

厥病，上逆之气导致脊柱两侧疼痛直达巅顶，头部昏昏沉沉，双目视物不清，腰背强直，这是足太阳经的病变，治疗时应取足太阳经的委中穴处的血络，点刺出血以泻邪气。厥病胸中满闷，面部肿胀，涎液不能收，突然出现言语困难，甚至不能言语的，这是足阳明胃经的病变，应取足阳明经的穴位。气向上逆充塞咽喉，致使不能言语，手足清冷，大便不通，是足少阴肾经的病变，治疗时应取肾经的穴位。厥气上逆而腹中胀满，寒气内盛，肠鸣，大小便不利等，病变在足太阴脾经，治疗时应取足太阴脾经的腧穴。

咽中干，口中燥热，口中津液稠黏似胶，是足少阴肾经的病变，应取足少阴肾经的穴位针刺治疗。足膝中疼痛，应用员利针刺足阳明胃经的犊鼻穴，出针之后，间隔一段时间可以再次治疗，员利针是长似牛尾长毛的大针，十分适合针刺膝部。

喉痹，若是不能说话，就针刺足阳明胃经的腧穴；若是还能说话，就针刺手阳明大肠经。疟病，不渴，隔一日发作，应针刺足阳明胃经的穴位；若是口渴，而且每天发作，就取手阳明大肠经。牙齿疼痛，不怕饮冷，治疗应针刺足阳明胃经穴位；若是怕冷饮，就取手阳明大肠经的穴位治疗。耳聋，但不疼痛的，应取足少阳经的穴位；耳聋，而疼痛的，应取手阳明大肠经的穴位。

鼻出血不止，有血块的，治疗应取足太阳膀胱经的穴位；若是出血不多而兼有血块的，应针刺手太阳小肠经的穴位；仍不止血的，就针刺手太阳小肠经的腕骨穴；若还是不能止血，就针刺足太阳膀胱经的委中穴，采用针刺出血的方法治疗。

腰痛，若疼痛的部位发凉，就针刺足太阳膀胱经和足阳明胃经；若是疼痛的部位发热，就针刺足厥阴肝经；若是疼痛而不能俯仰身躯，就取足少阳胆经针刺。因感受热邪而发喘喝病的，治疗当取足少阴肾经，并在委中穴附近的血络处放血。

容易怒而不欲饮食，言语很少的，应针刺足太阴脾经；常发怒且说话甚多的，治疗时应针刺足少阳胆经。腮部疼痛，应针刺手阳明大肠经和腮部跳动明显的动脉，刺之出血。项部疼痛而头不能俯仰的，应针刺足太阳经；项部疼痛而不能回头的，应针刺手太阳经的穴位。

小腹胀满，向上波及胃脘和心胸的，全身恶寒瑟缩而发热，小便不利，治疗时应取足厥阴经的穴位。腹中胀满，大便不通，腹部胀大，中气上逆冲胸甚至咽喉，张口喘息并发出喝喝的声音，治疗时应该取足少阴肾经穴位进行针刺治疗。腹中胀满，食谷不化，腹中有响声，大便不通利，治疗应当针刺足太阴脾经的腧穴。

心痛牵引腰脊作痛，恶心欲呕吐的，取足少阴经的穴位针刺治疗。心痛，腹中胀满，大便涩而不通，取足太阴脾经的穴位针刺治疗。心痛牵引至后背，致使喘息不利，应针刺足少阴肾经的穴位。若不愈，可以针刺手少阳三焦经的穴位。心痛，仅有气短而呼吸困难的，应针刺手太阴肺经。心痛，应当针刺第九椎之下的筋缩穴，如果疼痛不能止，就在针刺之后用手按压，一般就可以马上止痛。如果这样还没有效果，就在筋缩穴的附近寻找位置，只要找到了正确的位置，用这种方法马上就可以奏效。

腮部疼痛，应针刺足阳明胃经颊车穴周围的动脉，针刺出血之后就会马上见效；若是不能止痛，用手按人迎穴旁边的动脉，很快就可止痛。气逆上冲，针刺胸前足阳明胃经的膺窗穴或者屋翳穴，以及胸下的动脉。

腹中疼痛，针刺两侧的天枢穴处的动脉，刺过之后用手按压，马上就好；如果还不能好，就针刺足阳明胃经的气街穴，针刺过后用手按压，马上见效。

痿厥病，将四肢都缠束起来，就会感到闭闷不舒，于是迅速将其解开。这样的治疗方法每天做2次，四肢没有感觉的病人，10天之后就能有感觉了，然后坚持这样的治疗，不要半途而废，直至病愈为止。

呃逆的病，用草刺激病人的鼻腔，打喷嚏之后，呃逆可止；另外，屏住呼吸，到呃逆将至之时，迅速提气，然后呼气，使气下行，这样也很快能止住；或者当发作的时候，突然惊吓他一次，也能治愈。

周痹第二十七

概说

　　周痹，指痹中病情较重者；原文论述了周痹与众痹的区别，其以周痹为典范，从发生原因，病理变化、症候特点等方面来揭示周痹与众痹的发病规律。

原文

　　黄帝问于岐伯曰：周痹之在身也，上下移徒随脉，其上下左右相应，间不容空，愿闻此痛，在血脉之中邪？将在分肉之间乎？何以致？是其痛之移也，间不及下针，其搐痛之时，不及定治，而痛已止矣。何道使然？愿闻其故。岐伯答曰：此众痹也，非周痹也。

　　黄帝曰：愿闻众痹。岐伯对曰：此各在其处，更发更止，更居更起，以右应左，以左应右，非能周也。更发更休也。

　　帝曰：善。刺之奈何？岐伯答曰：刺此者，痛虽已止，必刺其处，勿令复起。

　　帝曰：善。愿闻周痹何如？岐伯对曰：周痹者，在于血脉之中，随脉以下，不能左右，各当其所。

　　黄帝曰：刺之奈何？岐伯对曰：痛从上下者，先刺其下以过之，后刺其上以脱之。痛从下上者，先刺其上以过之，后刺其下以脱之。

　　黄帝曰：善。此痛安生？何因而有名？岐伯对曰：风寒湿气，客于外分肉之间，迫切而为沫，沫得寒则聚，聚则排分肉而分裂也，分裂则痛，痛则神归之，神归之则热，热则痛解，痛解则厥，厥则他痹发，发则如是。

　　帝曰：善。余已得其意矣。此内不在脏，而外未发于皮，独居分肉之间，真气不能周，故名曰周痹。故刺痹者，必先切循其下之六经，视其虚实，及大络之血结而不通，及虚而脉陷空者而调之，熨而通之。其瘈坚转引而行之。

　　黄帝曰：善。余已得其意矣，亦得其事也。九者，经巽之理，十二经脉阴阳之病也。

黄帝问岐伯道：周痹病发生在身上，它的疼痛随着血脉运行而上下移动游走，而且疼痛的部位左右对称相应，疼痛又此起彼伏、连绵不断，根本就没有间断的时刻，很想听听这种疼痛是发生在血脉之中呢？还是发生在分肉之间？是怎样导致这种病的？这种疼痛游走得这样快，以至于来不及在痛处下针；而当疼痛似乎集中在某个部位时，但还来不及决定如何治疗，疼痛又已经消失了，这是什么原因造成的？很想听听其中的缘故。岐伯回答说：这种病是众痹，而不是周痹。

　　黄帝道：很想听听众痹这个病。岐伯回答说：由于这种病的病邪布散在身体的各个部位，并随时转移、随时停留，交替发生，因而疼痛也随时发作、随时休止，交替出现。虽然左右影响对称相应，但并不是周身都痛，而是时发时止、交相出现。黄帝道：好。如何进行针刺呢？岐伯答说：针刺这种病，某个部位的疼痛虽然已经停止，但仍然必须针刺那个部位，不要让它再次发作。

　　黄帝说：好极了。我还希望您再讲一讲周痹这个病是怎样的。岐伯回答说：周痹的病邪存在于血脉之中，随着血液在身体中流动而遍及全身，所以，在发病的时候，并不是左右对称地发作，而是病邪随血液流动，停在什么地方就在什么地方发病。黄帝说：那么针刺治疗又如何呢？岐伯回答说；疼痛是从上至下发展的，就先针刺疼痛部位之下的穴位，使邪气不再继续下传，再针刺其上部疼痛的部位以祛除病邪本身。

　　黄帝说：好的。那么这种疼痛是怎样产生的呢？又为什么将这种疼痛称作周痹呢？岐伯回答说：风寒湿的邪气，从外至内逐渐侵入人体的分肉之间，将肌肉之间的津液挤压为汁沫，汁沫因寒冷而凝聚，凝聚为有形之物后就更加排挤分肉而使之分裂，因此而生疼痛，疼痛发生之后，人的注意力就会集中在那个疼痛的部位上，心神集中在这个地方，就会使阳气聚敛，阳气聚而热生，痛因热解，疼痛解除之后，邪气就会继续流窜，在其他的部位聚集，于是疼痛也就随之转移到这一部位了，因此疼痛就会这样此起彼落。这种病邪在内并没有深入脏腑之中，在外也没有通过皮表发散出来，而是独留于分肉之间，致使人身的真气不能流畅地在周身贯通，因此叫作周痹。在针刺治疗时，首先要沿着发病的经络，用手指按切诊察，以判断其病是虚是实，以及大络的血脉是不是有瘀结不通，以及经脉中有没有下陷空虚的情况，根据证候进行调治。或用熨蒸的方法通其经络，若有牵引疼痛，拘急坚劲的情况，就用按摩导引等方法行其气血。黄帝说：对。我明白这个病的机制了，也知道了治疗的方法。原来使用九针除了能使经气顺达流畅之外，还能治疗十二经脉阴阳不调的各种疾病。

口问第二十八

概说

　　口问，指口头问答传授的知识，原文讨论了六淫外邪，七情内伤及生活起居失调三种因素所致疾病的发病规律，继而又讨论了欠、哕、唏、振寒、噫、嚏、亸、太息、涎下、耳鸣、啮舌、啮唇等病的发生机理，最后又论述上气，中气，下气不足的症状表现。

原文

　　黄帝闲居，辟左右而问于岐伯曰：余已闻九针之经，论阴阳逆顺六经已毕，愿得口问。岐伯避席再拜曰：善乎哉问也，此先师之所口传也。

　　黄帝曰：愿闻口传。岐伯对曰：夫百病之始生也，皆生于风、雨、寒、暑、阴、阳、喜怒、饮食、居处。大惊卒恐则血气分离，阴阳破散，经络厥绝，脉道不通，阴阳相逆，卫气稽留，经脉虚空，血气不次，乃失其常，论不在经者，请道其方。

　　黄帝曰：人之欠者，何气使然？岐伯答曰：卫气昼日行于阳，夜半则行于阴，阴者主夜，夜者卧，阳者主上，阴者主下，故阴气积于下，阳气未尽，阳引而上，阴引而下，阴阳相引，故数欠，阳气尽阴气盛，则目瞑，阴气尽而阳气盛，盛则寤矣，泻足少阴，补足太阳。

　　黄帝曰：人之哕者，何气使然？岐伯曰：谷入于胃，胃气上注于肺，今有故寒气与新谷气俱还入于胃，新故相乱，真邪相攻，气并相逆，复出于胃，故为哕，补手太阳，泻足少阴。

　　黄帝曰：人之唏音，何气使然？岐伯曰：此阴气盛而阳气虚，阴气疾而阳气徐，阴气盛而阳气绝故为唏，补足太阳，泻足少阴。

　　黄帝曰：人之振寒者，何气使然？岐伯曰：寒气客于皮肤，阴气盛，阳气虚，故为振寒寒栗，补诸阳。

黄帝曰：人之噫者，何气使然？岐伯曰：寒气客于胃，厥逆从下上散，复出于胃，故为噫，补足太阴、阳明（一曰补眉本也）。

黄帝曰：人之嚏者，何气使然？岐伯曰：阳气和利，满于心，出于鼻，故为嚏，补足太阳荣眉本（一曰眉上也）。

黄帝曰：人之亸者，何气使然？岐伯曰：胃不实则诸脉虚，诸脉虚则筋脉懈惰，筋脉懈惰则行阴，用力气不能复，故为亸，因其所在补分肉间。

黄帝曰：人之哀而泣涕出者，何气使然？岐伯曰：心者五脏六腑之主也，目者宗脉之所聚也，上液之道也，口鼻者气之门户也。故悲哀愁忧则心动，心动则五脏六腑皆摇，摇则宗脉感，宗脉感则液道开，液道开故泣涕出焉。液者，所以灌精濡空窍者也，故上液之道开则泣，泣不止则液竭，液竭则精不灌，精不灌则目无所见矣。故命曰夺精，补天柱，经侠颈。

黄帝曰：人之太息者，何气使然？岐伯曰：忧思则心系急，心系急则气道约，约则不利，故太息以伸出之，补手少阴、心主，足少阳留之也。

黄帝曰：人之涎下者，何气使然？岐伯曰：饮食者皆入于胃，胃中有热则虫动，虫动则胃缓，胃缓则廉泉开，故涎下，补足少阴。

黄帝曰：人之耳中鸣者，何气使然？岐伯曰：耳者宗脉之所聚也，故胃中空则宗脉虚，虚则下溜，脉有所竭者，故耳鸣，补客主人，手大指爪甲上与肉交者也。

黄帝曰：人之自啮舌者，何气使然？岐伯曰：此厥逆走上，脉气辈至也，少阴气至则啮舌，少阳气至则啮颊，阳明气至则啮唇矣，视主病者，则补之。

凡此十二邪者，皆奇邪之走空窍者也，故邪之所在，皆为不足。故上气不足，脑为之不满，耳为之苦鸣，头为之苦倾，目为之眩；中气不足，溲便为之变，肠为之苦鸣；下气不足则及为痿厥心悗，补足外踝下，留之。

黄帝曰：治之奈何？岐伯曰：肾主为欠，取足少阴；肺主为哕，取手太阴，足少阴；嚏者，阴与阳绝，故补足太阳，泻足少阴；振寒者，补诸阳；噫者，补足太阴阳明；嚏者，补足太阳眉本；亸，因其所在补分肉间；泣出，补天柱，经侠颈，侠颈者头中分也；太息，补手少阴，心主，足少阳留之；涎下，补足少阴；耳鸣，补客主人，手大指爪甲上与肉交者；自啮舌，视主病者，则补之；目眩头倾，补足外踝下，留之；痿厥，心悗，刺足大指间上二寸，留之，一曰足外踝下，留之。

通释

　　黄帝空闲休息在家，让身边左右的人避开，才向岐伯问道：我已经掌握了九针的高深学问，对六阴经、六阳经的阴阳关系、循行逆顺等的研究也已结束，但还想得到您从别人的口述中所得到的学问。岐伯离开座位，再三叩拜说：您问得好极了，这些都是我的老师口述所传授给我的。黄帝道：很想听听这些口述传授的知识。岐伯回答说：各种疾病在刚开始发生的时候，都是由于风雨寒暑等外邪，或男女房事不节、饮食不调、居处不宜，或喜怒惊恐等的过激，使得血不运载气、气不推动血、相互分开，阴阳极度虚衰，经络逆乱闭塞，脉道阻滞不通，阴阳逆乱，卫气阻遏敷布失常，经脉空虚，气血不按常规运行，整个人体就会失去生理常态而生病。至于经书上没有论述而由口述传授的知识，请您讲讲您想知道哪些道理。

　　黄帝说：人打哈欠是什么气造成的？岐伯回答说：卫气白天行于人身的阳分，夜间行于人身的阴分，阴气主于夜间，夜间人的主要生命活动是睡眠。阳气主生发而向上，阴气主沉降而向下。因此入夜之前，阴气沉积于下，阳气开始入于阴分，但还没有尽入的时候，阳气引阴气向上，阴气引阳气向下，阴阳相引，于是不停地哈欠。入夜之后，阳气已尽入于阴分，所以能够安静地睡眠；到黎明时阴气将尽，而阳气渐盛，就会清醒了。对于这样的病，应该泻足少阴经以抑其阴气，补足太阳经以助其阳气。

　　黄帝说：人患呃逆证，是什么缘故呢？岐伯说：食物水谷入于胃，经过了胃的腐熟、消化，在脾气的推动之下将精微物质上注于肺。如果胃中素有寒气，饮食水谷进入胃中之后，新生的水谷精微之气与素有的寒气相搏，正邪相攻，二气混杂而上逆，再从胃中逆行而出，而成为呃逆之证。治疗应该补手太阴经，泻足少阴经。

　　黄帝说：人有经常发生唏嘘抽咽的，是什么缘故呢？岐伯回答说：这是阴气盛而阳气虚，阴气运行快速而阳气受阻、运行缓慢，甚至阴气亢盛而阳气衰微而造成的。治疗时应该补足太阳经并泻足少阴经。

　　黄帝道：人寒冷颤抖的，是什么气所造成的？岐伯说：由于寒邪入侵停留在皮肤上，使得体表阴寒气盛、阳气虚衰，所以发生寒冷颤抖。治疗应补所有的阳经。

　　黄帝道：人嗳气的，是什么气所造成的？岐伯说：寒邪入侵停留在胃中，使得胃气逆乱，从下向上从胃中冲出，所以发生嗳气。治疗应补足太阳经、足阳明经。另一种说法是补眉本。

　　黄帝道：人打喷嚏的，是什么气所造成的？岐伯说：阳气和达通利，布满心胸，上出到鼻，所以发生打喷嚏。治疗应补足太阳经的荥穴——通谷穴。另一种说法是补攒竹穴。

黄帝说：人出现了全身无力、疲困懈惰的辨证是什么原因？岐伯回答说：胃气虚，人体经脉气血不足，筋骨肌肉失于荣养也就懈惰无力，这种情况之下，再强行入房，元气大损，气不能马上恢复，就出现了豍病。因其病变主要发生在肌肉之间，治疗时就应该根据病证发生的具体部位，在分肉之间用补法进行针刺治疗。

黄帝说：人在哀伤的时候鼻涕和眼泪都会流出，是什么原因？岐伯回答说：心是五脏六腑的主宰；目是诸多经脉汇聚的地方，五脏六腑的经气上注于目，也是经气由上而外泻的通道；口鼻为气之门户。所以悲伤、哀怨、愁苦、忧伤的情绪会牵动心神，心神不安就会使五脏六腑皆受影响，继而波及各经脉，经脉的波动使得各条排泄液体的通道尽皆开放，液道开放，所以鼻涕和眼泪会同时涌出；人体中的液体，有灌输精微物质以濡养各个孔窍的作用，所以当上液之道开放而流眼泪的时候，就会损耗精液，哭泣不止就可以耗竭精液使其无以输布，精液不能灌输孔窍则双目失明，名为夺精。治疗应补足太阳经挟颈部的天柱穴。

黄帝说：人有时常叹息，是什么原因？岐伯回答说：过于忧思会造成心系拘急，心系拘急就会使气道受到约束，受到约束就会使气行不畅，因此深长的呼吸才能使得气机得以舒缓。治疗应补手少阴经、手厥阴经、足少阳经，并采用留针法。

黄帝道：人流清口水的，是什么气所造成的？岐伯说：各种饮食都要进入到胃中，胃有热就会使寄生虫发生蠕动，于是胃气弛缓，就使得舌下的廉泉开张，所以要流清口水。治疗应补足少阴经。

黄帝道：人耳中鸣响的，是什么气所造成的？岐伯说：耳部是众多经脉汇聚的地方。胃中精气虚衰就会使众多经脉虚衰，于是经气下陷而不上升，上到耳部的经脉经气衰竭，所以发生耳中鸣响。治疗应补客主人穴，以及位于手大拇指端桡侧爪甲根角与肉交界处的穴位。

黄帝道：人发生自咬舌头的，是什么气所造成的？岐伯说：这是逆乱之气上冲，影响到各条经脉之气也分别上逆所致。足少阴经气上逆就会自咬舌头，足少阳经气上逆就会自咬颊部，足阳明经气上逆就自咬口唇。治疗应观察病发的部位，确定主病的经脉而用补法。

以上提到的 12 种病邪，都是邪气侵入孔窍所致的病证。而邪气能侵入这些部位，都是由正气不足引起的。凡是上焦气不足的病证，就会使得脑髓不充，有空虚之感，耳鸣，头部支撑无力而低垂，双目晕眩；中焦气不足，二便不调，肠中鸣响；下焦气不足，两足微弱无力而厥冷，心中窒闷，治疗应该用留针的补益方法刺足太阳经位于足外踝后部的昆仑穴。

　　黄帝说：上述的各病如何治疗？岐伯回答说：以上诸病中，肾气所主的呵欠病，应补足少阴肾经的穴位；肺气所主的呃逆病，应补手太阴、足少阴经；唏嘘是阴盛阳衰的病证，应补足太阳、泻足少阴；身上发冷的振寒证，应补各条阳经上的穴位；嗳气病，补足太阴、足阳明经的穴位；时作喷嚏的，应补足太阳的攒竹穴；因其所在经脉的不同而各取其经的分肉之间；哭泣而涕泪俱出的，当补位于颈项之后中行两旁的足太阳经的天柱穴；叹气时作的，应补手少阴心经、手厥阴心包经及足少阳胆经，针刺留针；口角流涎，应补足少阴肾经；耳鸣，应补足少阳胆经的客主人穴，以及位于手大指爪甲角部的手太阴肺经的少商穴；自咬其舌的，应根据发病的部位所属经脉而分别使用补法；双目昏眩、头垂无力的，补足外踝足大指本节之后 2 寸处，用留针的方法针刺，也可以在足外踝后的昆仑穴留针刺之。

师传第二十九

概说

师传，指先师口授的知识，本文介绍了医生在临诊时如何通过病人喜恶来了解其心理特质。此外原文还强调病人之所便，不管饮食衣服，一定要寒温适度，才会"不致邪僻"。最后，原文还说明了依据形体骨骼肌肉，五官等来推断脏腑的一些情况。

原文

黄帝曰：余闻先师有所心藏，弗着于方，余愿而藏之，则而行之，上以治民，下以治身，使百姓无病，上下和亲，德泽下流，子孙无忧，传于后世，无所络时，可得闻乎？岐伯曰：远乎哉问也，夫治民与自治，治彼与治此，治小与治大，治国与治家，未有逆而能治之也，夫惟顺而已矣，顺者非独阴阳脉，论气之逆顺也，百姓人民皆欲顺其志也。

黄帝曰：顺之奈何？岐伯曰：入国问俗，入家问讳，上堂问礼，临病人问所便。

黄帝曰：便病人奈何？岐伯曰：夫中热消瘅则便寒，寒中之属则便热。胃中热则消谷，令人悬心，善饥，脐以上皮热，肠中热则出黄如糜，脐以下皮寒。胃中寒则腹胀，肠中寒则肠鸣，飧泄，胃中寒，肠中热，则胀而且泄；胃中热，肠中寒，则疾饥，小腹痛胀。

黄帝曰：胃欲寒饮，肠欲热饮，两者相逆，便之奈何，且夫王公大人，血食之君，骄恣从欲，轻人而无能禁之，禁之则逆其志，顺之则加其病，便之奈何？治之何先？岐伯曰：人之情，莫不恶死而乐生，告之以其败，语之以其善，导之以其所便，开之以其所苦，虽有无道之人，恶有不听者乎。

黄帝曰：治之奈何？岐伯曰：春夏先治其标，后治其本，秋冬先治其本，后治其标。

黄帝曰：便其相逆者，奈何？岐伯曰：便此者，食饮衣服亦欲适寒温，寒无凄怆，暑无汗出，食饮者，热无灼灼，寒无沧沧，寒温中适，故气将持，及不致邪僻也。

黄帝曰：本脏以身形，支节，䐃肉，候五脏六腑之小大焉，今夫王公大人临朝即位之君而问焉，谁可扪循之而后答乎？岐伯曰：本身形支者，脏腑之盖也，非面部之阅也。

黄帝曰：五脏之气阅于面者，余已知之矣，以肢节而知阅之，奈何？岐伯曰：五脏六腑者，肺为之盖，巨肩，陷咽，候见其外。黄帝曰：善。

岐伯曰：五脏六腑心为之主，缺盆为之道，骺骨有余，以候髑骬。黄帝曰：善。

岐伯曰：肝者主为将，使之候外，欲知坚固，视目大小。黄帝曰：善。

岐伯曰：脾者主为卫，使之迎粮，视唇舌好恶，以知吉凶。黄帝曰：善。

岐伯曰：肾者主为外，使之远听，视耳好恶，以知其性。黄帝曰：善。愿闻六腑之候。

岐伯曰：六腑者，胃为之海，广骸，大颈，张胸，五谷乃容；鼻隧以长，以候大肠；唇厚，人中长，以候小肠；目下果大，其胆及横；鼻孔在外，膀胱漏泄；鼻柱中央起，三焦乃约。此所以候六腑也，上下三等，藏安且良矣。

通释

黄帝道：我听说先师有许多医学心得，并没有写录在书上，我很想听听并牢牢记住，以便作为准则加以推广，从大的方面讲可以治疗民众的疾病，从小的方面讲可以保养自身，使百姓没有疾病的痛苦，上上下下愉悦亲善，并造福后人，让子子孙孙不为疾病而忧虑，让这些医学知识世代流传，永无终止，可以讲来听听吗？岐伯说：你所提的问题真是深远极了。无论治疗民众的疾病还是治疗自身的疾病，治疗后世的疾病还是治疗今世的疾病，治疗轻微的小病还是治疗重危的大病，治理国还是治理家，从来没有倒行逆施能治理好的，只有顺应客观规律才能行得通。所谓顺，不只是医学上的阴阳、经脉、气血的逆顺，就是治理国家对待百姓也都要顺应民情、顺应民心。

黄帝道：怎样做才算是顺呢？岐伯说：进入到一个国家之时，先要问清楚当地的风俗习惯；进入到一个家庭之时，先要问清楚他家有无什么忌讳；进门入厅之时，先要问清楚他家的规矩礼节；临证诊治疾病之时，先要问清楚病人的喜欲厌恶。

黄帝说：怎样通过了解病人的好恶来诊察疾病的性质？岐伯说：因内热而致多食易饥的消渴病，病人喜欢寒，得寒就会感到舒适；属于寒邪内侵一类的病，病人喜欢热，得到热就会感到舒适；胃中有热邪，则饮食物容易消化，使病人常有饥饿和胃中空虚难忍的感觉，同时感到脐以上腹部的皮肤发热；肠中有热邪积滞则排泄黄色如稀粥样的粪便，脐以下小腹部有发热的感觉；胃中有寒邪，则出现腹胀；肠中有寒邪则出现肠鸣腹泻及粪便中有不消化的食物。胃中有寒邪而肠中有热邪的寒热错杂证，则表现为腹胀而兼见泄泻；胃中有热邪而肠中有寒邪的寒热错杂证，则表现为容易饥饿而兼见小腹胀痛。根据这些，就能大致判定疾病的性质。

黄帝说：胃中有热而欲得寒饮，肠中有寒而欲得热饮，两者相互矛盾。遇到这种情况怎样做才能顺应病情呢？还有那些有着高官厚禄、生活优裕的人，骄横自大，恣意妄行，轻视别人而不肯接受规劝，如果规劝他遵守医嘱就会违背他的意愿，但如果顺从他的意愿，就会加重其病情，在这种情况下，又应当如何处置呢？岐伯说：愿意生存而害怕死亡，是人之常情，因此，应当对病人进行说服和开导，告诉他们不遵守医嘱的危害，说清楚遵从医嘱对恢复健康的好处。同时诱导病人接受适宜他的养生和保健方法，指明任何不适应疾病恢复的行为都只会带来更大的痛苦，照这样去做的话，即使再不通情理的人也不会不听从吧！

黄帝说：那怎样进行治疗呢？岐伯说：春夏之际，阳气充沛体表，应先治其在外的标病，后治其在内的本病；秋冬之际，精气敛藏于内，应先治其在内的本病，而后治其在外的标病。

黄帝说：对于那种性情与病情相矛盾的情况，应当如何处置才合适呢？岐伯说：在这种情况下，要让病人调整饮食起居，顺应天气变化。天冷时，应当加厚衣服而不要着凉；天热时，当减少衣服而不要热得出汗，饮食也不要过冷过热，而应寒热适中。由此人的正气就能固守于体内，邪气就不会进一步侵害人体了。

黄帝道：《本脏》篇中根据人身外在形体、四肢、关节、肌肉等的情况来测知内在五脏六腑形态的大小，但是要是遇到朝中的王侯公卿大官们，甚至当朝在位的君主来询问自己的身体情况，谁敢先在他们身上按抚检查之后再作答复呢？岐伯说：人身在外的形体、四肢关节直接覆盖在脏腑的外面，这不同于五脏精气通达在面部的关系。

黄帝道：五脏精气通达在面部的情况，我已经知道了，而根据四肢关节的状况来测知内脏精气的变化，又是怎样的？岐伯说：五脏六腑之中，肺位最高，覆盖在上，因此根据肩部粗细、咽部凹陷等外在表现的程度，就可以测知肺脏的状况。黄帝道：好。

岐伯说：五脏六腑之中，心为主宰，以锁骨之中作为血脉的通道，因此根据锁骨两端骨距离的远近，以及胸骨剑突的长短，就可以测知心脏的状况。黄帝道：好。

岐伯说：肝如同将军，专门抵御外侮，开窍于目，因此要想测知肝的坚固强盛与否，就可以观察眼睛的大小。黄帝道：好。

岐伯说：脾专门接受水谷，化生营气卫气而捍卫全身，因此观察口唇舌头及胃口的好坏，就可以测知脾脏精气功能的盛衰吉凶。黄帝道：好。

岐伯说：肾开窍于耳，主听觉而专门接受外来远近的声音，因此根据听力的强弱，就可以测知肾脏精气功能的情况。黄帝道：好。再想听听测知六腑的方法。

岐伯说：六腑中，胃是水谷汇聚的地方，如果两颊肌肉丰满，颈部粗壮，胸部开阔，胃容纳五谷的量就很大；鼻孔内道的长短，可以测知大肠的状况；口唇的厚薄、人中沟的长短，可以测知小肠的状况；下眼胞大，胆气就强盛；鼻孔掀露外翻，膀胱就容易漏泄而小便失禁；鼻梁高突，三焦正常。这就是测知六腑的方法。总而言之，面部的上、中、下三部的距离相等匀称，就表明内脏精气是充盛的、功能是稳定的。

决气第三十

概说

　　决，分别、判别的意思；气，指精、气、津、液、血、脉六气。此六气，虽名称、性质、功能、病理有别，但总由水谷精微所化，分一气而为六名，故名"决气"。

　　本篇的主题思想，是通过六气的生成、功能及其病理变化等的论述，阐明六气本为一气所化，同源而异名。

原文

　　黄帝曰：余闻人有精、气、津、液、血、脉，余意以为一气耳，今乃辨为六名，余不知其所以然。岐伯曰：两神相搏，合而成形，常先身生，是谓精。何谓气？岐伯曰：上焦开发，宣五谷味，熏肤、充身、泽毛，若雾露之溉，是谓气。何谓津？岐伯曰：腠理发泄，汗出溱溱，是谓津。何谓液？岐伯曰：谷入，气满淖泽，注于骨，骨属屈伸、泄泽，补益脑髓，皮肤润泽，是谓液。何谓血？岐伯曰：中焦受气，取汁变化而赤，是谓血。何谓脉？岐伯曰：壅遏营气，令无所避，是谓脉。

　　黄帝曰：六气者，有余、不足、气之多少、脑髓之虚实、血脉之清浊、何以知之？岐伯曰：精脱者，耳聋；气脱者，目不明；津脱者，腠理开，汗大泄；液脱者，骨属屈伸不利、色夭、脑髓消、胫酸、耳数鸣；血脱者，色白，夭然不泽；其脉空虚，此其候也。

　　黄帝曰：六气者，贵贱何如？岐伯曰：六气者，各有部主也，其贵贱，善恶，可为常主，然五谷与胃为大海也。

黄帝说；我听说人有精、气、津、液、血、脉，我以为它是一气，现在竟分别为六种名称，我不懂为什么要这样分？岐伯回答说：男女两性交合，孕育成为新的形体，这种先形体而有的物质，就叫精。什么叫气呢？岐伯答：上焦开启发布，把水谷精微宣散到全身，以温煦皮肤，充养身体，润泽皮毛，好像雾露灌溉草木一样，就叫气。什么叫津呢？岐伯答：腠理发散宣泄而溱溱出于皮肤的汗，就叫津。什么叫液呢？岐伯答：水谷入胃，精气充满，其中濡润的精微部分，渗注到骨节，能使关节屈伸滑利；注于脑，能补益脑髓，并能使皮肤润泽的，就叫液。什么是血呢？岐伯答：中焦所接受的水谷精气，吸取其中的精汁，通过心阳的作用，使之变化成红色的液体，就是血。什么是脉呢？岐伯答：约束营气，使它按照一定轨道运行，而不能溢于外的，就叫脉。

黄帝问：精、气、津、液、血、脉等六气，有余不足，气之多少，脑髓的虚实，血脉的清浊，怎么能知道呢？岐伯答：精耗失的人，会发生耳聋；气耗失的人，眼睛看东西不清楚，津耗失的人，常为腠理开，大量出汗；液耗失的人，会出现关节屈伸不利，面色枯槁，脑髓失充而脑力不足，腿胫发疲，时常耳鸣；血耗失的人，颜面苍白而不润泽；脉耗失的人，可见脉道空虚不充，这就是六气不足所出现的证候。

黄帝说：六气的贵贱是怎样认识的呢？岐伯答：六气各有其所主之脏，它的正常与失常，均与其所主的脏器有关。它们虽各有所主，但都是以饮食物和胃为化生的源泉。

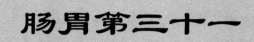

肠胃第三十一

概说

本文介绍了消化道各器官的长短、大小容量和所处的部位。

原文

黄帝问于伯高曰：余愿闻六府传谷者，肠胃之小大、长短、受谷之多少，奈何？伯高曰：请尽言之，谷所从出、入、浅、深、远、近、长、短之度：唇至齿，长九分，广二寸半；齿以后至会厌，深三寸半，大容五合；舌重十两，长七寸，广二寸半；咽门重十两，广一寸半；至胃，长一尺六寸；胃纡曲屈，伸之，长二尺六寸，大一尺五寸，径五寸，大容二斗五升；小肠，后附脊，左环回周叠积，其注于回肠者，外附于脐，上回运环十六曲，大二寸半，径八分分之少半，长三丈三尺；回肠，当脐左环，回周叶积而下，回运环反十六曲，大四寸，径一寸寸之少半，长二丈一尺；广肠，传脊以受回肠，左环，叶脊上下辟，大八寸，径二寸寸之大半，长二尺八寸；肠胃所入至所出，长六尺四寸四分，回曲环反三十二曲也。

通释

黄帝问伯高道：我很想听听六腑中专门传送水谷的器官，如胃肠等的大小、长短、容纳水谷多少等情况是怎样的？伯高说：请让我全部讲给您听。水谷从入口一直到废物的排出，所有传送道路的深浅、远近、长短的标准是：从唇到牙齿长9分，口宽2寸半。从牙齿之后到会厌，深3寸半，口腔的大小容积为5合。舌重10两，长7寸，宽2寸半。咽门重10两，宽1寸半，从咽门到胃长1尺6寸。胃体是弯曲的，伸直了长2尺6寸，粗1尺5寸，直径5寸，大小容积为3斗5升。小肠的后部附在脊部，从左向右环绕重叠，下接到回肠，外附在脐的上方，来回环送共有16个弯曲，粗2寸半，直径 8 分半不足，长 3 丈 2 尺。回肠正当在脐部的位置，向左环绕重叠而下接广肠，它来回环叠也有 16 个弯曲，粗为 4 寸，直径 1 寸半不足，长 2 丈 1 尺。广肠附在脊部，接受回肠下降的内容物，向左环送到脊部，上下重叠，粗 8 寸，直径 2 寸半有余，长 2 尺 8 寸。整个消化道从食物入口到糟粕排出，总长 6 丈 4 寸 4 分，回绕重叠的弯曲共有 32 个。

平人绝谷第三十二

概说

平人，指正常人；绝谷，指断绝饮食；本文就健康人在连续断绝饮食的情况下，可维持 7 天的生命而论述了其中大道理。

原文

黄帝曰：愿闻人之不食七日而死，何也？

伯高曰：臣请言其故。胃大一尺五寸，径五寸，长二尺六寸，横屈受水谷三斗五升，其中之谷，长留二斗，水一斗五升而满，上焦泄气，出其精微，慓悍滑疾，下焦下溉诸肠；小肠大二寸半，径八分分之少半，长三丈二尺，受谷二斗四升，水六升三合合之大半，回肠大四寸，径一寸寸之少半，长二丈一尺，受谷一斗，水七升半；广肠大八寸，径二寸寸之大半，长二尺八寸，受谷九升三合八分合之一。肠胃之长凡五丈八尺四寸，受水谷九斗二升一合合之大半，此肠胃所受水谷之数也。平人则不然，胃满则肠虚，肠满则胃虚、更虚、更满，故气得上下。五藏安定，血脉和利，精神乃居，故神者，水谷之精气也；故肠胃之中，当留谷二斗，水一斗五升。故平人日再后，后二升半；一日中五升，七日五七三斗五升，而留水谷尽矣！故平人不食饮七日而死者，水谷、精气、津液皆尽故也。

通释

黄帝说：正常人 7 天不饮食就会死亡，我想知道这是什么原因？伯高说：请允许我谈一谈其中的道理。胃的周长是 1 尺 5 寸，直径 5 寸，长 2 尺 6 寸，其形弯曲，能容纳 3 斗 5 升饮食，在通常情况下存留 2 斗食物和 1 斗 5 升水就满了。上焦具有输布精气的功能，也就是能够将中焦化生的精微物质布散全身，其中包括运行快速滑利的阳气，其余部分在下焦灌注到诸肠当中。小肠的周长是 2 寸半，直径 8 分又 1/3 分，长 3 丈 2 尺，能容纳 2 斗 4 升食物和 6 升 3 合又 2/3 合水。回肠的周长是四寸，直径 1 寸又 1/3 寸，长 2 丈 1 尺，能容纳 1 斗食物和 7 升半水。直肠的周长是 8 寸，直径 2 寸又 2/3 寸，长 2 尺 8 寸，能容纳食物 9 升 3 合又 1/8 合。

肠胃的总长度，共计 5 丈 8 尺 4 寸，能容纳 9 斗 2 升 1 合又 2/3 合饮食物，这就是肠胃能容纳饮食物的总数量。健康的人并不是上面所讲的那样，而是在胃中充满饮食物的时候，肠中是空虚无物的，当肠中充满饮食物的时候，胃中又没有饮食物。这样，肠胃总是处于充满和空虚交替的状态，这样气才能够布散全身上下畅行。五脏功能正常，血脉调和通畅，精神才能旺盛。所以说神就是由饮食物的精微物质所化生。在人的肠胃中，一般存留 2 斗食物和 1 斗 5 升的水。健康人每天大便 2 次，每次排泄约 2 升半，一天就排出 5 升，7 天共排出 3 斗 5 升，这样原来存留在肠胃的饮食物都排泄完了。因此，健康人 7 天不进饮食就会死亡，这是饮食物化生的精微物质及津液消耗枯竭的缘故。

海论第三十三

概说

　　海论，是论述人体之四海，原文以自然界十二经水及四海来对应人体亦有十二经及四海，本篇指出四海上下输注气血的重要穴位，为四海病候提供了治疗依据。

原文

　　黄帝问于岐伯曰：余闻刺法于夫子，夫子之所言，不离于营、卫、血、气。夫十二经脉者，内属于府藏，外络于肢节，夫子乃合之于四海乎？岐伯答曰：人亦有四海、十二经水。经水者，皆注于海；海有东、西、南、北，命曰四海。黄帝曰：以人应之（四海），奈何？岐伯曰：人有髓海，有血海，有气海，有水谷之海，凡此四者，以应四海也。

　　黄帝曰：远乎哉！夫子之合天地四海也，愿闻应之奈何？岐伯答曰：必先明知阴阳、表里、荥输所在，四海定矣！

　　黄帝曰：定之奈何？岐伯曰：胃者，水谷之海也，其输上在气街，下至三里；冲脉者，为十二经之海，其输上在于大杼，下出于巨虚之上下廉；膻中者，为气之海，其输上在于柱骨之上下，前在于人迎；脑为髓之海，其输上在于其盖，下在风府。

　　黄帝曰：凡此四海者，何利？何害？何生？何败？岐伯曰：得顺者生，得逆者败，知调者利，不知调者害。

　　黄帝曰：四海之逆顺奈何？岐伯曰：气海有余者，气满胸中、悗息、面赤；气海不足，则气少不足以言。血海有余，则常想其身大，怫然不知其所病；血海不足，亦常想其身小，狭然不知其所病。水谷之海，有余则腹满；水谷之海，不足则饥，不受谷食。髓海，有余则轻劲，多力自度；髓海不足，则脑转、耳鸣、胫酸、眩冒、目无所见、懈怠、安卧。

黄帝曰：余已闻逆与顺矣！调之奈何？岐伯曰：审守其输，而调其虚实，无犯其害，顺者得复，逆者必败。黄帝曰：善！

通释

黄帝问岐伯道：我听先生讲述针刺之法，先生所谈的总离不开营卫血气。而运行营卫血气的十二经脉，在内联属到五脏六腑，在外网络到肢体骨节，先生能把十二经脉的作用与四海相配合起来谈一下吗？岐伯回答说：自然界有四个海、十二条河流，人体也有四个海、十二条经脉。自然界的河流，都要汇聚注入到海，海又有东海、西海、南海、北海，所以称为四海。黄帝道：把人身的情况与它相对应怎么样？岐伯说：人身有髓海、有血海、有气海、有水谷之海，这四海就与自然界的四海相对应。

黄帝道：这个问题深远得很啊！先生把人与天地之间的四海相联系起来，我很想听听究竟是怎样相对应的？岐伯说：必须首先了解人身的阴阳、表里、经脉、精气输送注入处等的具体分布，人身的四海就可以确定了。

黄帝道：具体怎样确定的呢？岐伯说：胃是水谷汇聚的地方，所以称为水谷之海，它的精气输送注入之处，上边在气街穴，下边在足三里穴。冲脉是十二经脉气血汇聚的地方，所以称为十二经脉之海，它的精气输送注入之处，上边在大杼穴，下边在上巨虚穴与下巨虚穴。膻中是宗气汇聚的地方，所以称为气海，它的精气输送注入之处，上边在天柱骨上下的哑门穴与大椎穴，前边在人迎穴。脑是髓汇聚的地方，所以称为髓海，它的精气输送注入之处，上边在百会穴，下边在风府穴。

黄帝说：以上这四海的功能，对于人体什么样算是正常？什么样才算是反常呢？怎样才能促进人的生命活动？怎样就会使人体虚弱衰败呢？岐伯说：四海功能正常，就会促进人体的生命活动；四海功能失常，就会使生命活动受到损害。懂得调养四海，就有利于健康，不懂得调养四海，就有害于健康。

黄帝说：人身四海的正常、反常有什么样表现呢？岐伯说：气海邪气亢盛，就会出现胸中满闷，呼吸喘促，面色红赤；气海不足，就会出现呼吸短浅，说话无力。血海邪气亢盛，就会觉得自己身体胀大，郁闷不舒，但也不知道是什么病；血海不足，总是觉得自己身体狭小，意志消沉，但是也说不出患了什么病。水谷之海邪气亢盛，就会出现腹部胀满；水谷之海不足，就会出现即使感觉到饥饿也不愿意饮食。髓海邪气亢盛则狂躁妄动，举止失常，其动作显得轻巧敏捷，皆非平日所能达到；髓海不足，就会出现头晕耳鸣，腿疲软无力，眼目昏花而头昏闷，身体疲倦乏力嗜睡。

黄帝说：我已经了解四海正常、反常的表现了，那么又如何调理治疗四海异常呢？岐伯说：应当仔细地审查并掌握四海的输注部位来调理治疗四海的偏虚偏实的病证，补虚泻实，切忌不要违背虚证用补法和实证用泻法的治疗原则。能够遵循这样的治疗法则，人体就能健康；违背这样的治疗规律，人体就会败坏无救。黄帝说：说得好。

五乱第三十四

概说

　　五乱，指五种气机的紊乱。而导致五乱的原因为清气在阴，浊气在阳，营卫逆行，清浊相干而致。此外，原文还指出了五乱的症候表现。

原文

　　黄帝曰：经脉十二者，别为五行，分为四时，何失而乱？何得而治？岐伯曰：五行有序，四时有分，相顺则治，相逆则乱。

　　黄帝曰：何谓相顺？岐伯曰：经脉十二者，以应十二月；十二月者，分为四时；四时者，春夏秋冬，其气各异，营卫相随，阴阳已和，清浊不相干，如是则顺之而治。

　　黄帝曰：何谓逆而乱？岐伯曰：清气在阴，浊气在阳，营气顺脉，卫气逆行，清浊相干，乱于胸中，是谓大悗。故气乱于心，则烦心密嘿，俯首静伏；乱于肺，则俯仰喘喝，按手以呼；乱于肠胃，则为霍乱；乱于臂胫，则为四厥；乱于头，则为厥逆，头重眩仆。

　　黄帝曰：五乱者，刺之有道乎？岐伯曰：有道以来，有道以去，审知其道，是谓身宝。

　　黄帝曰：善！愿闻其道？岐伯曰：气在于心者，取之手少阴、心主之输；气在于肺者，取之手太阴荥、足少阴输；气在于肠胃者，取之足太阴、阳明，不下者取之三里；气在于头者，取之天柱、大杼，不知，取足太阳荥输；气在于臂足，取之先去血脉，后取其阳明、少阳之荥输。

　　黄帝曰：补泻奈何？岐伯曰：徐入徐出，谓之导气；补泻无形，谓之同精，是非有余不足也，乱之气相逆也。黄帝曰：允乎哉！道；明乎哉！论；请着之玉版，命曰：治乱也。

通释

黄帝道：人的经脉有 12 条，分属于五行，并与自然四季变化相应，是什么原因引起经气失调而致功能逆乱？又怎样才能达到经气和功能的正常？岐伯说：木、火、土、金、水五行之间相互的滋生与制约有一定的次序，春、夏、秋、冬四季的变化也有一定的规律，人的经脉气血的运行与五行、四季的变化规律相适应就会正常，相违背就会逆乱。

黄帝道：怎样的情况才叫作相适应而正常？岐伯说：人的十二经脉，与一年的 12 个月分别相应。12 个月又分为 4 个季节，所谓四季就是春、夏、秋、冬，它们的气候各不相同，人体的营卫之气就应当随着春暖、夏热、秋凉、冬寒不同的气候而内外消长运行有别，人的阴阳之气就会协调和畅，清气上升浊气下降互不干扰，这样的情况就是相适应而正常的。

黄帝道：怎样的情况又叫作相违背而逆乱？岐伯说：清阳之气应该升散在上部、外部，现在反而沉降在下部、内部；浊阴之气应该沉降在下部、内部，现在反而升散在上部、外部；营气在脉中沿着经脉的循行而运行，而卫气的运行却不按常规，于是清阳浊阴相互干扰而逆乱，如果经气营卫逆乱在胸中，就会使人心中烦闷至极。因此，经气营卫逆乱在心的，就会使人心中烦闷，郁而不舒，懒于说话，头低垂身蜷曲，沉静懒动；逆乱在肺的，就会使人呼吸困难，呼吸时两手按胸，前俯后仰，气喘急促，喝喝有声；逆乱在肠胃的，就会发生剧烈吐泻的霍乱病；逆乱在手臂、足胫的，就会出现四肢冰冷；逆乱在头部的，就会使气逆上冲而觉头部沉重，昏晕，视物旋转，甚至仆倒在地。

黄帝说：对五乱的病证针刺有一定的规律吗？岐伯说：疾病的发生发展是有规律的，其治疗方法也有一定的规律，因此探明疾病的发生发展规律及治疗规律，这对维护人体功能正常是很重要的。黄帝说：好。我想听你讲讲关于治疗方面的规律。岐伯说：气乱于心的，应针刺手少阴心经的腧穴神门和手厥阴心包经的腧穴大陵；气乱于肺的，应针刺手太阴肺经的荥穴鱼际和足少阴肾经的腧穴太溪；气乱于肠胃的，应针刺足太阴脾经和足阳明胃经的腧穴，如果不能治愈，可以再针刺足三里穴；气乱于头的，应针刺足太阳膀胱经的天柱穴和大杼穴，如果不能奏效，可再针刺足太阳膀胱经的荥穴通谷和腧穴束骨；气乱于手臂足胫部的，如有瘀血可首先在相应部位的血脉上针刺放血，然后针刺再取手阳明大肠经的荥穴二间、腧穴三间和手少阳三焦经的荥穴液门、腧穴中渚治疗上肢的病变，取足阳明胃经的荥穴内庭、腧穴陷谷和足少阳胆经的荥穴侠溪、腧穴足临泣治疗下肢的病变。

　　黄帝说：如何运用补泻的手法呢？岐伯说：慢慢地进针、慢慢地出针，这种手法叫作导气。在不运用明显的补泻手法的情况下，这称为同精。因为上述五乱病既不是邪气有余的实证，也不是正气不足的虚证，只是气机逆乱形成的病变，所以采用这种手法。黄帝说：这些治疗方法十分恰当！上面的分析也是明白确切！请把这些记在玉版上，就叫作治乱吧。

胀论第三十五

概说

　　这里的胀，包括气郁，也包括了血瘀，水液停聚，饮食停滞，二便不通等，原文讨论了各种胀病的发病原因，病理机制，诊断方法和治疗技巧。

原文

　　黄帝曰：脉之应于寸口，如何而胀？岐伯曰：其脉大坚以涩者，胀也。

　　黄帝曰：何以知藏府之胀也？岐伯曰：阴为藏，阳为府。

　　黄帝曰：夫气之令人胀也，在于血脉之中邪，藏府之内乎？岐伯曰：三者皆存焉，然非胀之舍也。

　　黄帝曰：愿闻胀之舍？岐伯曰：夫胀者，皆在于藏府之外，排藏府而郭胸胁，胀皮肤，故命曰：胀。

　　黄帝曰：藏府之在胸胁腹里之内也，若匣匮之藏禁器也，各有次舍，异名而同处一域之中，其气各异，愿闻其故。

　　黄帝曰：未解其意。再问。岐伯曰：夫胸腹，藏府之郭也；膻中者，心主之宫城也；胃者，太仓也；咽喉、小肠者，传送也；胃之五窍者，闾里门户也；廉泉、玉英者，津液之道也。故五藏六府者，各有畔界，其病各有形状。营气循脉，卫气逆为脉胀；卫气并脉循分为肤胀。三里而泻，近者一下，远者三下，无问虚实，工在疾泻。

　　黄帝曰：愿闻胀形？岐伯曰：夫心胀者，烦心、短气、卧不安；肺胀者，气满而喘欬；肝胀者，胁下满而痛；脾胀者，善哕、四肢烦悗、体重不能胜衣、卧不安；肾胀者，腹满引背、央央然腰髀痛。六府胀：胃胀者，腹满、胃脘痛、鼻闻焦臭妨于食、大便难；大肠胀者，肠鸣而痛濯濯，冬日重感于寒，则飧泄不化；小肠胀者，少腹䐜胀、引腰而痛；膀胱胀者，小腹满而气癃；三焦胀者，气满于皮肤中，轻轻然而不坚；胆胀者，胁下痛胀、口中苦、善太息。

凡此诸胀者，其道在一，明知逆顺，针数不失；泻虚补实，神去其室，致邪失正，真不可定，粗之所败，谓之天命；补虚泻实，神归其室，久塞其空，谓之良工。

黄帝曰：胀者焉生？何因而有？岐伯曰：卫气之在身也，常然并脉、循分肉行，有逆顺，阴阳相随，乃得天和，五藏更始，四时循序，五谷乃化，然后厥气在下，营卫留止，寒气逆上，真邪相攻，两气相搏，乃合为胀也。

黄帝曰：善！何以解惑？岐伯曰：合之于真，三合而得。帝曰：善！

黄帝问于岐伯曰：胀论言："无问虚实，工在疾泻，近者一下，远者三下"，今有其三而不下者，其过焉在？岐伯对曰：此言陷于肉肓而中气穴者也，不中气穴则气内闭，针不陷肓则气不行，上越中肉则卫气相乱，阴阳相逐。其于胀也，当泻不泻，气故不下，三而不下，必更其道，气下乃止，不下复始，可以万全，乌有殆者乎？其于胀也，必审其脉，当泻则泻，当补则补，如鼓应桴，恶有不下者乎？

通释

黄帝道：脉象反映到寸口上，什么样的脉象是有胀病？岐伯说：如果脉象粗大，坚实而又涩滞不畅的，就是有胀病。黄帝道：怎样才知道是脏的胀病或是腑的胀病？岐伯说：脉象出现涩滞而坚实的阴脉，就是脏的胀病；脉象出现粗大而坚实的阳脉，就是腑的胀病。

黄帝道：因为气的失常而使人发生的胀病，是发生在血脉之中呢？还是发生在脏或腑里面？岐伯说：从病机上讲，与血脉、脏、腑三者都有关系，但都不是胀病发生的部位。黄帝道：很想听听胀病发生的部位。岐伯说：胀病的部位，都发生在脏腑之外，向内排挤脏腑，向外而使胸胁扩张，使人皮肤发胀，所以称为胀病。

黄帝道：五脏六腑深藏在胸胁、腹腔之内，就好像珍贵的宝物秘藏在匣匮之中。而内在脏腑，各自都有固定的部位、不同的名称，虽然同处在一个地方之内，功能却各有不同，所发生胀病也有不同的表现，很想听听其中的原因。黄帝接着又道：我还不明白这些道理，所以要再问一下。岐伯说：胸腔、腹腔是脏腑的外廓。膻中是心脏的宫城。胃是贮藏水谷的仓库。咽喉、小肠是传送食物的道路。消化道的5个关口，好像街道巷里的门户。廉泉、玉英是津液输送的通道。所以，五脏六腑各自有着固定的位置界限，如果发病就有不同的证候表现。营气虽然正常循行在脉内，但卫气却逆乱在脉外，就会发生脉胀。如果逆乱的卫气沿着血脉运行到分肉之间，就会发生肤胀。治疗胀病，应针刺足三里穴而用泻法，胀病初起时，针刺一次就会痊愈；胀病持续时间较久的，针刺三次也会痊愈。不管它属虚属实，都必须迅速刺泻。

黄帝说：我想听一听胀病的症状。岐伯说：心胀病，心中烦乱，气短，睡眠不安；肺胀病，呼吸无力，胸部气胀而虚满，气喘咳嗽；肝胀病，胁下胀满疼痛而牵引至少腹；脾胀病，呃逆频频，四肢胀闷不舒，身体沉重不能胜衣，睡眠不安宁；肾胀病，腹胀满牵引背部胀闷不舒，腰部和大腿疼痛。六腑的胀病，胃胀病，腹部胀满，胃脘疼痛，鼻中常觉得闻到焦煳的气味而妨碍正常的饮食，大便不通畅；大肠胀病，肠鸣有声而腹部疼痛，如果在冬季又感受寒邪，就会出现完谷不化的泄泻；小肠胀病，少腹胀满，牵引腰部疼痛；膀胱胀病，少腹胀满而小便不利；三焦胀病，肢体胀满，气充满在皮肤之间，用手按时，空而不坚实；胆胀病，胁下胀满疼痛，口苦，常做深呼吸而叹气。

以上的这些胀病，它们的病机和治疗都有共同的规律，只要明确气血运行逆顺的道理，并且正确地运用针刺方法，就能够治愈。但如果虚证用了泻法、实证用了补法，就会使得神气耗散，邪气侵袭而正气损伤，真气不能安定，这种低劣的医术所造成的恶果，就会导致人的寿命缩短。如果做到虚证用补法、实证用泻法，就会使得神气内守，经常保持正气充足而肌肉腠理充实，才是高明的医生。

黄帝道：胀病是怎样发生的？又是什么原因引起的呢？岐伯说：卫气在人体内的运行，正常时是沿着血脉并行到分肉之间，由表入里都有一定的规律，营气在脉中，卫气在脉外，相随运行，并与四季阴阳升降、寒暑变迁的规律相吻合，而五脏经气输注运输周而复始，也与四季的变化规律相应，如此就能正常地消化水谷、化生精微。然而寒邪侵犯在下部，营卫之气不能正常运行而凝涩阻滞，在下的寒邪又乘机上逆窜犯，真气与邪气相互纠合，正邪搏结，壅滞在一起，就形成了胀病。黄帝道：好。能否解释得更确切些，好消除我心中还有些不明白的地方？岐伯说：简而言之，胀病的发生，就是上逆的寒邪与真气相互纠合，并分别存在于血脉、五脏、六腑这三个地方形成的。黄帝道：好。

黄帝问岐伯：在胀病初起时不管虚证实证，关键在于迅速用泻法针刺，病邪近而轻的，针刺1次，病邪远而重的，刺3次，就可以治愈。但是，现在有针刺3次还不见效的，是什么缘故呢？岐伯说：前面谈到的针刺1次就能治愈，是指针刺时能够深入肌肉的空隙，刺中了气血输注的穴位而言。如果没有刺中穴位，或没有深入肌肉的间隙，则经气依旧不能通畅而邪气仍停留在体内，若邪气上越，妄中肌肉，使得卫气更加逆乱，营气和卫气相互排斥更加不协调，对于胀病而言，当泻而未泻，厥逆之气不能下行，因此病不能愈。针刺3次，厥逆之气仍不下，胀病不减的，就要更换针刺的部位，使厥逆之气下行，才能治好胀病。如果胀病仍不好，可以调整部位重新再针刺，这样一来总会把病治愈，而且不会有什么害处。对于那些不是危急的胀病，要采取治本的方法，一定要先慎重诊察其脉象，当泻就泻，当补就补，这样就效如桴鼓，病邪哪里有不除的道理啊！

五癃津液别第三十六

概说

癃，指小便代谢障碍，这里是说人体五种津液代谢失调，故称五癃。津液别，是说人体水液分别由多种形式代谢、如汗、气、泣、唾液等，而当津液代谢失调，又可发生不同的病变。

原文

黄帝问于岐伯曰：水谷入于口，输于肠胃，其液别为五。天寒衣薄则为溺与气，天热衣厚则为汗，悲哀气并则为泣，中热胃缓则为唾，邪气内逆则气为之闭塞而不行，不行则为水胀，余知其然也，不知其何由生，愿闻其道。

岐伯曰：水谷皆入于口，其味有五，各注其海，津液各走其道，故三焦出气以温肌肉、充皮肤，为其津，其流而不行者为液；天暑衣厚则腠理开，故汗出；寒留于分肉之间，聚沫则为痛；天寒则腠理闭，气湿不行，水下留于膀胱，则为溺与气。

五藏六府，心为之主，耳为之听，目为之候，肺为之相，肝为之将，脾为之卫，肾为之主外。故五藏六府之津液，尽上渗于目，心悲气并则心系急，心系急则肺举，肺举则液上溢；夫心系与肺不能常举，乍上乍下，故欬而泣矣。

中热则胃中消谷，消谷则虫上下作，肠胃充郭，故胃缓，胃缓则气逆，故唾出。五谷之津液和合而为膏者，内渗入于骨空，补益脑髓，而下流于阴股。阴阳不和则使液溢而下流于阴，髓液皆减而下，下过度则虚，虚故腰背痛而胫酸；阴阳气道不通，四海塞闭，三焦不泻，津液不化、水谷并行肠胃之中，别于回肠，留于下焦，不得渗膀胱则下焦胀，水溢则为水胀，此津液五别之逆顺也。

通释

　　黄帝问岐伯道：水谷进入到口中，输送到肠胃，所化生的津液分为五种。在天气寒冷、衣服又单薄时，津液就化为尿和水气；而在天气炎热、衣服又过厚时，津液就化为汗水；当情绪悲哀时，气趋于上，津液就化为泪水；当中焦有热时，胃脘松弛，津液就化为唾液；当邪气内阻而逆乱时，就会使气道闭塞，津液不能畅行布散，于是就聚积而成为水胀病。我虽然知道这些情况，但不知道究竟是怎样发生的，很想听听其中的道理。

　　岐伯说：水谷都进入到口，而酸苦甘辛咸五味所化生的精微，分别注入到人体的四海；而所化生的津液，分别沿着一定的道路布散。经由三焦布散发出的精气，输布到肌表，可以温煦肌肉、充养皮肤的就是津；而停留在内脏、脑、骨，并不向外布散的就是液。在暑天炎热、衣服又过厚时，腠理就会开泄，所以会出汗。如果感受了寒邪，寒邪留滞在分肉之间，津液凝聚为沫汁，阻滞在肌肉，就会产生疼痛。在天气寒冷时，腠理就会闭塞，阳气停滞不能畅行，水液不能宣散外泄，便下流到膀胱，就化为尿与水气。

　　五脏六腑之中，心主神明，为五脏六腑的主宰，耳专主听声，眼专主看物，肺朝百脉、主气、助心行血，好比辅佐心主的宰相，肝主谋虑、司筋爪运动、犹如保卫国家的将军，脾主肌肉、保护内脏、就像守卫城池的卫士，肾主骨、支撑全身、而主外在的活动。而眼睛是许多经脉的汇合之处，所以五脏六腑的津液全都要上输汇注到双目。当心神悲哀、情绪抑郁时，五脏六腑的气就上逆聚合到心，使得心的脉络拘急痉挛，肺叶就会随之开张上举，水液也随之充溢而上。而心的脉络与肺叶不能持续地拘急痉挛和开张上举，于是一会儿拘急痉挛与开张上举，一会儿又舒张弛缓与收缩下降，所以发生咳嗽而泪水流出的现象。

　　中焦热盛，胃中的谷食就易于消化，谷食消化而胃肠空虚，使得肠道内的寄生虫因追寻食物而上下窜动，胃肠也因此而扩张，胃脘出现松弛，失于通降，于是气机上逆，津液随之上溢，所以出现涎液外流的现象。饮食物所化生的津液，混合成脂膏样的部分，向内渗灌到骨腔中，并可以向上补益脑髓，向下流注到阴器。精属阴，气属阳，如阴阳不和，则阳气不能固摄，精液向下流溢，从阴窍外泄。从而使滋养骨髓的津液也随着向下溢出而减少，如果下溢过度，真阴虚损，就会出现腰背疼痛和足胫酸楚。阴阳气道阻滞不畅，四海闭塞不通，三焦不能疏泄，津液不能正常地布化到全身，饮食物相互混杂在肠胃中运行，积于回肠，水液停留在下焦，不能渗灌于膀胱，这样就会使下焦胀满，水流向外泛溢，就会发生水胀病。这些就是津液分为五条通路运行的正常和异常的情况。

五阅五使第三十七

概说

　　五阅，五种观察依据，指五脏之外候五官与五色等外在表现；五使，指五脏功能对五官和五色的作用，原文论述了五脏与五官、颜面、色泽的关系，以作为诊断依据来测度五脏气机常变的方法。

原文

　　黄帝问于岐伯曰：余闻刺有五官、五阅，以观五气。五气者，五藏之使也，五时之副也。愿闻其五使当安出？岐伯曰：五官者，五藏之阅也。黄帝曰：愿闻其所出，令可为常。岐伯曰：脉出于气口，色出于明堂，五色更出以应五时，各如其常，经气入藏，必当治里。

　　帝曰：善！五色独决于明堂乎？岐伯曰：五官以辨，阙庭必张，乃立明堂，明堂广大，蕃蔽见外，方壁高基，引垂居外，五色乃治，平博广大，寿中百岁；见此者，刺之必已；如是之人者，血气有余，肌肉坚致，故可苦以针。

　　黄帝曰：愿闻五官？岐伯曰：鼻者，肺之官也；目者，肝之官也；口唇者，脾之官也；舌者，心之官也；耳者，肾之官也。

　　黄帝曰：以官何候？岐伯曰：以候五藏。故肺病者，喘息、鼻张；肝病者，眦青；脾病者，唇黄；心病者，舌卷短、颧赤；肾病者，颧与颜黑。

　　黄帝曰：五脉安在？五色安见？其常色殆者如何？岐伯曰：五官不辨，阙庭不张，小其明堂，蕃蔽不见，又埤其墙，墙下无基，垂角去外，如是者，虽平常殆，况加疾哉！

　　黄帝曰：五色之见于明堂，以观五藏之气，左右高下，各有形乎？岐伯曰：府藏之在中也，各以次舍，左右上下，各如其度也。

　　黄帝问岐伯道：我听说刺法中有通过察看头面五官的外在气色表现，来分析内在五脏精气盛衰的方法，而五脏精气的盛衰，本是由五脏的变化所决定，并与春、夏、长夏、秋、冬的气候变化相配合的。因此，很想听听五脏变化是怎样表现在外的？岐伯说：头面五官的气色，是五脏精气的外在表现。黄帝道：很想听听它表现的情况，以便作为诊法中的常规。岐伯说：脉象的反映在气口，气色的表现在鼻部。青、赤、黄、白、黑五色的交替显现，正好与春、夏、长夏、秋、冬的气候相应，各自都有一定的常规，如果出现反常情况，就说明五脏发生了疾病。当邪气由经脉内传到五脏，就必须治疗内在的五脏。

　　黄帝道：好。那么望五色而察病是否就只是根据鼻部的气色来做决定的呢？岐伯说：还要根据头面五官的情况来辨别疾病。一般说来，审视面部，五官清晰可辨的，先看眉宇天庭，必须开阔和饱满，再察看鼻部，如果鼻部宽阔、高大，耳颊丰满外显，面部肌肉丰隆，耳垂硕大外显，整个五官端正、匀称而开阔，五色正常，他的寿命就可以活到百岁。见到这样的人，在有病的时候，用针刺治疗一定能使之痊愈。因为像这样的人，气血充足，肌肉坚实，腠理致密，所以能适应针刺疗法。

　　黄帝道：很想听听五官的情况。岐伯说：鼻子是肺的官窍，眼睛是肝的官窍，口唇是脾的官窍，舌头是心的官窍，耳朵是肾的官窍。

　　黄帝道：根据五官来审察什么疾病？岐伯说：据此审察五脏的疾病。当肺有病时，就会出现呼吸喘急、鼻翼扇动开张；肝有病时，就会出现眼角发青；脾有病时，就会出现口唇发黄；心有病时，就会出现舌头卷曲而短缩、颧部发红；肾有病时，就会出现颧部、额部发黑。

　　黄帝道：一般说来，五脏的脉象正常时，五色的表现也正常，而有的人五色虽然正常，却有非常严重的疾病，这是为什么？岐伯说：审视面部，五官拥挤分辨不清，眉宇狭窄，天庭不饱满，鼻子狭小平塌，耳颊薄削不显，面部肌肉瘦削深凹，下腭平陷，耳垂和耳轮上角尖窄并向外反折，像这样的人，虽然色脉正常，但因禀赋不足，平时就非常衰弱，何况再加上有病呢！

　　黄帝道：五色表现在鼻部，据此来观察五脏精气的变化，那么，在鼻部的左右上下，五脏各有一定的所属部位吗？岐伯说：脏腑深藏在胸腹腔的里面，各有固定的位置，所以反映在鼻部的五色，也如同内在的脏腑，同样有着左右上下所属的部位。

逆顺肥瘦第三十八

概说

逆顺，是气血逆乱于经脉和手足十二经脉气血走向规律；肥瘦，指人的肥胖，消瘦不周的形质。

本文说明了人体生理形质的个体差异，指出行针之道要根据不同生理特征而采用不同的针刺方法。最后阐明脉气逆乱跗上动脉的具体方法。

原文

黄帝问于岐伯曰：余闻针道于夫子，众多毕悉矣！夫子之道，应若失而据，未有坚然者也。夫子之问学熟乎，将审察于物而生之乎？岐伯对曰：圣人之为道者，上合于天，下合于地，中合于人事，必有明法，以起度数，法式检押，乃后可传焉！故匠人不能释尺寸而意短长、废绳墨而起平水也，工人不能置规而为圆、去矩而为方，知用此者，固自然之物，易用之教，逆顺之也。

黄帝曰：愿闻自然奈何？岐伯曰：临深决水，不用功力而水可竭也；循堀决卫，而经可通也；此言气之滑涩、血之清浊，行之逆顺也。

黄帝曰：愿闻人之黑白、肥瘦、小长、各有数乎？岐伯曰：年质壮大，血气充盈，肤革坚固，因加以邪，刺此者，深而留之，此肥人也；广肩腋、项肉、厚皮而黑色、唇临临然，其血黑以浊，其气涩以迟，其为人也贪而取与；刺此者，深而留之，多益之数也。

黄帝曰：刺瘦人奈何？岐伯曰：瘦人者，皮薄、色少、肉廉廉然，薄唇，轻言，其血清，气滑，易脱于气，易损于血；刺此者，浅而疾之。

黄帝曰：刺常人奈何？岐伯曰：视其白黑，各为调之，其端正敦厚者，其血气和调；刺此者，无失常数也。

黄帝曰：刺壮士真骨者，奈何？岐伯曰：刺壮士真骨、坚肉、缓节、监监然，此人重则气涩、血浊，刺此者，深而留之，多益其数；劲则气滑、血清，刺此者，浅而疾之。

黄帝曰：刺婴儿奈何？岐伯曰：婴儿者，其肉脆、血少、气弱；刺此者，以毫针浅刺而疾发针，日再可也。

黄帝曰：临深决水，奈何？岐伯曰：血清、气浊，疾泻之，则气竭焉。

黄帝曰：循掘决冲，奈何？岐伯曰：血浊、气涩，疾泻之，则经可通也。

黄帝曰：脉行之逆顺，奈何？岐伯曰：手之三阴，从藏走手；手之三阳，从手走头；足之三阳，从头走足；足之三阴，从足走腹。

黄帝曰：少阴之脉独下行，何也？岐伯曰：不然。夫冲脉者，五藏六府之海也；五藏六府皆禀焉！其上者，出于颃颡，渗诸阳，灌诸精；其下者，注少阴之大络，出于气街，循阴股内廉，入腘中，伏行骭骨内，下至内踝之后属而别。其下者并行少阴之经，渗三阴；其前者，伏行出跗属，下循跗，入大指间，渗诸络而温肌肉。故别络结则跗上不动，不动则厥，厥则寒矣！

黄帝曰：何以明之？岐伯曰：五官导之，切而验之，其非必动，然后乃可明逆顺之行也。黄帝曰：窘乎哉！圣人之为道也，明于日月，微于毫厘，其非夫子，孰能道之也。

通释

黄帝问岐伯道：我听先生讲针刺的学问，知道了很多，也很全面细微，按照先生所说的学问去治病，确切有效，针到病除，好比一箭中的，即使再顽固的疾病也不再滞留不去。您的学问是通过勤学好问得来的呢，还是通过仔细观察事物而心有所悟得来的？岐伯说：学问高深的人所总结出的道理，总是上符合于天、下符合于地、中符合于社会人事的变化规律，一定有明确的法则，按照这个尺度去指导行动，就成为人们必须遵循的法度和标准，才能传给后世。正如匠人不能丢开尺子去猜长短，抛弃绳墨去求平直，工人也不能不用圆规去画圆，离开角尺去求方一样，只有掌握并运用这些法则，顺应自然事物所固有的变化规律，而不可废弃、改变这些法则。因为这些都是衡量事物变化正常与异常的常规。

黄帝道：很想听听怎样去顺应自然？岐伯说：好比在堤坝最深的地方开洞放水，不费很多力气，就能使水流放尽；沿着地下的空洞挖掘地道，再大的隧道也容易开通。同样，人身的气有滑利与涩滞的区别，血有清稀和浓稠的差异，经气运行有正常与异常的变化，都必须因势利导。

黄帝说：人有皮肤黑白、形体胖瘦、年龄长幼的不同，那在针刺的深浅和次数方面有一定的标准吗？岐伯说：身体强壮的壮年人，气血充盛，皮肤坚固．感受外邪时，应采取深刺的方法，而且留针时间要长，这个方法适宜于肥壮的人。肩腋部宽阔，项部肌肉瘦薄，皮肤粗厚而色黑，口唇肥大的人，血液发黑而稠浊，气行滞涩缓慢，性格好胜而勇于进取，慷慨乐施，针刺的方法应是刺得深而留针时间长，并增加针刺的次数。

黄帝说：针刺瘦人的方法又是怎样的呢？岐伯说：瘦人的皮肤薄而颜色浅淡，肌肉消瘦，口唇薄，说话声音小，这种人血液清稀而气行滑利，气容易散失，血容易消耗，针刺的方法应是浅刺而出针快。

黄帝说：针刺一般人的方法是怎样的呢？岐伯说：这要辨别他肤色的黑白，并据此分别进行调治。对于端正敦厚的人，因血气调和，针刺时的方法不要违背一般常规的刺法。

黄帝说：针刺身体强壮、骨骼坚硬的人是怎样的呢？岐伯说：身体强壮的人骨骼坚硬，肌肉结实，关节舒缓，骨节突出显露。这样的人如果是稳重不好动的，多属气行滞涩而血液稠浊，针刺的方法应当深刺而留针时间长，并增加针刺的次数；如果是轻劲好动的，气行滑利而血液清稀，针刺的方法应当浅刺而迅速出针。

黄帝说：针刺婴儿是怎样的呢？岐伯说：婴儿的肌肉脆薄而血少气弱，针刺的方法，应当选用毫针浅刺而快出，1天可以针刺2次。

黄帝说：运用针刺时如遇前面所说的"临深决水"相类似的情况应当怎么办？岐伯说：血液清稀而气行滑利的人，如果采用疾泻法，就会使其真气耗竭。黄帝说：那如遇前面所说的"循掘决冲"的那种情况，又应当怎么办？岐伯说：血液稠浊而气行不畅的应该用疾泻法，则经络可以畅通了。

黄帝说：经脉循行的逆顺是怎样的呢？岐伯说：手三阴经都是从胸部经上肢走向手指；手三阳经都是从手指向上经肩部走向头部；足三阳经都是从头部经躯干和下肢走向足部；足三阴经都是从足部经下肢走向腹部。

黄帝道：为什么唯独是少阴经向下循行呢？岐伯说：不，这并不是足少阴经，而是冲脉。冲脉，是五脏六腑气血汇聚的地方，五脏六腑都要从冲脉获得气血的供养。冲脉向上行的一支，出到后鼻道的上窍，而向各条阳经渗透、灌注精气；向下行的一支，注入足少阴经的大络，从气街部位出表，沿着大腿内侧的后缘下行，进入到腘窝之中，然后在肌肉中深行下到胫骨的内侧，直到内踝之后的跟骨上缘，便分成两支：向下行的分支，与足少阴经并行，同时将精气渗灌到足的3条阴经；向前行的分支，由深行而浮出在跟骨上缘，再沿着足背下行，进入到足大趾间，将精气渗灌到该处所有的络脉而温养肌肉。所以冲脉在下肢分出的支络，如果瘀结不通，足背上的动脉就不会跳动，就会引起足部冰冷而产生寒证。黄帝道：怎样才能明察呢？岐伯说：先用语言开导病人，然后用手仔细按摸加以验证，如果没有瘀结，足背的动脉就一定有跳动，据此就可以弄明白经脉气血运行正常与异常的情况了。黄帝道：实在是深奥得很啊！学问高深的人所总结出的道理，明白得就像日月的光辉普照，细微得一厘一毫都分得清，如果不是先生您，又有谁能讲得出来，说得明白呢？

血络论第三十九

概说

本文讨论了在针刺血络时出现的一些异常情况，事实上是说针刺过程中的意外事故。

原文

黄帝曰：愿闻其奇邪而不在经者。岐伯曰：血络是也。

黄帝曰：刺血络而仆者，何也？血出而射者，何也？血少黑而浊者，何也？血出清而半为汁者，何也？发针而肿者，何也？血出若多、若少，而面色苍苍者，何也？发针而面色不变，而烦悗者，何也？多出血而不动摇者，何也？愿闻其故。

岐伯曰：脉气盛而血虚者，刺之则脱气，脱气则仆；血气俱盛，而阴气多者，其血滑，刺之则射；阳气畜积，久留而不泻者，血黑以浊，故不能射；新饮而液渗于络，而未合和于血也，故血出而汁别焉；其不新饮者，身中有水，久则为肿。阴气积于阳，其气因于络，故刺之血未出而气先行，故肿；阴阳之气，其新相得而未和合，因而泻之，则阴阳俱脱，表里相离，故脱色而苍苍然；刺之血出多，色不变而烦悗者，刺络而虚经，虚经之属于阴者，阴脱，故烦悗；阴阳相得而合为痹者，此为内溢于经，外注于络，如是者，阴阳俱有余，虽多出血而弗能虚也。

黄帝曰：相之奈何？岐伯曰：血脉者，盛坚，横以赤，上下无常处，小者如针，大者如筋，则而泻之，万全也。故无失数矣，失数而反，各如其度。

黄帝曰：针入而肉著者，何也？岐伯曰：热气因于针则热，热则肉着于针，故坚焉！

通释

黄帝说：我想听你讲一下那种未侵入经脉的奇邪情况。岐伯说：没有侵入经脉的奇邪，留滞在络脉，而引起的络脉瘀血。

黄帝说：有时刺血络放血会使病人昏倒其原因是什么？有时针刺放血其出血呈喷射状是为什么？有时针刺放出的血量少，且色黑质浊是为什么？有时血质清稀且其中一半像水液一样是为什么？有的拔针后局部肿起是为什么？有的无论出血量或多或少都出现面色苍白是为什么？有的拔针后面色不变但感觉心胸烦闷是为什么？有的虽然出血很多但病人没有任何不适是为什么？以上种种情况我想听听其中的道理。

岐伯说：经脉中气偏盛而血偏虚的，刺络脉放血则脱气，气脱失会出现昏倒；经脉中气血俱盛而阴气较多的，血也流行滑疾，刺络放血时血液就会喷射而出；阳气蓄积于络脉之内，停留已久而不能外泻，可导致血色黑暗而稠浊，所以血也就不会远射；刚刚饮过水而水渗入到血络中，尚未与血液完全混合，所以针刺放出的血中有水液夹杂；那些不是由于刚饮过水的，由于体内原本有水液，因为水液停留日久，则蓄积形成水肿病；阴气积聚在阳分，已经渗入到络脉，所以在刺络脉时血还没有流出而气先流出，所以使局部肿起；阴气和阳气刚刚相遇而尚未彼此协调，就刺络脉放血使阴气、阳气同时外泻，使阴气、阳气都虚，且表里失去联系，所以使面色无华而呈现苍白色；刺络脉出血过多，虽面色不变而心胸烦闷，这是因为刺络脉放血使经脉空虚，若属于阴经空虚，而引起五脏的阴精亏损，产生心胸烦闷；表里的邪气内外相合滞留在体内，就会形成痹证，在内泛滥于经脉，在外渗注到络脉，使得经脉和络脉中都充满邪气，刺络放血时即使出血很多但泻出的大多是邪气，也不会引起虚弱的现象。

黄帝说：怎样来观察血络呢？岐伯说：血脉中邪气亢盛，血络大而坚硬、充盈于皮下而色红，上下没有固定部位，小的像针，大的像筷子一样粗细，遇到这种情况，施用泻法刺络放血是安全的。但要注意在施治时，切不可违背治疗的常规，如果不按常规要求，非但没有疗效，还会出现各种不良反应。

黄帝说：进针以后，往往有肌肉紧紧地裹住针身的情况，这是为什么呢？岐伯说：这是由于体内热气作用于针体，使针体随之而热，针体热则导致肌肉与针黏附在一起，所以出现针在肌肉中坚固而不能转动。

阴阳清浊第四十

概说

清浊，是说人体的营气有清浊性质的不同，原文认为，阴阳清浊之气可因属性不同而进入不同的经脉。

原文

黄帝曰：余闻十二经脉以应十二水者，其五色各异，清浊不同，人之血气若一，应之奈何？岐伯曰：人之血气苟能为一，则天下为一矣！恶有乱者乎？

黄帝曰：余问一人，非问天下之众。岐伯曰：夫一人者，亦有乱气；天下之众，亦有乱人，其合为一耳。

黄帝曰：愿闻人气之清浊。岐伯曰：受谷者浊，受气者清，清者注阴，浊者注阳，浊而清者，上出于咽，清而浊者，则下行，清浊相干，命曰乱气。

黄帝曰：夫阴清而阳浊，浊者有清，清者有浊，清浊别之，奈何？岐伯曰：气之大别，清者上注于肺，浊者下走于胃；胃之清气，上出于口；肺之浊气，下注于经，内积于海。

黄帝曰：诸阳皆浊，何阳独甚乎？岐伯曰：手太阳独受阳之浊，手太阴独受阴之清，其清者，上走空窍；其浊者，独下行诸经。诸阴皆清，足太阴独受其浊。

黄帝曰：治之奈何？岐伯曰：清者其气滑，浊者其气涩，此气之常也。故刺之(阴)者，深而留之，刺阳者，浅而疾之，清浊相干者，以数调之也。

通释

黄帝道：我听说人的12条经脉与自然界的12条河流相应，而12条河流之水的颜色与清澈浑浊各不相同，人经脉中的血气却都是一样的，又怎样相应呢？岐伯说：人的血气，如果都是一样的，那么整个天下的事情就会统一了，哪里还会有作乱的人呢？黄帝道：我问的是一个人的情况，并不是问整个天下众人的事情。岐伯说：一个人身上也会有逆乱之气，就像整个天下众人中总会有作乱的人一样，它的道理都是一致的。

黄帝道：很想听听人身上清气和浊气的情况。岐伯说：人受纳的水谷之气是浊气，吸入的空气是清气。清气注入到脏，浊气注入到腑，水谷之气中的清气上升出到咽部，空气中的浊气下降。如果清气与浊气互相干扰，各自不能正常地升降，就叫作"乱气"。

黄帝道：清气注入到脏，浊气注入到腑，浊气中有清气，清气中有浊气，这些清浊情况如何区别呢？岐伯说：清浊之气的区别大致是：空气中的清气上行注入到肺，水谷之气中的浊气下行注入到胃。胃腐热浊气后化生的清气，上升出到口；肺吸收空气中的清气后所产生的浊气，下行注入经脉聚积在体内的气海。

黄帝道：所有的腑都接受浊气，那哪一腑接受的浊气最多？岐伯说：由于小肠接受胃中的水谷之气，进行分别清浊，所以唯有小肠及所属的手太阳经接受的浊气最多。肺主呼吸，所以唯有肺及所属的手太阴经接受的清气最多。清气都要上升，行走到各个孔窍；浊气都要下降，行走到各条经脉。所有的脏都接受清气，而脾主运化水谷，所以唯有脾及所属的足太阴经接受的是浊气。

黄帝道：这些理论怎样运用于治疗？岐伯说：清气运行滑利，浊气运行涩滞，这是气行的一般规律。由于六腑、阳经接受浊气，所以针刺治疗六腑、阳经的疾病，要深刺而留针；由于五脏、阴经接受清气，所以治疗五脏、阴经的疾病，要浅刺而快出针。如果清气与浊气相互干扰而致升降失常，就要根据混乱的病位、程度等具体情况，采取相应的针法进行调理。

阴阳系日月第四十一

概说

阴阳系日月，指阴阳为日月的属性，以统领天地万物。本文论述了人体上下，左右十二经脉相连属，并以干支配日月协调手足十二经脉，来指导针刺的注意事项。

原文

黄帝曰：余闻天为阳，地为阴；日为阳，月为阴，其合之于人奈何？岐伯曰：腰以上为天，腰以下为地，故天为阳，地为阴。故足之十二经脉以应十二月，月生于水，故在下者为阴；手之十指以应十日，日主火，故在上者为阳。

黄帝曰：合之于脉奈何？岐伯曰：寅者，正月之生阳也，主左足之少阳；未者，六月，主右足之少阳；卯者，二月，主左足之太阳；午者，五月，主右足之太阳；辰者，三月，主左足之阳明；巳者，四月，主右足之阳明，此两阳合于前，故曰阳明；申者，七月之生阴也，主右足之少阴；丑者，十二月，主左足之少阴；酉者，八月，主右足之太阴；子者，十一月，主左足之太阴；戌者，九月，主右足之厥阴；亥者，十月，主左足之厥阴，此两阴交尽，故曰厥阴。

甲主左手之少阳，己主右手之少阳；乙主左手之太阳，戊主右手之太阳；丙主左手之阳明，丁主右手之阳明，此两火并合，故为阳明；庚主右手之少阴，癸主左手之少阴；辛主右手之太阴，壬主左手之太阴。

故足之阳者，阴中之少阳也；足之阴者，阴中之太阴也；手之阳者，阳中之太阳也；手之阴者，阳中之少阴也。腰以上者为阳，腰以下者为阴。其于五藏也，心为阳中之太阳，肺为阳中之少阴，肝为阴中之少阳，脾为阴中之至阴，肾为阴中之太阴。

黄帝曰：以治之奈何？岐伯曰：正月、二月、三月，人气在左，无刺左足之阳；四月、五月、六月，人气在右，无刺右足之阳；七月、八月、九月，人气在右，无刺右足之阴；十月、十一月、十二月，人气在左，无刺左足之阴。

黄帝曰：五行以东方为甲乙木，主春；春者苍色，主肝；肝者，足厥阴也。今乃以甲为左手之少阳，不合于数，何也？岐伯曰：此天地之阴阳也，非四时五行之以次行也；且夫阴阳，有名而无形，故数之可十，离之可百，散之可千，推之可万，此之谓也。

通释

黄帝问：我听说天为阳，地为阴，日为阳，月为阴，它们与人体是怎样配合的呢？岐伯答道：在人体，腰以上像天一样属阳，腰以下像地一样属阴。下肢的 12 条经脉，与同一年中的 12 个月相对应，月是禀受水性而产生的，所以与 12 个月相对应的下肢经脉属阴。在上肢，手有十指，与同一句中的 10 日相对应，日是禀受火性而产生的，所以与 10 日相对应的上肢经脉属阳。

黄帝问：12 个月和 10 日怎样同经脉相配合呢？岐伯答道：以十二地支纪十二月，与下肢 12 条经脉的关系是十二地支的寅纪正月，此时阳气初生，主身体左侧下肢的足少阳胆经；未纪六月，主身体右侧下肢的足少阳胆经。卯纪二月，主身体左侧下肢的足太阳膀胱经；午纪五月，主身体右侧下肢的足太阳膀胱经。辰纪三月，主身体左侧下肢的足阳明胃经；巳纪四月，主身体右侧下肢的足阳明胃经。正如前面所讲的那样，阳明处于太阳与少阳之间，两阳合明，所以称为阳明。申纪七月，此时阴气初生，主身体右侧下肢的足少阴肾经。丑纪十二月，主身体左侧下肢的足少阴肾经。酉纪八月，主身体右侧下肢的足太阴脾经；子纪十一月，主身体左侧下肢的足太阴脾经。戌纪九月，主身体右侧下肢的足厥阴肝经。亥纪十月，主身体左侧下肢的足厥阴肝经，厥阴处于少阴与太阴之间，足少阴经同足太阴经的经气交会，必须经过足厥阴经，所以称为厥阴。

以十天十纪一旬的十日，同上肢十条经脉的关系是：甲日主身体左侧上肢的手少阳三焦经；己日主身体右侧上肢的手少阳三焦经；乙日主身体左侧上肢的手太阳小肠经；戊日主身体右侧上肢的手太阳小肠经；丙日主身体左侧上肢的手阳明大肠经；丁日主身体右侧上肢的手阳明大肠经；在五行归类中丙、丁都属火，两火合并，所以称为阳明；庚日主身体右侧上肢的手少阴心经；癸日主身体左侧上肢的手少阴心经；辛日主身体右侧上肢的手太阴肺经；壬日主身体左侧上肢的手太阴肺经。

因为腰以上为阳，腰以下为阴，所以位于下肢的足三阳经，为阴中的少阳，阳气微弱。位于下肢的足三阴经，是阴中的太阴，阴气最盛。位于上肢的阳经，是阳中的太阳，阳气最盛。位于上肢的阴经，是阳中的少阴，阴气微弱。运用这个规律来说明五脏的阴阳属性，心位于膈上属火，为阳中之太阳，肺居于膈上而属金，为阳中之少阴，肝位于膈下属木，为阴中之少阳，脾位于膈下属土，阴中之至阴，肾位于膈下而属水，为阴中之太阴。

黄帝道：如何把这些理论运用在治疗上呢？岐伯说：正月、二月、三月，人体的阳气偏重在左侧，就不宜针刺左足的阳经；四月、五月、六月，人体的阳气偏重在右侧，就不宜针刺右足的阳经；七月、八月、九月，人体的阴气偏重在右侧，就不宜针刺右足的阴经；十月、十一月、十二月，人体的阴气偏重在左侧，就不宜针刺左足的阴经。

黄帝道：五行的归类，把方位的东方，天干的甲、乙都归属于木，木气旺盛在春天，春天的颜色为青色，在人体与肝相应，而肝的经脉就是足厥阴经。现在把甲日配属左手的少阳经，不符合五行配天干的规律，这是为什么？岐伯说：这是按天地的阴阳升降消长规律配合天干，来说明手足经脉的阴阳属性，而不是按四季与五行的顺序配合天干来划分的，所以不是一回事。何况阴阳是一个极为抽象的概念，它虽然有属性的规定，但并不确指某个具体的事物，所以根据它的属性推演事物，范围极为广泛，可以由一推演到十，进而推演到成百上千，甚至万以上的无数事物，就是这个道理。

病传第四十二

概说

病传，指外邪侵入人体后的传变情况。本篇阐明外邪为病的传变规律，以及不同的传变途径对疾病预后情况，故称"病传"。

原文

黄帝曰：余受九针于夫子，而私览于诸方，或有导引、行气、乔、摩、灸、熨、刺、焫、饮药之一者，可独守耶？将尽行之乎？岐伯曰：诸方者，众人之方也，非一人之所尽行也。

黄帝曰：此乃所谓守一勿失，万物毕者也。今余已闻阴阳之要、虚实之理、倾移之过、可治之属，愿闻病之变化，淫传绝败而不可治者，可得闻乎？岐伯曰：要乎哉问。道，昭乎其如日醒，窘乎其如夜瞑，能被而服之，神与俱成，毕将服之，神自得之；生神之理，可着于竹帛，不可传于子孙。

黄帝曰：何谓日醒？岐伯曰：明于阴阳，如惑之解，如醉之醒。黄帝曰：何谓夜瞑？岐伯曰：喑乎其无声，漠乎其无形，折毛发理，正气横倾，淫邪泮衍，血脉传溜，大气入藏，腹痛下淫可以致死，不可以致生。

黄帝曰：大气入藏奈何？

岐伯曰：病先发于心，一日而之肺，三日而之肝，五日而之脾，三日不已，死；冬，夜半；夏，日中。病先发于肺，三日而之肝，一日而之脾，五日而之胃，十日不已，死；冬，日入；夏，日出。病先发于肝，三日而之脾，五日而之胃，三日而之肾，三日不已，死；冬，日入；夏，蚤食。病先发于脾，一日而之胃，二日而之肾，三日而之膂、膀胱，十日不已，死；冬，人定；夏，晏食。病先发于胃，五日而之肾，三日而之膂、膀胱，五日而上之心，二日不已，死；冬，夜半；夏，日昳。病先发于肾，三日而之膂、膀胱，三日而上之心，三日而之小肠，三日不已，死；冬，大晨；夏，晏晡。病先发于膀胱，五日而之肾，一日而之小肠，一日而之心，二日不已，死；冬，鸡鸣；夏，下晡。诸病以次相传，如是者皆有死期，不可刺也。间一藏，及二、三、四藏者，乃可刺也。

通释

黄帝说：我从您那里学到了九针的知识，而自己在阅读医书时看到治疗疾病的方法，有的运用导引行气，有的运用按摩、灸法、温熨、针刺、火针和汤药等某一种方法。在运用这些方法的时候，是只采用一种方法呢，还是把所有的方法都使用上呢？岐伯说：以上那些方法，是根据众多人所患多种疾病采用的不同方法，不是一个人患一种疾病就施用所有的方法。

黄帝说：这就是通常所说的，掌握了一个总的原则而不违反就能够处理各种复杂而具体的事情。现在我已经懂得了阴阳的要点，虚实的道理，由阴阳气血盛衰导致疾病的病理及能够治愈的疾病，我还想了解一下疾病的变化，以及其演变导致脏气衰竭而成为不能治疗的疾病的情况，能讲给我听听吗？岐伯回答说：您所问的问题很重要啊！对于医学道理，如果明白了，就好像白天醒着一样清楚，如果不明白，就好像夜间睡觉什么也不了解。能够全面掌握医学知识，并正确地应用于实际，在学习和实践中，认真研究体验，就能全部理解，医术自然会达到极高的水平，而要达到极高水平，应该写在竹帛上广泛流传，而不应该只传给自己的后代据为己有。

黄帝问：什么是像白天醒着一样清楚呢？岐伯答道：明白了阴阳的道理，就好像从迷惑中解脱出来，从酒醉中清醒过来一样。黄帝又问：什么是像夜间睡觉一样昏昧呢？岐伯回答说：不明医理，就好像安静得毫无声响，散漫得没有一丝形迹。人体毛发折断，腠理疏松开泄，正气外散而出现偏颇，亢盛的邪气蔓延扩散，通过血脉而内传到五脏，就会出现腹痛，精气下溢等病证。此时已到了邪盛正虚的严重阶段，即使施用正确方法也会死亡而不能救治了。

黄帝问：亢盛的邪气侵入五脏的情况是怎样呢？岐伯答道：邪气首先侵入心而发病的，经过1天就会传到肺，再经过3天传到肝，再经过5天传到脾，如果再经过3天还不能治愈，就会死亡。发生在冬季的，在半夜死亡；发生在夏季的，在中午死亡。邪气首先侵入肺而发病的，经过3天就会传到肝，再经过1天传到脾，再经过5天传到胃，如果再经过10天还未能治愈，就会死亡。发生在冬季的，日落时死亡；发生在夏季，日出时死亡。邪气首先侵入肝而发病的，经过3天就能传到脾，再经过5天传到胃，再经过3天传到肾，如果再经过3天还不能治愈，就会死亡。发生在冬季的，日落时死亡；发生在夏季的，在吃早饭的时候死亡。邪气首先侵入脾而发病的，经过 1 天就能传到胃，再经过 2 天传到肾，再经过 3 天传到脊背和膀胱，如果再经过 10 天还不能治愈，就会死亡。发生在冬季的，在黄昏人们刚入睡时死亡；发生在夏季的，在吃晚饭的时候死亡。邪气首先侵入胃而发病的，经过 5 天就能传到肾，再经过 3 天传到脊背和膀胱，再经过 5 天向上传到心，如果再经过 2 天还不能治愈，就会死亡。发生于冬季的，在半夜死亡；发生在夏季的，在午后死亡。邪气首先侵入肾而发病的，经过 3 天就会传到脊背和膀胱，再经过 3 天向上传到心，再经过 3 天传到小肠，如果再经过 3 天还不能治愈，就会死亡。发生在冬季的，天大亮时死亡；发生在夏季时，黄昏时死亡。邪气首先侵入膀胱而发病的，经过 5 天就会传到肾，再经过 1 天传到小肠，再经过 1 天传到心，如果再经过 2 天还不能治愈，就会死亡。发生在冬季的，早晨鸡鸣时死亡；发生在夏季的，在午后死亡。

以上各脏腑发生的疾病，都按照一定的次序传变，按照这个规律推算，各脏腑的病变都有特定的死亡时间，不能运用针刺方法治疗。如果间隔一脏，或者间隔二脏、三脏、四脏传变的，才能够运用针刺方法治疗。

淫邪发梦第四十三

概说

所谓淫邪发梦，是指因邪气干扰而产生的梦境，原文论述了外邪内侵，干扰营卫脏腑，导致虚实不同的病理机制，致使魂魄飞扬而产生的不同梦境。

原文

黄帝曰：愿闻淫邪泮衍，奈何？岐伯曰：正邪从外袭内而未有定舍，反淫于藏，不得定处，与营卫俱行，而与魂魄飞扬，使人卧不得安而喜梦；气淫于府，则有余于外，不足于内；气淫于藏，则有余于内，不足于外。

黄帝曰：有余不足，有形乎？岐伯曰：阴气盛，则梦涉大水而恐惧；阳气盛，则梦大火而燔焫；阴阳俱盛，则梦相杀；上盛，则梦飞，下盛，则梦堕；甚饥，则梦取；甚饱，则梦予；肝气盛，则梦怒；肺气盛，则梦恐惧、哭泣、飞扬；心气盛，则梦善笑、恐畏；脾气盛，则梦歌乐、身体重不举；肾气盛，则梦腰脊两解不属。凡此十二盛者，至而泻之，立已。

厥气客于心，则梦见丘山烟火；客于肺，则梦飞扬、见金铁之奇物；客于肝，则梦山林树木；客于脾，则梦见丘陵、大泽、坏屋、风雨；客于肾，则梦临渊，没居水中；客于膀胱，则梦游行；客于胃，则梦饮食；客于大肠，则梦田野；客于小肠，则梦聚邑、冲衢；客于胆，则梦斗讼、自刳；客于阴器，则梦接内；客于项，则梦斩首；客于胫，则梦行走而不能前、及居深地苑中；客于股肱，则梦礼节拜起；客于胞䐈，则梦溲便。凡此十五不足者，至而补之，立已也。

通释

黄帝道：很想所听邪气在体内弥漫散播的情况是怎样的？岐伯说：邪气从外面入

侵到体内，留滞并无固定的部位，即使流窜到内脏，也无固定的地方，而是与营气卫气一起到处流行，从而导致魂、魄动荡不安，使人睡卧不宁而容易做梦。如果邪气侵扰到腑，就会使在外的阳气有余，在内的阴气不足；如果邪气侵扰到脏，就会使在内的阴气有余，在外的阳气不足。

黄帝道：有余与不足，有什么表现吗？岐伯说：阴气盛实，就会梦见蹚渡大水而感到恐惧害怕；阳气盛实，就会梦见身临大火而感到灼热烤炽；阴气阳气都盛实，就会梦见互相残杀。上部邪气盛实，就会梦见升腾飞越；下部邪气盛实，就会梦见由高处向下坠堕。过度的饥饿，就会梦见向人乞求索取；过度的饱食，就会梦见向别人赏赐施舍。肝气盛实，就会梦见愤怒发火；肺气盛实，就会梦见恐惧害怕，啼哭流泪；心气盛实，就会梦见容易嬉笑或恐惧害怕；脾气盛实，就会梦见唱歌娱乐，或身体沉重，不能举动；肾气盛实，就会梦见腰部与脊背两相分离而不连接。凡是这12种因邪气盛实所引起的疾病，可根据各种梦境的出现而察出邪气所在的部位，针刺采用泻法，就会立即痊愈。

因正气虚弱而邪气干扰，侵犯到心，就会梦见山丘烟火弥漫；侵犯到肺，就会梦见升腾飞越，或见到金属制成的怪物；侵犯到肝，就会梦见山林树木；侵犯到脾，就会梦见连绵的丘陵和巨大的湖泊，或风雨中的破屋漏室；侵犯到肾，就会梦见身临深渊，或淹没在水中；侵犯到膀胱，就会梦见到处游荡；侵犯到胃，就会梦见进餐吃饭；侵犯到大肠，就会梦见广阔的田野；侵犯到小肠，就会梦见人多拥挤的交通要道；侵犯到胆，就会梦见与人斗殴、打官司，或剖腹自杀；侵犯到生殖器，就会梦见与人性交；侵犯到后项，就会梦见斩首砍头；侵犯到足胫，就会梦见虽然在行走，却不能前进，或者被困在深深的地窖或园林之中；侵犯到大腿、胳膊，就会梦见行礼跪拜；侵犯到尿道、直肠，就会梦见解大小便。凡是这15种因正气不足而邪气侵犯所引起的疾病，可根据各种梦境的出现而察出邪气所在的部位，针刺采用补法，就会立即痊愈。

顺气一日分为四时第四十四

概说

顺气，顺应自然之气，即人体气机与自然规律相适应。一日分为四时，是把一昼夜之间阴阳升降规律与一年四季对应起来，即是说，一日是一年的缩影。自然界四时规律是春生、夏长、秋收、冬藏，人体气机也与此相应。而一日之内，早晨为春，中午为夏，日没为秋，夜半为冬，所以在疾病过程中也受其影响。形成旦慧昼安，夕加夜甚的特点。在临床上，多种疾病具有这种倾向。

原文

黄帝曰：夫百病之所以生者，必起于燥湿、寒暑、风雨、阴阳、喜怒、饮食、居处，气合而有形，得脏而有名，余知其然也。夫百病者，多以旦慧昼安，夕加夜甚，何也？岐伯曰：四时之气使然。

黄帝曰：愿闻四时之气。岐伯曰：春生，夏长，秋收，冬藏，是气之常也，人亦应之，以一日分为四时，朝则为春，日中为夏，日入为秋，夜半为冬。朝则人气始生，病气衰，故旦慧；日中人气长，长则胜邪，故安；夕则人气始衰，邪气始生，故加；夜半人气入脏，邪气独居于身，故甚也。

黄帝曰：其时有反者，何也？岐伯曰：是不应四时之气，脏独主其病者，是必以脏气之所不胜时者，甚；以其所胜时者，起也。

黄帝曰：治之奈何？岐伯曰：顺天之时而病可与期，顺者为工，逆者为粗。

黄帝曰：善。余闻刺有五变，以主五输。愿闻其数。岐伯曰：人有五脏，五脏有五变，五变有五输，故五五二十五输，以应五时。

黄帝曰：愿闻五变。岐伯曰：肝为牡藏，其色青，其时春，其音角，其味酸，其日甲乙；心为牡藏，其色赤，其时夏，其日丙丁，其音徵，其味苦；脾为牝藏，其色黄，其时长夏，其日戊己，其音宫，其味甘；肺为牝藏，其色白，其音商，其时秋，其日庚辛，其味辛；肾为牝藏，其色黑，其时冬，其日壬癸，其音羽，其味咸。是为五变。

黄帝曰：以主五输奈何？藏主冬，冬刺井；色主春，春刺荥；时主夏刺输；音主长夏，长夏刺经；味主秋，秋刺合。是谓五变，以主五输。

黄帝曰：诸原安和，以致六输。岐伯曰：原独不应五时，以经合之，以应其数，故六六三十六输。

黄帝曰：何谓藏主冬，时主夏，音主长夏，味主秋，色主春，愿闻其故。岐伯曰：病在藏者，取之井；病变于色者，取之荥；病时间时甚者，取之输；病变于音者，取之经；经满而血者，病在胃；及以饮食不节得病者，取之于合，故命曰味主合。是谓五变也。

通释

黄帝说：各种疾病的发生，都是由于风雨寒暑燥湿等外邪侵袭，或者由于性生活没有节制、喜怒过度等情志刺激，以及饮食和生活起居失常等原因引起。邪气侵入人体产生相应的病理表现，各种致病因素影响内脏会形成相应的疾病。这些内容我已经知道了。许多疾病，经常在早晨病情轻而病人精神清爽，中午病情安定，傍晚病情加重，夜间病情最重，这是为什么呢？岐伯道：这是因为四季变化使人体阳气出现盛衰所造成的。

黄帝说：我想了解四季变化对人体影响的具体情况。岐伯道：春季阳气生发，夏季阳气旺盛，秋季阳气收敛，冬季阳气闭藏，这是四季中自然界阳气变化的一般规律，人体的阳气变化也与它相对应。把一天按照四季划分，早晨相当于春季，中午相当于夏季，傍晚相当于秋季，半夜相当于冬季。早晨阳气生发，能够抵御邪气，邪气衰减，所以早晨病情轻而病人精神清爽。中午阳气旺盛，能够制伏邪气，所以中午病情安定。傍晚阳气开始衰减，邪气逐渐亢盛，所以傍晚病情加重。半夜人体的阳气都深藏在内脏，形体只有亢盛的邪气，所以半夜病情最重。

黄帝又问：疾病在一天中的轻重变化，有时和上述情况不同，这是为什么呢？岐伯答道：这类疾病的病情轻重不与时间决定的阳气变化相对应，只由内脏的盛衰主宰病情的轻重。而这类疾病也和时间有一定关系，当某一内脏发病，其五行属性被时日的五行属性相克的时候病情最重，在发病内脏的五行属性克制时日的五行属性的时候，病情就减轻。黄帝说：怎样进行治疗呢？岐伯答道：掌握并且顺应时间因素对疾病的影响进行正确的治疗，疾病就有治愈的希望。正确运用这个规律的，是高明的医生；违背这个规律的，是低劣的医生。

黄帝道：好。我听说刺法中有根据五种变化来决定针刺井、荥、输、经、合"五输穴"的情况，很想听听它运用的法则。岐伯说：人有五脏，五脏各有五种变化，针刺这五种变化各有井、荥、输、经、合"五输穴"相配合，所以五五相乘共有25个穴位，分别与一年中的五个季节相呼应。

黄帝道：很想听听五种变化的情况。岐伯说：肝属于阳脏，在颜色上主青色，在季节上主春天，在音阶上主角音，在味道上主酸味，在日子上主甲日、乙日。心属于阳脏，在颜色上主赤色，在季节上主夏天，在日子上主丙日、丁日，在音阶上主徵音，在味道上主苦味。脾属于阴脏，在颜色上主黄色，在季节上主长夏，在日子上主戊日、己日，在音阶上主宫音，在味道上主甘味。肺属于阴脏，在颜色上主白色，在音阶上主商音，在季节上主秋天，在日子上主庚日、辛日，在味道上主辛味。肾属于阴脏，在颜色上主黑色，在季节上主冬天，在日子上主壬日、癸日，在音阶上主羽音，在味道上主咸味。这就是五脏的五种变化。

黄帝道：根据五种变化，选配"五输穴"进行针刺的情况怎么样？岐伯说：五脏主冬天，就应该针刺井穴；五色主春天，就应该针刺荥穴；五季主夏天，就应该针刺输穴；五音主长夏，就应该针刺经穴；五味主秋天，就应该针刺合穴。这就是所谓五种变化，分别选配"五输穴"进行针刺的情况。

黄帝道：属于腑的6条阳经除井、荥、输、经、合穴外，还有"原穴"，合称"六输"。那么，属于脏的六条阴经的"原穴"，又是怎样组合成"六输"的呢？岐伯说：由于原穴不能单独与五季相配，故而把它归在"经穴"之中，而与五季相配合，所以属于脏的6条阴经的"经穴"又是"原穴"，实际上还是各有6个，六六相乘共有36个穴位。

黄帝道：什么叫作五脏主冬天，五色主春天，五季主夏天，五音主长夏，五味主秋天呢？很想听听它的原因。岐伯说：疾病发生在五脏的，治疗时应针刺井穴；疾病变化显现在面部五色的，治疗时应针刺荥穴；疾病一会儿轻一会儿重的，治疗时应针刺输穴；疾病变化表现在声音的，治疗时应针刺经穴；经络盈满而有瘀血现象的，疾病发生在胃腑的，以及因饮食五味无所节制而引起的疾病，治疗时应针刺合穴，所以说五味主配合穴。这就是所谓根据五种变化，来决定针刺"五输穴"的运用法则。

外揣第四十五

概说

外揣，即依据外在表现而揣测内在机制的方法。本篇阐发了诊法学的内外机制，因为机体内外是密切相关和相互影响的，有其内必形其外，如日月之明，不失其影，以此说明察外而度其内，知内而测其外的道理。

原文

黄帝曰：余闻九针九篇，余亲受其调，颇得其意。夫九针者，始于一而终于九，然未得其要道也。夫九针者，小之则无内，大之则无外，深不可为下，高不可为盖，恍惚无穷，流溢无极，余知其合于天道人事四时之变也，然余愿杂之毫毛，浑束为一，可乎？岐伯曰：明乎哉问也，非独针道焉，夫治国亦然。

黄帝曰：余愿闻针道，非国事也。岐伯曰：夫治国者，夫惟道焉，非道，何可小大深浅，杂合而为一乎。

黄帝曰：愿卒闻之。岐伯曰：日与月焉，水与镜焉，鼓与响焉，夫日月之明，不失其影，水镜之察，不失其形，鼓响之应，不后其声，动摇则应和，尽得其情。

黄帝曰：窘乎哉！昭昭之明不可蔽，其不可蔽，不失阴阳也。合而察之，切而验之，见而得之，若清水明镜之不失其形也。五音不彰，五色不明，五脏波荡，若是则内外相袭，若鼓之应桴，响之应声，影之似形。故远者，司外揣内，近者，司内揣外，是谓阴阳之极，天地之盖，请藏之灵兰之室，弗敢使泄也。

通释

黄帝说：我学习了关于九针的九篇文章，亲身领会了这一充满智慧的理论，比较深地理解了其中的含义，可是九针的内容如此丰富，从一到九，层次繁复，道理深刻，准确地说，我还没有真正掌握其中的主要精神。九针的理论，可以说是精得不能再精，多得不能再多，深得不能再深，高得不能再高了。它的理论玄妙、庞杂而散漫，与自然、社会和四时变化等都有关联，我想把这些多如毫毛的论述，归纳成一个系统的体系，你看可以做到吗？岐伯答道：您对这个问题认识得很清楚了，不但九针的道理应该集中归纳成统一的体系，就连治理国家这样的大事，也应该这样做。

黄帝说：我想听的是用针的道理，而不是治国的方略。岐伯道：治理国家也罢，用针也罢，都必须有统一的原则和法度。就治国的道理而言，没有统一的法度，怎么能够使小的、大的、浅的、深的等各种复杂的事物统一到一起呢？用针的道理也是如此。

黄帝说：那就请你把有关的问题都讲给我听吧！岐伯道：事物之间，都有着密切的联系，比如日与月，水与镜，鼓与声等，日月照耀物体，马上就会有影的出现。水和镜都可以清楚地反映物体的形象，击鼓时会立刻发出响声。这些都说明，当一种变化出现时，马上就会引起一定的反应，就像影、形和声的出现一样。了解了这个道理，用针的理论也就明白了。

黄帝说：这真是个深奥难解的问题啊！然而，其中蕴涵的道理却像日月的光辉一样明显可见，无从遮蔽，为什么这样说呢？这是因为它的理论没有离开阴阳这一天地间的规律。把临床的各种发现综合起来观察，用切诊来查验脉象的变化，用望诊来获知外部的征象，然后用阴阳进行分析归纳，得出结论，就像清水明镜反映物体形象一样的真切。比如，如果一个人声音沉滞而不响亮，面色晦暗无华，就说明了他的内脏发生了病变。内部病变能够反映到外部，是因为人体阴阳内外相互影响的结果。这种情况就如同以槌击鼓立刻发出声响，以及人的身影和形体相随而又相似一样。从外部说，掌握了外部变化就可以测知内脏的疾病，从内部说，察知内脏的疾病，就可以推测外部的证候。这些道理是阴阳理论的精髓，是天地自然的规律。请让我把它珍藏在灵兰之室，永不外泄！

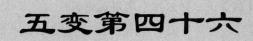
概说

　　五变，指风厥漉汗、消瘅、寒热、留痹、肠中积聚，原文以匠人削斫材木和不同树木对不同灾害的耐受性和易感性为喻，说明人类对五种常见疾病也有易感性。

原文

　　黄帝问于少俞曰：余闻百疾之始期也，必生于风雨寒暑，循毫毛而入腠理，或复还，或留止，或为风肿汗出，或为消瘅，或为寒热，或为留痹，或为积聚。奇邪淫溢，不可胜数，愿闻其故。夫同时得病，或病此，或病彼，意者天之为人生风乎，何其异也？少俞曰：夫天之生风者，非以私百姓也，其行公平正直，犯者得之，避者得无殆，非求人而人自犯之。

　　黄帝曰：一时遇风，同时得病，其病各异，愿闻其故。少俞曰：善乎哉问！请论以比匠人。匠人磨斧斤，砺刀削斫材木。木之阴阳，尚有坚脆，坚者不入，脆者皮弛，至其交节，而缺斤斧焉。夫一木之中，坚脆不同，坚者则刚，脆者易伤，况其材木之不同，皮之厚薄，汁之多少，而各异耶。夫木之蚤花先生叶者，遇春霜烈风，则花落而叶萎；久曝大旱，则脆木薄皮者，枝条汁少而叶萎；久阴淫雨，则薄皮多汁者，皮渍而漉；卒风暴起，则刚脆之木枝折扤伤，秋霜疾风则刚，脆之木根摇而叶落。凡此五者，各有所伤，况于人乎！

　　黄帝曰：以人应木，奈何？少俞答曰：木之所伤也，皆伤其枝。枝之刚脆而坚，未成伤也。人之有常病也，亦因其骨节皮肤腠理之不坚固者，邪之所舍也，故常为病也。

　　黄帝曰：人之善病风厥漉汗者，何以候之？少俞答曰：肉不坚，腠理疏，则善病风。黄帝曰：何以候之不坚也？少俞答曰：䐃肉不坚，而无分理。理者粗理，粗理而皮不致者，腠理疏。此言其浑然者。

黄帝曰：人之善病消瘅者，何以候之？少俞答曰：五脏皆柔弱者，善病消瘅。黄帝曰：何以知五脏之柔弱也？少俞答曰：夫柔弱者，必有刚强，刚强多怒，柔者易伤也。黄帝曰：何以候柔弱之与刚强？少俞答曰：此人薄皮肤，而目坚固以深者，长冲直肠，其心刚，刚则多怒，怒则气上逆，胸中蓄积，血气逆留，臏皮充肌，血脉不行，转而为热，热则消肌肤，故为消瘅。此言其人暴刚而肌肉弱者也。

黄帝曰：人之善病寒热者，何以候之？少俞答曰：小骨弱肉者，善病寒热。黄帝曰：何以候骨之小大，肉之坚脆，色之不一也？少俞答曰：颧骨者，骨之本也。颧大则骨大，颧小则骨小。皮肤薄而其肉无䐃，其臂懦懦然，其地色殆然，不与其天同色，污然独异，此其候也。然后臂薄者，其髓不满，故善病寒热也。

黄帝曰：何以候人之善病痹者？少俞答曰：粗理而肉不坚者，善病痹。黄帝曰：痹之高下有处乎？少俞答曰：欲知其高下者，各视其部。

黄帝曰：人之善病肠中积聚者，何以候之？少俞答曰：皮肤薄而不泽，肉不坚而淖泽。如此，则肠胃恶，恶则邪气留止，积聚乃伤脾胃之间，寒温不次，邪气稍至。蓄积留止，大聚乃起。

黄帝曰：余闻病形，已知之矣！愿闻其时。少俞答曰：先立其年，以知其时。时高则起，时下则殆，虽不陷下，当年有冲道，其病必起，是谓因形而生病，五变之纪也。

通释

黄帝向少俞问道：我听说许多疾病在开始发生的时候，必然由风雨寒暑等外邪所引起，邪气沿着毛窍入侵到肌肉腠理之后，有的入而复出，有的就留在了体内，以致发生风肿汗出、或发生消瘅、或发生寒热交作、或发生痹证、或发生积聚等病证，猖獗的邪气在体内弥漫散播，所造成的病理变化无以计数、无法数清，很想听听其中的缘故。还有，很多人在同一个时间里得病，却有的生这种病，有的又生那种病，我想难道是自然界有意为人安排了各种性质不同的风邪吗？不然的话，为什么会有这么大的差别呢？少俞说：自然界所产生的风邪，并不会偏倚某一部分人，它对任何人的伤害作用都是一样的，谁感受了风邪谁就会得病，谁避开了风邪谁就不会受到伤害，因此不是风邪一定要侵犯某些人，而是这些人未加预防，自己感受了风邪。

黄帝道：在同一个时间里感受了风邪而得病，所发生的病证却各不相同，我很想听听其中的缘故。少俞说：您问得真好啊！请让我拿工匠伐木来做个比喻。工匠磨快了斧头砍刀去砍伐木材，而木材本身的阴面阳面就有坚硬与松脆的不同。坚硬的，刀斧不容易砍入；松脆的，刀斧一下去就极易松散开裂；要是遇到枝权交节的疙瘩，连刀斧都会损伤出现缺口。在同一根树木上，尚有坚硬与松脆的不同，坚硬的部分结实不容易砍伐，松脆的部分脆弱容易砍伐，更何况是不同质地的树木呢？其外皮的厚薄、内含水分的多少，也各不相同。一般说来，树木中开花长叶较早的，遇到早春的寒霜大风，就会花落叶萎；长久的烈日暴晒或久旱无雨，就会使木质松脆外皮很薄的树木枝条中的水分蒸发而干枯，树叶也会枯萎；长久的阴天绵雨，就会使外皮很薄而内含水分较多的树木外皮溃烂，树汁外渗；突然狂风刮起，就会使木质很松脆的树木枝断叶落，剩下光秃秃的树干；秋天的冷霜大风，也会使木质很松脆的树木树根动摇、树叶凋落。以上的五种情况说明，不同的树木受到不同天气的影响，所受到的伤害都各有不同，更何况是对不同的人呢？

黄帝道：将人与前面所说的树木的情况相比，又是怎样的呢？少俞回答说：树木所受到的损伤，都只是枝条的折断损伤，而树枝结实坚硬的还未必会受到损伤。人也是如此，那些经常生病的人，也是因为他的骨骼关节、皮肤腠理不够结实坚固，外邪就会侵入并停留在那里，所以经常会生病。

黄帝问：人体易于患汗出不止的风厥病，怎样诊察呢？少俞答道：肌肉不坚实，腠理疏松，就容易患风病。黄帝说：怎样测知肌肉不坚实呢？少俞回答说：肌肉结集隆起的部位不坚实，皮肤的纹理不明显，即使皮肤纹理清楚却很粗糙，皮肤粗糙而不致密，腠理也就疏松，这些说的是观察肌肉是否坚实的大致情况。

黄帝道：有的人容易得消瘅病，怎样察知呢？少俞回答说：五脏都很柔弱的人，就容易得消瘅病。黄帝道：又怎样察知五脏的柔弱呢？少俞回答说：五脏柔弱的人，一定有刚强的性情，而性情刚强就爱动怒发火，柔弱的五脏就更容易受到伤害。黄帝道：又怎样察知五脏的柔弱和性情的刚强呢？少俞回答说：这种人的皮肤薄弱，眼球直瞪不转，深陷在眶窝中，两眉长而直，面带怒容。他的性情就刚强而容易发怒，发怒就会使气上逆，积留在胸中，血随气逆也会瘀滞不通，使得皮肤肌肉充胀扩张，血脉通行不利，郁积而发热，郁热能消耗精气津液，就会使皮肤肌肉瘦薄，所以成为消瘅病。这些说的就是性情刚强暴烈而皮肤肌肉薄弱的人的情况。

黄帝说：人体容易患发冷发热病，怎样诊察呢？少俞答道：骨骼细小、肌肉瘦弱的人，容易患发冷发热的疾病。黄帝说：怎样诊察骨骼的大小、肌肉的坚实、脆弱，以及气色的不一致呢？少俞答道：颧骨是人体骨骼表现的基本标志，颧骨大的，全身骨骼就大，颧骨小的，全身骨骼就小。皮肤薄而肌肉瘦弱没有隆起的，两臂软弱无力，地阁部位的色泽黑暗没有光泽，与天庭部位的色泽不一致，地阁的黑暗与其他部位的色泽都不同，这就是肌肉强弱、色泽不一致的外部表现。此外，臂部肌肉消瘦的，阴精不足而骨髓空虚，所以容易患发冷发热的疾病。

黄帝说：怎样察知人容易得痹证的？少俞回答说：皮肤纹理粗疏而肌肉又不结实的人，就容易得痹证。黄帝道：痹证发生的部位，在上或在下，有一定的部位吗？少俞回答说：要想知道痹证发生部位的在上或在下，这需要察看各个部位具体的证候和体征。

黄帝说：人体易于患肠中积聚病，怎样诊察呢？少俞答道：皮肤薄而不润泽，肌肉不坚实却有滑润感，出现这种现象说明肠胃功能差，邪气便留滞在身体之中，形成积聚病。因为饮食冷热失常，邪气逐渐侵袭脾胃，进一步形成蓄积停留，发生严重的积聚病。

黄帝说：我听了以上疾病的外部表现，已经知道从外部表现诊察疾病的常识，还想听一听时令与疾病的关系。少俞答道：首先要确定代表某一年的天干、地支，从干支来推算每年的客气加临于主气时的顺逆情况，如果客气胜主气疾病就减轻，主气胜客气疾病就危重。虽然也有不属主气胜客气的情况，由于年运的影响也会发生疾病，这是由于各人不同的形体、气质类型与年运五行属性的生克乘侮关系所导致的。这些就是五变的一般规律。

本藏第四十七

概说

　　本藏，皆以脏腑为根本，原文先论述血气精神及脏腑的生理功能，后强调某些疾病的发生，以内因为主导，决定于脏腑的大小，高下，坚脆等不同情况。

原文

　　黄帝问于岐伯曰：人之血气精神者，所以奉生而周于性命者也；经脉者，所以行血气而营阴阳、濡筋骨，利关节者也；卫气者，所以温分肉，充皮肤，肥腠理，司开阖者也；志意者，所以御精神，收魂魄，适寒温，和喜怒者也。是故血和则经脉流行，营复阴阳，筋骨劲强，关节清利矣；卫气和则分肉解利，皮肤调柔，腠理致密矣；志意和则精神专直，魂魄不散，悔怒不起，五脏不受邪矣；寒温和则六腑化谷，风痹不作，经脉通利，肢节得安矣，此人之常平也。五脏者，所以藏精神血气魂魄者也；六腑者，所以化水谷而行津液者也。此人之所以具受于天也，无愚智贤不肖，无以相倚也。然有其独尽天寿，而无邪僻之病，百年不衰，虽犯风雨卒寒大暑，犹有弗能害也；有其不离屏蔽室内，无怵惕之恐，然犹不免于病，何也？愿闻其故。

　　岐伯曰：窘乎哉问也。五脏者，所以参天地，副阴阳，而运四时，化五节者也；五脏者，固有小大、高下、坚脆、端正、偏倾者，六腑亦有小大、长短、厚薄、结直、缓急。凡此二十五者，各不同，或善或恶，或吉或凶，请言其方。

　　心小则安，邪弗能伤，易伤以忧；心大则忧，不能伤，易伤于邪。心高则满于肺中，悗而善忘，心难开以言；心下则藏外，易伤于寒，易恐以言。心坚则藏安守固；心脆则善病消瘅热中。心端正则和利难伤；心偏倾则操持不一，无守司也。

　　肺小则少饮，不病喘喝；肺大则多饮，善病胸痹、喉痹、逆气。肺高则上气，肩息咳；肺下则居贲迫肺，善胁下痛。肺坚则不病，咳上气；肺脆则苦病消瘅易伤。肺端正则和利难伤；肺偏倾则胸偏痛也。

肝小则脏安，无胁下之病；肝大则逼胃迫咽，迫咽则苦膈中，且胁下痛。肝高则上支贲切，胁挽为息贲；肝下则逼胃胁下空，胁下空则易受邪。肝坚则藏安难伤；肝脆则善病消瘅，易伤。肝端正则和利难伤；肝偏倾则胁下痛也。

脾小则脏安，难伤于邪也；脾大则苦凑眇而痛，不能疾行。脾高，则眇引季胁而痛；脾下则下加于大肠，下加于大肠，则脏苦受邪。脾坚则脏安难伤；脾脆则善病消瘅易伤。脾端正则和利难伤；脾偏倾则善满善胀也。

肾小则脏安难伤；肾大则善病腰痛，不可以俯仰，易伤以邪。肾高则苦背膂痛，不可以俯仰；肾下则腰尻痛，不可以俯仰，为狐疝。肾坚则不病腰背痛；肾脆则善病消瘅，易伤。肾端正则和利难伤；肾偏倾则苦腰尻痛也。凡此二十五变者，人之所苦常病。

黄帝曰：何以知其然也？

岐伯曰：赤色小理者，心小；粗理者，心大。无䯏骬者，心高；䯏骬小、短举者，心下。䯏骬长者，心下坚；䯏骬弱小以薄者，心脆。䯏骬直下不举者，心端正；䯏骬倚一方者，心偏倾也。

白色小理者，肺小；粗理者，肺大。巨肩反膺陷喉者，肺高；合腋张胁者，肺下。好肩背厚者，肺坚；肩背薄者，肺脆。背膺厚者，肺端正；胁偏疏者，肺偏倾也。

青色小理者，肝小；粗理者，肝大。广胸反骹者，肝高；合胁兔骹者，肝下。胸胁好者，肝坚；胁骨弱者，肝脆。膺腹好相得者，肝端正；胁骨偏举者，肝偏倾也。

黄色小理者，脾小；粗理者，脾大。揭唇者，脾高；唇下纵者，脾下。唇坚者，脾坚；唇大而不坚者，脾脆。唇上下好者，脾端正；唇偏举者，脾偏倾也。

黑色小理者，肾小；粗理者，肾大。高耳者，肾高；耳后陷者，肾下。耳坚者，肾坚；耳薄不坚者，肾脆。耳好前居牙车者，肾端正；耳偏高者，肾偏倾也。凡此诸变者，持则安，减则病也。

黄帝曰：善。然非余之所问也，愿闻人之有不可病者，至尽天寿，虽有深扰大恐，怵惕之志，犹不能减也，甚寒大热，不能伤也；其有不离屏蔽室内，又无怵惕之恐，然不免于病者，何也？愿闻其故。岐伯曰：五脏六腑，邪之舍也，请言其故。五脏皆小者，少病，苦憔心，大愁扰；五脏皆大者，缓于事，难使于扰。五脏皆高者，好高举措；五脏皆下者，好出人下。五脏皆坚者，无病；五脏皆高者，不离于病。五脏皆端正者，和利得人心；五脏皆偏倾者，邪心而善盗，不可以为人平，反覆言语也。

黄帝曰：愿闻六腑之应。岐伯答曰：肺合大肠，大肠者，皮其应；心合小肠，小肠者，脉其应；肝合胆，胆者，筋其应；脾合胃，胃者，肉其应；肾合三焦膀胱，三焦膀胱者，腠理毫毛其应。

黄帝曰：应之奈何？岐伯曰：肺应皮，皮厚者，大肠厚，皮薄者，大肠薄；皮缓，腹里大者，大肠大而长；皮急者，大肠急而短；皮滑者，大肠直；皮肉不相离者，大肠结。

心应脉，皮厚者，脉厚，脉厚者，小肠厚；皮薄者，脉薄，脉薄者，小肠薄；皮缓者，脉缓，脉缓者，小肠大而长；皮薄而脉冲小者，小肠小而短。诸阳经脉皆多纡屈者，小肠结。

脾应肉，肉䐃坚大者，胃厚；肉䐃麽者，胃薄。胃不坚；肉䐃小而麽者胃不坚，肉䐃不称身者胃下，胃下者，下管约不利。肉䐃不坚者，胃缓；肉䐃无小里累者，胃急。肉䐃多少里累者，胃结，胃结者，上管约不利也。

肝应爪，爪厚色黄者，胆厚，爪薄色红者，胆薄；爪坚色青者，胆急；爪濡色赤者，胆缓；爪直色白无约者，胆直；爪恶色黑多纹者，胆结也。

肾应骨，密理厚皮者，三焦膀胱厚；粗理薄皮者，三焦膀胱薄；疏腠理者，三焦膀胱缓；皮急而无毫毛者，三焦膀胱急。毫毛美而粗者，三焦膀胱直，稀毫毛者，三焦膀胱结也。

黄帝曰：厚薄美恶，皆有形，愿闻其所病。岐伯答曰：视其外应，以知其内藏，则知所病矣。

通释

黄帝问岐伯道：人体的血气精神，是用来滋养生命而维持生命活动的基本物质；经脉是运行气血的通道，能使气血通达于身体内外，以濡润筋骨，通利关节；卫气能温煦分肉，充养皮肤，滋养腠理，并把握汗孔的开放与闭合；人的意志能驾驭精神，收摄魂魄，适应气候的寒暑变化，调节情绪。因此，气血充盈和调，就能畅行在经脉之中，通达内外，周而复始，从而使筋骨结实有力，关节滑利自如；卫气充实和调，就能使分肉舒展滑利，皮肤柔和滑润，腠理结实固密；意志和调正常，就能使精神集中，思维敏捷，魂魄安定不乱，也不会发生过分的懊悔愤怒等情绪变化，五脏也就不会遭受邪气的侵扰而生病了。同时，对气候、衣着、饮食等的冷热，能注意适应和调理，六腑就能正常地传化水谷，气血也就旺盛，从而外不会受风邪的侵害，内不会发生气血的闭阻，经脉运行畅达滑利，肢体关节也就灵活自如。这就是人体正常的生理状态。五脏专主贮藏精神血气魂魄，六腑专主传化水谷、运行津液。人的这些功能都是禀受于先天的物种遗传，与生俱来，无论是愚笨的或聪明的，还是贤能的或刁顽的，都是一样的，绝不会有所偏颇不同。但是，有的人能够享尽天年，并不受邪气侵扰而生病，直到百岁高寿也不衰，即使感受了急风暴雨严寒酷暑等强烈的邪气，也不能使他受到伤害；相反，有的人虽然终日不离开密闭的居室，也没有受到忧伤惊恐等精神的刺激，仍然免不了要生病，这是为什么？很想听听其中的道理。

岐伯答道：您提的这个问题真难啊！五脏与自然界相应，与阴阳相合，与四时相通，从而与五个季节的五行变化相适应。五脏本来就有形体大小、位置高低、质地坚脆和形态端正偏斜的区别。六腑也有大小、长短、厚薄、曲直、松紧和缓急的不同。这25种情况各不相同，有的善、有的恶，有的吉、有的凶，请允许我阐述它们的规律。

心脏小的，神气安定收敛，外邪不易伤害，但容易受到忧愁等情志变化的伤害。心脏大的，忧愁等情志变化不易伤害，却容易被外邪伤害。心脏位置偏高的，易使肺气壅满，胸中烦闷不舒而健忘，难以用语言来开导。心脏位置偏低的，心阳外散而易于被寒邪伤害，容易被言语恫吓。心脏坚实的，功能活动正常，神气固守心中。心脏脆弱的，容易患消瘅等内热病。心脏端正的，脏气调和通利，邪气难以损伤。心脏偏斜的，功能活动失常，神气外散，遇事缺乏主见。

肺脏小的，饮邪很少停留，不易患喘息病。肺脏大的，饮邪易于停留，而常患胸痹、喉痹和气逆等病。肺脏位置偏高的，气易上逆而抬肩喘息、咳嗽。肺脏位置偏低的，肺位靠近胃上口，致肺的气血不通，所以常发生胁下疼痛。肺脏坚实的，不易患咳嗽、气逆等病证。肺脏脆弱的，气机不宣而化热，容易患消瘅病。肺脏端正的，肺气调和通利，邪气难以伤害。肺脏偏斜的，易出现一侧胸痛。

肝脏小的，功能活动正常，不易发生胁下的病痛。肝脏大的，逼迫胃脘和食管，若压迫食管便会形成饮食不入的膈中证，并且胁下疼痛。肝脏位置偏高的，向上支撑膈膜，紧贴着胁部，常形成息贲病。肝脏位置偏低的，逼迫胃脘，使胁下空虚，容易感受邪气。肝脏坚实的，功能活动正常而邪气难以伤害。肝脏脆弱的，容易患消瘅病。肝脏端正的，肝气调和通利，邪气难以伤害。肝脏偏斜的，常胁下疼痛。

脾脏小的，功能活动正常，不容易被邪气损伤。脾脏大的，胁下空软处常充塞而疼痛，不能快步行走。脾脏位置偏高的，胁下空软处牵引季胁疼痛。脾脏位置偏低的，向下加临大肠的上面，便容易感受邪气。脾脏坚实的，功能活动正常而邪气难以伤害。脾脏脆弱的，容易患消瘅病。脾脏端正的，脾气调和通利，邪气难以伤害。脾脏偏斜的，常见胀满病变。

肾脏小的，功能活动正常，不易被邪气伤害。肾脏大的，易于患腰痛病而不能前俯后仰，容易被邪气伤害。肾脏位置偏高，常脊背疼痛而不能前俯后仰。肾脏位置偏低的，腰尻部疼痛而不能俯仰，易形成狐疝病。肾脏坚实的，不会发生腰背疼痛之类的疾病。肾脏脆弱的，容易患消瘅病。肾脏端正的，肾气调和通利，邪气难以伤害。肾脏偏斜的，会发生腰尻疼痛。以上所谈的25种病变，是由于五脏的大小、坚脆、高低、斜正等因素造成的，所以是人体经常发生的病变。

黄帝道：又怎样知道五脏的小大、高低、结实与脆弱、端正与歪斜等情况呢？岐伯说：皮肤色红，纹理细密的，心脏偏小；纹理粗疏的，心脏偏大。胸骨剑突不明显的，心脏位置偏高；胸骨剑突短小高突的，心脏位置偏低。胸骨剑突很长的，心脏结实；胸骨剑突软小很薄的，心脏脆弱。胸骨剑突直向下方，不突起的，心脏位置端正；胸骨剑突偏向一边的，心脏位置歪斜。

皮肤色白，纹理细密的，肺脏偏小；纹理粗疏的，肺脏偏大。两肩宽大高耸，胸膺部突出而咽喉部内陷的，肺脏位置偏高；两腋部紧缩内敛，而两胁部扩张的，肺脏位置偏低。肩部丰满匀称，背部肌肉厚实的，肺脏结实；肩部背部肌肉薄瘦的，肺脏脆弱。背部胸膺部肌肉厚实匀称的，肺脏位置端正；肋骨歪斜稀疏的，肺脏位置歪斜。

皮肤色青，纹理细密的，肝脏偏小；纹理粗疏的，肝脏偏大。胸部宽阔，下部肋骨高突外张的，肝脏位置偏高；两肋内收，下部肋骨凹陷的，肝脏位置偏低。胸胁部匀称健壮的，肝脏结实；胁骨软弱的，肝脏脆弱。胸胁部丰满，比例匀称的，肝脏位置端正；胁骨歪斜又外突的，肝脏位置歪斜。

皮肤色黄，纹理细密的，脾脏偏小；纹理粗疏的，脾脏偏大。口唇上翘外翻的，脾脏位置偏高；口唇松弛下垂的，脾脏位置偏低。口唇结实的，脾脏结实；口唇胖大而软弱的，脾脏脆弱。上下口唇端正匀称的，脾脏位置端正；口唇歪斜，一侧高突的，脾脏位置歪斜。

皮肤色黑，纹理细密的，肾脏偏小；纹理粗疏的，肾脏偏大。双耳位置偏高的，肾脏位置偏高；双耳向后方凹陷的，肾脏位置偏低。双耳坚挺厚实的，肾脏结实；双耳薄瘦软弱的，肾脏脆弱。双耳端正匀称，前方靠近颊车部位的，肾脏位置端正；双耳歪斜，高低不对称的，肾脏位置歪斜。以上各种情况虽然各不相同，但如能注意养生防病，就可以安然无恙；倘若再受到损伤，就会发生疾病。

黄帝道：好！但你讲的这些并不是我所要问的，我很想听的是，有的人从来不生病，并能够享尽天年；即使遇到强烈的忧愁、恐惧、惊骇等精神刺激，仍然不能伤害他；纵然感受了严寒酷热等强烈的外邪，也不能伤害他。相反，有的人虽然终日不离开密闭的居室，又没有受到忧伤、惊恐等精神的刺激，仍然免不了要生病，这是为什么？很想听听其中的道理。岐伯说：五脏六腑是各种邪气停留的地方，请让我讲讲其中的缘由。五脏都偏小的，很少因邪气停留而生病，却经常焦心思虑、多愁善忧；五脏都偏大的，处事从容不迫，很难使他忧愁。五脏位置都偏高的，处事好高骛远，雄心勃勃；五脏位置都偏低的，自甘卑弱，屈于人下。五脏都结实的，不容易生病；五脏都脆弱的，经常疾病不离于身。五脏位置都端正的，性情谦和，处事公正，很得人心；五脏位置都歪斜的，私心邪念太重，经常偷盗，处事不公正，说话反复无常。

黄帝说：我想听听六腑与其他组织的相应关系。岐伯答道：肺与大肠相合，大肠与皮相应。心与小肠相合，小肠与脉相应。肝与胆相合，胆与筋相应。脾与胃相合，胃与肉相应。肾与三焦、膀胱相合，三焦、膀胱与腠理、毫毛相应。

黄帝说：五脏六腑与各组织的相应关系如何体现呢？岐伯答道：肺与皮肤相应，又与大肠相合。皮肤厚者，大肠就厚。皮肤薄者，大肠也薄。皮肤纵缓，腹围大者，大肠松弛而长，皮肤绷紧者，大肠紧缩而短。皮肤滑润者，大肠就通顺。皮肤焦枯干燥者，大肠就干结滞涩。

心与脉相应，又与小肠相合。皮肤厚的，脉也厚，脉厚的，小肠也就厚。皮肤薄的，脉也薄．脉薄，小肠就薄。皮肤纵缓的，脉就纵缓，脉纵缓的，小肠就粗大而长。皮肤薄而脉弱小，小肠就短小。所有阳经经脉多弯曲的，小肠就干结滞涩。

脾与肉相应，与胃相合，隆起的肌肉坚实而大的，胃就厚。隆起的肌肉细薄，胃就薄。隆起的肌肉瘦小而薄弱的，胃就不坚实。隆起的肌肉与身体其他部位不协调，胃的位置便偏低，胃体偏低则胃下口不能正常约束。隆起的肌肉不坚实，胃体就纵缓。隆起的肌肉周围没有小颗粒累累相连者，胃体就紧缩。隆起的肌肉周围有颗粒累累相连的，胃便干结滞涩，胃干结滞涩则胃上口不能正常约束。

肝与爪相应，与胆相合。爪甲厚而色黄，胆厚。爪甲薄而色淡红，胆薄。爪甲坚硬而色青，胆紧缩。爪甲濡软、色红，胆纵缓。爪甲直正、色白无纹，胆气调畅。爪甲畸形、色黑多纹，胆干结滞涩。

肾与骨相应，与膀胱、三焦相合。纹理致密、皮肤厚的，三焦、膀胱就厚；纹理粗糙、皮肤薄的，三焦、膀胱就薄。腠理疏松的，三焦、膀胱就弛缓。皮肤紧急而无毫毛的，三焦、膀胱就紧缩。毫毛润泽而粗的，三焦、膀胱调畅。毫毛稀疏的，三焦、膀胱就干结滞涩。

黄帝说：脏腑的厚薄、好坏等都有外在表现，我想听听它们所发生的病变。岐伯答道：观察各脏腑外应的皮肉筋骨脉等组织的表现，来了解内在脏腑的状况，就能够推断各脏腑所发生的病变。

禁服第四十八

概说

禁，禁不外传，秘而不宣，服，事也，法也；禁服，指秘而不宣的重要理论。本文说明经脉的循行规律对针刺的重要意义，阐明寸口脉与人迎脉的不同反应，比例关系与诊断上的实际应用，寒热虚实及预后，从而确定补泻原则，进而选择刺、灸、饮药、导引等不同治疗方法。

原文

雷公问于黄帝曰：细子得受业，通于九针六十篇，旦暮勤服之，近者编绝，久者简垢，然尚讽诵弗置，未尽解于意矣。外揣言浑束为一，未知所谓也。夫大则无外，小则无内，大小无极，高下无度，束之奈何？士之才力，或有厚薄，智虑褊浅，不能博大深奥，自强于学若细子。细子恐其散于后世，绝于子孙，敢问约之奈何？黄帝曰：善乎哉问也。此先师之所禁也，坐私传之也，割臂歃血之盟也，子若欲得之，何不斋乎。

雷公再拜而起曰：请闻命于是也，乃斋宿三日而请曰：敢问今日正阳，细子愿以受盟。黄帝乃与俱入斋室，割臂歃血，黄帝亲祝曰：今日正阳，歃血传方，有敢背此言者，反受其殃。

雷公再拜曰：细子受之。黄帝乃左握其手，右授之书曰：慎之慎之，吾为子言之，凡刺之理，经脉为始，营其所行，知其度量，内刺五脏，外刺六腑，审察卫气，为百病母，调诸虚实，虚实乃止，泻其血络，血尽不殆矣。

雷公曰：此皆细子之所以通，未知其所约也。黄帝曰：夫约方者，犹约囊也，囊满而弗约，则输泄，方成弗约，则神与弗俱。

雷公曰：愿为下材者，勿满而约之。黄帝曰：未满而知约之以为工，不可以为天下师。

雷公曰：愿闻为工。黄帝曰：寸口主中，人迎主外，两者相应，俱往俱来，若引绳大小齐等。春夏人迎微大，秋冬寸口微大，如是者，名曰平人。

人迎大一倍于寸口，病在足少阳，一倍而躁，在手少阳。人迎二倍，病在足太阳，二倍而躁，病在手太阳。人迎三倍，病在足阳明，三倍而躁，病在手阳明。盛则为热，虚则为寒，紧则为痛痹，代则乍甚乍间。盛则泻之，虚则补之，紧痛则取之分肉，代则取血络，且饮药，陷下则灸之，不盛不虚，以经取之，名曰经刺。人迎四倍者，且大且数，名曰溢阳，溢阳为外格，死不治。必审按其本末，察其寒热，以验其脏腑之病。

寸口大于人迎一倍，病在足厥阴，一倍而躁，在手心主。寸口二倍，病在足少阴，二倍而躁，在手少阴。寸口三倍，病在足太阴，三倍而躁，在手太阴。盛则胀满，寒中，食不化，虚则热中、出糜、少气、溺色变，紧则痛痹，代则乍痛乍止。盛则泻之，虚则补之，紧则先刺而后灸之，代则取血络，而后调之，陷下则徒灸之，陷下者，脉血结于中，中有着血，血寒，故宜灸之，不盛不虚，以经取之。寸口四倍者，名曰内关，内关者，且大且数，死不治。必审察其本末之寒温，以验其脏腑之病。

通其营输，乃可传于大数。大数曰：盛则徒泻之，虚则徒补之，紧则灸刺，且饮药，陷下则徒灸之，不盛不虚，以经取之。所谓经治者，饮药，亦曰灸刺，脉急则引，脉大以弱，则欲安静，用力无劳也。

通释

雷公向黄帝请教说：自从我得以学习医学后，便决心通晓《九针》60篇的内容，从早到晚勤奋学习，用心研究。尽管这些文章，编著年代较近的，有的书简已经皮绳断折，而年代较远的，有的书简已经污损残缺，但我仍然苦读背诵，并没有把它们搁置起来。尽管如此，还是不能完全理解文中深奥的道理。比如《外揣》篇里所说的"浑束为一"，我就不懂得它的道理，既是说九针的道理广博得无边，又精细得无比，它的博细没有极点，至高无上、至深无下、难以度量，这样广博而又精细的理论，怎样才能归纳、概括出一个纲领呢？何况人们的能力才智有强有弱，有的人聪明能干而思考周密，而有的人愚昧呆笨又见识浅薄，既不能领会这博大精深的道理，又不像我这样刻苦地学习，我担心长此以往，这博大精深的理论就会失传，子孙后人也就无法继承下去。因此，我想请教您，怎样才能归纳、精简出一个纲领来呢？黄帝道：你问得真好啊。这正是先师曾经反复告诫，禁止随便传人的内容。而必须经过割臂血郑重盟誓之后，才能传授的理论。如果你真的想掌握这些理论，何不诚恳地进行斋戒呢！

雷公再次叩头拜谢说：我一定遵照您所说的去做。于是雷公十分诚恳地素食独居了 3 天，再次请求黄帝说：今日正午，我愿接受宣誓仪式。黄帝与雷公一同进入斋戒的静室，割臂涂血为誓，黄帝亲自祷告道：今日正午在这里举行宣誓仪式，传授医学道理，如果胆敢违背今天的誓言，不仅不会受益，反而将遭到巨大的灾难。雷公再行叩拜说：我愿意接受盟戒，一定遵守誓言。随后，黄帝左手握住雷公的手，右手把书交给雷公，并再次说道：一定要慎重地保管，一定要谨慎地学习！现在我来告诉你针刺的道理：凡是要掌握针刺治病的道理，首先从掌握经脉理论开始，熟悉经脉循行的规律，了解经脉的长短及各经气血的多少，治病时才能做到在内能用针刺与五脏相连属的经脉，在外能用针刺与六腑相连属的经脉。还要审察人体卫气的变化，卫气失常，则邪气容易从外而入，这是许多疾病产生的根本原因。据此来调和虚实，虚证用补法、实证用泻法、补泻正确，才能治愈虚实的病症。病在络脉应针泻络脉，泻去邪血，病才能好转。

雷公说：您讲的这些道理我比较清楚，但还是不能归纳其要领。黄帝道：归纳其要领，就像将布袋的口子扎紧一样。装满物品的袋子若不扎紧袋口，袋内的物品就会漏出来。同样，学到的诊治方法如果不能融会贯通，不能提纲挈领地加以总结归纳，就会杂乱无章，治疗时便达不到出神入化、运用自如的境界。雷公说：有的人不求上进，他们不愿花时间和精力去广学博采，只想捷径，了解一些简要的方法，这会怎样呢？黄帝道：这种不愿广学博采，只想简单归纳而走捷径的人，只能成为医术平平的普通医生，而不可能成为医术高明的医生，更不可能成为天下医生们的老师。

雷公说：我想学习做一般医生应知道的道理。黄帝道：寸口脉主诊察在内的五脏，颈部的人迎脉主诊察在外的六腑，寸口脉和人迎脉彼此呼应、共同往来不息，它们的搏动就像牵引一根绳索那样一致。春季和夏季人迎脉稍微盛大一些，秋季与冬季寸口脉稍微盛大一些，出现以上的脉象，就是健康无病的人。

人迎比寸口脉的脉象盛大 1 倍，是病在足少阳经。盛大 1 倍且躁动不匀的，是病在手少阳经。人迎比寸口脉的脉象盛大 2 倍，是病在足太阳经。盛大 2 倍且躁动不匀静，是病在手太阳经。人迎比寸口脉的脉象盛大 3 倍，是病在足阳明经。盛大 3 倍而躁动不匀静，是病在手阳明经。人迎脉盛大为热，脉虚为寒，脉紧为痛痹，脉代则病时轻时重。人迎脉盛大用泻法，脉虚用补法，脉紧痛，痹针刺分肉间的腧穴，脉代病在血络放血，并配合服汤药。脉陷下不起的，用灸法治疗。脉不盛不虚的，是病在本经，应取本经的穴位，这叫作经刺。人迎比寸口脉的脉象盛大 4 倍，盛大的同时而且疾速，为阳气外溢，溢阳是阳气被阴气格拒于外的现象，属于死证而不能救治。除以上情况，还必须审察疾病的整个过程，辨明疾病属寒属热，以辨别五脏六腑的具体病变。

　　寸口脉比人迎脉的脉象盛大 1 倍，病在足厥阴经。盛大 1 倍且躁动不匀静，病在手厥阴经。寸口脉比人迎脉的脉象盛大 2 倍，病在足少阴经。盛大 2 倍且躁动不匀静，是病在手少阴经。寸口脉比人迎脉的脉象盛大 3 倍，病在足太阴经。盛大 3 倍而且躁动不匀静，病在手太阴经。寸口脉主阴，盛大为阴气过盛，可出现胀满、寒盛中焦和饮食不化等症。寸口脉虚弱，是阴气不足而化生内热，可出现热盛中焦、大便稀烂、少气和尿色变黄等症。脉紧为痛痹，脉代则病时轻时重。寸口脉盛大用泻法，脉虚用补法，脉紧者先施针刺后用灸法，脉代者在血络放血，然后用药物调治。脉陷下不起的只采用灸法。寸口脉下陷，为血凝于脉，脉中有瘀血滞留，这是因为血脉中有寒邪，所以应当施用灸法。脉既不盛大也不空虚的，根据发病的经脉，采用相应治疗。寸口脉比人迎脉盛大 4 倍，称为阴气被阳气关闭在内，脉象在盛大的同时而且疾速，属于死证而不能救治。除上述情况外，还必须审察疾病整个过程中寒热的变化，来辨别脏腑的具体病变。

　　同时，必须通晓经脉的运行和输注，才能进一步传授针灸治病的大法。针灸治病的大法为脉盛的只采用泻法，脉虚的只采用补法，脉紧的采用灸法、刺法和汤药。脉陷下不起的只采用灸法。脉不盛大不空虚的，根据发病的经脉，采用相应治疗。所谓根据经脉治疗，既可采用汤药，也可以采用灸法、针刺。脉急促的采用导引法。脉粗大而无力的，要安静调养，不要用力太过，烦劳过度。

五色第四十九

概说

　　五色是指依据明堂及明堂周围的五种色泽，颜面五官的分布发育情况来判断人的寿夭、病与不病，病情轻重，疾病转归等。古人认为明堂周围及颜面五官左右分别有五脏六腑和其他器官的分属区，五脏六腑的正常与否可以通过此分属区的色泽情况表现出来。

原文

　　雷公问于黄帝曰：五色独决于明堂乎？小子未知其所谓也。黄帝曰：明堂者，鼻也；阙者，眉间也；庭者，颜也；蕃者，颊侧也；蔽者，耳门也。其间欲方大，去之十步，皆见于外，如是者寿，必中百岁。

　　雷公曰：五言之辨，奈何？黄帝曰：明堂骨高以起，平以直，五脏次于中央，六腑挟其两侧，首面上于阙庭，王宫在于下极，五脏安于胸中，真色以致，病色不见，明堂润泽以清，五官恶得无辨乎？

　　雷公曰：其不辨者，可得闻乎？黄帝曰：五色之见也，各出其色部。部骨陷者，必不免于病矣。其色部乘袭者，虽病甚，不死矣。

　　雷公曰：官五色奈何？黄帝曰：青黑为痛，黄赤为热，白为寒，是谓五官。

　　雷公曰：病之益甚，与其方衰，如何？黄帝曰：外内皆在焉。切其脉口，滑小紧以沉者，病益甚，在中；人迎气大紧以浮者，其病益甚，在外。其脉口浮滑者，病日进；人迎沉而滑者，病日损。其脉口滑以沉者，病日进，在内；其人迎脉滑盛以浮者，其病日进，在外。脉之浮沉及人迎与寸口气小大等者，病难已；病之在藏，沉而大者，易已，小为逆；病在腑，浮而大者，其病易已。人迎盛坚者，伤于寒，气口甚坚者，伤于食。

雷公曰：以色言病之间甚，奈何？黄帝曰：其色粗以明，沉夭者为甚，其色上行者，病益甚；其色下行，如云彻散者，病方已。五色各有脏部。有外部，有内部也，色从外部走内部者，其病从外走内；其色从内走外者，其病从内走外。病生于内者，先治其阴，后治其阳，反者益甚。其病生于阳者，先治其外，后治其内，反者益甚。其脉滑大，以代而长者，病从外来，目有所见，志有所恶，此阳气之并也，可变而已。

雷公曰：小子闻风者，百病之始也；厥逆者，寒湿之起也，别之奈何？黄帝曰：常候阙中，薄泽为风，冲浊为痹。在地为厥。此其常也，各以其色言其病。

雷公曰：人不病卒死，何以知之？黄帝曰：大气入于脏腑，不病而卒死。雷公曰：病小愈而卒死者，何以知之？黄帝曰：赤色出两颧，大如拇指者，病虽小愈，必卒死。黑色出于庭，大如拇指，必不病而卒死。

雷公再拜曰：善乎！其死有期乎？黄帝曰：察色以言其时。雷公曰：善乎！愿卒闻之。黄帝曰：庭者，首面也；阙上者，咽喉也；阙中者，肺也；下极者，心也；直下者，肝也；肝左者，胆也；下者，脾也；方上者，胃也；中央者，大肠也；挟大肠者，肾也；当肾者，脐也；面王以上者，小肠也；面王以下者，膀胱子处也；颧者，肩也；颧后者，臂也；臂下者，手也；目内眦上者，膺乳也；挟绳而上者，背也；循牙车以下者，股也；中央者，膝也；膝以下者，以下者胫也；当胫以下者，足也；巨分者，股里也；巨屈者，膝膑也。此五脏六腑肢节之部也，各有部分。有部分，用阴和阳，用阳和阴，当明部分，万举万当。能别左右，是谓大道；男女异位，故曰阴阳。审察泽夭，谓之良工。

沉浊为内，浮泽为外。黄赤为风，青黑为痛，白为寒，黄而膏润为脓，赤甚者为血痛，甚为挛，寒甚为皮不仁。五色各见其部，察其浮沉，以知浅深；察其泽夭，以观成败；察其散搏，以知远近；视色上下，以知病处；积神于心，以知往今。故相气不微，不知是非，属意勿去，乃知新故。色明不粗，沉夭为甚，不明不泽，其病不甚。其色散，驹驹然，未有聚；其病散而气痛，聚未成也。肾乘心，心先病，肾为应，色皆如是。

男子色在于面王，为小腹痛；下为卵痛；其圆直为茎痛，高为本，下为首，狐疝㿗阴之属也。女子在于面王，为膀胱子处之病，散为痛，搏为聚，方员左右，各如其色形。其随而下而至骶，为淫，有润如膏状，为暴食不洁。

左为左，右为右。其色有邪，聚散而不端，面色所指者也。色者，青黑赤白黄，皆端满有别乡。别乡赤者，其色赤，大如榆荚，在面王为不日。其色上锐，首空上向，下锐下向，在左右如法。以五色命脏，青为肝，赤为心，白为肺，黄为脾，黑为肾。肝合筋，心合脉，肺合皮，脾合肉，肾合骨也。

通释

雷公问黄帝说：采用五色望诊时，是否仅仅看明堂部位就行了？我对面部各处的名称不清楚，其中的道理也不明白。黄帝道：明堂就是鼻，阙指两眉之间，天庭指头额中部，蕃指两面颊的外侧，蔽指耳门前。如果这些部位之间生得丰满、端正、宽大，在 10 步以外都清晰可见，这便是高寿的象征，大多能活到 100 岁。

雷公说：怎样从五官来分辨五脏呢？黄帝道：鼻部高而隆起，端直正中，这是测候五官各部的基准。五脏的部位则依次分布在鼻的中部，六腑的部位则位于鼻的两旁。头面部的定位在额部和两眉之间。心为君主，所以心所属的部位又叫王官，王官位于鼻的上端、两目之间处，叫作下极。五脏正常安居胸中，面部色泽也就正常，不会出现病色，尤其是鼻部的色泽津润而光明。这就是五官部位色泽分辨的方法。望诊五官，怎么会难辨呢？

雷公说：有的五官色泽失常而难以辨别，您能讲给我听听吗？黄帝道：五脏的疾病都会表现在面部所属各个部位的色泽上。如果这个部位出现不正常的病色，而且有深陷入骨的征象，必然是与其相应的脏腑发生了病变。如果这个部位的病色表现出属于五行生克规律中相生相助的颜色，病情虽然严重，但没有死亡的危险。

雷公说：怎样分辨五色所主的病症呢？黄帝道：面色出现青色、黑色，主痛证；出现黄色、红色，主热证；出现白色，主寒证；这就是五色所主的一般病症。

雷公问：怎样判断疾病是在逐渐加重，或是在减轻呢？黄帝回答说：疾病在人体的表里内外都可以发生，对疾病进退的推断，不但要运用色诊，还要结合脉诊。切按病人的寸口脉，脉象滑、小、紧而沉，为阴邪侵入五脏，疾病逐渐加重。人迎脉大，紧而浮，为阳邪侵入六腑，疾病逐渐加重。寸口脉浮滑，五脏的阴邪逐渐消退，疾病一天一天减轻。人迎脉沉滑，六腑的阳邪逐渐消退，病情也一天一天好转。寸口脉沉滑，五脏的阴邪逐渐亢盛，疾病一天一天加重。人迎脉浮滑而盛大，六腑的阳邪逐渐亢盛，疾病也一天一天加重。如果人迎脉和寸口脉的脉象浮沉、大小都一样，说明脏腑阳邪亢盛，疾病便难于治愈。疾病发生在五脏，如果脉象沉而大，为正气充足，疾病就容易治愈。如果脉象细小，是正气不足，疾病就难以治愈。疾病发生在六腑，若脉象浮大，为正气充足，疾病就容易治愈。若见小脉，为正气虚不能抗邪，病难治。人迎脉盛大坚实，主感受寒邪的外感病。寸口脉盛大坚实，主饮食不节的内伤病。

雷公说：怎样从面部的色泽去判断疾病的轻重呢？黄帝道：面部的色泽若鲜明光亮，为病轻；面色晦暗无光，为病重。病色逐渐向头面上部发展，是病情日益严重的表现；病色逐渐向下，并像乌云一样四面消散，这是病情减轻的表现。五色表现在颜面，不同的部位代表着不同的脏腑。鼻的两侧称为外部，外部属六腑；鼻中央称为内部，内部属五脏。若病色是从外部向内部发展，是病邪从表入里；病色从内部，向外部发展，是病邪由里出表。治疗时，病从内生的，应先治内，后治外，若治法相反，就会加重病情；病从外生的，应先治外，后治内，反之也会使病情加重。若脉象表现为圆滑、粗大、停顿而很长，是阳邪从外入里，病人会出现妄见、妄想、神志异常，这是阳邪太盛，深入阴分的表现，治疗宜泻阳补阴，使阴阳调和，则疾病可愈。

雷公说：我听说很多疾病最开始都是由风邪侵袭而引起，厥逆之证多是由寒湿之气所导致。那么，怎样从面部的颜色进行辨识呢？黄帝道：通常是观察眉间的气色来决定。该处色泽浅浮薄光亮，是风病；沉浊晦暗，是痹证。另外，若深沉晦暗的病色表现在下颌部位，也是寒湿引起的厥逆之证。这就是一般察色辨证的方法。也就是说，根据各部位不同色泽的表现，就可以得知疾病的部位、疾病的性质了。

雷公问：人未患疾病却突然死亡，是什么原因呢？黄帝回答说：这是由于剧烈的邪气乘人体正气虚弱之时侵入脏腑，所以没有明显的疾病征象就突然死亡。雷公又问：疾病稍微好转却又突然死亡，怎样才能解释这种情况呢？黄帝回答说：两颧出现拇指大小的赤色，即使疾病稍微好转，仍然会突然死亡。天庭出现拇指大小的黑色，虽然没有明显疾病征象，也会突然死亡。

雷公再一次拜谢黄帝说：您讲得太好了！另外，我还想了解疾病的死期可以预先测知吗？黄帝道：通过观察面部与脏腑所属的部位，从它们的色泽变化就可以得知死亡的日期。雷公说：真好啊！很想听听它全部的内容。黄帝道：脏腑肢节在颜面所属的分部是：头额中央应头面，眉心的上面应咽喉，眉心应肺，两目之间应心，鼻梁应肝，鼻梁左部应胆，鼻尖应脾，鼻翼应胃，面部中央、鼻两旁、颧骨稍下应大肠，大肠两旁的颊部应肾，肾部的下方应脐，鼻尖以上、两颊以内的部位应小肠，鼻尖下的人中处应膀胱和子宫，两颧骨处应两肩，颧骨的后部应臂，臂的下部应手，内眼角上面的部位应胸和乳房，面颊外部的上方应背，面颊外部的下方应大腿，上下腭骨之间处应膝，膝部的下方应小腿，再下部应足，口角两旁应大腿的内侧，两颊部的曲骨处应膝盖。这就是五脏、六腑、肢节相应在颜面的部位分布。人体各部在颜面上各有相应部位的，根据不同部位的色泽表现，就能确定疾病的病位、明确阴阳的盛衰，也就能够用泻阳补阴法治疗阳盛阴虚的疾病，用泻阴补阳法治疗阴盛阳虚的疾病，从而达到调和阴阳、阴阳平衡。只有先明确疾病的部位和阴阳的偏盛偏衰，辨证和治疗才能恰当、正确而万无一失。另外，还应辨别阳从左，阴从右的阴阳往来的途径，这也是阴阳变化的基本道理。男子属阳，所以色泽的表现着重在颜面的左侧；女子属阴，色泽表现着重在颜面的右侧。总之，能掌握阴阳规律，能根据脏腑相应的颜面部位去观察面色的润泽晦暗，才能掌握疾病的病位及发展、预后，并给予正确的治疗，这才称得上是医术高明的医生。在色诊的运用上，除了明确人体各部与面部相应位置的关系外，还要审察面部色泽的荣润与晦暗，才能称其为高明的医生。

面色沉滞晦暗的，主在里、在脏的病变。浮露而鲜明的，主在表、在腑的病变。黄色和赤色主风病，青色和黑色主痛证，白色主寒证。在疮疡等外科疾病中，局部色泽黄润，软如脂膏者，是成脓的表现；局部颜色深红，是血瘀未成脓的表现。疼痛剧烈的，可以形成肢体拘挛。若寒邪甚，可出现皮肤麻痹不仁。人体发生病变，面部就会出现相应位置的色。观察面色的润泽与晦暗，就能推测疾病预后的好坏。观察五色的散漫和聚结，则能了解病程的长短。观察五色出现在面部的位置，便能判断疾病发生的部位。医生聚精会神地分析色泽的变化，就可以了解疾病以往的情况和当前的发展变化。如果不细致入微地观察色泽的变化，连正常和异常都不能分辨清楚。只有专心致志地分析研究，才能知道新病、旧病及其发展变化的规律。面色不呈现应有的明润，却见沉滞枯槁，病情严重。面色虽然不明润光泽，但是没有沉滞枯槁现象的，病情不重。色散漫不聚的，病邪也会逐渐消散，即使气滞不通而引起疼痛，也不会形成积聚一类的病变。肾脏的邪气侵犯心脏，是因为心先患虚证，肾脏的邪气才乘虚侵入心脏，此时肾所主的黑色会出现在面部心所主两目间的部位上。一般发生疾病后，如果病色不出现在本脏所主的部位，均可以依此类推。

男子病色出现在鼻头上，主小腹疼痛，向下牵引睾丸也会发生疼痛。如果病色出现在人中沟上，主阴茎疼痛，出现在人中沟上部则表现为阴茎根部疼痛，出现在人中沟下部的则阴茎头部疼痛。这些都属于狐疝、阴囊肿大等疾病。女子病色出现在鼻头上，主膀胱和子宫的病变。病色散漫不收者，为气滞引起的疼痛。病色抟聚不散，为血液凝结而形成积聚。积聚的表现，有的是方，有的是圆，有的在左边，有的在右边，都和病色的表象相一致，病色若随之下移到唇部，则表明患有白淫、带下污浊等病变。若兼见唇色润泽如脂膏样者，为暴饮暴食、饮食不洁之物所引起的疾病。

面部色泽的异常变化与体内疾病发生的部位是一致的，病色出现在左侧，就表明左侧有病。病色出现在右侧，说明是右侧有病。面部色泽异常，例如聚结不散或散漫不聚，就能通过这些来判断疾病的位置。所谓五色，就是青色、黑色、赤色、白色、黄色。在正常情况下，深浅适中而充满，分别表现在各自的部位上。异常情况下，色泽会发生变化，如赤色出现在心所主的部位；像榆荚一样大小，主心发生病变。如果出现在鼻头，说明疾病在近日内就会发生。病色的形状，上部呈尖锐状的，表明头面部正气虚弱，邪气有向上发展的趋势。下部呈尖锐状的，则身体下部正气虚弱，邪气有向下发展的趋势。左侧或右侧呈尖锐状，与上部和下部的诊断意义一致。把面部五色同五脏相互联系，青色属肝，赤色属心，白色属肺，黄色属脾，黑色属肾，五脏又同外在组织相合，肝同筋相合，心同脉相合，肺同皮相合，脾同肉相合，肾同骨相合，所以各组织也分别同五色相联系。

论勇第五十

概说

论勇，是讨论勇者与怯者的生理、心理特征，故以此名篇。原文先阐明皮肤的原理，通过肌肉的坚脆和不同色泽来判断人体对四时虚邪的耐受力或者易感性，继而讨论勇士与怯士对疼痛的耐受力。

原文

黄帝问于少俞曰：有人于此，并行并立，其年之长少等也，衣之厚薄均也，卒然遇烈风暴雨，或病或不病，或皆病，或皆不病，其故何也？少俞曰：帝问何急？黄帝曰：愿尽闻之。少俞曰：春青风，夏阳风，秋凉风，冬寒风。凡此四时之风者，其所病各不同形。

黄帝曰：四时之风，病人如何？少俞曰：黄色薄皮弱肉者，不胜春之虚风；白色薄皮弱肉者，不胜夏之虚风，青色薄皮弱肉，不胜秋之虚风；赤色薄皮弱肉，不胜冬之虚风也。黄帝曰；黑色不病乎？少俞曰：黑色而皮厚肉坚，固不伤于四时之风；其皮薄而肉不坚，色不一者，长夏至而有虚风者，病矣。其皮厚而肌肉坚者，长夏至而有虚风，不病矣。其皮厚而肌肉坚者，必重感于寒，外内内皆然，乃病。黄帝曰：善。

黄帝曰：夫人之忍痛与不忍痛，非勇怯之分也。夫勇士之不忍痛者，见难则前，见痛则止；夫怯士之忍痛者，闻难则恐，遇痛不动。夫勇士之忍痛者，见难不恐，遇痛不动；夫怯士之不忍痛者，见难与痛，目转面盼，恐不能言，失气，惊，颜色变化，乍死乍生。余见其然也，不知其合由，愿闻其故。少俞曰：夫忍痛与不忍痛者，皮肤之薄厚，肌肉之坚脆，缓急之分也，非勇怯之谓也。

黄帝曰：愿闻勇怯之所由然。少俞曰：勇士者，目深以固，长衡直扬，三焦理横，其心端直，其肝大以坚，其胆满以傍，怒则气盛而胸张，肝举而胆横，眦裂而目扬，毛起而面苍，此勇士之由然者也。黄帝曰：愿闻怯士之所由然。少俞曰：怯士者，目大而不减，阴阳相失，其焦理纵，䯏骭短而小，肝系缓，其胆不满而纵，肠胃挺，胁下空，虽方大怒，气不能满其胸，肝肺虽举，气衰复下，故不能久怒，此怯士之所由然者也。

黄帝曰：怯士之得酒，怒不避勇士者，何脏使然？少俞曰：酒者，水谷之精，熟谷之液也，其气剽悍，其入于胃中，则胃胀，气上逆，满于胸中，肝浮胆横，当是之时，固比于勇士，气衰则悔。与勇士同类，不知避之名曰酒悖也。

通释

黄帝问少俞道：有些人他们生活在同一环境之中，同行同住，年龄少长相同，衣着厚薄一样，又都突然遇到狂风暴雨，有人生病，有人不生病，或者都病，或者都不病。这是什么道理呢？少俞说：您想先了解哪个问题？黄帝道：我都想听。少俞说：在一年四季中，春季的风是温风，夏季的风是热风，秋季的风是凉风，冬季的风是寒风。四季的风影响人体时，由于风的性质不同，人的体质不同，所以人体的疾病表现也就不同。

黄帝道：四季不同的风邪，伤害人体会有哪些表现？少俞说：皮肤色黄薄瘦而肌肉虚弱的人，不能抵御春天的邪风而容易发病；皮肤色白薄瘦而肌肉虚弱的人，不能抵御夏季的邪风而容易发病；皮肤色青薄瘦而肌肉虚弱的人，不能抵御秋季的邪风而容易发病；皮肤色红、皮肤薄而肌肉弱的人，是心气不足，火虚则水克，所以他们不能抵御冬季的邪风而容易发病。黄帝道：皮肤色黑的人，不会受四季邪风的侵袭而生病吗？少俞说：皮肤色黑而厚实、肌肉结实，不容易被四时邪风伤害。然而如果皮肤色黑，但皮肤薄瘦、肌肉不结实，并且皮肤的颜色经常变化又没有一定的规律，在长夏季节若遭遇了风邪也会生病。如果皮肤色黑厚实、肌肉结实，即使在长夏季节受到了邪风的侵袭，也不容易生病。但是，皮肤色黑厚实、肌肉结实的人如果既感受了四季的邪风，又内伤饮食生冷，内外受邪而俱伤，也会生病。黄帝道：讲得好。

黄帝问道：人体能否忍受疼痛，不是根据性格勇敢与怯懦来区分的。性格勇敢而不能忍耐疼痛者，遇到危难时可以挺身向前，可是感到疼痛时就会退缩不前；性格怯懦而能忍耐疼痛者，听到危难的事情就惊恐不安，遇到疼痛却能忍受而不动摇。勇敢而又能忍耐疼痛者，遇到危难不恐惧，碰到疼痛也能忍受。怯懦又不能耐受疼痛者，遇到危难和疼痛，就吓得头晕眼花，颜色变更，侧头而不敢正视，话也不敢说等表现出心神散乱，痛得死去活来。我看到这些情况，不知是什么原因，想了解一下其中的道理。少俞回答说：能否忍耐疼痛，是根据皮肤的厚与薄，肌肉的坚实与脆弱，以及纵缓与紧密的不同，不是根据性格的勇敢和怯懦来区分的。

黄帝问：我想了解人体性格的勇敢和怯懦，是从哪些形式表现出来的。少俞回答说：勇敢的人，两目凹陷而目光坚定，眉毛竖起而长直，皮肤肌肉的纹理是横向的，心脏端正而向下垂直，肝脏大而坚实，胆囊充盈而增大。发怒时，怒气充满胸中而胸廓张大，肝气上升而胆气横溢，眼睛瞪得很大，目光逼人，毛发竖起，面色铁青等，这就是勇敢人的表现。黄帝又问：性格怯懦的人有什么样的表现呢？少俞回答说：怯懦的人，眼睛虽然很大却不凹陷，阴阳气血不协调，皮肤肌肉的纹理是竖向的，胸骨剑突短小，肝系松弛，胆囊不充盈，肠胃挺直，胁下空软，即使发怒时，怒气也不能充满胸中，肝肺虽然因怒气而暂时上举，但是随着怒气的衰减，肝肺又重新下降，所以不能长时间地发怒，这就是怯懦人的表现。

黄帝道：性格怯弱的人常常在饮酒之后，发起怒来如同勇士一样，这是哪一脏器的功能在起作用呢？少俞说：这是酒的作用。因为酒是水谷中的精华，是由水谷发酵酿造而成的汁液，酒性急疾猛烈，所以当酒饮入胃后，会使胃部胀满，气向上逆充满胸中，并影响到肝胆，使肝气上冲，胆气横逆。在这个时候，他的言语举止可以与勇士一样，但当酒气过了，酒醒气衰之后，不仅又会胆小怕事如初，还会后悔酒后的冲动，这种好像与勇士一样的不怕不惧，实际并非真正的勇士，只能叫作酒悖。

背腧第五十一

概说

　　背腧，指足太阳膀胱经背部的脏腑腧穴。原文说明背部的腧穴部位，又详细说明以灸火补泻的方法。

原文

　　黄帝问于岐伯曰：愿闻五脏之腧，出于背者。岐伯曰：背中大腧，在杼骨之端，肺腧在三焦之间，心腧在五焦之间，膈腧在七焦之间，肝腧在九焦之间，脾腧在十一焦之间，肾腧在十四焦之间。皆挟脊相去三寸所，则欲得而验之，按其处，应在中而痛解，乃其输也。灸之则可刺之则不可。气盛则泻之，虚则补之。以火补者，毋吹其火，须自灭也；以火泻者，疾吹其火，传其艾，须其火灭也。

通释

　　黄帝问岐伯道：我想了解五脏的腧穴，都出于背部的什么位置。

　　岐伯说：胸中的大杼穴在项后第 1 椎骨下的两侧，肺俞在第 3 椎下的两侧，心俞在第 5 椎下的两侧，膈俞在第 7 椎下的两侧，肝俞在第 9 椎下的两侧，脾俞在第 11 椎的两侧，肾俞在第 14 椎的两侧。这些腧穴都在脊椎的两旁，左右穴位相距 3 寸，距离背正中线约 1 寸 5 分。确定这些腧穴的位置，检验的方法是，用手指按在穴位上，病人感到局部酸麻胀痛，体内的病痛得到缓解，便是取中了腧穴。对于背俞穴，治疗上应当采用灸法，不能采用针刺方法。在运用灸法时，邪气盛则施以泻法，正气虚则施以补法。在运用灸法来补益正气时，艾火燃着后不要吹灭，要等待火自然熄灭。用灸法泻除邪气时，艾火燃着后要迅速将它吹旺，然后加上艾炷再灸，一定要把艾火熄灭。

卫气第五十二

概说

本文介绍了五脏与六腑的生理功能及营气和卫气的循行情况，最后指明虚实的辨别方法与治疗措施。

原文

黄帝曰：五脏者，所以藏精神魂魄者也；六腑者，所以受水谷而行化物者也。其气内干五脏，而外络肢节。其浮气之不循经者，为卫气；其精气之行于经者，为营气。阴阳相随，外内相贯，如环之无端。亭亭淳淳乎，孰能穷之。然其分别阴阳，皆有标本虚实所离之处。能别阴阳十二经者，知病之所生；候虚实之所在者，能得病之高下；知六腑之气街者，能知解结契绍于门户；能知虚实之坚软者，知补泻之所在；能知六经标本者，可以无惑于天下。

岐伯曰：博哉！圣帝之论。臣请尽意悉言之。足太阳之本，在跟以上五寸中，标在两络命门。命门者，目也。足少阳之本，在窍阴之间，标在窗笼之前。窗笼者，耳也。足少阴之本，在内踝下上三寸中，标在背腧与舌下两脉也。足厥阴之本，在行间上五寸所，标在背腧也。足阳明之本，在厉兑，标在人迎，颊挟颃颡也。足太阴之本，在中封前上四寸之中，标在背腧与舌本也。

手太阳之本，在外踝之后，标在命门之上一寸也。手少阳之本，在小指次指之间上二寸，标在耳后上角下外眦也。手阳明之本，在肘骨中，上至别阳，标在颜下合钳上也。手太阴之本，在寸口之中，标在腋内动也。手少阴之本，在锐骨之端，标在背腧也。手心主之本，在掌后两筋之间二寸中，标在腋下下三寸也。

凡候此者，下虚则厥，下盛则热；上虚则眩，上盛则热痛。故石者，绝而止之，虚者，引而起之。

请言气街，胸气有街，腹气有街，头气有街，胫气有街。故气在头者，止之于脑；气在胸者，止之膺与背腧；气在腹者，止之背腧，与冲脉于脐左右之动脉者；气在胫者，止于气街，与承山踝上以下。取此者，用毫针，必先按而在久应于手，乃刺而予之。所治者，头痛眩仆腹痛中满暴胀，及有新积。痛可移者，易已也；积不痛，难已也。

黄帝道：五脏是贮藏精、神、魂、魄的器官，六腑是消化饮食、输送营养和排泄废物的器官。由水谷物中化生出来的精微之气，向内输注到五脏，向外运行到全身四肢百节。其中浮出脉外而不循行在经脉之内的气叫作卫气；循行在经脉之内的精气叫作营气。卫气行在脉外属阳，营气行在脉中属阴，阴阳相互依随，外内相互贯通，就像圆环一样没有首尾；就像水流一样，虽然时有停集，但仍然流行不息。营卫之气的出入、离合错综复杂，其中的道理我了解得还不深。但是，我知道经脉有阴阳之分，有标本、虚实的不同，经气有离合的地方。能辨别手足三阴三阳十二经脉，就能知道疾病生于何经。能察知经脉的虚实部位，就能得知疾病的病位是在上还是在下。能了解六腑之气运行的道路，在治疗上就如同解开绳结、打开门户一样观察到疾病的性质和变化。能够知道病情的虚实及经脉因经气空虚而柔软，因邪气结聚而坚硬，在治疗上就能知道补虚泻实的运用；能掌握六经的标本部位，无论疾病多么复杂，都可以辨识清楚而不会疑惑了。

岐伯道：您所谈论的问题是很高深博大的，现就我知道的尽量详细地谈谈。足太阳膀胱经之本，在足跟以上5寸的附阳穴，标在双眼内眼角的睛明穴。足少阳经之本，在第4足趾外侧的窍阴穴，标在耳前方的听宫穴。足少阴肾经之本，在足内踝下缘向上3寸的复溜、交信穴，标在背部14椎下两旁的肾俞穴和舌下两条静脉下的金津、玉液穴。足厥阴肝经之本，在行间穴向上5寸的中封穴，标在背部第9椎下两旁的肝俞穴。足阳明胃经之本，在第2足趾上的厉兑穴，标在颈部结喉旁的人迎穴和上腭鼻后孔至面颊之间的部位。足太阴脾经之本，在中封穴前方向上4寸的三阴交穴，标在背部第11椎下两旁的脾俞和舌根部。

手太阳小肠经之本，在手外踝后侧的养老穴，标在睛明穴向上1寸的地方。手少阳三焦经之本，在第4与第5手指之间的液门穴，标在耳上角的角孙穴和外眼角丝竹空穴。手阳明大肠经之本，在肘部靠近骨的曲池穴，在手臂上部还有臂穴，标在额角与耳前交会点的头维穴。手太阴肺经之本，在位于寸口的太渊穴，标在腋窝内侧动脉搏动处的天府穴。手少阴心经之本，在掌后锐骨边上的神门穴，标在背部第5椎下两旁的心俞穴。手厥阴心包经之本，在掌后2寸两筋间的内关穴，标在腋下3寸的天池穴。

一般诊察十二经标本的发病规律是位于下部的本，阳气虚弱则发生厥逆，阳气亢盛则发生热证。位于上部的标，阳气不足则出现眩晕，阳气亢盛则出现发热、疼痛。标本病变属实的，应当用泻法，彻底驱除邪气而制止疾病的发展。标本病变属虚的，应当用补法来助阳气。

请让我再谈谈各部气机所通行的道路。人体的胸部、腹部、头部和腿部的气，都有各自通行的道路和输注的部位。头部运行之气，输注于脑。胸部运行之气，输注到胸膺和背部11椎以上的背俞穴。腹部运行之气，输注到背部11椎以下的背俞穴和脐部左侧右侧动脉附近冲脉的腧穴肓俞与天枢等。腿部运行之气，输注到足阳明胃经的气冲穴、承山穴和足踝的上下部位。针刺这些部位，要使用毫针。操作时，须首先用手在穴位上长时间地按压，使气到达手所压的部位，然后用毫针刺入施行补泻手法。运用这种方法所治疗的病证有头痛、头晕、突然昏倒、腹痛、腹部突然胀满及病程较短的积聚。积聚病中，疼痛而切按能够移动的就容易治愈，切按时不能移动而不疼痛的就很难治愈。

论痛第五十三

概说

　　原文讨论了人对针石火焫治疗时所产生疼痛的耐受力，以及人对药物毒副作用的耐受性。

原文

　　黄帝问于少俞曰：筋骨之强弱，肌肉之坚脆，皮肤之厚薄，腠理之疏密，各不同，其于针石火焫之病何如？肠胃之厚薄坚脆亦不等，其于毒药何如？愿尽闻之。少俞曰：人之骨强、筋弱、肉缓、皮肤厚者，耐痛，其于针石之痛火焫亦然。

　　黄帝曰：其耐火焫者，何以知之？少俞答曰：加以黑色而美骨者，耐火焫。

　　黄帝曰：其不耐针石之痛者，何以知之？少俞曰：坚肉薄皮者，不耐针石之痛，于火焫亦然。

　　黄帝曰：人之病，或同时而伤，或易已，或难已，其故何如？少俞曰：同时而伤，其身多热者，易已；多寒者，难已。

　　黄帝曰：人之胜毒，何以知之？少俞曰：胃厚、色黑、大骨及肥骨者，皆胜毒；故其瘦而薄胃者，皆不胜毒也。

通释

　　黄帝问少俞道：在人体，筋骨有强壮也有衰弱，肌肉有结实也有柔弱，皮肤有厚实也有脆薄，腠理有疏松也有致密，人们的禀赋不同，表现也各不相同。他们对因针刺、艾灸所引起的疼痛反应又是怎么样呢？此外，人肠胃的厚薄、强弱也不一致，他们对刺激性极强、作用十分峻猛的药物的耐受程度又是怎样的呢？我很想听听全部的道理。少俞说：一般来说，骨骼强壮、筋脉柔和、肌肉柔软、皮肤厚实的人耐痛能力强，他们对针刺、艾灸所产生的疼痛不以为然，完全能够耐受。

黄帝道：怎样才能知道哪些人能耐受艾灸的疼痛呢？少俞说：骨骼强健、筋脉柔和肌肉柔软、皮肤厚实，再加之皮肤色黑的人，他们耐受艾灸火灼所致疼痛的能力很强。黄帝道：怎样才能知道哪些人不能耐受针刺的疼痛呢？少俞说：肌肉结实，皮肤薄弱的人，多不能耐受针刺所致的疼痛。同样，对于艾灸的疼痛也不能耐受。

黄帝道：人患病后，有时大家虽然是同时患病，但有的人容易治愈，而有的人却难以治愈，这是什么原因呢？少俞说：虽然是同时患同样的疾病，但由于人的体质不同，治愈的情况也就有所不同，比如，身体多热的人，是阳气比较充足，抗病能力较强，因此容易治愈；身体多寒的人，是阳气虚弱，抗病能力低，所以疾病难治难愈。

黄帝道：怎样才能得知人对刺激性极强、作用十分峻猛的药物的耐受程度呢？少俞说：胃的功能强盛、皮肤色黑、骨骼强壮、形体丰满的人，对刺激性极强、作用十分峻猛药物的耐受力强；反之，形体消瘦、胃功能衰弱的人，对刺激性极强、作用十分峻猛药物的耐受能力差。

天年第五十四

概说

天年，指人的寿命。原文阐述了人从生命开始至寿终整个生命过程的各个阶段的生理特点。并指出人的寿命长短与先天禀赋有密切关系。

原文

黄帝问于岐伯曰：愿闻人之始生，何气筑为基，何立而为楯，何失而死，何得而生？岐伯曰：以母为基，以父为楯；失神者死，得神者生也。

黄帝曰：何者为神？岐伯曰：血气以和，营卫以通，五脏已成，神气舍心，魂魄毕具，乃成为人。

黄帝曰：人之寿夭各不同，或夭寿，或卒死，或病久，愿闻其道。岐伯曰：五脏坚固，血脉和调，肌肉解利，皮肤致密，营卫之行，不失其常，呼吸微徐，气以度行，六腑化谷，津液布扬，各如其常，故能长久。

黄帝曰：人之寿百岁而死，何以致之？岐伯曰：使道隧以长，基墙高以方，通调营卫，三部三里起，骨高肉满，百岁乃得终。

黄帝曰：其气之盛衰，以至其死，可得闻乎？岐伯曰：人生十岁，五脏始定，血气已通，其气在下，故好走；二十岁，血气始盛肌肉方长，故好趋；三十岁，五脏大定，肌肉坚固，血脉盛满，故好步；四十岁，五脏六腑十二经脉，皆大盛以平定，腠理始疏，荣货颓落，发颇斑白，平盛不摇，故好坐；五十岁，肝气始衰，肝叶始薄，胆汁始减，目始不明；六十岁，心气始衰，苦忧悲，血气懈惰，故好卧；七十岁，脾气虚，皮肤枯；八十岁，肺气衰，魄离，故言善误；九十岁，肾气焦，四脏经脉空虚；百岁，五脏皆虚，神气皆去，形骸独居而终矣。

黄帝曰：其不能终寿而死者，何如？岐伯曰：其五脏皆不坚，使道不长，空外以张，喘息暴疾；又卑基墙薄，脉少血，其肉不石，数中风寒，血气虚，脉不通，真邪相攻，乱而相引，故中寿而尽也。

 通释

　　黄帝问岐伯道：我想知道在人体生命开始的时候，以什么作为基础，又以什么作为保障，丧失了什么便会死亡，保持了什么才能生存呢？岐伯回答说：人体生命的开始，以母亲的阴血作为基础，以父亲的阳精为保障，两者结合而产生神才有生命活动。丧失了神气人就会死亡，保持了神气人才能生存。

　　黄帝问：什么是神气呢？岐伯答道：在母体中，随着胎儿的逐渐发育，达到气血调和、营卫通畅，五脏成形时，便产生了神气。神气产生后，藏于心中，魂魄也由此生成，这才构成一个健全的人。

　　黄帝说：人的寿命有长短的差别，有的人长寿，有的人短命，有的人患病时间很短就突然死亡了，有的人患病时间很久而能迁延时日，我想听听其中的道理。岐伯道：五脏强健而功能正常，血脉调和匀畅，肌肉间隙通利，皮肤致密，营气和卫气的运行正常，呼吸调畅，气按一定规律流行，六腑正常传化饮食物，并将所化生的津液布散全身，身体各部的功能活动都正常进行，就能够长寿。

　　黄帝说：如何知道人活到100岁才会死亡呢？岐伯说：长寿的人，鼻道深邃而长，面部的颊侧和下颌等部位的骨高肉厚而且端正，营气和卫气的运行调和通畅，颜面上部的额角、中部的鼻和下部的下颌都隆起，骨骼高大、肌肉丰满。有这些征象的人，活到100岁才会死亡。

　　黄帝道：人在从生到死的生命过程中，体内气血由盛至衰，直到死亡的情况是怎样的，可以讲来听听吗？岐伯说：人从出生到10岁，五脏开始发育从弱渐强，气血的运行已经通畅，而人的生长发育本于肾气，自下而生，所以喜欢跑步而行；20岁时，气血开始充盛，肌肉发育丰满发达，所以行走更加矫健、轻快；30岁时，五脏发育完全强健，肌肉结实有力，血脉充盈，所以步履行走稳重、从容不迫；40岁时，五脏六腑及十二经脉都发育到达鼎盛阶段，盛极则衰，所以腠理逐渐开始疏松、颜面的光泽逐渐消退，开始憔悴，头发也日渐花白，因其发育至极而不再发育，精力也就不很充沛，所以表现为喜坐不动；50岁时，肝脏的精气开始虚衰，肝叶开始薄弱，胆汁的分泌也开始减少，因此两眼开始昏花，视物不清；60岁时，心脏的精气开始虚衰，不能藏神，因此心情经常悲伤忧愁；又因气血虚弱、运行迟缓，所以形体倦怠懒惰，所以表现为喜欢睡卧；70岁时，脾脏的精气虚弱，所以皮肤干枯而不柔润；80岁时，肺脏的精气衰弱，不能藏魄，所以常表现为语言错乱；90岁时，肾脏的精气枯竭，肾为五脏六腑的根本，因此心、肝、脾、肺四脏及全身经脉的血气都会随之空虚枯竭；100岁时，五脏的精气都已耗尽，五脏所藏的神气也就随之消失，只留下躯体单独的存在，生命也就自然终结。

　　黄帝问：有的人没活到100岁就死亡了，这是为什么呢？岐伯答道：这种人的五脏都不坚固而功能失常，鼻道不深，鼻孔向外张开，呼吸急促。另外面部的颊侧和下颌塌陷，脉体薄弱而脉中血少，肌肉不坚实，又屡次被风寒等外邪侵袭，使血气更虚，血脉不通畅。总之，人体正气虚弱，邪气就容易侵入人体而又进一步伤害正气，所以没有活到100岁就死亡了。

逆顺第五十五

逆顺，此指针刺与病情的逆顺，且强调选择适当的时机而治，是体现针刺技巧的关键。

原文

黄帝问于伯高曰：余闻气有逆顺，脉有盛衰，刺有大约，可得闻乎？伯高曰：气之逆顺者，所以应天地阴阳四时五行也；脉之盛衰者，所以候血气之虚实有余不足；刺之大约者，必明知病之可刺，与其未可刺，与其已不可刺也。

黄帝曰：候之奈何？伯高曰：兵法曰无迎逢逢之气，无击堂堂之阵。刺法曰：无刺熇熇之热，无刺漉漉之汗，无刺浑浑之脉，无刺病与脉相逆者。

黄帝曰：候其可刺奈何？伯高曰：上工，刺其未生者也；其次，刺其未盛者也；其次，刺其已衰者也。下工，刺其方袭者也；与其形之盛者也；与其病之与脉相逆者也。故曰：方其盛也，勿敢毁伤，刺其已衰，事必大昌。故曰：上工治未病，不治已病，此之谓也。

通释

黄帝问伯高道：我听说气在体内的运行有逆顺的不同，脉搏的跳动有强弱的差异，针刺治疗也有不同的法则，你能讲给我听听吗？伯高说：气的运行有逆有顺，和自然界天地、阴阳、四时、五行的变化规律相适应，能顺应这些变化为顺，反之为逆。脉搏跳动的有力无力是体内气血虚实的表现，所以根据脉象的表现可以了解到气血的虚实及邪气有余、正气不足的情况。针刺的大法是指：临证必须掌握病机，明确哪些疾病可以用针刺治疗，哪些疾病不能够用针刺治疗，哪些疾病已经到了不能用针刺治疗的程度。

　　黄帝道：怎样判断疾病是可刺，还是不可刺呢？伯高说：《兵法》说，两军交战，当对方来势凶猛，斗志高昂时，不可正面迎击对抗，也不要攻击盛大整齐、气焰正盛的敌阵。《刺法》则说，在高热炽盛时不可用针刺，在大汗淋漓时不可用针刺，在脉象紊乱、模糊不清时不可用针刺，在脉象与病情不符合时也不可用针刺。

　　黄帝道：怎样才能把握住可刺的时机呢？伯高说：医术高明的医生通常在下面三个阶段时进行针刺治疗。第一，在疾病尚未发作、邪正斗争还没有开始的时候进行针刺；第二，疾病虽已发作，但在邪正斗争还不十分剧烈的时候进行针刺；第三，在邪气已衰退、正气将恢复时进行针刺。而医术低劣的医生却常常在邪气正旺、正邪斗争正激烈、病势正盛的时候进行针刺，而不知道应该避开锐猛的病势；或者，在病情与脉象不符合的情况下，也进行针刺。所以说，当邪正斗争激烈、病势正盛时不能使用针刺，否则虽会抑制邪气，但也会损伤正气，从而加重病情。只有当邪气消退、正气恢复而病势衰退时进行针刺，才能取得很好的疗效。所以说，医术高明的医生总是在疾病还未形成之前就重视防治，而不是等到疾病已经形成或发作、或正当发时，才进行治疗，这就叫作"上工治未病，不治已病"。

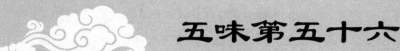

五味第五十六

概说

　　五味，即人们日常饮食的五种性味，本篇把谷食蔬菜、果品、肉食依酸、甘、辛、咸、苦五味进行分类，以说明其营养对人体的生理作用，其指出了饮食五味对五脏的影响，并依此提出其对五脏疾病的宜忌。

原文

　　黄帝曰：愿闻谷气有五味，其入五脏，分别奈何？伯高曰：胃者，五脏六腑之海也，水谷皆入于胃，五脏六腑，皆禀气于胃。五味各走其所喜，谷味酸，先走肝，谷味苦，先走心，谷味甘，先走脾，谷味辛，先走肺，谷味咸，先走肾。谷气津液已行，营卫大通，乃化糟粕，以次传下。

　　黄帝曰：营卫之行奈何？伯高曰：谷始入于胃，其精微者，先出于胃之两焦，以溉五脏，别出两行，营卫之道。其大气之搏而不行者，积于胸中，命曰气海，出于肺，循咽喉，故呼则出，吸则入。天地之精，其大数常出三入一，故谷谷不入，半日则气衰，一日则气少矣。

　　黄帝曰：谷之五味，可得闻乎？伯高曰：请尽言之。五谷：秔米甘，麻酸，大豆咸，麦苦，黄黍辛。五果：枣甘，李酸，栗咸，杏苦，桃辛。五畜：牛甘，犬酸，猪咸，羊苦，鸡辛。五菜：葵甘，韭酸，藿咸，薤苦，葱辛。五色：黄色宜甘，青色宜酸，黑色宜咸，赤色宜苦，白色宜辛。凡此五者，各有所宜。五宜：所言五色者，脾病者，宜食秔米饭牛肉枣葵；心病者，宜食麦羊肉杏薤；肾病者，宜食大豆黄卷猪肉粟藿；肝病者，宜食麻犬肉李韭；肺病者，宜食黄黍鸡肉桃葱。五禁：肝病禁辛，心病禁咸，脾病禁酸，肾病禁甘，肺病禁苦。肝色青，宜食甘，秔米饭、牛肉、枣、葵皆甘。心色赤，宜食酸，犬肉、麻、李、韭皆酸。脾黄色，宜食咸，大豆、猪肉、粟、藿皆咸。肺白色，宜食苦，麦、羊肉、杏、薤皆苦。肾色黑，宜食辛，黄黍、鸡肉、桃、葱皆辛。

 通释

黄帝道：五谷有酸、苦、甘、辛、咸五种味道，食物进入人体后，五味如何分别进入五脏呢？我想了解这些情况。伯高答：食物进入人体，首先到胃，五脏六腑要从胃接受食物所化生的精微物质，所以胃是五脏六腑所需水谷精微汇聚的地方。食物的五味同五脏的关系，是按五味、五脏的五行属性相联系，五味分别进入各自所亲和的脏。酸味的食物首先进入肝，苦味的首先进入心，甘味的首先进入脾，辛味的首先进入肺，咸味的首先进入肾。食物所化生的精微、津液，正常地流行而布散全身。营气和卫气旺盛、通畅而周流全身。余下的部分化成糟粕，自上而下依次传化而排出体外。

黄帝问：营气和卫气是如何运行的呢？伯高回答说：食物进入胃后，精微部分从胃出来而分别到达上焦和下焦，以营养五脏。水谷精微化生的精纯部分是营气，在脉中运行。水谷精微所化生的运行迅猛、滑利的部分是卫气，在脉外运行。这就是营气和卫气的运行道路。水谷精微的另一部分与吸入的清气结合而形成宗气。宗气不像营气、卫气一样周流全身，而主要是积聚在胸中，所以把胸中称为气海。宗气出自于肺，沿着咽喉上行，呼则出，吸则入，保证人体正常的呼吸运动。自然界为人类提供的营养物质，只有食物和空气进入人体后分别形成宗气、营气和卫气、糟粕三个方面，才能维持生命活动。所以，半天不进饮食，人的气就要衰减，一天不进饮食，人的气就会缺少。

黄帝道：食物中的五味具体是怎样的，可以讲来听听吗？伯高说：请让我全部讲给您听。在五种谷物当中，粳米味甘，芝麻味酸，大豆味咸，小麦味苦，玉米味辛。在五种水果当中，枣子味甘，李子味酸，栗子味咸，杏子味苦，桃子味辛。在五种牲畜当中，牛肉味甘，狗肉味酸，猪肉味咸，羊肉味苦，鸡肉味辛。在五种蔬菜当中，葵菜味甘，韭菜味酸，豆叶味咸，薤头味苦，大葱味辛。五色配属，黄色属脾，适合食甘味食物；青色属肝，适合食酸味食物；黑色属肾，适合食咸味食物；红色属心，适合食苦味食物；白色属肺，适合食辛味食物。凡是这些五味，各自与人体的五脏有着相适合的关系，叫作五宜。所说的五味与五脏相适合的关系是：脾脏有病，适合食用粳米饭、牛肉、枣子、葵菜之类的甘味食物；心脏有病，适合食用小麦、羊肉、杏子、薤头之类的苦味食物；肾脏有病，适合食用黄豆芽、猪肉、栗子、豆叶之类的咸味食物；肝脏有病，适合食用芝麻、狗肉、李子、韭菜之类的酸味食物；肺脏有病，适合食用玉米、鸡肉、桃子、葱之类的辛味食物。

　　五脏疾病对食物五味也有禁忌食用的，称为五禁：肝脏疾病禁忌食用辛味食物，心脏疾病禁忌食用咸味食物，脾脏疾病禁忌食用酸味食物，肾脏疾病禁忌食用甘味食物，肺脏疾病禁忌食用苦味食物。另外，肝主青色，适合于食用甘味食物，如粳米饭、牛肉、枣子、葵菜等，都是甘味食物；心主红色，适合于食用酸味食物，如狗肉、芝麻、李子、韭菜等，都是酸味食物；脾主黄色，适合于食用咸味食物，如大豆、猪肉、栗子、豆叶等，都是咸味食物；肺主白色，适合于食用苦味食物，如小麦、羊肉、杏子等，都是苦味食物；肾主黑色，适合于食用辛味食物，如玉米、鸡肉、桃子、葱等，都是辛味食物。

水胀第五十七

概说

　　水胀，是指各种水胀病，本篇介绍了三种水胀病和两种妇科病，并对这些疾病的发病原因、症状表现、鉴别方法和治疗措施给予说明。

原文

　　黄帝问于岐伯曰：水与肤胀、鼓胀、肠覃、石瘕、石水，何以别之？岐伯曰：水始起也，目窠上微肿，如新卧起之状，其颈脉动，时咳，阴股间寒，足胫肿，腹乃大，其水已成矣。以手按其腹，随手而起，如里水之状，此其候也。

　　黄帝曰：肤胀何以候之？岐伯曰：肤胀者，寒气客于皮肤之间，<u>嗀嗀</u>然不坚，腹大，身尽肿，皮厚，按其腹，窅而不起，腹色不变，此其候也。

　　鼓胀何如？岐伯曰：腹胀身皆大，大与肤胀等也，色苍黄，腹筋起，此其候也。

　　肠覃何如？岐伯曰：寒气客于肠外，与卫气相搏，气不得荣，因有所系，癖而内着，恶气乃起，瘜肉乃生。其始生也，大如鸡卵，稍以益大，至其成，如怀子之状，久者离岁，按之则移，月事以时下，此其候也。

　　石瘕何如？岐伯曰：石瘕生于胞中，寒气客于子门，子门闭塞，气不得通，恶血当泻不泻，衃以留止，日以益大，状如怀子，月事不以时下，皆生于女子，可导而下。

　　黄帝曰：肤胀鼓胀，可刺邪？岐伯曰：先泻其胀之血络，后调其经，刺去其血络也。

通释

　　黄帝问岐伯：水胀、肤胀、臌胀、肠覃、石瘕与石水，如何进行鉴别呢？岐伯回答说：水胀发病之初，病人的下眼睑微肿，好像刚睡醒时的样子，人迎脉搏动明显，经常咳嗽；大腿内侧寒冷，足和小腿水肿，腹部也胀大，出现上述症状，说明水胀病已经形成。用手按压病人腹部，放开手时，被按压的凹陷随手而起，就好像按在盛水的袋子上一样，这就是水胀病的特征。

黄帝问：肤胀病怎样诊断呢？岐伯答道：肤胀病是因为寒邪侵入皮肤之间引起的，病人表现腹部胀大，用手叩击腹部就好像鼓一样中空而不坚实，全身水肿，皮肤厚，用手按压腹部，放开手时凹陷不能随手而起，腹部皮肤颜色没有变化，这就是肤胀病的特征。

黄帝问：臌胀病的表现是什么样呢？岐伯答道：臌胀病的腹部胀大和全身肿胀的表现与肤胀病相同。只是臌胀病的肤色青黄，腹部的青筋暴露，这就是臌胀病的特征。

黄帝问：肠覃的表现怎样呢？岐伯答道：寒邪侵袭肠体外面，与卫气相互搏结在一起，卫气不能正常运行，寒邪与卫气滞留在身体深处，附着于肠外，病邪逐渐增长，便生成了息肉。肠覃病初期，腹部的肿块像鸡蛋那样大，随着疾病的发展，肿块也逐渐增大，完全形成时，腹隆起好像怀孕一样。病程长的，可以历经数年。用手按压，肿块很坚硬，推之能够移动。月经仍旧按时来潮。这就是肠覃的特征。

黄帝问：石瘕的表现又是怎样的呢？岐伯答道：石瘕病灶在子宫中，由于寒邪侵犯子宫口，使子宫口闭塞，气血不能流通，本应按时排泄的恶血不能排泄，以致凝结成块而滞留在子宫中，随时间而逐渐增大，腹部隆起也像怀孕一样，但是月经不能按时来潮。患这种病的都是女性，可以用通导攻下以祛除瘀血的方法治疗。

黄帝问：肤胀和臌胀病，可以运用针刺的方法治疗吗？岐伯答道：治疗这两种疾病，应首先用针刺泻除胀大的血络，然后再根据疾病的具体情况调理相应的经脉。但是，无论采取什么方法治疗，都必须首先用针刺祛除血络中的瘀血。

贼风第五十八

概说

贼风，是指四时虚邪贼风，此外，又指悄然侵袭人体的邪气。即在发病前相当长时间内不被察觉。因其没有明显冒犯邪气的迹象，往往被人认为是鬼神致病。

原文

黄帝曰：夫子言贼风邪气之伤人也，令人病焉，今有其不离屏蔽，不出室穴之中，卒然病者非不离贼风邪气，其故何也？岐伯曰：此皆尝有所伤于湿气，藏于血脉之中，分肉之间，久留而不去。若有所堕坠，恶血在内而不去，卒然喜怒不节，饮食不适，寒温不时，腠理闭而不通。其开而遇风寒，则血气凝结，与故邪相袭，则为寒痹。其有热则汗出，汗出则受风，虽不遇贼风邪气，必有因加而发焉。

黄帝曰：今夫子之所言者，皆病人之所自知也。其毋所遇邪气，又毋怵惕之所志，卒然而病者，其故何也？唯有因鬼神之事乎？岐伯曰：此亦有故邪留而未发，因而志有所恶，及有所慕，血气内乱，两气相搏。其所从来微，视之不见，听而不闻，故似鬼神。

黄帝曰：其祝而已者，其故何也？岐伯曰：先巫者，因知百病之胜，先知其病之所从生者，可祝而已也。

通释

黄帝道：先生常说四时不正的风寒暑湿等邪气伤害了人体，就会使人发生疾病，但现在有些人既没有离开过有屏蔽遮挡的地方，也没有离开过房屋，也就是说他们并没有遭到四时不正邪气的侵袭，却突然发生了疾病，这是什么原因呢？岐伯说：这些都是因为他们平时就已经受到了湿气等邪气的伤害，湿气等邪蕴藏在血脉之中、分肉之间，长期留滞在体内未能消除；或因跌仆摔倒，或因从高处坠下等损伤，使得瘀血积留在体内久久不消。然后，又因突然的暴怒暴喜等情志不调，或因饮食失节，或因气候冷热变化无常而使腠理闭塞不通。如果正当腠理开泄、毛孔舒展时，恰遇风寒外袭，就会使邪留经脉以致气血凝滞，于是，新感的风寒邪气与体内原有的湿邪、瘀血等相互纠合，就会出现寒痹病。如果正当身体发热汗出，而汗出之际腠理毛孔正当开泄，也就容易受到风邪的侵袭。所以，他们虽然没有明显地感受四时不正邪气的伤害，却因体内原来就有的邪气，一旦加上新感的外邪，就一定能使人发生疾病。

　　黄帝问道：上述疾病发生的原因，都是病人自己能感觉到的。那些既感觉不到有邪气侵袭，又没有惊恐等情志的过度刺激，却突然发病，这是什么原因呢？是因为有鬼神作祟吗？岐伯回答说：这种情况，也是有宿邪藏伏在体内而尚未发作。由于性情有所厌恶，思想有所羡慕，而引起气血逆乱，逆乱的气血与藏伏在体内的宿邪相互作用便发生疾病。因为这些疾病发生的原因不明显，既看不见，又听不到，所以就好像鬼神作祟一样。

　　黄帝问道：这类疾病既然不是鬼神作祟，为什么用祝由的方法能够治愈呢？岐伯回答说：古代的巫医，掌握一定的治疗疾病的方法，又首先了解了疾病发生的原因，所以再用祝由的方法就能把疾病治愈。

卫气失常第五十九

概说

　　卫气失常，指人体卫气运行失调而积聚滞留于胸腹内，引起胸腹满腰为主的各种疾病。又说明了治疗原则和具体取穴方法及部位。此外，对皮肉筋骨病变的诊断还进行了讨论。

原文

　　黄帝曰: 卫气之留于腹中，蓄积不行，菀蕴不得常所，使人支胁胃中满，喘呼逆息者，何以去之？伯高曰: 其气积于胸中者，上取之，积于腹者，下取之，上下皆满者，旁取之。

　　黄帝曰：取之奈何？伯高对曰：积于上，泻人迎、天突、喉中；积于下者，泻三里与气街；上下皆满者，上下取之，与季胁之下一寸；重者，鸡足取之。诊视其脉大而弦急，及绝不至者，及腹皮急甚者，不可刺也。黄帝曰：善。

　　黄帝问于伯高曰：何以知皮肉气血筋骨之病也？伯高曰：色起两眉薄泽者病在皮；唇色青黄赤白黑者，病在肌肉；营气濡然者，病在血气；目色青黄赤白黑者，病在筋；耳焦枯受尘垢，病在骨。

　　黄帝曰: 病形何如，取之奈何？伯高曰：夫百病变化，不可胜数，然皮有部，肉有柱，血气有输，骨有属。黄帝曰：愿闻其故。伯高曰：皮之部，输于四末；肉之柱在臂胫诸阳分肉间，与足少阴分间；血气之输，输于诸络，气血留居，则盛而起，筋部无阴无阳，无左无右，候病所在；骨之属者，骨空之所以受益脑者也。

　　黄帝曰：取之奈何？伯高曰：夫病变化，浮沉深浅，不可胜穷，各在其处，病间者浅之，甚者深之，间者小之，甚者众之，随变而调气，故曰上工。

　　黄帝问于伯高曰：人之肥瘦大小温寒，有老壮少小，别之奈何？伯高对曰：人年五十已上为老，三十已上为壮，十八已上为少，六岁已上为小。

黄帝曰：何以度知其肥瘦？伯高曰：人有肥、有膏、有肉。黄帝曰：别此奈何？伯高曰：䐃肉坚，皮满者，肥。䐃肉不坚，皮缓者，膏。皮肉不相离者，肉。

黄帝曰：身之寒温何如？伯高：膏者，其肉淖而粗理者，身寒，细理者，身热。脂者，其肉坚，细理者热，粗理者寒。

黄帝曰：其肥瘦大小奈何？伯高曰：膏者，多气而皮纵缓，故能纵腹垂腴。肉者，身体容大。脂者，其身收小。

黄帝曰：三者之气血多少何如？伯高曰：膏者，多气，多气者，热，热者耐寒。肉者，多血则充形，充形则平。脂者，其血清，气滑少，故不能大。此别于众人者也。

黄帝曰：众人奈何？伯高曰：众人皮肉脂膏，不能相加也，血气，不能相多，故其形不小不大，各自称其身，命曰众人。

黄帝曰：善。治之奈何？伯高曰：必先别其三形，血之多少，气之清浊，而后调之，治无失常经。是故膏人纵腹垂腴；肉人者，上下容大；脂人者，虽脂不能大者。

 通释

黄帝道：卫气运行失常，停留在胸腹，积聚而不能畅行、郁结而不达，就会出现胸胁及胃脘部胀满、气息上涌喘促急迫呼呼有声等症状，怎样治疗才能消除这些症状呢？伯高说：如果是卫气积聚在胸部而发病的，应当取上部的穴位进行治疗；卫气积聚在腹部而发病的，应当取下部的穴位进行治疗；胸、腹部都出现胀满的，应当取上、下部位及病位附近经脉的穴位进行治疗。

黄帝道：究竟应取哪些穴位呢？伯高说：积聚在胸部的，当取上部的人迎穴、天突穴、廉泉穴，都用泻法；积聚在腹部的，当取下部的足三里穴和气冲穴，也用泻法；胸、腹部都出现胀满的，上下两个部位的穴位都要使用，再加取位在第11肋骨前端下1寸的章门穴。病情特别严重的，还应该采用鸡足刺法。诊病时，如果病人出现脉象粗大而直挺紧急，或者脉搏摸不到，以及腹部皮肤在胀满时出现特别的绷急紧张，就不要用针刺治疗了。黄帝道：好。

黄帝问伯高道：如何能知道皮、肉、气、血、筋、骨发生病变呢？伯高回答说：病色出现在两眉之间、光泽较少，是疾病发生在皮肤；口唇出现青、黄、赤、白和黑色等色泽变化，是疾病发生在肌肉；营气外泄，皮肤汗多而湿润的，是气血发生病变；现出现青、黄、赤、白和黑色等色泽变化的；是疾病发生在筋；耳郭干枯而容易附着灰尘污垢的，疾病发生在骨。

黄帝问：疾病表现怎样，应如何治疗呢？伯高答道：疾病的变化是多种多样，没有办法具体说明。但是，皮肤有所表现的部位，肌肉有隆起的部分，气血有输注之处，骨骼有相互连接的地方，发病后相应部位分别出现不同的证候。黄帝说：我想听听其中的道理。伯高道：皮肤所表现的部位主要在四肢。肌肉的主干主要在上肢和下肢所有阳经经过的肌肉隆起处，以及足少阴肾经经过的肌肉隆起处。气血输注之处，主要在体表的血络。若气血滞留其中，就会出现血络充盈胀起。筋所主的部位没有阴、阳的区别，也没有左侧与右侧的不同，所有的地方都可以诊察筋的病变。骨骼相连的地方，是关节腔，接受精气的滋养，并向上输注精气来补益脑髓。

黄帝问：如何进行治疗呢？伯高回答说：疾病的发展变化、病位的深浅、病情的轻重，无法数尽，应根据不同疾病的具体情况来进行治疗。病情轻的，用浅刺的方法、少取些穴位，病情重的，用深刺的方法、多取些穴位。随着疾病的发展变化而施以不同的治疗，这才是高明的医生。

黄帝问伯高道：人体外形的胖瘦、体格的大小、体质的属寒属热，还有年龄的老、壮、少、小，怎样进行区别？伯高对答说：人的年龄在50岁以上的称为老年，在30岁以上的称为壮年，在18岁以上的称为青年，在6岁以上的称为儿童。

黄帝道：怎样观察而了解体形的胖瘦呢？伯高说：人的体形有脂型、膏型、肉型三种类型。黄帝道：怎样区别这三种类型？伯高说：肩、臂、臀、腿等处高起的肌肉结实，皮肤丰满的，为脂型；相反，这些部位的肌肉不结实，皮肤又松弛的，为膏型；皮肤与肌肉紧紧相连的，为肉型。

黄帝道：人的体质有偏寒、偏热的不同，这是什么道理？伯高说：膏型人的肌肉柔润，如果肌肉纹理粗疏的，身体多寒；而肌肉纹理细密的，身体多热。脂型人的肌肉结实，如果肌肉纹理细密的，体质多偏热；而肌肉纹理粗疏的，体质多偏寒。

黄帝道：人体的肥瘦大小怎么区别？伯高说：膏型人阳气多充盛，但皮肤松弛，所以腹皮松软肥肉下坠。肉型人身形宽大。脂型人肌肉紧实，因而身形较小。

黄帝道：这三种不同体形的人，他们体内气与血的多少又是怎样的？伯高说：膏型人多气，气属阳，所以体质偏于阳气盛，身体常常温热而不怕冷。肉型人多血，血属阴而能养形，所以肌肉丰满，形体充盛、体质平和而不寒不热。脂型人的血清稀，气少而滑利，所以形体不大。这就是三种人气血多少的情况，与一般的人是有区别的。

黄帝道：一般人的情况又怎么样？伯高说：一般人的皮、肉、脂、膏及气、血都不存在偏多偏少的情况，所以身形也是不小不大、不肥不瘦，皮肉筋骨都各与体形相称，这就是一般人的体形。

　　黄帝道：好啊。对这些不同体形的人，如何进行治疗呢？伯高说：首先必须分辨三种类型的形体，根据各型人血的多少、气的清浊情况，然后进行调治，不要违背治疗的一般规律。总之，膏型人腹部皮肤松软肥肉下坠，肉型人身体上下都很宽大，脂型人脂虽然较多身形却不宽大，治疗有所不同。

玉版第六十

概说

玉版，是古代人记载重要理论的玉制版牍。原文说明，小针虽为细物，但其道无穷，用之得当可以治病延命，用之不当又可贻害杀人。据此指明针刺的各种禁忌，以戒后人。

原文又以痈疽脓疡为例，说明疾病形成的渐积过程，以此强调早发现及治疗的重要。

原文

黄帝曰：余以小针为细物也，夫子乃言上合之于天，下合之于地，中合之于人，余以为过针之意矣，愿闻其故。岐伯曰：何物大于天乎？夫大于针者，惟五兵者焉，死之备也，非生之具。且夫人者，天地之镇也，其不可不参乎？夫治民者，亦唯针焉。夫针之与五兵，其孰小乎？

黄帝曰：病之生时，有喜怒不测，饮食不节，阴气不足，阳气有余，营气不行，乃发为痈疽。阴阳不通，两热相搏，乃化为脓，小针能取之乎？岐伯曰：圣人不能使化者为之，邪不可留也。故两军相当，旗帜相望，白刃陈于中野者，此非一日之谋也。能使其民令行，禁止士卒无白刃之难者，非一日之教也，须臾之得也。夫至使身被痈疽之病，脓血之聚者示亦离道远乎？夫痈疽之生，脓血之成也，不从天下，不出地从，积微之所生也，故圣人自治于未有形也，愚者遭其已成也。

黄帝曰：其已形，不予遭，脓已成，不予见，为之奈何？岐伯曰：脓已成十死一生，故圣人弗使已成，而明为良方，著之竹帛，使能者踵而传之后世，无有终时者，为其不予遭也。

黄帝曰：其已有脓血而后遭乎？不导之以小针治乎？岐伯曰：以小治小者，其功小，以大治大者，多害，故其已成脓血者，其唯砭石铍锋之所取也。

黄帝曰：多害者其不可全乎？岐伯曰：其在逆顺焉。黄帝曰：愿闻逆顺。岐伯曰：以为伤者，其白眼青，黑眼小，是一逆也；内药而呕者，是二逆也；腹痛渴甚，是三逆也；肩项中不便，是四逆也；音嘶色脱，是五逆也。除此五者，为顺矣。

黄帝曰：诸病皆有逆顺，可得闻乎？岐伯曰：腹胀、身热、脉大、是一逆也；腹鸣而满，四肢清泄，其脉大，是二逆也；衄而不止，脉大，是三逆也；咳而溲血脱形，其脉小劲，是四逆也；咳脱形，身热，脉小以疾，是谓五逆也。如是者不过十五日而死矣。其腹大胀，四末清，脱形，泄甚，是一逆也；腹胀便血，其脉大，时绝，是二逆也；咳溲血形肉脱，脉搏，是三逆也；呕血，胸满引背，脉小而疾，是四逆也；咳呕，腹胀且飧泄，其脉绝，是五逆也。如是者，不及一时而死矣。工不察此者而刺之，是谓逆治。

黄帝曰：夫子之言针甚骏，以配天地，上数天文，下度地纪，内别五脏，外次六腑，经脉二十八会，尽有周纪。能杀生人，不能起死者，子能反之乎？岐伯曰：能杀生人，不能起死者也。黄帝曰：余闻之，则为不仁，然愿闻其道，弗行于人。岐伯曰：是明道也，其必然也，其如刀剑之可以杀人，如饮酒使人醉也，虽勿诊，犹可知矣。

黄帝曰：愿卒闻之。岐伯曰：人之所受气者，谷也，谷之所注者，胃也。胃者，水谷气血之海也。海之所行云气者，天下也。胃之所出气血者，经隧也。经隧者，五脏六腑之大络也，迎而夺之而已矣。

黄帝曰：上下有数乎？岐伯曰：迎之五里，中道而止，五至而已，五往而脏之气尽矣，故五五二十五，而竭其输矣，此所谓夺其天气者也，非能绝其命而倾其寿者也。黄帝曰：愿卒闻之。岐伯曰：窥门而刺之者，死于家中；入门而刺之者，死于堂上。

黄帝曰：善乎方，明哉道，请着之玉版，以为重宝，传之后世，以为刺禁，令民勿敢犯也。

通释

黄帝说：小小的针具是一种微不足道的东西，你却说它上合于天，下合于地，中合于人，我认为这是过分夸大了它的作用，希望你阐述其中的道理。岐伯道：天能包罗万物，还有什么能够比天更大呢？对于人体的作用而言，大于针的，只有五种兵器，但五种兵器都是在战争中用来杀人的，而不是治病救人的。自然界中最宝贵的就是人，针刺能够治病活人，小小针具难道就不能与天、地相参合吗？在治疗人们疾病的过程中，是时时刻刻都离不开这小小针具的。从这种意义上讲，针和五种兵器的作用，谁大谁小不是很清楚了吗？

　　黄帝问道：疾病发生之初，或情志过度刺激，或饮食没有节制，造成人体阴气不足，阳气有余，使营气的运行阻滞，便会形成痈疽病。营卫气血阻滞不通，体内有余的阳热与营卫气血郁滞产生的热邪互相搏结，熏蒸肌肤而化为脓。运用针刺能够治疗这类疾病吗？岐伯回答说：高明的医生发现这种病的迹象而进行早期治疗，使病邪不要久留在体内，以免久留生变。例如两军作战，旌旗相望，刀光剑影遍于旷野，绝不是一天的谋划。能够使百姓服从政令，令行禁止，将士勇于冲锋陷阵，不怕牺牲，也不是一天教育的结果，顷刻间就能办得到的。等到身体已经患了痈疽之病，大脓恶血已经形成，这时再用微针治疗，大大违背了治疗规律。从痈疽的产生直到脓血的生成，既不是从天而降，也并非从地而生，而是病邪侵犯机体后，没有得到及时的治疗而逐渐积累形成的。所以高明的医生能够防微杜渐，早期治疗，不使疾病发展。愚笨的医生，不懂得早期防治，治疗的都是已经形成的痈疽病。

　　黄帝问：如果痈疽已经形成，没有及时进行治疗，脓已经生成又没有察觉，又该怎么办呢？岐伯答道：脓已经形成的，绝大部分会死亡。所以高明的医生能早期诊断，不等疾病形成就消灭在萌芽状态，并将一些好的疗法记载到书上，使有才能的人能够继承下来，世代相传，使医生不再犯上述类似的错误。

　　黄帝问：已经形成脓血的不能用小针治疗吗？岐伯说：用小针治疗功效不大，用大针治疗，又可能会产生不良后果。所以对已经形成脓血的，只能用砭石，或铍针、锋针及时排脓来进行治疗。

　　黄帝道：痈疽之证大多恶化，难道就不能治好吗？岐伯说：主要取决于病症发展的逆顺。黄帝道：很想听听逆顺的表现？岐伯说：痈疽所伤，逆症有五种。眼睛的白睛出现青黑色，瞳孔变小的，这是第一种逆症。服药后出现呕吐的，这是第二种逆症。出现腹部疼痛，口干口渴严重的，这是第三种逆症。出现肩、背、颈项转动困难的，这是第四种逆症。出现声音嘶哑，面无血色的，这是第五种逆症。除了这五种逆症外，其他的症候表现就是顺症了。

　　黄帝道：所有的疾病都有逆症和顺症，可以讲来听听吗？岐伯说：腹部胀满，身体发热，脉搏粗大，这是第一种逆症。腹部胀满肠鸣声响，四肢冰冷，大便泄泻，脉搏粗大，这是第二种逆症。鼻血不止，脉搏粗大，这是第三种逆症。咳嗽，尿血，形体消瘦，脉搏细小而坚硬，这是第四种逆症。咳嗽，形体消瘦，身体发热，脉搏细小而疾快，这是第五种逆症。如果出现了以上这五种逆症，过不了15天就有死亡的危险。

　　另外，还有五种急症：腹部膨大而胀满，四肢末端厥冰冷、形体消瘦、腹泻剧烈，这是第一种逆症。腹部胀满，大便下血、脉搏粗大而又时而暂停止，这是第二种逆症。

咳嗽，尿血，形体消瘦、脉搏坚硬弹指，这是第三种逆症。呕血，胸部胀满牵引到背部，脉搏细小而疾快，这是第四种逆症。咳嗽，呕吐，腹部胀满、泄泻食物不化，脉搏消失，这是第五种逆症。如果出现了这五种逆症，病人很快就会死亡，常常活不过一个时辰。医者若不能仔细地审察这些危象就乱用针刺，这就叫作逆治。

黄帝问道：你说针刺的作用很大，能与天地相配，合乎自然规律的变化，内联五脏，外通六腑，并能疏通经脉而宣导气血，使二十八脉的循行畅通。但是，若误用针刺，就会伤害人的生命而不能救治生命垂危的人。你能告诉我运用针刺，救治生命而不伤害人的性命的方法吗？岐伯回答说：错误的针刺会伤害人的性命，正确的针刺也不会救活死人。黄帝说：我听到这些，感到太缺乏仁爱了，我想听你具体地讲讲其中的规律，以免再错施于人。岐伯道：这是非常明显的道理，也是必然的结果。好像刀剑可以杀人，饮酒可以醉人一样，这个道理不用诊察也可以知道。

黄帝说：我想详尽地了解其中的道理。岐伯道：人所禀受的精气，来源于食物，食物都进入胃，所以胃是食物化生气血的源泉。在自然界，大海所蒸腾的云气，在广阔的天空浮游。在人体，胃所化生的气血，则随着十二经脉流动。经脉是联络五脏六腑的通道，如果在这些通道的要害部位，运用逆着经气运行的方向进行针刺，就会泻真气而导致死亡。

黄帝问：经脉的要害部位在人体上下有一定的数目和部位吗？岐伯答道：如针刺手阳明大肠经的五里穴，就会使脏气运行到中途而停止。某一脏的真气，大概误刺五次便会竭尽。所以如果连续误治五次就会使某一脏的真气泻尽；连续泻二十五次，五脏的真气都会竭绝，此所谓劫夺了人的天真之气。所以，不是针刺本身能够损伤人的性命，而是不知针刺治疗禁忌的人，误刺而劫夺天真之气的结果。黄帝说：愿听你再详尽地说明一下。岐伯道：在气血出入的要害部位妄行针刺，如果误刺较轻，病人能回到家中而死亡，如果误刺较重，病人会当即死在医生的诊疗室。黄帝说：你讲的这些针刺方法很好，道理也很明确，请把它刻录在玉版上，作为最珍贵的文献，留传后世，作为针刺治疗的戒律，使医生们不敢再违反针刺规律。

五禁第六十一

概说

五禁，指针刺的五种禁忌。原文论述了五禁的具体日期和禁刺部位，指出了五夺的实际情况，阐明了五禁的病症表现。

原文

黄帝问于岐伯曰：余闻刺有五禁，何谓五禁？岐伯曰：禁其不可刺也。

黄帝曰：余闻刺有五夺。岐伯曰：无泻其不可夺者也。

黄帝曰余闻刺有五过。岐伯曰：补泻无过其度。

黄帝曰：余闻刺有五逆。岐伯曰：病与脉相逆，命曰五逆。

黄帝曰：余闻刺有九宜。岐伯曰：明知九针之论，是谓九宜。

黄帝曰：何谓五禁？愿闻其不可刺之时。岐伯曰：甲乙日自乘，无刺头，无发矇于耳内。丙丁日自乘，无振埃于肩喉廉泉。戊己日自乘四季，无刺腹，去爪泻水。庚辛日自乘，无刺关节于股膝。壬癸日自乘，无刺足胫，是谓五禁。

黄帝曰：何谓五夺？岐伯曰：形肉已夺，是一夺也；大夺血之后，是二夺也；大汗出之后，是三夺也；大泄之后，是四夺也；新产及大血之后，是五夺。此皆不可泻。

黄帝曰：何谓五逆？岐伯曰：热病脉静，汗已出，脉盛躁，是一逆也；病泄，脉洪大，是二逆也；着痹不移䐃肉破，身热，脉偏绝，是三逆也；淫而夺形、身热，色夭然白，乃后下衃，血衃笃重，是谓四逆也；寒热夺形，脉坚搏，是五逆也。

通释

黄帝问岐伯道：我听说针刺治疗有五禁，什么叫作五禁呢？岐伯说：禁，指的是禁日。即在某些日子对某些部位应该避免针刺。黄帝道：我听说针刺治疗有五夺。岐伯说：夺是耗损的意思，即在气血津液严重耗损、元气大虚之时，不可再行针刺泻法。
黄帝道：我听说针刺治疗有五过。岐伯说：过是过度的意思，即针刺的补泻手法不可超过规定的限度。黄帝道：我听说针刺治疗有五逆。岐伯说：病症与脉象相反，两者不吻合就叫作五逆。黄帝道：我听说针刺治疗有九宜。岐伯说：明确知道九针的理论，并能够正确恰当地用于临床治疗，这就叫作九宜。

　　黄帝道：什么叫作五禁？我很想听听哪些日子，对哪些部位不能用针刺。岐伯说：代表日子的天干与人体各部位相配属，甲日乙日与头部相应，因此凡是遇到甲日乙日就不可针刺头部的穴位，也不可用"发蒙"的针法来刺耳内。丙日丁日与肩部、咽喉部相应，因此凡是遇到丙日丁日就不可用"振埃"的针法来刺肩部、喉部及廉泉穴。戊日己日与手足四肢相应，因此凡是遇到戊日己日就不可针刺腹部，也不要用"去爪"的针法来刺皮肤而泻水气。庚日辛日与大腿、膝部相应，因此凡是遇到庚日辛日就不可针刺大腿和膝关节的穴位。壬日癸日与小腿部相应，因此凡是遇到壬日癸日就不可针刺小腿的穴位。这些就是针刺五禁的具体内容。

　　黄帝道：什么叫作五夺？岐伯说：形体肌肉极度消瘦的，是第一夺；严重的大出血之后，是第二夺；严重的大汗之后，是第三夺；严重的泄泻之后，是第四夺；刚刚生产之后的产妇，或因生产而大量出血之后，是第五夺。这些病症都不能使用泻法。

　　黄帝道：什么叫作五逆？岐伯说：温热病证脉搏反而沉静，或发汗之后脉搏反而洪大躁动不安，这是第一种逆症；泄泻病证脉搏反而洪大，这是第二种逆症；着痹病证经久不愈，肘、膝等部高起的肌肉溃烂，身体发热，某一侧的脉搏摸不着，这是第三种逆症；久病泄泻、自汗盗汗、遗精带下等病以致形体极度消瘦，身体发热，肤色苍白、干枯无光泽，大便下血或便中血块较多，这是第四种逆症；患寒热病而形体极度消瘦，脉搏反而坚实有力，这是第五种逆症。

动输第六十二

概说

动输，阐明了人体有诊断价值三处动脉，即手太阴、足少阴、足阳明三阴三经之输，阐明三脉搏动不休的机制与全身气血输注的关系。

原文

黄帝曰：经脉十二，而手太阴、足少阴、足阳明，独动不休，何也？岐伯曰：是明胃脉也。胃为五脏六腑之海，其清气上注于肺，肺气从太阴而行之，其行也，以息往来，故人一呼，脉再动，一吸脉亦再动，呼吸不已，故动而不止。

黄帝曰：气之过于寸口也，上十焉息，下八焉伏，何道从还？不知其极。岐伯曰：气之离脏也，卒然如弓弩之发，如水之下岸，上于鱼以反衰，其余气衰散以逆上，故其行微。

黄帝曰：足之阳明，何因而动？岐伯曰：胃气上注于肺，其悍气上冲头者，循咽，上走空窍，循眼系，入络脑，出颅，下客主人，循牙车，合阳明，并下人迎，此胃气别走于阳明者也。故阴阳上下，其动也若一。故阳病而阳脉小者，为逆；阴病而阴脉大者，为逆。故阴阳俱静俱动，若引绳相倾者病。

黄帝曰：足少阴何因而动？岐伯曰：冲脉者，十二经之海也，与少阴之大络，起于肾下，出于气街，循阴股内廉，邪入腘中，循胫骨内廉，并少阴之经，下入内踝之后。入足下，其别者，邪入踝，出属跗上，入大指之间，注诸络，以温足胫，此脉之常动者也。

黄帝曰：营卫之行也，上下相贯，如环之无端，今有其卒然遇邪气，及逢大寒，手足懈惰，其脉阴阳之道，相输之会，行相失也，气何由还？岐伯曰：夫四末阴阳之会者，此气之大络也；四街者，气之径路也。故络绝则径通，四末解则气从合，相输如环。黄帝曰：善。此所谓如环无端，莫知其纪，终而复始，此之谓也。

通释

黄帝问：在十二经脉中，为什么手太阴肺经、足少阴肾经、足阳明胃经这三条经脉搏动不止呢？岐伯答道：足阳明胃脉与经脉搏动有密切关系，因为胃是五脏六腑的营养来源，胃中食物所化生的精微物质，上输于肺，气从手太阴肺经开始，循行于上二经脉。经脉的搏动，是依靠肺气的推动而发生的，所以，人一呼气脉跳动2次，一吸气脉也是跳动2次，呼吸不停止，脉搏的跳动也不停止。

黄帝问：脉气通过寸口时，它的上下搏动和具体运行是怎样的呢？岐伯答道：脉气离开内脏而外行经脉时，像离弦之箭一样疾急，如冲决堤岸之洪水一样迅猛，开始时脉势是强盛的。当脉气上达鱼际后，就呈现由盛而衰的现象，这是因为脉气至此已经衰散，而且是上行的，所以它运行的气势就减弱了。

黄帝问：足阳明胃脉为什么搏动不止呢？岐伯答道：因为胃气上注于肺，其中迅猛而剽悍之气上冲于头部，循咽而上走于孔窍，循眼系向内络循于脑，从脑出于颊部，下行会于足少阳胆经的客主人穴，沿颊车而入足阳明经，再循经下行至结喉两旁的人迎穴。这就是胃气别出阳明而又合于阳明，使阳明脉搏动不休的原因。手太阴肺经上的寸口脉和足阳明胃经上的人迎脉，因阳明之气上下贯通，所以它们的跳动也是一致的。阳亢而阳明脉反小是逆象。阴衰而太阴脉大也是逆象。在正常情况下，脉气的阴阳动静，是内外相应的，因此，寸口脉和人迎脉应当相互协调，搏动的至数、力量等都应当一致。就像用一条绳索牵动两物一样，既联系又平衡，有一方偏盛而失去平衡就是病态。

黄帝问：足少阴肾经的动脉为何跳动不休呢？岐伯说：足少阴脉的搏动，是因为与冲脉并行的原因。冲脉为十二经脉之海，它和足少阴的络脉，共同起于肾下，出于足阳明胃经的气冲穴，沿大腿内侧，向下斜行入于腘中，沿胫骨内侧，与足少阴经并行，下行进入于内踝之后，入于足下。其中又分出一条支脉，斜入内踝，再进入胫骨与跗骨相连的部位，经足背入大趾之间，最后进入络脉，发挥温养胫部和足部的作用，这便是足少阴经脉不停地跳动的原因。

黄帝问道：营气和卫气的运行，上下贯通，循环往返而不停息。若突然遇到邪气的侵袭，或受到严寒的刺激，外邪留滞四肢，使得手足懈惰无力。在正常情况下，营卫在经脉内外有规律地运行。若邪气滞留，营卫运行的通道和输送会合之处，因外邪阻滞而运行失常。如此营卫之气是如何往返循环的呢？岐伯回答说：四肢末端是阴阳会合的地方，也是营卫之气循行的必经之路。邪气阻塞了小的络脉后，像气街这样的一些路径就能开通，营卫之气仍然能够运行。当四肢末端的邪气祛除后，各络脉又沟通如初，营卫之气又从这里输送会合，周而复始，循环不息。黄帝说：好！通过上述阐释，对于如环无端，周而复始的道理，我更加明白了。

五味论第六十三

　　五味论，是阐述酸、苦、甘、辛、咸五味对人体的生理和病理关系，说明谨和五味是饮食营养调配中的原则。

原文

　　黄帝问于少俞曰：五味入于口也，各有所走，各有所病，酸走筋，多食之，令人癃；咸走血，多食之，令人渴；辛走气，多食之，令人洞心；苦走骨，多食之，令人变呕；甘走肉，多食之，令人挽心。余知其然也，不知其何由？愿闻其故。少俞答曰：酸入于胃，其气涩以收，上之两焦，弗能出入也，不出即留于胃中，胃中和温，则下注膀胱，膀胱之胞薄以懦，得酸则缩绻，约而不通，水道不行，故癃。阴者，积筋之所终也，故酸入而走筋矣。

　　黄帝曰：咸走血，多食之，令人渴，何也？少俞曰：咸入于胃；其气上走中焦，注于脉，则血气走之，血与咸相得，则凝，凝则胃中汁注之，注之则胃中竭，竭则咽路焦，故舌本干而善渴。血脉者，中焦之道也，故咸入而走血矣。

　　黄帝曰：辛走气，多食之，令人洞心，何也？少俞曰：辛入于胃，其气走于上焦，上焦者，受气而营诸阳者也，姜韭之气熏之，营卫之气，不时受之，久留心下，故洞心。辛与气俱行，故辛入而与汗俱出。

　　黄帝曰：苦走骨，多食之，令人变呕，何也？少俞曰：苦入于胃，五谷之气，皆不能胜苦，苦入下脘，三焦之道，皆闭而不通，故变呕。齿者，骨之所终也，故苦入而走骨，故入而复出，知其走骨也。

　　黄帝曰：甘走肉，多食之。令人悗心，何也？少俞曰：甘入于胃，其气弱小，不能上至于上焦，而与谷留于胃中者，令人柔润者也，胃柔则缓，缓则，虫动，虫动则令人悗心。其气外通于肉，故甘走肉。

黄帝问少俞道：饮食的五味经口进入人体之后，就会各自注入相应的脏腑组织，各自也会引起相应的病变。如酸味注入筋，过多食入酸味食物，会使小便不利；咸味注入血，过多食入咸味食物，会使人口渴；辛味注入气，过多食入辛味食物，会使人感到心胸空虚不实；苦味注入骨，过多食入苦味食物，会使人呕吐；甘味注入肉，过多食入甘味食物，会使人感到心中烦闷不适。这些现象我是知道的，但却不知道其中的原因，我很想听听它的道理。少俞回答说：酸味食物进入到胃以后，由于它性质涩滞收敛，所以其气味只能行于中焦和上焦，不能随气化的运行而往来出入。由于不能正常的输出，就会留滞在胃中，以致胃气郁而生热，热邪就会下注到膀胱，而膀胱壁的肌肉质薄柔软，在受到较重的酸味刺激后，就会收敛紧缩，通道不畅便形成了小便不通利的病症。此外，人的前阴是众多筋所汇聚的地方，而肝主筋，酸味入肝，所以食酸味太过就会伤肝而影响到前阴，所以酸味进入人体注入于筋。

黄帝道：咸味注入血脉，过多地食入咸味食物后就会使人口渴，这是什么原因？少俞说：咸味食物进入到胃之后，它的气味上行到中焦，注入到血脉之中与血相合，血与咸味相合，就会使血液凝结浓稠，于是胃中的津液就要不断地注入到血脉中加以稀释，而胃中的津液不断地补充入血液，必然导致胃中津液消耗过度，于是使上升到的津液不足，所以发生舌燥咽干而常感口渴。又因为血脉是输送中焦精气到达全身的道路，而咸味入胃后经中焦注入到血脉，所以咸味进入人体注入血脉。

黄帝道：辛味注入气，过多地食入辛味食物后就会使人感到心里空虚，这是什么原因？少俞说：辛味食物进入到胃之后，它的气味上行到上焦。上焦具有受纳中焦水谷精气，并将它们运行到全身皮肤腠理的功能。如过食姜、韭菜等辛味食物，辛味就会不断地向上发散，时常熏蒸上焦，使营气卫气时时受其影响而不能输送到上焦，以致久留胃中，所以心里有空虚的感觉。又因为辛味发散，能与卫气同行到体表，使腠理开泄，所以，辛味进入人体能与汗水一同出于体表。

黄帝道：苦味注入骨，过多地食入苦味食物会使人呕吐，这是什么原因？少俞说：苦味食物进入到胃之后，由于食物中其他的气味都不能胜过苦味，苦味便进入到下脘，使得三焦的气机都闭阻而不通利，胃气就不能下降而上逆，所以出现呕吐。另外，人的牙齿为骨的一部分，之所以说苦味进入人体注入骨，就是因为苦味自口齿而食入，又由口齿而吐出，所以知道它注入到骨。

　　黄帝道：甘味注入肌肉，过多地食入甘味食物会使人感到心中烦闷，这是什么原因？少俞说：甘甜的食物进入到胃之后，它的气味柔弱弛缓，不能上达到上焦，所以与食物一同存留在胃中，使得胃气也柔弱弛缓，从而引起肠中的寄生虫蠕动不安，于是使人感到心中烦闷不适。另外，甘味注入脾，而脾主肌肉，所以甘味之气外通肌肉，注入肌肉。

阴阳二十五人第六十四

概说

阴阳二十五人，是运用阴阳五行学说把人依据其性质、人性、生理、心理而分为二十五种类型。这些不同的类型，是因其禀赋不同，而出现了体型、肤色、性格和对时令适应方面的差异。

原文

黄帝曰：余闻阴阳之人何如？伯高曰：天地之间，六合之内，不离于五，人亦应之。故五五二十五人之政，而阴阳之人不与焉。其态又不合于众者五，余已知之矣。愿闻二十五人之形，血气之所生，别而以候，从外知内，何如？岐伯曰：悉乎哉问也，此先师之秘也，虽伯高犹不能明之也。黄帝避席遵循而却曰：余闻之得其人弗教，是谓重失，得而泄之，天将厌之，余愿得而明之，金柜藏之，不敢扬之。岐伯曰：先立五形金木水火土，别其五色，异其五形之人，而二十五人具矣。黄帝曰：愿卒闻之。岐伯曰：慎之慎之，臣请言之。

木形之人，比于上角，似于苍帝，其为人苍色，小头，长面大肩背直身小，手足好。有才，劳心少力多忧，劳于事，能春夏不能秋冬，感而病生。足厥阴佗佗然。大角之人比于左足少阳，少阳之上遗遗然。左角之人比于右足少阳，少阳之下随随然。钛角之人，比于右足少阳，少阳之上推推然。判角之人比于左足少阳，少阳之下枯枯然。

火形之人，比于上徵，似于赤帝。其为人赤色，广䏖，脱面小头，好肩背，髀腹小手足，行安地疾心，行摇肩背肉满，有气轻财，少信多虑，见事明好颜，急心不寿暴死。能春夏不能秋冬，秋冬感而病生，手少阴核核然。质徵之人，比于左手太阳，太阳之上肌肌然。少徵之人比于右手太阳，太阳之下慆慆然。右徵之人比于右手太阳，太阳之上鲛鲛然。质判之人，比于左手太阳，太阳之下支支颐颐然。

土形之人，比于上宫，似于上古黄帝，其为人黄色圆面、大头、美肩背、大腹、美股胫、小手足、多肉、上下相称行安地，举足浮。安心，好利人不喜权势，善附人也。能秋冬不能春夏，春夏感而病生，足太阴敦敦然。大宫之人比于左足阳明，阳明之上婉婉然。加宫之人，比于左足阳明，阳明之下坎坎然。少宫之人，比于右足阳明，阳明之上枢枢然。左宫之人，比于右足阳明，阳明之下兀兀然。

金形之人，比于上商，似于白帝，其为人方面白色、小头、小肩背小腹、小手足如骨发踵外，骨轻。身清廉，急心静悍，善为吏，能秋冬，不能春夏，春夏感而病生。手太阴敦敦然。钛商之人比于左手阳明，阳明之上廉廉然。右商之人，比于左手阳明，阳明之下脱脱然。左商之人比于右手阳明，阳明之上监监然。少商之人，比于右手阳明，阳明之下严严然。

水形之人，比于上羽，似于黑帝，其为人，黑色面不平，大头廉颐，小肩大腹动手足，发行摇身下尻长，背延延然。不敬畏善欺绍人，戮死。能秋冬不能春夏，春夏感而病生。足少阴汗汗然。大羽之人，比于右足太阳，太阳之上颊颊然。少羽之人，比于左足太阳，太阳之下洁洁然。桎之为人，比于左右太阳，太阳之上安安然。是故五形之人二十五变者，众之所以相欺者是也。

黄帝曰：得其形，不得其色何如？岐伯曰：形胜色，色胜形者，至其胜时年加，感则病行，失则忧矣。形色相得者，富贵大乐。黄帝曰：其形色相当胜之时，年加可知乎？岐伯曰：凡年忌下上之人，大忌常加七岁，十六岁、二十五岁、三十四岁、四十三岁、五十二岁、六十一岁皆人之大忌，不可不自安也，感则病行，失则忧矣，当此之时，无为奸事，是谓年忌。

黄帝曰：夫子之言脉之上下，血气之候似知形气，奈何？岐伯曰：足阳明之上血气盛则髯美长，血少气多则髯短，故气少血多则髯少，血气皆少则无髯。两吻多画，足阳明之下血气盛则下毛美长至胸，血多气少则下毛美短至脐，行则善高举足，足趾少肉足善寒，血少气多则肉而善瘃，血气皆少则无毛有则稀、枯悴，善痿厥，足痹。

足少阳之上，气血盛则通髯美长，血多气少则通髯美短，血少气多则少髯，血气皆少则无须，感于寒湿则善痹。骨痛爪枯也。足少阳之下，血气盛则胫毛美长，外踝肥；血多气少则胫毛美短，外踝皮坚而厚，血少气多则胻毛少，外踝皮薄而软，血气皆少则无毛，外踝瘦无肉。

足太阳之上，血气盛则美眉，眉有毫毛；血多气少则恶眉，面多少理，血少气多则面多肉，血气和则美色，足太阳之下，血气盛则跟肉满，踵坚，气少血多则瘦，跟空，血气皆少则善转筋，踵下痛。

手阳明之上，血气盛则髭美。血少气多则髭恶，血气皆少则无髭。手阳明之下血气盛则腋下毛美，手鱼肉以温，气血皆少则手瘦以寒。

手少阳之上，血气盛则眉美以长，耳色美，血气皆少则耳焦恶色。手少阳之下，血气盛则手卷多肉以温，血气皆少则寒以瘦，气少血多则瘦以多脉。

手太阳之上，血气盛则多须，面多肉以平，血气皆少则面瘦恶色。手太阳之下，血气盛则掌肉充满，血气皆少则掌瘦以寒。

黄帝曰：二十五人者，刺之有约乎？岐伯曰：美眉者，足太阳之脉，气血多，恶眉者，血气少，其肥而泽者，血气有余，肥而不泽者，气有余，血不足，瘦而无泽者，气血俱不足，审察其形有气有余不足而调之，可以知逆顺矣。

黄帝曰：刺其诸阴阳奈何？岐伯曰：按其寸口、人迎，以调阴阳，切循其经络之凝涩，结而通者，此于身皆为痛痹，甚则不行，故凝涩，凝涩者，致气以温之，血和乃止。其结络者，脉结血不和，决之乃行，故曰：气有余于上者，导而下之，气不足于上者，推而休之，其稽留不至者，因而迎之，必明于经隧，乃能持之，寒与热争者，导而行之，其宛陈血不结者，则而予之，必先明知二十五人，则血气之所在，左右上下，刺约毕也。

通释

黄帝说：我听说人有阴阳类型的不同，他们是如何区别的呢？伯高道：天地宇宙之间的一切事物都禀受五行之气，也离不开五行运动变化的道理，人也如此。根据人的先天禀赋不同，也各自体现着木、火、土、金、水五行性质的特征。每一类型的人又表现出五种个体差异，所以，人群中体现了25种类型。然而25种人的形体特征、性格特点与阴阳类型的人是不同的。阴阳类型的太阴之人、少阴之人、太阳之人、少阳之人、阴阳和平之人的情况我已经知道了。我想了解一下25种人的具体情况，以及由于血气不同而产生的各种特点，如何从外部表现去测知内部的生理、病理情况呢？岐伯说：问得真详细啊！这是先师秘而不传的，就是伯高也不能彻底明白其中的道理。黄帝离席后退几步，很恭敬地说：我听说，遇到适当的人而不把学术理论传授给他是重大损失，而得到了这种学术不加重视，随便泄露，将会受到上天的厌弃。我迫切希望获得这种学术知识，并领会透彻，而后密藏在金柜，不随便传扬。岐伯说：先明确木、火、土、金、水五种类型的人，后按照五色的不同加以区别，就容易知道25种人的形态了。黄帝说：我希望听你详尽地讲讲。岐伯道：一定要慎而又慎啊！就让我给你讲讲吧。

　　形体与性情秉承木性的人，属于五音中的上角，这类人的形态特征是皮肤呈青色，像东方的苍帝一样，头小面长，肩背宽大，身躯挺直，手足小，有才智，好施心机，体力不强，经常被事务困扰。对时令季节的适应是，耐受春夏不耐秋冬，秋冬季节容易感受病邪而发生疾病。此类人，类属于足厥阴肝经，性格特征是修美而稳重，是禀受木气最全的人。另外还有四种禀受木气不全的人，分左右上下四种。在木音中属于大角一类的人，在左上方，属于左足少阳经之上，其特征有柔退而畏缩不前的缺欠。在木音中属于左角一类的人，在右下方，属于右足少阳之下，其特征有过于随和顺从、唯唯诺诺的缺点。在木音中属于太角一类的人，在右上方，类属于右足少阳经之上，其特征是急功近利。在木音中属于判角一类的人，在左下方，类属左足少阳经之下，其特征是刚正而缺乏灵活。

　　在五行中属火，五音中属上徵的一类人，他们的外貌类似南方地域的人。他们的体质特征是：肤色红，脊背宽，面颊瘦，头部小，肩背、大腿及腹部的肌肉丰满，发育均匀，手足细小，步履稳重，行走时肩背常常摇摆。这类人的气质特征是：做事有气魄，对事务的处理和领会很敏捷，对钱财看得较轻，但做事常缺少信用，顾虑重重，对事物善于观察和分析，喜爱漂亮，但性情急躁，这类人不易长寿，容易发生暴病而死亡。在对时令的适应方面，他们常能适应春夏温热的气候而不太适应秋冬寒冷的气候，因而在秋冬季节容易感受邪气而发生疾病。这种类型的人与手少阴心经相配，总的特点是讲求实效，这是禀受火气最全的人。在火型人之中，还有左、右、上、下四种禀受火气不全的人，他们是质徵型、少徵型、右徵型、质判型。质徵型人，配属于左手太阳经上，特点是比较轻浮，见识肤浅；少徵型人，配属于右手太阳经下，特点是性急善动而多疑；右徵型人，配属于右手太阳经上，特点是勇于进取而不甘落后；质判型人，配属于左手太阳经下，特点是乐观、少烦恼、怡然自得。

　　形体与性情秉承土性的人，属于五音中的上宫，宛如中央的黄帝，这类人的形态特征是黄色皮肤，大头圆脸，肩背丰满而健美，腰腹壮大，两腿健壮，手足小，肌肉丰满，身体各部发育匀称，步态轻盈而又稳健。性情安稳自若，沉着冷静，不骄不躁，助人为乐，不争逐权势，善于团结人。这种类型的人对时令的适应是，能耐秋冬的寒凉，不能耐春夏的温热，春夏容易感受外邪而生病。这一类型的人在五音中称为上宫，属于足太阴脾经，是禀受土气最全的人，性格特征是诚恳而忠厚。秉承土气不全者，也分为左右上下四种，左上方，五音中属于大宫，类属于左足阳明经之上，土气不足，这种人的特征是，过于柔顺。左下方，在五音中属于加宫者，类属左足阳明经之下，土气不足，其特征是神情欣喜快活。右上方，五音中类属于少宫者，属于右足阳明经之上，土气不足，这类人的特征是，为人圆滑，左右逢源。右上方，五音中类属于左宫者，属于右足阳明经之下，土气不足，其特征是神情呆滞。

在五行中属金，五音中属上商的一类人，他们的外貌类似西方地域的人。他们的体质特征是：肤色白，面方正，头颅小，肩背窄小，腹部狭小，手足细小，足跟厚实，行动轻快。这类人的气质特征是：禀性廉洁，做事性急，能静能动，适合做官。在对时令的适应方面，他们常能适应秋冬的寒冷气候而不能太适应春夏的温热气候，因而在春夏季节里容易感受邪气而发生疾病。这种类型的人与手太阴肺经相配，总的特点是坚强不屈，这是禀受金气最全的人。在金型人之中，还有左、右、上、下四种禀受金气不全的人，他们是钛商型、左商型、右商型、少商型。钛商型人，配属于左手阳明经上，特点是廉洁奉公；左商型人，配属于左手阳明经下，特点是洒脱无牵挂；右商型人，配属于右手阳明经上，特点是能明辨是非；少商型人，配属于右手阳明经下，特点是庄重、威严。

形体与性情秉承水性的人，属于五音中的上羽，就像北方的黑帝。这类人的形态特征是皮肤黑，颜面凹凸不平，大头颅，脸庞宽广，肩小腹大，手足喜动，走路时身体摇摆晃动，腰背及臀尾部较长，对人的态度既不恭敬又不畏惧，善于欺诈，常因作恶而被杀身丧命。在对时令的适应上，耐秋冬的寒冷，不耐春夏的温热，春夏季节容易感受邪气而发病。在五音中称为上羽，属于足少阴肾经，是禀受水气最全的人，其特征是，人格卑下，邪恶奸诈。还有左右上下禀受水气不全的四种人，右上方，水音中属于太羽者，类属右足太阳经之上，水气不足，其性格特征是，心情经常郁闷不舒。右下方，水音中属于众羽者，类属右足太阳经之下，水气不足，其特征是，文静而又清高。左上方，水音中属于柽羽一类者，类属左足太阳经之上，水气不足，其特征是，安定而拘束。以上就是木、火、土、金、水五类形态的人，因禀赋不同又区分为二十五型。正因为他们的禀性是同中有异，异中有同，所以一般的人容易混淆而辨识不清。

黄帝道：有些人虽然具备了五形的体形特征，但其肤色却与相应的类型不吻合，这是什么道理呢？岐伯说：根据五行学说中的生克规律，如木形人表现为肤色黄，这是木克土，是体形的五行属性抑制了肤色的五行属性；如木形人表现出肤色白，这是金克木，是肤色的五行属性抑制了体形的五行属性，是属于形、色相克的反常现象，如果又碰上属于禁忌的年龄，再感受了病邪，就会发生疾病。如果治疗上再稍有疏忽，病情的发展就会非常严重，后果堪忧。相反，如果体形与肤色一致，那么就是正常的健康人。黄帝道：如果体形与肤色不一致、形色相克时，年龄的禁忌能够推算出来吗？岐伯说：凡是重大的年忌都适用于上述25种类型的人。重大年忌的计算常常从7岁开始算起，依次递加9年，为16岁、25岁、34岁、43岁、52岁、61岁，这些年龄都属于人的大忌之年。凡是遇到这些年份，都必须注意对精神和身体两方面的调护，否则很容易感受邪气而产生疾病。得病以后，如果再有疏忽大意，就会有生命之忧。所以，在这些年份不仅要谨慎地调护身体，防止疾病的发生，还要避免做那些不正当的事情，这些就是所说的年忌。

黄帝道：先生讲过手足三阳经脉循行在人体的上部和下部，那么经脉气血的盛衰，是怎样表现在形体上的呢？岐伯说：足阳明经脉的盛衰表现在人体上部，气充血盛则两颊的胡须多而长，血少气多则两颊的胡须不长，气少血多则两颊的胡须稀少，气血俱少则两颊没有胡须，而且口角处皮肤的皱纹特别多。足阳明经脉的盛衰表现在人体下部的，气血充足则腹毛、阴毛密而长，甚至延续到胸部；血多气少则腹毛、阴毛密而短，只长到脐部。因其血多，所以足跟有力，走路时常爱抬高两足、大踏步走路；又因为足趾间的肌肉较少，气少，所以常感到足部寒冷。血少气多则下肢容易发生冻疮；血气俱少则腹毛、阴毛全无，即使有也是稀疏枯萎，还常发生两足痿软无力，手足冰冷或者痹证疼痛等症。

足少阳经脉的盛衰表现在人体上部的，气血充足则整个腮颊部的胡须浓密而长，血多气少则整个腮颊部的胡须浓密而短，血少气多则颊部的胡须稀少，血气俱少则腮颊部没有胡须，而且感受了寒湿邪气很容易产生痹证、骨节疼痛、爪甲干枯等症。足少阳经脉的盛衰表现在人体下部的，气血充盛则小腿的毫毛密而长，外踝部位的肌肉结实；血多少气则小腿的毫毛密而短，外踝部位的皮肤坚韧厚实；血少气多则小腿外侧的毫毛稀少，外踝的皮肤薄而软；血气俱少则小腿没有毫毛，外踝部位肌肉瘦削。

足太阳经脉的盛衰表现在人体上部的，血气充盛则眉毛密而长，有的眉毛中还夹有特别长的眉毛；血多气少则眉毛枯萎无华，而且颜面常有许多细小皱纹；血少气多则颜面多肉；气血调和则颜面柔润有光泽。足太阳经脉的盛衰表现在人体下部的，血气充盛则足跟肌肉丰满结实，跟骨强健；气少血多则足跟肌肉瘦削，甚至足跟没有肌肉；血气俱少则容易发生足部转筋、痉挛、足跟疼痛等症。手阳明经脉的盛衰表现在人体上部的，血气充盛则嘴唇上面的胡须浓密而长，血少气多则嘴唇上面的胡须枯萎无光泽，血气俱少则嘴唇上面不长胡须。手阳明经脉的盛衰表现在人体下部的，血气充盛则腋毛浓密而有光泽，手掌鱼际部位的肌肉温暖；气血俱少则而手的肌肉瘦薄冰凉。

手少阳经脉的盛衰表现在人体上部的，血气充盛则眉毛又密又长，耳部滋润有光泽；血气俱少则耳轮枯萎，颜色晦暗没有光泽。手少阳经脉的盛衰表现在人体下部的，血气充盛则手部的肌肉结实丰满而温暖，气血俱少则手部肌肉消瘦而冰凉，气少血多则手部皮肉瘦薄而脉络显露。

手太阳经脉的盛衰表现在上部的，血气充盛则面部的胡须浓密，肌肉丰满而均匀；血气俱少则面部瘦削，色泽晦暗。手太阳经脉的盛衰表现在下部的，血气充盛则手掌肌肉丰满结实，血气俱少则手掌肌肉瘦薄而冰冷。

黄帝问道：这25种类型的人，在针刺治疗时，有一定的规则吗？岐伯回答说：眉毛清秀美好，是足太阳经脉气血充盛。眉毛稀疏无华，是该经脉气血均少。人体肌肉丰满而润泽，是气血有余。肥胖而不润泽，是气有余而血不足。消瘦而不润泽的是气血均不足。根据人形体的外在表现和体内气血的有余与不足，便可见知疾病的虚实、病势的顺逆，这样就能做出恰当的治疗，不致贻误病机。

黄帝问：怎样去针刺三阴三阳经脉所患的病变呢？岐伯答道：切按人迎、寸口脉，以诊察阴阳气血盛衰的变化，再沿着经络循行的部位，审视有无聚结等气血滞涩不通的现象。若气血阻滞不通，一般是患痛痹之病，是阳气严重不足，气行不畅，导致血液凝滞，治当用针刺调补气机，使阳气运行至该部位，以温通其涩滞的气血，待气血通调后，才能停止治疗。若气血结聚在小的络脉而造成浅部瘀血，治当用针刺放血来开决疏通，气血即可运行。所以，凡上部病气有余的，应采取上病下取的取穴方法，引导病气下行。凡上部正气不足的，用推而扬之的针法，促使正气上行，使气血达到新的平衡。若气迟迟不至而没有针感，或是气行迟滞而中途滞留，应在滞留之处用针迅速刺治，以接引其气，使其远达病所。要先明确经脉的循行，才能正确采用各种不同的针刺方法。若出现寒热交争的现象，应根据阴阳盛衰的不同情况，补其不足而泄其有余，调理气血达到平衡。若脉中虽有郁滞而尚未瘀结的，也应区别不同情况，给予不同的治疗。总之，必须首先熟悉25种人的不同外部特征、各部经脉上下气血的盛衰，以及内部的病理机制等具体情况，接下来针刺的各种方法和原则，也就能依此而定了。

五音五味第六十五

概说

五音，即角、徵、宫、商、羽，五味，指酸、苦、甘、辛、咸；原文用五音的 25 个变音来分属 25 人的类别，来论述人体五脏，十二经脉五色特征与饮食中的五谷、五畜、五果等五味的关系，最后着重论述妇人、宦者、天宦不能生须的机制。

原文

右徵与少徵，调右手太阳上，左商与左徵，调左手阳明上。少徵与大宫，调左手阳明上，右角与大角，调右手少阳下。大徵与少徵，调左手太阳上，众羽与少羽，调右足太阳下，少商与右商调右手太阳下，桎羽与众羽，调右足太阳下，少宫与大宫，调右足阳明下，判角与少角，调右足少阳下，钛商与上商，调右足阳明下，钛商与上角，调左足太阳下。

上徵与右徵同谷麦、畜羊、果杏，手少阴藏心，色赤味苦，时夏。上羽与大羽，同谷大豆，畜牛，果栗，足少阴藏肾，色黑味咸，时冬。上宫与大宫，同谷稷，畜牛，果枣足太阴藏脾，色黄味甘，时季夏。上商与右商，同谷黍，畜鸡，果桃手太阴藏肺，色白味辛，时秋。上角与大角，同谷麻、畜犬、果李，足厥阴藏肝，色青味酸，时春。

大宫与上角，同右足阳明上，左角与大角，同左足阳明上，少羽与大羽同右足太阳下，左商与右商，同左手阳明上，加宫与大宫同左足少阳上，质判与大宫，同左手太阳下，判角与大角同左足少阳下，大羽与大角，同右足太阳上，大角与大宫同右足少阳上，右徵、少徵、质徵、上徵、判徵、右角、钛角、上角、大角、判角。右商、少商、钛商、上商、左商。少宫、上宫、大宫、加宫、左角宫。众羽、桎羽、上羽、大羽、少羽。

黄帝曰：妇人无须者，无血气乎？岐伯曰：冲脉任脉皆起于胞中，上循背里，为经络之海，其浮而外者，循腹右上行，会于咽喉，别而络唇口，血气盛则充肤热肉，血独盛者澹渗皮肤，生毫毛。今妇人之生有余于气，不足于血以其数脱血也，冲任之脉，不荣口唇，故须不生焉。

黄帝曰：士人有伤于阴，阴气绝而不起，阴不用，然其须不去，其故，何也？宦者独去何也？愿闻其故。岐伯曰：宦者去其宗筋，伤其冲脉，血泻不复，皮肤内结，唇口内荣故须不生。

黄帝曰：其有天宦者，未尝被伤，不脱于血，然其须不生其故何也？岐伯曰：此天之所不足也，其任冲不盛、宗筋不成，有气无血，唇口不荣，故须不生。

黄帝曰：善乎哉！圣人之通万物也，若日月之光影，音声鼓响，闻其声而知其形，其非夫子，孰能明万物之精。是故圣人，视其颜色黄赤者，多热气，青白者少热气，黑色者多血少气，美眉者，太阳多血；通髯极须者，少阳多血，美须者阳明多血，此其时然也。夫人之常数，太阳常多血少气，少阳常多气少血，阳明常多血多气，厥阴常多气少血，少阴常多血少气，太阴常多血少气，此天之常数也。

通释

病人属于火音中的右徵和少徵那一类，就应当调治其右侧手太阳小肠经的上部。病人属于金音中的左商和火音中的左徵那一类，就应当调治其左侧手阳明大肠经的上部。病人属于火音中的少徵和土音中的大宫那一类，就应当调治其左侧手阳明大肠经的上部。病人属于木音中的右角和大角那一类，就应当调治其右侧足少阳胆经的下部。病人属于火音中的大徵和少徵那一类，就应当调治其左侧手太阳小肠经的上部。病人属于水音中的众羽和少羽那一类，就应当调治其右侧足太阳膀胱经的下部。病人属于金音中的少商和右商那一类，就应当调治其右侧手太阳小肠经的下部。病人属于水音中的桎羽和众羽那一类，就应当调治其右侧足太阳膀胱经的下部。病人属于土音中的少宫和大宫那一类，就应当调治其右侧足阳明胃经的下部。病人属于木音中的判角和少角那一类，就应当调治其右侧足少阳胆经的下部。病人属于金音中的钛商和上商那一类，就应当调治其右侧足阳明胃经的下部。病人属于金音中的钛商和木音中的上角那一类，就应当调治其左侧足太阳膀胱经的下部。

上徵与右徵同属火音之人，在五谷中为麦，在五畜中为羊，在五果中为杏，在经脉中为手少阴经，在五脏中为心脏，在五色中为赤色，在五味中为苦味，在五时中为夏季。上羽与大羽同属水音之人，在五谷中为大豆，在五畜中为猪，在五果中为栗，在经脉中为足少阴经，在五脏中为肾脏，在五色中为黑色，在五味中为咸味，在五时中为冬季。上宫与大富同属土音之人，在五谷中为稷，在五畜中为牛，在五果中为枣，在经脉中为足太阴经，在五脏中为脾脏，在五色中为黄色，在五味中为甜味，在五时中为长夏。上商与右商同属金音之人，在五谷中为黍，在五畜中为鸡，在五果中为桃，在经脉中为手太阴经，在五脏中为肺脏，在五色中为白色，在五味中为辛味，在五时中为秋季。上角与大角同属木音之人，在五谷中为麻，在五畜中为犬，在五果中为李，在经脉中为足厥阴经，在五脏中为肝脏，在五色中为青色，在五味中为酸味，在五时中为春季。

属于土音中的大宫和木音中的上角一类的人患病，都应治其右侧足阳明胃经的上部。属于木音中的左角与大角一类的人患病，都应治其左侧足阳明胃经的上部。属于水音中的大羽与少羽一类的人患病，都应治其右侧足太阳膀胱经的下部。属于金音中的左商与右商一类的人患病，都应治其左侧手阳明大肠经的上部。属于土音中的加宫与大宫一类的人患病，都应治其左侧足少阳胆经的上部。属于火音中的质判与土音中的大宫一类的人患病，都应治其左侧手太阳小肠经的下部。属于木音中的判角与大角一类的人患病，都应治其左侧足少阳胆经的下部。属于水音中的大羽与木音中的大角一类的人患病，都应治其右侧足太阳膀胱经的上部。属于木音中的大角与土音中的大宫一类的人患病，都应治其右侧足少阳胆经的上部。右徵、少徵、质徵、上徵、判徵，属于火音的五个不同类型。右角、钛角、上角、大角、判角，属于木音的五个不同类型。右商、少商、钛商、上商、左商，属于金音的五个不同类型。少宫、上宫、大宫、加宫、左宫，属于土音的五个不同类型。众羽、桎羽、上羽、大羽、少羽，属于水音的五个不同类型。

黄帝问：女性不长胡须，是没有血气的缘故吗？岐伯答道：冲脉和任脉都起于胞中，沿脊背里侧向上循行，是经脉和络脉气血汇聚的场所。循行外部表浅部位者，循腹部上行，在咽喉部交会，其中的一个分支，别出咽喉，环口、唇循行。血气充盛则肌肤得到气血温煦和濡养而肌肉丰满，皮肤润泽，只有营血亢盛且渗灌到皮肤中，毫毛才会生长。但是，女性的生理特点是气有余而血不足，因为每月都有月经排出体外，冲任之脉的血气，不足以营养口唇周围，所以女性不生胡须。

黄帝又问道：男性中有人损伤了阴器，造成阳痿而不能勃起，丧失了性功能，但他的胡须仍然继续生长是什么原因呢？而宦官的胡须因受阉割便不再生长了，这又是什么原因呢？请你讲讲其中的道理。岐伯回答说：宦官受阉割是将睾丸切除，伤及冲脉而使冲脉之血外泄，伤口愈合后皮肤干结，导致冲任二脉血液不能正常循行。口唇周围得不到血液荣养，所以不再生胡须。

黄帝问：有人是天阉，宗筋没受外伤，也不像女性那样定期排出月经，但是也不长胡须，这是什么原因呢？岐伯回答说：这属于先天性生理缺陷，这类人冲脉和任脉都不充盛，阴茎和睾丸发育也不健全，虽然有气，而血不足，不能上行荣养口唇四周，所以也不能生长胡须。

黄帝说：讲得太好了！具有高度智慧的人能通晓万事万物，就像日月的光芒，立其竿就能见其影，擂鼓作响，听到声音就能知道它的形状，由此可以知彼，除你之外，谁还精通这些事理呢？所以有才智的人，看到他人容颜和气色的变化，便知道体内气血的盛衰。如面色黄赤，便知体内气血有热。出现青白色，就是气血有寒。黑色，是多血少气。眉目清秀是太阳经多血。须髯很长是少阳经多血。胡须美好是阳明经多血。上述是一般规律。人体内各经脉气血的一般情况是太阳经通常是多血少气，少阳经一般是多气少血，阳明经多血多气，厥阴经多气少血，少阴经多血少气，太阴经也常是多血少气。这是人体生理的正常规律。

百病始生第六十六

概说

百病，是泛指多种疾病。始生，指疾病发生的始因。

本篇的主题思想，是通过病邪伤害人体的途径，病邪的传变及其一般见症等方面，阐明了内伤病及外感病的致病因素及其一般的发病规律。由于本篇所论的疾病较为广泛，所以篇名"百病始生"。

原文

黄帝问于岐伯曰：夫百病之始生也，皆于风雨寒暑，清湿喜怒，喜怒不节则伤脏，风雨则伤上，清湿则伤下。三部之气所伤异类，愿闻其会。岐伯曰：三部之气各不同，或起于阴，或起于阳，请言其方。喜怒不节则伤脏，脏伤则病起于阴也，清湿袭虚，则病起于下，风雨袭虚，则病起于上，是谓三部，至于其淫泆，不可胜数。

黄帝曰：余固不能数，故问先师，愿卒闻其道。岐伯曰：风雨寒热，不得虚，邪不能独伤人。卒然逢疾风暴雨而不病者，盖无虚，故邪不能独伤人。此必因虚邪之风，与其身形，两虚相得，乃客其形。两实相逢，众人肉坚，其中于虚邪也，因于天时，与其身形，参以虚实，大病乃成。气有定舍，因处为名，上下中外，分为三员。

是故虚邪之中人也，始于皮肤，皮肤缓则腠理开，开则邪从毛发入，入则抵深，深则毛发立，毛发立则淅然，故皮肤痛。留而不去，则传舍于络脉，在络之时，痛于肌肉，其痛之时，息，大经乃去。留而不去，则传舍于经，在经之时，洒淅喜惊。留而不去，传舍于俞，在俞之时，六经不通四肢，则肢节痛，腰脊乃强。留而不去，传舍于伏冲之脉，在伏冲之时，体重身痛。留而不去，传舍于肠胃，在肠胃之时，贲响，腹胀，多寒则肠鸣飧泄，食不化，多热则溏出糜。留而不去，传舍于肠胃之外，募原之间，留着于脉，稽留而不去，息而成积。或着孙脉，若着络脉，或着经脉，或着俞脉，或着于伏冲之脉，或着于膂筋，或着于肠胃之募原，上连于缓筋，邪气淫泆，不可胜论。

黄帝曰：愿尽闻其所由然。岐伯曰：其着孙络之脉而成积者，其积往来上下，臂手孙络之居也，浮而缓，不能句积而止之，故往来移行肠胃之间，水凑渗注灌，濯濯有音，有寒则䐜䐜满雷引，故时切痛。其着于阳明之经，则挟脐而居，饱食则益大，饥则益小。其着于缓筋也，似阳明之积，饱食则痛，饥则安。其着于肠胃之募原也，痛而外连于缓筋，饱食则安，饥则痛。其着于伏冲之脉者，揣之应手而动，发手则热气下于两股，如汤沃之状。其着于膂筋，在肠后者，饥则积见，饱则积不见，按之不得。其着于输之脉者，闭塞不通，津液不下，孔窍干壅，此邪气之从外入内，从上下也。

黄帝曰：积之始生，至其已成，奈何？岐伯曰：积之始生，得寒乃生，厥乃成积也。黄帝曰：其成积奈何？岐伯曰：厥气生足悗，悗生胫寒，胫寒则血脉凝涩，血脉凝涩则寒气上入于肠胃，入于肠胃则䐜胀，䐜胀则肠外之汁沫迫聚不得散，日以成积。卒然多食饮，则肠满，起居不节，用力过度，则络脉伤，阳络伤则血外溢，血外溢则衄血，阴络伤则血内溢，血内溢则后血。肠胃之络伤则血溢于肠外，肠外有寒，汁沫与血相搏，则并合凝聚不得散，而积成矣。卒然外中于寒，若内伤于忧怒，则气上逆，气上逆则六俞不通，温气不行，凝血蕴里而不散，津液涩渗，着而不去，而积皆成矣。

黄帝曰：其生于阴者奈何？岐伯曰：忧思伤心，重寒伤肺，忿怒伤肝，醉以入房，汗出当风伤脾，用力过度若入房汗出浴，则伤肾，此内外三部之所生病者也。

黄帝曰：善。治之奈何？岐伯答曰：察其所痛，以知其应，有余不足，当补则补，当泻则泻，毋逆天时，是谓至治。

通释

黄帝问岐伯说：许多病的开始发生，大多是由于感受了风雨寒暑、清湿之气或精神受到刺激。精神过激则伤害内脏，风雨则伤害人体的上部，清湿则伤害人体的下部。以上三种邪气，伤害人体的部位是不同的，愿听你讲讲它们是怎样结合起来的。岐伯答：三种邪气的性质各不相同，所以开始发病的部位也不一样，有的先从人体内脏开始，有的先从肌表并始。让我谈谈其中的规律。精神刺激易伤害内脏，内脏被伤则病起于里；清湿乘虚侵袭人体，其病多起于下部；风雨乘虚侵袭人体，则病多起于上部，这就是疾病开始发生的三个部位。至于病邪在体内的侵淫变化，这是难以数清的。

黄帝说：我的确搞不清楚，所以向先师请教，希望能听您详尽地谈谈疾病发生的规律。岐伯答：风雨寒热等外邪，不遇到正气虚的人，邪气是不能伤害人体的。突然遇到疾风暴雨而不发病的，这是由于他的正气不虚，所以，外邪是不能单独伤人的。

外感发病，必定是既有虚邪又有人体的正气不足，两虚遇到一起，邪气才能侵入人体。如果气候正常，正气充足，人的肌肉坚实，就不为邪气所侵犯。之所以能为虚邪所中，是因为天气和人体两方面的因素，也就是因人体正气虚弱，又遇到强烈的外邪，虚实相合，这样，严重的疾病就会发生。病邪伤人有一定的部位，根据部位的不同而决定病名。可按上下中外，分为三部分。

所以外来虚邪伤害人体，首先侵袭皮肤，使皮肤弛缓，腠理开泄，邪气从皮毛侵袭并逐步深入，继而皮毛收缩，毫毛竖起，就出现怕冷。由于气血凝滞，所以周身皮肤疼困痛疼。邪气留着不去，就向内传注到络脉，在络脉时，因阻碍了络脉气血的运行，就发生肌肉疼痛。若肌肉时痛时止，经脉就有代替络脉受邪的可能。所以在络脉的病邪留着不去，向内传注到经脉，在经脉时，就出现怕冷，甚至全身发抖。再留着不去，就向内传注到输脉，邪在输脉，阻碍六经气血不能通达于四肢，则出现肢节疼痛，腰与脊柱也出现强硬。再留着不去，就向内传注到脊柱内的伏冲脉，邪在伏冲脉时，因脉内气血循行不畅就出现身体沉重痛疼。再留着不去，就向内传注到肠胃，在肠胃时，出现腹中雷鸣和腹胀，若偏寒则肠鸣泄泻完谷不化，饮食也不消化；若偏热则大便稀薄，糜烂，恶臭。再留着不去，就传注到到肠胃之外膜原之间，邪留着在该处的血脉之中。若久而不去，邪气停聚就形成积病。病邪侵犯人体，有的停聚在孙脉，有的停聚在络脉，有的停聚在经脉，有的停聚在输脉，有的停聚在脊内的冲脉，有的停聚在脊柱的筋膜，有的停留在肠胃外的肓膜，以至于波及腹壁的筋膜。总之，邪气侵入人体后的变化是极其复杂的，不可能一一论述。

黄帝说：我愿意详尽地听您讲一下由于邪气留著而成积的原因、症状。岐伯说：邪气留著在孙络而形成积症的，若推之，其积可以上下往来活动，这是邪气留结在大肠和小肠的孙络。因为此处络脉浮浅而弛缓不急，不能拘束其积而把它留著起来，所以就往来移行于肠胃之间。若有水的，则渗灌溉于内，会有流水一样的声音。若有寒的，则出现肠鸣胀满、腹痛等症状，甚至痛如刀割。如果邪气留著在足阳明胃经而成积的，其积则居于脐的两旁。因阳明属胃，胃主受纳水谷，所以绝食后其积块显大，饥时其积块显小。若邪气留著于腹内之筋而成积的，它的形状和阳明之积相似，吃饱后则感觉胀痛，饥饿时则现安静。如果邪气留着在肠胃的募原而成积，其疼痛会向外牵连到肌肉间的缓筋，饱食后则不痛，饥饿时则疼痛。若邪气留著于伏冲之脉而成积的，用手按其股内侧时，会有蠕动的感觉。手若离开，会有热气向两股下行，就像热汤浇灌一样。如果邪气留著于脊内之筋，因为此筋紧靠脊骨，故在肠胃之后，这样饥时肠胃空虚，积形可以见到，饱时肠胃充满，就见不到，也摸不着。输脉是流通气血、转输津液的脉道，若邪气留著于此，则脉道闭塞气血不能流通，津液不能输布，所以体表的孔窍干燥而壅塞。以上所说的现象，都是病起于阳，邪气自外而内，从上而下，以次相传的道理。

黄帝说：积病从发生到形成是怎样的？岐伯说：积病的发生，是由于感受了寒邪，寒气上逆逐渐形成了积病。黄帝说：积病形成的过程是怎样的呢？岐伯说：寒邪从下上逆就是发生足部酸困、疼痛、活动不便，以及足与小腿感到寒冷。足胫寒冷则该处血脉运行不畅，致使寒邪向上侵入肠胃。由于寒邪侵入肠胃，则水谷运化不利，就出现腹部胀满，并引起寒邪与肠外的汁沫凝聚不得散，日久就形成积病。突然饮食过多，肠胃胀满，再加之生活起居不节制，或用力过度等，都能使络脉受伤。若阳络受伤，就会导致血向外溢，血向外溢就发生衄血；如果阴络受伤，就会导致血向内溢，血向内溢就发生大便下血。如果肠胃的络脉受伤，血流溢于肠外，倘若肠外有寒，此处津液与外溢的血液凝聚，久而不散，逐渐增大，就形成积症了。又有因突然受到寒邪侵袭，而内又有忧怒等精神刺激：就会使气上逆，气上逆则手足六经的输穴壅滞不通，以致阳气不能畅行，引起血凝在里不能消散，津液的输布也发生涩滞，停留日久，也就形成积病了。

黄帝问：疾病生于内脏，又是怎样的情况呢？岐伯答：忧虑思虑过度就会伤害心脏，形体有寒，再受饮食的寒冷，就会伤害肺脏；忿恨恼怒就会伤害肝脏；酒醉饭饱后入房，出汗后感受风邪就会伤害脾脏；劳伤太过，入房后汗出又去洗浴，就会伤害肾脏。这就是人体上下及内脏三部分所发生的病症。

黄帝说：讲得好。那么，治疗这些病的原则是什么呢？岐伯回答说：只要观察其病痛所在之处，就能知道疾病发生在上、中、下三部的某一部位，以及产生疾病的原因。对邪盛有余和正气不足的病证，当补的就补，当泻的就泻，同时不要违背自然界的四时气候变化的规律，这些就是最有效的治疗措施。

行针六十七

概说

　　行针，指针刺手法，本文论述了因人的体质不同，阴阳气血的差异而对针刺应生不同的反应，且文中强调，针对不同的情况，应采取不同的针刺方法。

原文

　　黄帝问于岐伯曰：余闻九针于夫子，而行之于百姓，百姓之血气，各不同形，或神动而气先针行；或气与针相逢；或针已出，气独行；或数刺乃知；或数刺病益剧。凡此六者，各不同形，愿闻其方。岐伯曰：重阳之人，其神易动，其气易往也。

　　黄帝曰：何谓重阳之人？岐伯曰：重阳之人，熇熇高高，言语善疾，举足善高，心肺之脏气有余，阳气滑盛而扬，故神动而气先行。

　　黄帝曰：重阳之人而神不先行者，何也？岐伯曰：此人颇有阴者也。黄帝曰：何以知其颇有阴者也。岐伯曰：多阳者多喜；多阴者多怒，数怒者易解，故曰颇有阴。其阴阳之离合难，故其神不能先行也。

　　黄帝曰：其气与针相逢奈何？岐伯曰：阴阳和调，而血气淖泽滑利，故针入而气出，疾而相逢也。

　　黄帝曰：针已出而气独行者，何气使然？岐伯曰：其阴气多而阳气少，阴气沉而阳气浮者，内藏，故针已出，气乃随其后，故独行也。

　　黄帝曰：数刺乃知，何气使然？岐伯曰：此人之多阴而少阳，其气沉而气往难，故数刺乃知也。

　　黄帝曰：针入而气逆者，何气使然？岐伯曰：其气逆与其数刺病益甚者，非阴阳之气，浮沉之势也。此皆粗之所败，工之所失，其形气无过焉。

通释

黄帝向岐伯问道：我听先生讲了九针的用法之后，在给百姓针刺治病时，却发现百姓的血气盛衰各不相同，也就有不同的针刺反应。有的神气易于激动，在进针之前，似乎就有得气的感觉；有的刚刚进针就有得气的感觉；有的则在出针之后才有得气的感觉；有的则要几次进针才有得气的感觉；有的进针后还会出现气逆、晕针等不良反应；有的进针多次后病情反而加重。以上这六种情况，表现各自不相同，很想听听其中的道理。

岐伯说：阳气偏旺的人，他的神气容易激动，所以针刺时很快就会产生得气的感觉。黄帝道：什么样的人算是阳气偏旺的人呢？岐伯说：阳气偏旺的人，阳气炽热如火，快言快语，办事风风火火，举手投足干净利落。这种人心肺的阳气有余，阳气滑利亢盛而发散，针刺时神气易于激动，所以在进针之前似乎就有得气的感觉。

黄帝道：有些阳气偏旺的人，神气却难以激动，又为什么呢？岐伯说：因为这种人的阴气同样是偏盛的。黄帝道：怎么知道这种人的阴气也偏盛呢？岐伯说：阳气偏旺的人，心情愉悦，多喜易乐；而阴气同时偏盛的人，容易忿怒，爱发脾气，但发怒之后，也容易缓解，平静下来，所以说是阴气也偏盛。由于这种人的阴阳互不协调配合，所以神气不易激动，针刺得气的感觉也就难以先行产生。

黄帝问：有的患者对针刺很敏感，下针后很快得气，这是什么道理呢？岐伯答道：这是因为人的阴阳均衡协调，气血濡润和畅，所以进针以后就很快出现得气的反应。

黄帝又问：有的人在起针以后，才出现反应，其内在的机制是什么呢？岐伯回答说：因为这种人多阴而少阳，阴的性质主沉降，阳的性质主升浮，阴偏盛则沉潜敛藏占优势，所以针刺时反应迟缓，当出针以后，阳气随其针而上浮，才出现反应。

黄帝问：经过几次针刺治疗才出现反应，是什么道理呢？岐伯答道：这是因为这种人多阴而少阳，其气机沉潜至深，反应低下而气难至，对针刺极不敏感，所以通过几次针刺后才出现反应。

黄帝问：有的人刚刚进针即出现气逆晕针的不良反应，这是什么道理？岐伯答道：进针后出现气逆晕针的不良反应，还有经过多次针刺治疗后病情反而加重恶化者，并不是患者的体质阴阳偏盛偏衰，以及气机的升浮沉降造成的，都是因为医生本身技术不高明，是治疗上的失误，与患者的形气体质无关。

上膈第六十八

概说

上膈，指上膈之症；原文讨论了下膈证候的发病原因、机制及症状，且指出了本证转内痈证的过程和机制，鉴别其深浅的方法。

原文

黄帝曰：气为上膈者，食饮入而还出，余已知之矣。虫为下膈，下膈者，食晬时乃出，余未得其意，愿卒闻之。岐伯曰：喜怒不适，食饮不节，寒温不时，则寒汁流于肠中，流于肠中则虫寒，虫寒则积聚，守于下管，则肠胃充郭，卫气不营，邪气居之。人食则虫上食，虫上食则下管虚，下管虚则邪气胜之，积聚以留，留则痈成，痈成则下管约，其痈在管内者，即而痛深，其痈在外者，则痈外而痛，浮痈上皮热。

黄帝曰：刺之奈何？岐伯曰：微按其痈，视气所行，先浅刺其傍，稍内益深，逐而刺之，毋过三行，察其沉浮，以为深浅。已刺必熨，令热入中，日使热内，邪气益衰，大痈乃溃。伍以参禁，以除其内，恬憺无为，乃能行气，后以咸苦，化谷乃下矣。

通释

黄帝道：因气机郁滞在上部，导致进食梗阻，刚刚食入就马上吐出的"上膈"病，我已经知道了。但因蛔虫积聚梗阻于下部，致使食物入胃以后，间隔24小时才吐出的"下膈"病，我还不太明白，希望您能全部讲给我听。岐伯说：由于情志变化异常，饮食没加节制，寒温没有注意，使寒湿下流肠中，肠中必然寒冷，蛔虫避寒就暖而上窜，积聚于胃脘的下部，下脘堵塞不通，肠胃就会扩张脾胃阳气失于温运，寒冷之邪更加会留滞不散。当人进食的时候，蛔虫嗅到食味而向上索食。于是，下脘空虚，邪气乘虚侵入，积聚不散，留滞日久而形成内痈。内痈形成后，必然管腔狭窄，下脘不通，以致食后经过 24 小时，仍然会吐出来。至于内痈，如果长在下脘之内的，疼痛的部位就较深；如果长在下脘之外的，疼痛的部位就较浅，而且长痈部位的皮肤发烫。

黄帝道：该如何运用针刺治疗呢？岐伯说：用手轻轻触按长痈的部位，仔细观察病人的表现，然后灵活施用针刺。一般是先浅刺痈的四周，稍后逐渐深刺，然后退针，继而又深刺，如此反复进行，但不宜超过三个来回。应根据病位浅深来决定是浅刺还是深刺。针刺完毕后，一定要给予热熨疗法，要使热气透达于内，以助阳气日渐温通，邪气就会逐渐消退，再大的痈肿也会随之溃散。还要配合适当的护理，不要违犯各种治疗上的禁忌，嘱病人要调畅情志、节制饮食、注意冷暖、劳逸适度，以消除再伤内脏的致病因素，从而使真气得以充盛，胃肠之气得到恢复。最后可服用咸苦之类的药物，一则润下软坚，二则温养肠胃。只要胃肠气机通降，食物消化下行，病就容易好，就不会再发生食入时呕吐了。

忧恚无言第六十九

概说

忧恚无言，指由激愤怨恨所致的暴喑症。原文阐述了人体的发声器官及发声的机制。强调了会厌与舌在发声中的重要作用，进而说明了无音的原因和病理机制，并指出治疗暴喑应采用泻足少阴的原则。

原文

黄帝问于少师曰：人之卒然忧恚，而言无音者，何道之塞？何气出行？使音不彰？愿闻其方。少师答曰：咽喉者，水谷之道也。喉咙者，气之所以上下者也。会厌者，音声之户也。口唇者，音声之扇也。舌者，音声之机也。悬雍垂者，音声之关者。颃颡者，分气之所泄也。横骨者，神气所使，主发舌者也。故人之鼻洞，涕出不收者，颃颡不开，分气失也。是故厌小而疾薄，则发气疾，其开阖利，其出气易。其厌大而厚，则开阖难，其气出迟，故重言也。人卒然无音者，寒气客于厌，则厌不能发，发下能下，至其开阖不致，故无音。

黄帝曰：刺之奈何？岐伯曰：足之少阴，上系于舌，络于横骨，终于会厌。两泻其血脉，浊气乃辟。会厌之脉，上络任脉，取之天突，其厌乃发也。

通释

黄帝问少师道：有人由于突然忧郁或愤怒，引起张口说话但不能发音，是人体内哪一条通道阻塞了，又是哪种气机障碍而使气不能通行，才导致不能发声，希望听一听其中的道理。少师回答说：咽部下通于胃，是受纳水谷的必经之路。喉咙下通于肺，是气息呼吸出入的道路。会厌在咽部和喉咙之间，能够开启和闭合，是声音发出的门户。口唇的开张和闭合，犹如开启言语声音的两扇门。舌体上下前后运动，是言语声音的枢机。悬雍垂，是发音成声的关键所在。颃颡又称后鼻道，声音气流一部分由此通过，协助发声。横骨因舌骨横于舌根而得名，受意识支配，是控制舌体运动的组织。所以，鼻腔涕液流而不能收摄，则颃颡闭塞不通，分气失职，多伴有鼻塞声重。会厌薄小的人一般呼吸畅快，开合流利，所以语言流畅；若会厌厚大，开合就不利，气体出入迟缓，所以说话滞涩或者口吃不畅。如果人突然失音，是因为会厌感受了风寒之邪，气道不利，会厌启闭失权，气机不畅，发声器官功能失调，就形成了所谓的失音证。

黄帝问：如何用针刺治疗失音证呢？岐伯答道：足少阴肾的经脉，从足部上行，一直联结到舌根部，并联络着横骨，终止于喉间的会厌。针刺治疗时，应当取足少阴肾经上联于会厌的血脉，用泻法重复两次，放血泻其邪气，浊邪才能排出。足少阴肾经在会厌的络脉，同任脉相联结，再取任脉的天突穴进行刺治，会厌便能恢复开合，发声即可恢复正常。

寒热第七十

概说

寒热，为瘰疬病者的症状，原文介绍了瘰疬病的发病原因，病理机制、治疗方法和预后的判断。

原文

黄帝问于岐伯曰：寒热瘰疬在于颈腋者，皆何气使生？岐伯曰：此皆鼠瘘，寒热之毒气也，留于脉而不去者也。

黄帝曰：去之奈何？岐伯曰：鼠瘘之本，皆在于脏，其末上出于颈腋之间，其浮于脉中而未内着，于肌肉而外为脓血者，易去也。

黄帝曰：去之奈何？岐伯曰：请从其本引其末，可使衰去，而绝其寒热。审按其道以予之，徐往徐来以去之，其小如麦者，一刺知，三刺而已。

黄帝曰：决其生死奈何？岐伯曰：反其目视之，其中有赤脉，上下贯瞳子，见一脉，一岁死；见一脉半，一岁半死；见二脉，二岁死；见二脉半，二岁半死；见三脉，三岁而死。见赤脉不下贯瞳子，可治也。

通释

黄帝问岐伯道：长在颈部或腋下的，并伴有发冷发热的瘰疬病，都是些什么邪气引起的呢？岐伯说：这都是鼠瘘病的寒热邪毒之气，留滞在经脉中，日久不能消除所致。

黄帝道：怎样才能把它去掉呢？岐伯说：鼠瘘病的病根在内脏，它的症状反应却在颈部或腋窝。如果毒气仅仅伤害浅表的脉络，还未内伤肌肉，也没有脓血外流的话，就容易消除。

　　黄帝道：该怎样治疗呢？岐伯答说：应该从导致疾病的根本原因入手，把毒邪从内脏引出来。只要毒邪消散了，发冷发热就会彻底消失。要查清病变究竟发生在何脏何经，然后据脏施治，循经取穴，正确治疗。用针时，宜缓慢进针或出针，就可以消除瘰疬。如果瘰疬很小，形如麦粒那么大的，针刺1次就会见效，连针3次就可痊愈。

　　黄帝道：怎样判断病人的生死预后呢？岐伯说：把病人的眼皮翻开来看看，如果白睛上有红色血丝从上向下贯穿瞳孔的，就说明病情很重，预后不好。如果出现1根血丝的，1年左右后死亡；出现1根半血丝的，1年半左右死亡；出现2根血丝的，2年左右死亡；出现2根半血丝的，2年半左右死亡；出现3根血丝的，3年左右死亡。如果出现血丝，但并没有向下贯穿瞳孔的，说明病情不是很严重，还可以医治。

邪客第七十一

概说

　　邪客，指邪气客于人体，原文以邪客为论题讨论了外邪侵袭人体的针刺方法。首先谈了失眠症的发病机理，治疗除用针刺疏通经脉，可兼用半夏秫米汤，此外，原文还介绍了持针纵舍的操作方法和临床意义。

原文

　　黄帝问于伯高曰：夫邪气之客人也，或令人目不瞑，不卧出者，何气使然？伯高曰：五谷入于胃也，糟粕、津液、宗气，分为三隧。故宗气积于胸中，出于喉咙，以贯心脉，而行呼吸焉。营气者，泌其津液，注之于脉，化以为血，以荣四末，内注五脏六腑，以应刻数焉。卫气者，出其悍气之剽疾，而先行于四末，分肉皮肤之间，而不休者也。昼日行于阳，夜行于阴，常从足少阴之分间，行于五脏六腑。今厥气客于五脏六腑，则卫气独卫其外，行于阳不得入于阴。行于阳则阳气盛，阳气盛则阳跷陷，不得入于阴，阴虚，故目不瞑。

　　黄帝曰：善。治之奈何？伯高曰：补其不足，泻其有余，调其虚实，以通其道，而去其邪。饮以半夏汤一剂，阴阳已通，其卧立至。黄帝曰：善。此所谓决渎壅塞，经络大通，阴阳和得者也。愿闻其方。伯高曰：其汤方，以流水千里以外者八升，扬之万遍，取其清五升，煮之，炊以苇薪火，沸置秫米一升，治半夏五合，徐炊，令竭为一升半，去其滓，饮汁一小杯，日三稍益，以知为度，故其病新发者，复杯则卧，汗出则已矣。久者，三饮而已也。

　　黄帝问于伯高曰：愿闻人之肢节以应天地奈何？伯高答曰：天圆地方，人头圆足方以应之。天有日月，人有两目；地有九州，人有九窍；天有风雨，人有喜怒；天有雷电，人有声音；天有四时，人有四肢；天有五音，人有五脏；天有六律，人有六腑；

天有冬夏，人有寒热；天有十日，人有手十指；辰有十二，人有足十指，茎垂以应之，女子不足二节，以抱人形；天有阴阳，人有夫妻；岁有三百六十五日，人有三百六十五节；地有高山，人有肩膝；地有深谷，人有腋腘；地有十二经水，人有十二经脉；地有泉脉，人有卫气；地有草蓂，人有毫毛；天有昼夜，人有卧起；天有列星，人有牙齿；地有小山，人有小节；地有山石，人有高骨；地有林木，人有募筋；地有聚邑，人有腘肉；岁有十二月，人有十二节；地有四时不生草，人有无子。此人与天地相应者也。

黄帝问于岐伯曰：余愿闻持针之数，内针之理，纵舍之意，扞皮开腠理，奈何？脉之屈折，出入之处，焉至而出，焉至而止。焉至而徐，焉至而疾，焉至而入，六腑之输于身者，余愿尽闻，少序别离之处，离而入阴，别而入阳，此何道而从行，愿尽闻其方。岐伯曰：帝之所问，针道毕矣？

黄帝曰：愿卒闻之。岐伯曰：手太阴之脉，出于大指之端，内屈循白肉际，至本节之后太渊，留以澹，外屈上于本节下，内屈与阴诸络会于鱼际，数脉并注，其气滑利，伏行壅骨之下，外屈出于寸口而行，上至于肘内廉，入于大筋之下，内屈上行臑阴，入腋下，内屈走肺。此顺行逆数之屈折也。心主之脉，出于中指之端，内屈循中指内廉以上，留于掌中，伏行两骨之间，外屈出两筋之间，上至肘内廉，入于小筋之下，留两骨之会，上入于胸中，内络于心脉。

黄帝曰：手少阴之脉，独无俞，何也？岐伯曰：少阴，心脉也。心者，五脏六腑之大主也，精神之所舍也，其脏坚固，邪弗能容也。容之则心伤，心伤则神去，神去则死矣。故诸邪之入于心者，皆在于心之包络。包络者，心主之脉也，故独无俞焉。

黄帝曰：少阴独无俞者，不病乎？岐伯曰：其外经病而藏不病，故独取其经于掌后锐骨之端。其余脉出入屈折，其行之徐疾，皆如手少阴心主之脉行也。故本俞者，皆因其气之虚实疾徐以取之，是谓因冲而泻，因衰而补，如是者，邪气得去，真气坚固，是谓因天之序。

黄帝曰：持针纵舍奈何？岐伯曰：必先明知十二经脉之本末，皮肤之寒热，脉之盛衰滑涩。其脉滑而盛者，病日进；虚而细者，久以持；大以涩者，为痛痹。阴阳如一者，病难治。其本本末尚热者，病尚在；其热已衰者，其病亦去矣。持其尺，察其肉之坚脆，大小滑涩，寒温燥湿。因视目之五色，以知五脏，而决死生。视其血脉，察其色，以知其寒热痛痹。

黄帝曰：持针纵舍，余未得其意也。岐伯曰：持针之道，欲端以正，安以静。先知虚实而行疾徐。左手执骨，右手循之。无与肉果。泻欲端以正，补入闭肤。辅针导气，邪得淫泆，真气得居。

黄帝曰：抒皮开腠理奈何？岐伯曰：因其分肉，左别其肤，微内而徐端之，适神不散，邪气得去。

黄帝问于岐伯曰：人有八虚，各何以候？岐伯答曰：以候五脏。

黄帝曰：候之奈何？岐伯曰：肺心有邪，其气留于两肘；肝有邪，其气流于两腋；脾有邪，其气留于两髀；肾有邪，其气留于两腘。凡此八虚者，皆机关之室，真气之所过，血络之所游。邪气恶血，固不得住留。住留则伤筋络骨节；机关不得屈伸，故拘挛也。

黄帝问伯高道：邪气侵袭人体，有时令人不能闭目安眠，为什么呢？伯高回答说：食物进入胃中，通过消化吸收后，宗气聚于上焦，津液出于中焦，糟粕由下焦排出体外，即进入体内的食物共有三条走向。上焦的宗气积聚在胸中，上出于喉咙，贯通心肺而行呼吸之气。中焦化生营气，分泌津液，渗注于脉中而化为血液。在外可以荣养四肢，向内灌注于五脏六腑，营运周身与昼夜的时间相应。卫气，是水谷所化生的悍气，流动迅猛滑利，首先行于四肢、分肉、皮肤之中。白天从足太阳膀胱经开始运行于人体的阳分，夜间常以足少阴肾经为起点运行于阴分，不停地运行于周身，若有厥逆之气滞留五脏六腑，则迫使卫气只能在阳分运行而不得入于阴分。由于卫气仅行于阳分，在表的阳气就偏胜，使阳跷脉气充满。卫气不能入于阴分则阴虚，所以导致失眠。

黄帝说：讲得很好。那该怎样治疗呢？伯高回答说：首先用针刺补其阴分的不足，泻其阳分的有余，使阴阳相互协调，疏通营卫运行的道路，消除引起营卫逆乱的邪气。然后再服用半夏汤一剂，通调阴阳经气，便可立即安卧入睡。黄帝说：讲得好，这种针药并用的治法，真好像掘开水道、清除瘀塞一样，使经络通畅，阴阳调和。希望把半夏汤的组成、制法和服用方法告诉我。伯高回答说：半夏汤，是用千里长流水8升，先煮此水，用勺扬之千万遍，然后沉淀澄清，取上面的清水5升，用芦苇做燃料再煮之，水沸后，放入秫米1升，制半夏5合，继续用火慢慢地煎熬，煎至药汤浓缩到1升半时，去掉药渣即成。每次服用1小杯，每日服用3次，逐次稍微加量，以见效为度。若病是新发的，服药后很快就能入睡，出汗后病就痊愈了。病程较长的，须服3剂才能痊愈。

黄帝问伯高道：很想听听人的形体肢节是怎样与天地自然的现象相呼应的？伯高回答说：天空是圆的，地面是方的，人体的头是圆的，足是方的，与此相应。天空有太阳和月亮，人体的头部有两个眼睛。地面划分为九大区域，人体分布有九个孔窍。天空会刮风下雨，人体会喜怒哀乐。天空能雷鸣闪电，人能语言发声。自然界有四季变化，人体有上下四肢。自然界有五种音阶，人体有5个脏。自然界有6种音律，人体有6个腑。自然界有冬冷夏热,人体有怕寒怕热。日子有10个天干,人体有10个手指。时间有12个时辰,人体有10个足趾,男的再加上阴茎、阴囊共12个以相符合,女子虽然相差2个,却能受孕怀胎。自然界有阴阳相合,人类有夫妻相配。1年有365天,人体有365个骨节。地面有高耸的山脉,人体有高凸的肩膝。地面有深深的峡谷,人体有凹陷的腋窝、腘窝。地面有12条大江河,人体有12条大经脉。地面有泉水流通,人体有卫气运行;地面上有杂草,人体表有毫毛。自然界有白昼与黑夜的更替,人类有起行和睡卧的规律。天空有星星排列,人体有牙齿并立。地面有小的山头,人体有小的骨节。地面有耸立的山石,人体有凸突的骨头。地面有树木成林,人体有筋膜密布。地面有人口聚居的城镇,人体有肌肉丰隆的部位。1年有12个月,人体有12个关节。地面有四季都不生草木的,人类有终身都不育子女的。这就是人体与天地自然相呼应的现象。

黄帝问岐伯道:我想了解持针的方法和进针的原理,以及用手指拉展皮肤而使腠理开泄的手法,还有经脉的曲折迂回,出入会合的部位,在经气流注的过程中,从哪里出,到哪里止,在哪里缓慢,哪里又疾急,到哪里而入,又是在哪里进入六腑的腧穴而通贯于全身呢?所有这些经脉循序运行的情况,我都希望得到了解。另外,在经脉的经别分出的地方?阳经是怎样以腧穴分出而进入阴经,阴经又是怎样由腧穴分出而进入阳经的呢?它们之间是通过什么路径沟通的呢?希望你能详尽地说明其中的道理。岐伯回答说:你所提的问题,针法的要理全在其中了。

黄帝说:请你具体地讲讲吧。岐伯讲道:手太阴肺的经脉,出于大指的指端,然后向内侧弯曲,沿着大指内侧的赤白肉际到大指本节后的太渊穴,经气汇合于此并形成寸口脉,再曲折向外上行于本节下,向内屈行与各阴脉络合在鱼际部位。由于几条阴经都会合于此,所以其脉气充盈滑利。手太阴肺经伏行于大指本节后的腕骨,再曲折向外,浮出于寸口部,循于臂屈侧外缘上行,到肘内侧而进入肘关节的大筋之下,又向内曲折上行,通过上臂臑部的内侧进入腋下,向内屈行进入肺中。这就是手太阴肺经由手至胸逆行曲折出入的顺序。手厥阴心包经,出于中指指尖,内屈沿中指内侧上行,流注于掌中的劳宫穴,然后伏行于两骨之间再向外曲折出行于两筋之间的骨肉交界处,它的脉气流动滑利,离开腕部上行2寸后,向外曲折出行于两筋之间,上至肘内侧,进入小筋之下,流注于尺骨和桡骨在肘关节的会合处,再沿臂上行入于胸中,内联于心脏。

黄帝道:手少阴经脉唯独没有腧穴,这是为什么?岐伯说:手少阴,属于心的经脉。心是五脏六腑最高的主宰,精神、意识、思维活动产生的场所。心的脏气充盛坚固,邪气不能侵入；一旦邪气侵入，就会伤害心脏，心脏受伤神气就会耗散而人就会死亡。心包络是心脏的包膜，能保护心脏，代替受邪。各种邪气侵犯心脏，实际上都侵犯在心包络上，而心包络的经脉是手厥阴经，只要针刺该经的腧穴，就能够治疗心脏的病变。因此，手少阴心经便没有必要存在腧穴了。

黄帝道：手少阴心经唯独没有腧穴，难道它就不会发生疾病吗？岐伯说：每一条经脉都有所属的脏或腑，经脉循行在外，脏腑位居在内。心的脏气充盛，邪气不能侵入，不会发生病变；但邪气可以侵犯它在外的经脉，使手少阴经发生病变。所以只取它本经在掌后锐骨之端的神门穴就行了。其余有关经脉出入曲折的循行，运行速度的快与慢，都与手太阴经、心主之脉二脉的情况相似。总之，治疗应根据各经经气的虚实缓急，而选取本经的腧穴，邪气猖盛的用泻法，正气虚衰的用补法，只有这样，才能使邪气得除，真气坚固，也符合自然规律。

黄帝问：针刺治疗的具体方法是怎样的呢？岐伯答道：首先应明确十二经脉的起止和皮肤的寒热，以及脉象的盛衰滑涩，然后决定是否运用针刺的方法。如脉滑而有力，是病势正在发展的征象。脉细无力，是久病气虚。脉大而涩，是气血不通的痛痹。若表里俱伤，气血都已衰竭，寸口脉和人迎脉气势表现大体一致，比较难治，不宜针刺。凡是胸腹和四肢还在发热，是病邪没有消退，不要停止治疗；发热消退，说明邪气消除，病趋痊愈。同时，通过诊察尺肤肌肉的坚实与脆弱，皮肤的滑涩与寒温、燥湿等情况，以及观察两目的五色，可以分辨五脏的病变，判断疾病的预后。观察血络所呈现的不同色泽，便能推断是寒热、痛痹等证。

黄帝说：针刺治疗的操作方法和穴位的取舍，我还不能详细了解其内在的含义。岐伯答道：持针的规律，首先要端正态度，心情安静，聚精会神，查明疾病的虚实，然后确定施行缓、急、补、泻的手法。用左手标示骨骼肌肉的位置，右手循穴进针，进针时不要用力过猛，防止针被肌肉裹住而发生弯针、滞针的不良后果。施行泻法时，必须针体垂直下针，施行补法，出针时必须用手按压针孔，以使其闭合，在针刺过程中还应采用提、插、捻、转等辅助行针方法，以导引正气，消散邪气，真气自然就固守体内了。

黄帝问：拉展皮肤使腠理开泄的刺法如何操作呢？岐伯答道：用手按在分肉间的穴位上，从穴位的皮肤上进针，轻微地用力，慢慢地垂立进针，这种刺皮而不伤肉的针法，恰好使神气不散乱而又能达到开泄腠理、排出病邪的效果。

黄帝问岐伯道：人体有八虚，各自能诊察什么病变呢？岐伯答说：能够诊察五脏的病变。黄帝道：如何诊察呢？岐伯说：肺和心感受了邪气，邪气会流注到左右两个肘部；肝感受了邪气，邪气会流注到左右两个腋窝；脾感受了邪气，邪气会流注到左右两个胯部；肾感受了邪气，邪气会流注到左右两个腘窝。两肘、两腋、两髀、两腘这八个部位，叫作八虚，都是关节运动的枢纽，真气流经之处，血络通行之地，因此容不得邪气和瘀血的留滞。一旦邪气和瘀血留滞，就会损伤经络筋骨，关节就不能灵活屈伸，所以会发生拘急痉挛、屈伸不利等病症。

通天第七十二

概说

　　通天，是指人的生命活动与自然相连接。本文主要说明人的天然禀赋不同，其生理、心理行为举止也各异，并依次将人划分为太阴、少阴、太阳、阴阳和平五种不同的群体。

原文

　　黄帝问于少师曰：余尝闻人有阴阳，何谓阴人？何谓阳人？少师曰：天地之间，六合之内，不离于五，人亦应之，非徒一阴一阳而已也，而略言耳，口弗能遍明也。黄帝曰：愿略闻其意，有贤人圣人，心能备而行之乎？少师曰：盖有太阴之人，少阴之人，太阳之人，少阳之人，阴阳和平之人。凡五人者，其态不同，其筋骨气血各不等。

　　黄帝曰：其不等者，可得闻乎？少师曰：太阴之人，贪而不仁，下齐湛湛，好内而恶出，人和而不发，不务于时，动而后之，此太阴之人也。少阴之人，小贪而贼心，见人有亡，常若有得，好伤好害，见人有荣，乃反愠怒，心疾而无恩，此少阴之人也。太阳之人，居处于于，好言大事，无能而虚说，志发于四野，举措不顾是非，为事如常自用，事虽败，而常无悔，此太阳之人也。少阳之人，提谛好自贵，有小小官，则高自宜，好为外交，而不内附，此少阳之人也。阴阳和平之人，居处安静，无为惧惧，无为欣欣，婉然从物，或与不争，与时变化，尊则谦谦，谭而不治，是谓至治。古之善用针艾者，视人五态，乃治之。盛者泻之，虚者补之。

　　黄帝曰：治人之五态奈何？少师曰：太阴之人，多阴而无阳，其阴血浊，其卫气涩，阴阳不和，缓筋而厚皮，不之疾泻，不能移之。少阴之人，多阴少阳，小胃而大肠，六府不调，其阳明脉小，而太阳脉大，必审调之，其血易脱，其气易败也。太阳之人，多阳而少阴，必谨调之，无脱其阴，而泻其阳。阳重脱者易狂，阴阳皆脱者，暴死，不知人也。少阳之人，多阳而少阴，经小而脉大，血在中而气外，实阴而虚阳。独泻其络脉则强，气脱而疾，中气不足，病不起也。阴阳和平之人，其阴阳之气和，血脉调，谨诊其阴阳，视其邪正，安容仪，审有余不足，盛则泻之，虚则补之，不盛不虚，以经取之，此所以调阴阳，别五态之人者也。

黄帝曰：夫五态之人者，相与无故，卒然新会，未知其行也，何以别之？少师答曰：众人之属，不知五态之人者，故五五二十五人，而五态之人不与焉。五态之人，尤不合于众者也。黄帝曰：别五态之人，奈何？少师曰：太阴之人，其状黮黮然黑色，念然下意，临临然长大，腘然未偻，此太阴之人也。少阴之人，其状清然窃然，固以阴贼，立而躁崄，行而似伏，此少阴之人也。太阳之人，其状轩轩储储，反身折腘，此太阳之人也。少阳之人，其状立则好仰，行则好摇，其两臂两肘，则常出于背，此少阳之人也。阴阳和平之人，其状委委然，随随然，颙颙然，愉愉然，暶暶然，豆豆然，众人皆曰君子，此阴阳和平之人也。

通释

黄帝问少师道：我听说人有阴、阳的不同类型，什么样的人称为阴性的人，什么样的人称为阳性的人？少师回答说：自然界中，一切事物的归属，都离不开五行，人也不例外。人不仅仅分为阴和阳两种类型，这只是概略地谈谈罢了，很难用简单的语言将它叙述清楚。黄帝说：希望你能把其中的大意简略地讲给我听听，比方说其中的贤人和圣人，才智是超群的，他们的禀赋是否阴阳均衡，行为也不偏不倚呢？少师回答说：人大致分为太阴、少阴、太阳、少阳、阴阳和平五种类型。这5种类型的人，他们的形态不同，筋骨的强弱，气血的盛衰也各不相同。

黄帝问：关于5种类型的人的不同点，能讲给我听听吗？少师答道：太阴类的人，内心贪婪而不仁义，表面谦卑而内心险恶，好得而恶失，喜怒不形于色，不识时务，只知利己，行动上惯用后发制人的手段，这是太阴之人的特征。

少阴型的人喜欢贪图小利，暗藏贼心而生性嫉妒，看到别人有损失，好像自己受益而幸灾乐祸，好伤害别人，看到别人有了荣誉，自己就感到愤怒，心怀忌恨而从不感恩报德，这就是少阴类型人的特征。

太阳类型的人，平时处处好表现自己，洋洋自得，喜欢讲大话，却没有能力去做，好高骛远，做事不顾后果，而自以为是，即使事情失败了也不后悔，这就是太阳类型人的特征。

少阳类型的人，做事精细审慎，自尊虚荣，有点小官职便沾沾自喜，好自我宣扬，善于对外交际，不愿默默无闻地埋头工作，这就是少阳类型人的特征。

阴阳和平的人，心中坦荡而不患得患失，清心寡欲而不过分欣喜，顺从事物发展的规律，从不计较个人的得失，善于适应形势的变化，地位虽高却很谦虚，常以理服人而不采用压制的手段整治别人，具有非常好的组织管理才能，这是阴阳和平类型人的特征。古代善于应用针刺艾灸治病的人，便是根据人的这五种类型特征分别施治的，即阴阳偏盛的用泻法，阴阳偏虚的用补法。

黄帝道：如何治疗五种不同形态的人呢？少师说：太阴型的人，体质属多阴而无阳，他的阴血稠浊，卫气运行涩滞不畅，阴阳不相协调，筋脉松弛而皮肤较厚。治疗时，如果不迅速泻其偏盛之阴气，病情就不能得到改善。

少阴型的人，体质属阴多而少阳，胃较小而肠较大，六腑之间不相协调。胃小，足阳明胃经的经气就微小；肠大，手太阳小肠经的经气就盛大。这种人阴血容易脱失而阳气容易衰败，所以，必须详细审察阴血与阳气的盛衰，正确调治。

太阳型的人，体质属多阳而少阴，对此，必须小心谨慎地调治。不能再耗伤其阴，以防虚脱；只可清泻其阳，但也不能太过，以防虚脱而会发生狂乱；如果阴阳都发生虚脱，就会突然昏厥，不省人事。

少阳型的人，体质属多阳而少阴，多阳络脉就大，少阴经脉就小，阴血行经而在内，阳气行络而在外。治疗时，应补不足之阴经，泻有余之阳络，如果只泻阳络，就会使阳气迅速虚脱，中气不足，疾病就治不好了。

阴阳和平型的人，体质属阴阳平衡协调，血脉调和。诊病时，应谨慎地诊察其阴阳有无平衡失调，正气有无亏虚，邪气有无滞留，还要观察面部的神情表现，以判断是邪气有余，还是正气不足。治疗时，邪气猖盛的用泻法，正气虚衰的用补法，邪气不太猖盛而正气又不太虚衰的，就从所病的经脉治疗。以上的调理阴阳治法，就是根据五种人的不同形态来决定的。

黄帝问：上述 5 种类型的人，若素不相识，初一见面，不了解他的行为，又凭什么进行辨别呢？少师回答说：一般人不具备这五种类型的特征，所以"阴阳二十五人"不包括在 5 种类型的人之中。因为五态之人是具有代表性的比较典型的五种类型，他们和一般人是不相同的。黄帝问：如何辨别五种类型的人呢？少师回答说：太阴之人，面色阴沉黑暗，装作谦虚，身体虽高大，却卑躬屈膝，点头哈腰，故作姿态，这是太阴之人的表现。少阴之人，外貌状似清高，但行动鬼祟，深藏害人之心，站立时躁动不安，走路时向前俯身，这是少阴之人的形态。太阳型的人，昂首、昂胸、挺腹，洋洋自得，显得高傲自负，妄自尊大，这是太阳之人的形态。少阳型的人，在站立时习惯于把头高昂，行走时惯于摇摆身体，常常双手反挽于背后，这是少阳之人的形态。阴阳和平的人，外貌从容稳重，举止大方，性格温和，善于适应环境，态度严肃，品行端正，待人和蔼，目光慈祥，作风光明磊落，举止适度，处事有条理，大家称其为有德行的人。这是阴阳和平之人的形态。

官能第七十三

概说

　　官能，是指依据不同人器官的特殊功能而传授其不同的医事技能。本文讨论了用铁施治的关键，必须懂得人体的生理机制、疾病阴阳的变化，寒热属性、虚实的表现等。

原文

　　黄帝问于岐伯曰：余闻九针于夫子众多矣，不可胜数，余推而论之，以为一纪，余司诵之，子听其理，非则语余，请正其道，令可久传后世无患，得其人乃传，非其人勿言。岐伯稽首再拜曰：请听圣王之道。

　　黄帝曰：用针之理，必知形气之所在，左右上下阴阳表里，血气多少，行之逆顺，出入之合，谋伐有过，知解结，知补虚泻实，上下气门，明通于四海，审其所在，寒热淋露，以输异处，审于调气，明于经隧。左右肢络，尽知其会，寒与热争，能合而调之，虚与实邻，知决而通之，左右不调，把而行之，明于逆顺，乃知可治。阴阳不奇，故知起时，害于本末，察其寒热，得邪所在，万刺不殆，知官九针，刺道毕矣。

　　明于五输，徐疾所在，屈伸出入，皆有条理，言阴与阳，合于五行，五藏六府亦有所藏。四时八风尽有阴阳，各得其位合于明堂。各处色部，五藏六府，察其所痛，左右上下，知其寒温，何经所在，审皮肤之寒温滑涩，知其所苦，膈有上下，知其气所在，先得其道，稀而疏之，稍深以留，故能徐入之。大热在上，推而下之；从下上者，引而去之；视前痛者，常先取之。大寒在外，留而补之；入于中者，从合泻之。针所不为，灸之所宜。上气不足，推而扬之；下气不足，积而从之；阴阳皆虚，火自当之。厥而寒甚，骨廉陷下，寒过于膝，下陵三里。阴络所过，得之留止，寒入于中，推而行之；经陷下者，火则当之；结络坚紧，火所治之。不知所苦，两跻之下，男阴女阳，良工所禁，针论毕矣。

用针之服，必有法则，上视天光，下司八正，以辟奇邪，而观百姓，审于虚实，无犯其邪。是得天之露，遇岁之虚，救而不胜，反受其殃，故曰必知天忌，乃言针意。法于往古，验于来今，观于窈冥，通于无穷。粗之所不见，良工之所贵。莫知其形，若神髣髴。邪气之中人也，洒淅动形；正邪之中人也，微先见于色，不知于其身，若有若无，若亡若存，有形无形，莫知其情。

是故上工之取气，乃救其萌芽；下工守其已成，因败其形。是故工之用针也，知气之所在，而守其门户，明于调气，补泻所在，徐疾之意，所取之处。泻必用员，切而转之，其气乃行，疾而徐出，邪气乃出，伸而迎之，遥大其穴，气出乃疾。补必用方，外引其皮，令当其门，左引其枢，右推其肤，微旋而徐推之，必端以正，安以静，坚心无解，欲微以留，气下而疾出之，推其皮，益其外门，真气乃存。用针之要，无忘其神。

雷公问于黄帝曰：针论曰：得其人乃传，非其人勿言，何以知其可传？黄帝曰：各得其人，任之其能，故能明其事。

雷公曰：愿闻官能奈何？黄帝曰：明目者，可使视色；聪耳者，可使听音；捷疾辞语者，可使传论；语徐而安静，手巧而心审谛者，可使行针艾，理血气而调诸逆顺，察阴阳而兼诸方。缓节柔筋而心和调者，可使导引行气；疾毒言语轻人者，可使唾痈咒病；爪苦手毒，为事善伤者，可使按积抑痹。各得其能，方乃可行，其名乃彰。不得其人，其功不成，其师无名。故曰：得其人乃言，非其人勿传，此之谓也。手毒者，可使试按龟，置龟于器下，而按其上，五十日而死矣，手甘者，复生如故也。

通释

黄帝问岐伯道：我听您谈九针的内容已经很多次了，多得数不清楚次数。我仔细推敲其中的道理，并进行归纳，它已经成为一套系统的理论。现在我读出来，先生听后，如果发现理论上有错误，请直言告诉我，并帮我加以更正，永远流传而不贻误后世。当然要遇到适合学医的人才传给他，不适合学医的人就不传给他。岐伯叩头再拜后说：请让我洗耳恭听您读这些神圣的针刺理论吧。

黄帝道：用针治病的道理，必须知晓形体脏气升降出入的部位左右上下之所在，阴经阳经的循行是在表还是在里，十二经脉的气血是多还是少，经脉之气是顺行还是逆行，以及血气出入交会的腧穴在哪里。这样，才能实施正确的治疗，而不会发生攻伐上的错误。知道解开绳结的道理，就会明白补虚泻实的治疗原则和各经经气上下交通的腧穴。明白与四海相通连的经脉，就能审查疾病发生在哪个脏腑、哪个部位，以及病是属寒、热的实证，还是虚证。治疗时，要根据经脉荣穴、输穴的部位选穴，谨慎地调理气机；还要明白经脉与左右支络在何处相交会。这些统统要知道。对阴阳失调、寒热交争的病证，要调和它；对虚实相似的病证，首先应将其辨别清楚，然后虚则补之，实则泻之；对左右阴阳失调的病证，当用左病刺右，右病刺左的缪刺法；还要明白经脉之气是逆行还是顺行，以测知治疗的难易与可治不可治。阴阳恢复不偏不倚的恢复之时，就是疾病痊愈之时。只要审查清楚了疾病的发生、标本、寒热性质、邪气所在的部位，针刺就永远不会发生差错。若再掌握了九针的刺治原理和方法，针刺的学问就全面了。

要明确手足十二经的井、荣、输、经、合五输穴的功能，便可以根据虚实的病证施以疾徐的针法，经气的往来运行、屈曲伸展，出表入里都有一定的规律。说到人体的阴、阳两方面，也是和五行相合的。五脏六腑合于天地阴阳五行，五脏贮藏精气，六腑传化水谷，四季八节之风，都有阴阳之分。人身的面部，也分属阴阳五行，与脏腑相合，并集中反映在称为明堂的鼻部，根据其在各部显现出不同的色泽，可作为测候五脏六腑内在变化的标志。如观察其疼痛的部位，结合在面部左右上下所显现的颜色，就可以知道疾病的属寒属温，以及哪条经脉有病。审查皮肤的寒温、滑涩，可以知道患者的痛苦所在，以及疾病的阴阳虚实。膈上为心肺所居，膈下为肝脾肾所居，审查膈的上下，可以知病气所在的脏器。先明确经脉循行的规律，然后才能进针，依据病情，正确选择穴位。若正气不足的，用针宜少而进针要慢，进到一定深度，久留其针以待正气恢复。若在上部出现大热，当用推热下行的方法，使其下和于阴。若病邪是由下而上发展的，应把上逆的热邪导引驱除。疾病复杂的，治疗时要分先后，一般先病的应当先治。剧烈寒邪在表的应当留针以补阳，助阳以胜寒，如寒邪入里的，宜取合穴使寒邪泻出。凡病有不宜应用针刺的，可用艾灸法。上部气不足的，可以采用"推而扬之"的方法，使其气充盛；下部气不足的，可以"积而从之"的方法留针随气以充实其下；阴阳两虚的，可以用艾灸治疗。若因厥逆而寒象严重的，过于膝部并且骨侧肌肉下陷的，要用艾灸足三里穴。又如阴络所分布的部位，有寒邪侵袭而留滞在里，或寒邪由络脉深入到内脏，就当采用"推而行之"的方法祛寒散邪。如果寒邪凝结、经脉下陷的，当用艾灸治疗，以驱散寒邪；如果络脉因寒邪聚结而坚紧的，同样采用艾灸治疗；如果疼痛不知确切部位，应当取阳跷脉所通过的申脉穴和阴跷脉所通过的照海穴，不过，男子以阳跷为经，女子以阴跷为经，倘若男子误用阴跷，女子误用阳跷，则作用适得其反，这是高明的针灸大夫所禁忌的。能熟练地掌握和运用这些技术，用针的理法就完备了。

用针刺治病之事有其一定的法则。同时，还要上观天气阴晴风雨的变化，下知四季八节的寒暑更替，从而避免奇邪的侵害，还要告诉人们，随时注意预防虚邪和实邪的伤害。如果受到与季节不符的气候变化，或被不正之邪所伤，而医生既不知晓这些变化，又不能及时正确救治，病情就会加重。所以说，必须知道天时的变化规律和宜忌内容，才可以谈论针刺技术。效法古人的经验应验证于现今的实际。只有仔细观察疾病过程中所发生的各种细微、玄妙、难见的蛛丝马迹变化，才能通晓变化纷繁无穷的疾病。医术拙劣的医生是看不到这些的而医术高明的医生却十分重视它。如果了解不到病情细微的表现，那么在玄妙莫测的疾病面前，就会束手无策了。虚邪伤害人体，会产生恶寒战慄的症状，正邪侵入到人体，发病时面色有轻微的改变，身体没有明显的异常感觉，邪气似有似无，若亡若存，症状也不明显，一般不易察觉，因而不能知道确切的病情。所以技术高明的医生是根据脉气的微小变化，在疾病处于萌芽状态时就进行治疗。技术低劣的医生不掌握这个方法，到疾病形成之后，才按常规治疗，这样无疑会使病人的形体受到严重损害。

所以，高明的医生在经气稍有变化的初期，即疾病还在萌芽状态，就给予救治；低劣的医生要等到疾病完全形成后才给予治疗，因而会使病人的身体受到残害。所以，医生在使用针刺的时候，应该知道经气运行的部位，把守好经气出入的门户，明白调整气机的具体方法，是该用补法还是该用泻法，进针是该疾快还是该缓慢，以及所应选的哪些穴位等。若用泻法，手法一定要圆活流利，针进之后，就要捻转针具，以使经气运行畅通。进针应快，出针宜慢，邪气就会随针外出。进针时，针尖要迎着经气运行来的方向。出针时，要摇大针孔，以使邪气从针孔迅速外出。若用补法，手法一定要端正从容，先按揉皮肤，使之舒展，对准穴位，左手将应刺的皮肤向两边轻轻分开，右手推循皮肤，慢慢将针刺入，轻轻捻转，针体必须端正。医生要心静神宁，一心等待经气的到来。得气后留针片刻，一旦经气畅通就快速出针，并立即揉按皮肤，使针孔迅速闭合，真气就会保存于内。用针的关键，在于调气养神，切不可忽略。

雷公向黄帝问道：《针论》上说针刺理论遇到合适的人才方可以传授，不适合的人则不能传给他。那么怎样挑选可以传授的人才呢？黄帝说：根据每个人的特点，让他承担一定的技术职能，在实际工作中观察他的技能，就能了解是否可以传授给他。雷公说：希望听一下怎样才能量材取用呢？黄帝说：眼睛明亮视力好的人，可以让他辨别五色；听觉灵敏的人可以让他辨别声音；口齿伶俐、思维敏捷的人可以让他传讲理论；言语缓慢，行动安静沉稳而手巧心细的人，可以让他从事针灸治疗的实际操作，来调理气血的逆顺，观察阴阳盛衰，并可兼做处方配药的精细工作；肢节和缓、筋骨柔顺，心平气和的人，可以让他承担按摩导引，用运行气血的方法来治病；嫉妒成性，言语刻薄，而看不起人的，可以叫他"唾痈咒病"。手足生硬狠毒，做事经常损坏器物的人，可用他按摩积聚痼疾，治疗顽固的痹痛。按照每个人的才能，发挥他的特长，各种治疗方法就能推行。这样，他们工作才能做好，名声就会流传开来。如果用人不当，就不能成功，老师的技能不能发扬光大，名声也会埋没。所以说，遇到合适的人，才能传授给他，不是合适的人选则不能轻易教给他，就是这个道理。至于是否手毒，可以用手按压乌龟来做实验，把龟放在一种器皿下面，人的手按在器皿上，每天按 1 次，手毒的人按 50 天龟就死了；手不毒而柔顺的人，即使按 50 天，龟还仍旧活着。

论疾诊尺第七十四

概说

论疾诊尺，是讨论疾病如何通过诊察尺肤而诊断的理论。本篇论述了多种疾病在尺肤部的异常反应，主要是皮肤表面的寒热、滑润枯涩，质地的坚实，形肉的脱陷与否，从而判断不同的疾病。

原文

黄帝问于岐伯曰：余欲无视色持脉，独调其尺，以言其病，从外知内，为之奈何？

岐伯曰：审其尺之缓急小大滑涩，肉之坚脆，而病形定矣。视人之目窠上微痈，如新卧起状，其颈脉动，时咳，按其手足上，窅而不起者，风水肤胀也。

尺膏滑，其淖泽者，风也。尺肉弱者，解㑊安卧，脱肉者，寒热，不治。尺肤泽而泽脂者，风也。尺肤涩者，风痹也。尺肤粗如枯鱼之鳞者，水泆饮也。尺肤热甚，脉盛躁者，病温也，其脉盛而滑者，病且出也。尺肤寒，其脉小者，泄、少气。尺肤炬然，先热后寒者，寒热也；尺肤先寒，久大之而热者，亦寒热也。

肘所独热者，腰以上热；手所独热者，腰以下热。肘前独热者，膺前热；肘后独热者，肩背热。臂中独热者，腰腹热；肘后粗以下三四寸热者，肠中有虫。掌中热者，腹中热；掌中寒者，腹中寒。鱼上白肉有青血脉者，胃中有寒。

尺炬然热，人迎大者，当夺血；尺坚大，脉小甚，少气，悗有加，立死。目赤色者病在心，白在肺，青在肝，黄在脾，黑在肾。黄色不可名者，病在胸中。

诊目痛，赤脉从上下者，太阳病；从下上者，阳明病；从外走内者，少阳病。诊寒热，赤脉上下至瞳子，见一脉一岁死；见一脉半，一岁半死；见二脉，二岁死；见二脉半，二岁半死；见三脉，三岁死。诊龋齿痛，按其阳之来，有过者独热，在左左热，在右右热，在上上热，在下下热。诊血脉者，多赤多热，多青多痛，多黑为久痹，多赤、多黑、多青皆见者，寒热。

身痛而色微黄，齿垢黄，爪甲上黄，黄疸也。安卧小便黄赤，脉小而涩者不嗜食。人病，其寸口之脉，与人迎之脉小大等，及其浮沉等者，病难已也。女子手少阴脉动甚者，妊子。婴儿病，其头毛皆逆上者必死。耳间青脉起者掣痛。大便赤瓣，飧泄，脉小者，手足寒，难已；飧泄，脉小，手足温，泄易已。

四时之变，寒暑之胜，重阴必阳，重阳必阴；故阴主寒，阳主热，故寒甚则热，热甚则寒，故曰寒生热，热生寒，此阴阳之变也。故曰：冬伤于寒，春生瘅热；春伤于风，夏生飧泄肠澼；夏伤于暑，秋生痎疟；秋伤于湿，冬生咳嗽。是谓四时之序也。

通释

黄帝问岐伯道：我想不通过看面色、摸脉搏，而只诊察病人尺肤的表现来判断疾病，从病人的外部表现来了解内部的病变，该如何做呢？岐伯说：审查病人尺肤的松弛与紧张、瘦小与粗大、润滑与枯涩，肌肉的结实与柔弱，就能确定疾病了。如果病人眼眶下凹陷处微微水肿，好像刚刚睡醒起床的样子，颈部人迎脉搏动明显，并且时时咳嗽，再用手指按压患者的手背和足背部，被按之处凹陷不起，具备了这样几个条件，就可以确诊为风水肤胀。

尺部的皮肤表面滑润而光泽，是风病。尺部肌肉瘦弱松软，身体倦怠，嗜睡，卧床不起，肌肉消瘦，是寒热虚劳之病，不容易治愈。尺部肌肤滑润如膏脂的，是风病。尺部肌肤涩滞不润的，是风痹。尺部肌肤粗糙不润，像干枯的鱼鳞，是脾土虚衰、水饮不化的浃饮病。尺部肌肤灼热，脉盛大而躁动，是温病。如果脉虽盛大但不躁动而表现滑利的，是病邪将被驱除，正气渐复，病将痊愈的佳兆。尺部肌肤寒冷不温，脉细小无力，是泄泻或气虚的病证。尺部肌肤高热灼手，先发热后发冷的，属于寒热往来一类的疾病；尺部肌肤先觉寒冷，但久按之后感觉发热的，也是寒热往来一类的疾病。

肘部皮肤单独发热，标志着腰以上有热象；手部单独发热，标志着腰以下有热象。因为肘上应腰上，手部应腰下。肘关节前面发热，标志着胸膺部有热象；肘关节后面发热，标志着肩背部有热象；手臂的中部发热，标志着腰腹部有热象；肘部后缘以下三四寸处发热，标志着肠道中有寄生虫存在；掌心发热，是腹中有热象的表现；掌心寒冷，是腹中有寒象的表现。手鱼际白肉处显青紫脉络的，标志着胃中有寒邪。

尺部肌肤高热炙手，并且颈部人迎脉盛大，属于热盛伤阴，营血亏耗的失血证。尺部肌肤急紧，人迎脉细小，则见于气虚元阳不足。如果加有烦闷现象，并且日趋严重，是阴阳俱绝的证候，在短时间内就会死亡。

两目颜色发红的主病在心，发白的主病在肺，发黄的主病在脾，发青的主病在肝，发黑的主病在肾，发黄而兼见它色的主病在胸中。

诊察眼痛，两目有红色血络从上向下延伸的，是病在太阳经；从下向上延伸的，是病在阳明经；从外眦向内延伸的，是病在少阳经。诊察寒热病证，如果白睛上有红色血络从上向下贯至瞳孔，见 1 条血脉的，大约过 1 年死；见 1 条半血脉的，大约过 1 年半死；见 2 条血络的，大约过 2 年死；见 2 条半血络的，大约过 2 年半死；见 3 条血络的，大约过 3 年死。诊察龋齿病时，应触按病人的阳明经脉，有病变的部位会单独发热。病在左侧的，左侧的阳明经脉部位发热；病在右侧的，右侧的阳明经脉部位发热；病在上部的，上部的阳明经脉部位发热；病在下部的，下部的阳明经脉部位发热。诊察病人的浅表血络，络色红赤的多属热证，青紫的多属痛证，暗黑的多是久痹病，如果红、青、黑色都出现的多是寒热病。

身体疼痛而面色、肤色微黄，牙齿黄垢，指甲也发黄的，是黄疸病。总想躺卧，小便黄赤，脉象细小艰涩的，多是不想饮食的脾病。一般人生病时，如果寸口脉的大小、浮沉与人迎脉相等的，其病很难治愈。女子手少阴心脉跳动特别明显的，是怀孕的征象。婴儿患病时，若头发都向上倒立的，一定是死证；若耳上络脉青紫显露的，主病瘛疭、疼痛之病；若粪便青绿稀薄、夹有未消化的乳瓣，而且脉象细小，手足寒冷，其病很难治愈；同样是粪便清稀夹有不消化之物，脉象细小，但手足暖和的，则腹泻易于治愈。

一年四季的气候变化，暑往寒来，更替变迁。其规律是，阴盛至极则转变为阳，阳盛至极则转变为阴。阴主寒，阳主热，所以寒冷到一定程度就会变热，热到极点就会变冷，因此说寒极则生热，热极则生寒，这就是天地间阴阳相互消长转化的道理。所以，冬天感受了寒邪，不即刻发病，隐潜于人体内部形成伏邪，到春天就会形成温热病；春天伤于风邪，不即刻发病，到了夏天就会发生飧泄、痢疾之类的疾病；夏天感受了暑邪，不即刻发病，到了秋天就会发生疟疾；秋天感受了湿邪而潜伏体内，冬天就会发生咳嗽病。这是由于四季气候不同，依春、夏、秋、冬的时序特点而发生的各种疾病。

刺节真邪第七十五

概说

刺节，指刺五节的方法；真，即真气；邪，即邪气；原文论述了此三方面的内容，故名篇。

原文

黄帝问于岐伯曰：余闻刺有五节，奈何？岐伯曰：固有五节，一曰振埃，二曰发蒙，三曰去爪，四曰彻衣，五曰解惑。黄帝曰：夫子言五节，余夫知其意。岐伯曰：振埃者，刺外经去阳病也；发蒙者，刺府输，去府病也；去爪者，刺关节肢络也；彻衣者，尽刺诸阳之奇输也；解惑者，尽知调阴阳，补泻有余不足，相倾移也。

黄帝曰：刺节言振埃，夫子乃言刺外经，去阳病，余不知其所谓也，愿卒闻之。岐伯曰：振埃者，阳气大逆，上满于胸中，愤瞋肩息，大气逆上，喘喝坐伏，病恶埃烟，饲不得息，请言振埃，尚疾于振埃。黄帝曰：善。取之何如？岐伯曰：取之天容。黄帝曰：其咳上气穷拙胸痛者，取之奈何？岐伯曰：取之廉泉。黄帝曰：取之有数乎？岐伯曰：取天容者，无过一里，取廉泉者，血变而止。帝曰：善哉。

黄帝曰：刺节言发蒙，余不得其意。夫发蒙者，耳无所闻，目无所见，夫子乃言刺府输，去府病，何输使然？愿闻其故。岐伯曰：妙乎哉问也。此刺之大约，针之极也，神明之类也，口说书卷，犹不能及也，请言发蒙耳，尚疾于发蒙也。黄帝曰：善。愿卒闻之。岐伯曰：刺此者，必于日中，刺其听宫，中其眸子，声闻于耳，此其输也。黄帝曰：善。何谓声闻于耳？岐伯曰：刺邪以手坚按其两鼻窍，而疾偃其声，必应于针也。黄帝曰：善。此所谓弗见为之，而无目视，见而取之，神明相得者也。

黄帝曰：刺节言去爪，夫子乃言刺关节肢络，愿卒闻之。岐伯曰：腰脊者，身之大关节也；肢胫者，人之管以趋翔也；茎垂者，身中之机，阴精之候，津液之道也。

故饮食不节，喜怒不时，津液内溢，乃下留于睾，血道不通，日大不休，俯仰不便，趋翔不能。此病荥然有水，不上不下，铍石所取，形不可匿，常不得蔽，故命曰去爪。帝曰：善。

黄帝曰：刺节言彻衣，夫子乃言尽刺诸阳之奇输，未有常处也，愿卒闻之。岐伯曰：是阳气有余，而阴气不足，阴气不足则内热，阳气有余则外热，内热相搏，热于怀炭，外畏绵帛近，不可近身，又不可近席。腠理闭塞，则汗不出，舌焦唇槁，腊干嗌燥，饮食不让美恶。黄帝曰：善。取之奈何？岐伯曰：取之于其天府大杼三痏，又刺中膂，以去其热，补足手太阴，以去其汗，热去汗稀，疾于彻衣。黄帝曰：善。

黄帝曰：刺节言解惑，夫子乃言尽知调阴阳，补泻有余不足，相倾移也，惑何以解之？岐伯曰：大风在身，血脉偏虚，虚者不足，实者有余，轻重不得，倾侧宛伏，不知东西，不知南北，乍上乍下，乍反乍覆，颠倒无常，甚于迷惑。黄帝曰：善。取之奈何？岐伯曰：泻其有余，补其不足，阴阳平复，用针若此，疾于解惑。黄帝曰：善。请藏之灵兰之室，不敢妄出也。

黄帝曰：余闻刺有五邪，何谓五邪？岐伯曰：病有持痈者，有容大者，有狭小者，有热者，有寒者，是谓五邪。黄帝曰：刺五邪奈何？岐伯曰：凡刺五邪之方，不过五章，瘅热消灭，肿聚散亡，寒痹益温，小者益阳；大者必去，请道其方。

凡刺痈邪无迎陇，易俗移性不得脓，脆道更行去其乡，不安处所乃散亡，诸阴阳过痈者，取之其输泻之。

凡刺大邪日以小，泄夺其有余，乃益虚。剽其通，针其邪，肌肉亲视之，毋有反其真，刺诸阳分肉间。

凡刺小邪日以大，补其不足，乃无害。视其所在，迎之界，远近尽至，其不得外侵而行之，乃自费，刺分肉间。

凡刺热邪，越而苍，出游不归，乃无病。为开通，辟门户，使邪得出，病乃已。

凡刺寒邪，日以温，徐往徐来，致其神。门户已闭，气不分，虚实得调，其气存也。

黄帝曰：官针奈何？岐伯曰：刺痈者，用铍针；刺大者，用锋针；刺小者，用员利针；刺热者，用镵针；刺寒者，用毫针也。

请言解论，与天地相应，与四时相副，人参天地，故可为解。下有渐洳，上生苇蒲，此所以知形气之多少也。阴阳者，寒暑也，热则滋雨而在上，根茎少汁，人气在外，皮肤缓，腠理开，血气减，汗大泄，皮淖泽。寒则地冻水冰，人气在中，皮肤致，腠理闭，汗不出，血气强，肉坚涩。当是之时，善行水者，不能往冰，善穿地者，不能凿冻；善用针者，亦不能取四厥，血脉凝结，坚抟不往来者，亦未可即柔。故行水者，必待天温，冰释冻解，而水可行，地可穿也。人脉犹是也。治厥者，必先熨调和其经，掌与腋，肘与脚，项与脊以调之，火气已通，血脉乃行。然后视其病，脉淖泽者，刺而平之；坚紧者，破而散之，气下乃止，此所谓以解结者也。

用针之类，在于调气，气积于胃，以通营卫，各行其道。宗气留于海，其下者，注于气街，其上者，走于息道。故厥在于足，宗气不下，脉中之血，凝而留止，弗之火调，弗能取之。用针者，必先察其经络之实虚，切而循之，按而弹之，视其应动者，乃后取之而下之。六经调者，谓之不病，虽病，谓之自已也。一经上实下虚而不通者，此必有横络盛加于大经，令之不通，视而泻之，此所谓解结也。

上寒下热，先刺其项太阳，久留之，已刺则熨项与肩胛，令热下合乃止，此所谓推而上之者也。上热下寒，视其虚脉而陷之于经络者，取之，气下乃止，此所谓引而下之者也。大热遍身，狂而妄见妄闻妄言，视足阳明及大络取之，虚者补之，血而实者泻之。因其偃卧，居其头前，以两手四指挟按颈动脉，久持之，卷而切，推下至缺盆中，而复止如前，热去乃止，所谓推而散之者也。

黄帝曰：有一脉生数十病者，或痛，或痈，或热，或寒，或痒，或痹，或不仁，变化无穷，其故何也？岐伯曰：此皆邪气之所生也。

黄帝曰：余闻气者，有真气，有正气，有邪气。何谓真气？岐伯曰：真气者，所受于天，与谷气并而充身也。正气者，正风也，从一方来，非实风，又非虚风也。邪气者，虚风之贼伤人也，其中人也深，不能自去。正风者，其中人也浅，合而自去，其气来柔弱，不能胜真气，故自去。

虚邪之中人也，洒淅动形，起毫毛而发腠理。其入深，内搏于骨，则为骨痹；搏于筋，则为筋挛；搏于脉中，则为血闭，不通则为痈。搏于肉，与卫气相搏，阳胜者，则为热，阴胜者，则为寒。寒则真气去，去则虚，虚则寒搏于皮肤之间。其气外发，腠理开，毫毛摇，气往来行，则为痒。留而不去，则痹。卫气不行，则为不仁。

虚邪偏容于身半，其入深，内居营卫，营卫稍衰，则真气去，邪气独留，发为偏枯。其邪气浅者，脉偏痛。

虚邪之入于身也深，寒与热相搏，久留而内着，寒胜其热，则骨痛肉枯；热胜其寒，则烂肉腐肌为脓，内伤骨，为骨蚀。有所疾前筋，筋屈不得伸，邪气居其间而不反，发于筋溜。有所结，气归之，卫气留之，不得反，津液久留，合而为肠溜。久者，数岁乃成，以手按之柔，已有所结，气归之，津液留之，邪气中之，凝结日以易甚，连以聚居，为昔瘤。以手按之坚，有所结，深中骨，气因于骨，骨与气并，日以益大，则为骨疽。有所结，中于肉，宗气归之，邪留而不去，有热则化而为脓，无热则为肉疽。

凡此数气者，其发无常处，而有常名也。

黄帝问岐伯道：我听说刺法中有五节的针法，五节是指什么呢？岐伯说：确实有五节的针法。一叫振埃，二叫发蒙，三叫去爪，四叫彻衣，五叫解惑。黄帝道：先生说的刺法五节，我还不知道它们的具体含义。岐伯说：振埃法是针刺外经，治疗阳病；发蒙法是针刺六腑的腧穴，以消除六腑的病变；去爪法是刺关节的支络；彻衣法是遍刺各阳经的奇穴；解惑法是在完全掌握调整阴阳的失调，给予补其不足、泻其有余的刺法，使阴阳恢复平衡协调。

黄帝说：刺节中的振埃，先生说是针刺浅表的经脉治疗阳病，我仍不明白其中的道理是什么，我愿意详细地听一听。岐伯说：振埃的方法，具体说是治疗阳气暴逆于上，充满胸中，胸部胀满，呼吸时张口抬肩等病证的，或胸中之气上逆，以致发生气喘喝喝有声，或坐或伏而难以仰卧，并且害怕埃尘和烟熏。一遇烟尘则病势加重，使得喉咙噎塞而有窒息感。这种方法之所以称为振埃，是因为治疗这种病收效极快，立竿见影，甚至比振落尘埃还要迅速。黄帝说：讲得好。那取什么穴位呢？岐伯说：取手太阳小肠经的天容穴。黄帝说：若有咳逆上气，屈曲蜷缩着而胸部疼痛，这种情况取什么穴位呢？岐伯说：取任脉的廉泉穴。黄帝说：取这两个穴位时，针刺有一定的规定吗？岐伯说：取天容穴时，针刺不要超过 1 寸；取廉泉穴时，看到病人面部血色改变时即止针。黄帝说：讲得好。

黄帝道：刺节中所说的发蒙，我没有明白它的意思。针刺中的发蒙法，本来是治疗耳朵听不到，眼睛看不见的疾病，先生却说是针刺六腑的腧穴，以消除六腑的病变。那么，哪个腧穴能治好耳聋目瞎呢？很想听听其中的道理。岐伯说：您问得太妙了！这是针刺中最关键的，也是针法的最高境界，只能心领神会，口头的讲解和书本的记载都无法将它表述清楚。我所说的发蒙，收效非常迅速，比发聩启蒙还要快。黄帝道：讲得好！希望将全部的道理讲来听听。岐伯说：针刺这种病，必须在中午，针刺病人的听官穴，使针感达到瞳仁，病人就会觉得有声音传入耳中。这就是针刺府腧的作用。黄帝道：讲得好！怎样才能使声音传入耳中呢？岐伯说：在针刺听官穴时，用手紧紧捏住病人的两个鼻孔，并叫病人紧闭口唇，使劲鼓腹，使气上冲耳窍，耳内就会在针刺的同时听见声音。黄帝道：讲得好。这种反应是在看不见的情况下，通过针感传导而显现出的神奇疗效，也不须用眼睛，只要心领神会就能达到这种境界。

黄帝说：刺节中所说的去爪的方法，先生说是指刺关节支络，我愿意听你详尽地说明其中的道理。岐伯说：腰脊是身体内较大的关节；下肢是人体行走的枢要，也是站立时的支柱；阴茎有生育繁殖的功能，可用来交媾排精，也是津液输出的道路。如果饮食不知节制调配，喜怒不时过度刺激，影响津液的运行和代谢，使得津液内溢，停聚于阴囊，水道不通，阴囊口亦胀大，会使人体的俯仰、行动都受到限制。这种病是由于水液蓄积在内。使上下水道不能通调所致。用铍针砭石所治取的，就是这种因水肿而外形显著增大，衣裳也不能遮蔽的病证。因为治疗目的在于消除积水，就像修剪多余的指甲一样，所以叫去爪。黄帝说：你讲得很好。

黄帝道：刺节中所说的彻衣，先生说是遍刺各条阳经的奇穴，而没有固定的部位。希望将全部的道理说来听听。岐伯说：这种刺法适用于阳气有余、阴气不足的病证。阴气不足，就会产生内热，阳气有余就会产生外热。内外之热相互搏结，病人就会热得像怀里抱了炭火一般，惧怕接近衣物被褥，也不许他人靠近身体，连床席都不敢挨近。加之腠理闭塞，无法出汗，从而出现舌质干焦、嘴唇燥裂、咽喉干痛、肌肉干瘦及无论饮食好坏都食不知味等症。黄帝道：说得对。该怎样治疗呢？岐伯说：当针刺天府穴、大杼穴各3次，再刺中膂穴，先用泻法退热，然后补手、足太阴经，使其出汗。只要热退汗出，其病痊愈之快，比脱掉衣服还要快。黄帝道：讲得好。

黄帝说：刺节中所谓解惑的方法，先生说要全部知道调和阴阳和运用补泻的道理，使人体内阴阳虚实相互变化移易，以达到平衡。那么在错综复杂的病情中怎样辨清阴阳虚实而解除迷惑呢？岐伯说：人得了中风一类的病，血气必有偏虚之处，虚者是指正气不足，实者是指邪气有余，这样身体就感到肢体轻重不相称，身体倾斜反侧，仆伏欲倒。严重时可导致神志昏乱，意识模糊，不能辨别东西南北，症状的出现忽上忽下反复多变，颠倒无常，所以它比单纯神志迷惑的病证还要严重。黄帝说：讲得好。那么怎样治疗呢？岐伯说：不管证候多么复杂，必须泻其邪气的有余，补其正气的不足，使之达到阴阳平衡。这样用针是治其根本，其奏效迅速，比单纯解除神志迷惑要快捷。黄帝说：讲得好。我一定把这些理论知识著之于书册，密藏在灵兰之室，很好地保存起来。绝不敢轻易泄露出去。

黄帝道：我听说有种刺五邪的针法，什么叫作五邪呢？岐伯说：疾病有痈毒邪气，有强盛的邪气，有微弱的邪气，有热邪，有寒邪，这就是所说的"五邪"。黄帝道：该如何刺治这五种邪气呢？岐伯说：刺治五邪的针法不过五种，邪热炽盛的应当消除热邪，邪气凝聚不散的应当消散凝滞，寒湿痹痛的宜温散寒湿，正气微弱的应当补益阳气.邪气强盛的必须祛逐邪气。请让我再将具体的方法——讲来。

凡是刺治痈邪，不要在痈邪正亢盛时在痈处乱用针刺，应用其他方法进行调治，使其不致化脓。若已经化脓，就应采用其他的方法，在化脓之处，刺破排脓。脓排干净，邪毒也就消散了。所有长在阳经或阴经所过处的疮痈，都要选用该经的腧穴泻其痈毒。

凡是刺治邪气盛实的，要用泄法，逐渐泄除有余的邪气，邪气就会日渐衰减。运用砭刺法能够疏通经脉，祛除邪气。肌肉实致密，而没有邪留，真气就会恢复正常状态。具体当针刺各条阳经分肉间的穴位。

凡是刺治邪气轻微的，要用补法，逐渐充实不足的正气，而补正气的不足，邪气就不会伤人为害。当然，要审察邪气所在的范围直接除之。远近的真气都会汇聚到此而不外泄，邪气难以侵入，就会自行衰退。针刺微邪时，具体当针刺邪在之处分肉间的穴位。

凡是针刺热邪，要把热邪从体内发越出去，并不再侵入，身体转凉才算无病。所以针刺时，应该开通腠理，疏通汗孔，使热邪得以排出，病就会痊愈。

凡是针刺寒邪，要温补阳气，宜缓慢进针而快速出针，使神气恢复正常。出针后要按揉针孔而使闭合，阳气才不会外散。虚实调和了，阳气也就内存了。

黄帝道：用什么针最恰当呢？岐伯说：刺治痈邪要用铍针，刺治大邪要用锋针，刺治小邪要用员利针，刺治热邪要用镵针，刺治寒邪要用毫针。

我再谈谈所谓解结的理论。人与天地自然是相适应的，与四时季节有着密切的联系。依据人与天地相参的道理，才可以谈论解结。比如下面有水湿的沼泽地，上面才能生长蒲草和芦苇，从它们的是否茂盛，可想到水泽面积的多少。根据这个道理，从人体外形的强弱，就可以测知气血的多少了。阴阳的变化，可以用寒暑的变化来说明。在天气炎热的时候，阳气发越于上，地面的水分被蒸腾而形成云雨，这时草木根茎的水分就减少了。人体受热气的熏蒸，阳气也浮越于外，所以皮肤弛缓，腠理开泄，血气衰减而津液外溢，肌肉也滑利润泽。在寒冷的时候，土地封冻，水寒结冰，人的阳气也收藏在内，所以皮肤致密，腠理闭合，汗不出，血气强，肌肉坚紧而滞涩。严寒之下，善于游水行舟的人，不能在冰上往来；善于掘地的人，也不易凿开冻土。善于用针的人，同样也不能治疗阴寒至盛条件下的四肢厥逆证。如果血脉因寒而凝聚，坚结如冰冻，往来不流畅，不可能使它立即柔软起来。所以行水的人必须等到天气转暖，冰冻融化以后才能在水上运行，大地也必须在解冻以后才能掘凿。人体的血脉也是这样，要待阳气运行，血脉疏通才可以用针。所以治疗厥逆病，必须先用温熨的方法，使经脉调和，在两掌、两腋、两肘、两足及项、脊等关节交会之处，施以熨灸，待温热之气通达各处，血脉也就恢复正常的运行，然后观察病情，如果血脉滑润流畅的，是卫气浮于体表，可采用针刺的方法使其平复；血脉坚紧的，是寒邪盛实之象，可用破坚散结的针法，待到厥逆之气衰落，阳气回复就止针。像这样，根据邪气聚结的情况先疏通再治疗的方法，就是所谓解结。

使用针刺治疗，目的在于调理气机。水谷精气聚积在胃，所化生的营气和卫气，各自循行自己的道路。宗气聚集在胸中的气海，向下灌注到少腹的气街，向上循行到呼吸道。所以当厥逆发生在足部时，宗气就不能下行，脉中血液便会凝滞不行，如果不先用火灸热熨温通气血，就不能使用针刺治疗。用针治病，必须首先观察经络的虚实，用手循经按摸，并弹动经脉，发现有应指而搏动的地方，就在那里取穴进针。手足六经经脉调和，说明身体无病；即使有病，也可以不治自愈。任何一经因上实下虚而不通畅的，这一定是横络的邪气壅盛而影响到大经，才使其阻滞不通的。治疗时要找到具体的部位而使用泻法。这也是所说的"解结"。

上部发冷、下部发热的病证，应先刺足太阳膀胱经的穴位，要长时间地留针。针刺后还要温熨项部和肩胛部，使下部的阳热之气上行，与上部的阴寒之气相交合，才可以停止，这就是所谓推而上之的方法。上部发热、下部发冷的病证，要察看到陷下的虚脉之后再用针刺，要使上部的阳热之气下行后才可以停针，这就是所谓的引而下之的方法。

全身高热，神志狂乱，胡言乱语，幻视幻听的，应查清足阳明经脉络脉的虚实后针刺。虚衰的用补法，有血络而属实的用泻法。并让病人仰卧，医生在病人的头前，用两手的拇指和示指压按病人项部的动脉，长时间的压按之后，再卷曲手指，向下推按到锁骨上窝，如此重复多次，直到身热消退后才能停止。这就是所谓的推而散之的方法。

黄帝说：有一条经脉受邪而发生几十种病证的，有的表现为疼痛，或形成痈肿，有的发热，有的恶寒，有的痒，有的形成痹证，有的表现为麻木不仁，证候表现千变万化，这是什么原因呢？岐伯说：这都是由各种不同的邪气伤害而发生的。黄帝说：我听说有真气，有正气，有邪气等不同的名称。那么什么叫真气呢？岐伯说：所谓真气，就是禀受了先天的精气，和后天的谷食之气结合，充养全身。它是人体生命活动的动力，并能抵御外邪。所说的正气，又称正风，是指与季节相协调的正常气候，它是在不同的季节中，从这个季节中所主的方向而来的风。如春季从东方来的风，夏季从南方来的风，秋季从西方来的风，冬季从北方来的风。这些适时而至的风，一般不会致病。所谓邪气，又称为虚风，它是不知不觉戕害人体的贼风，一旦中伤人体，容易深陷而不能自行消散。而正风即使伤及人体，部位也比较表浅，发病也较轻微，所以能自行恢复，这是因为正风来势柔弱，不能战胜体内的真气，因此不用治疗就自行消散了。

外邪侵入人体，会使全身寒冷战抖、毫毛竖立、腠理开通。如果邪气向内深入，搏结在骨，就会成为骨痹；搏结在筋，就会出现筋脉拘挛；搏结在脉中，就会使血脉闭塞不通，进而成为痈疽；搏结在肌肉，与卫气相互搏结，如果阳邪偏盛就成为热证，阴邪偏盛就成为寒证，寒邪太盛会使真气耗散而亏虚，就可形成虚寒证；搏结在皮肤之间，邪气向外透发，使腠理开通，毫毛动摇，邪气在此来回进出，就会出现皮肤瘙痒；邪气留滞不去，就会形成痹证；影响到卫气使涩滞而不运行，就可表现为麻木不仁。

如果外邪只侵犯人体的半身，而且部位很深，停留在营卫之中，使营卫虚弱，真气耗散，邪气单独停留在半身，就会发生半身不遂的偏枯病；若邪气侵犯的部位比较浅表，使得血脉不通而出现半身疼痛。

外邪侵入人体较深的部位，寒邪与热邪相互抟结，久留不去，便停滞体内。如果寒邪胜过热邪，就会出现骨节疼痛，肌肉枯萎；如果热邪胜过寒邪，就会腐烂肌肉，而化脓；如果热毒深入内伤到骨，就成为骨蚀。邪气结聚，伤害到筋，使筋屈曲不能伸展，邪气又久留在筋不能外散，会形成筋瘤。邪气结聚，归于体内，卫气郁滞，不得外出，使津液凝结日久，与邪气纠合，会形成肠瘤。肠瘤病程很长，要几年才能形成，用手触按，柔软不硬。邪气结聚，归于体内，使津液溜滞不散，与所中之邪相互凝结，日益加重，不断结聚，就会形成昔瘤，用手触按，非常坚硬。邪气结聚，深入到骨，邪结在骨，与骨气纠合，日渐加重，就会形成骨疽。气邪结聚，伤害到肌肉，邪归体内，留滞不去，如有内热，就会腐烂肌肉而化脓；如果没有内热，就会成为肉疽。以上这几种邪气所致的病证，发生虽然无固定的部位，但都有固定的名称。

卫气行第七十六

概说

卫气行，是说卫气在人体昼夜之间的循行情况。原文从天人相应的观点出发，阐发人体气机在自然天体和时间节律的影响下进行有规律运行。

原文

黄帝问于岐伯曰：愿闻卫气之行，出入之合，何如？岐伯曰：岁有十二月，日有十二辰，子午为经，卯酉为纬。天周二十八宿，而一面七星，四七二十八星。房昴为纬，虚张为经。是故房至毕为阳，昴至心为阴。阳主昼，阴主夜。故卫气之行，一日一夜五十周于身，昼日行于阳二十五周，夜行于阴二十五周，周于五藏。

是故平旦阴尽，阳气出于目，目张则气上行于头，循项下足太阳，循背下至小趾之端。其散者，别于目锐眦，下手太阳，下至手小指之间外侧。其散者，别于目锐眦，下足少阳，注小趾次趾之间。以上循手少阳之分侧，下至小指之间。别者以上至耳前，合于颔脉，注足阳明以下行，至跗上，入五指之间。其散者，从耳下下手阳明，入大指之间，入掌中。其至于足也，入足心，出内踝，下行阴分，复合于目，故为一周。

是故日行一舍，人气行一周与十分身之八；日行二舍，人气行三周于身与十分身之六；日行三舍，人气行于身五周与十分身之四；日行四舍，人气行于身七周与十分身之二；日行五舍，人气行于身九周；日行六舍，人气行于身十周与十分身之八；日行七舍，人气行于身十二周在身与十分身之六；日行十四舍，人气二十五周于身有奇分与十分身之二，阳尽于阴，阴受气矣。其始入于阴，常从足少阴注于肾，肾注于心，心注于肺，肺注于肝，肝注于脾，脾复注于肾为周。是故夜行一舍，人气行于阴藏一周与十分藏之八，亦如阳行之二十五周，而复合于目。阴阳一日一夜，合有奇分十分身之四，与十分藏之二，是故人之所以卧起之时，有早晏者，奇分不尽故也。

黄帝曰：卫气之在于身也，上下往来不以期，候气而刺之，奈何？伯高曰：分有多少，日有长短，春秋冬夏，各有分理，然后常以平旦为纪，以夜尽为始。是故一日一夜，水下百刻，二十五刻者，半日之度也，常如是毋已，日入而止，随日之长短，各以为纪而刺之。谨候其时，病可与期，失时反候者，百病不治。故曰：刺实者，刺其来也，刺虚者，刺其去也。此言气存亡之时，以候虚实而刺之。是故谨候气之所在而刺之，是谓逢时。在于三阳，必候其气在于阳而刺之，病在于三阴，必候其气在阴分而刺之。

水下一刻，人气在太阳；水下二刻，人气在少阳；水下三刻，人气在阳明；水下四刻，人气在阴分。水下五刻，人气在太阳；水下六刻，人气在少阳；水下七刻，人气在阳明；水下八刻，人气在阴分。水下九刻，人气在太阳；水下十刻，人气在少阳；水下十一刻，人气在阳明；水下十二刻，人气在阴分。水下十三刻，人气在太阳；水下十四刻，人气在少阳；水下十五刻，人气在阳明；水下十六刻，人气在阴分。水下十七刻，人气在太阳；水下十八刻，人气在少阳；水下十九刻，人气在阳明；水下二十刻，人气在阴分。水下二十一刻，人气在太阳；水下二十二刻，人气在少阳；水下二十三刻，人气在阳明；水下二十四刻，人气在阴分。水下二十五刻，人气在太阳，此半日之度也。从房至毕一十四舍，水下五十刻，日行半度，回行一舍，水下三刻与七分刻之四。大要曰：常以日之加于宿上也。人气在太阳，是故日行一舍，人气行三阳行与阴分，常如是无已。天与地同纪，纷纷盼盼，终而复始，一日一夜水下百刻而尽矣。

通释

黄帝问岐伯说：我想听你谈一谈卫气在人体是如何运行的，什么时候出于体表，什么时候进入体内，又是在什么地方会合的？岐伯说：一年有12个月，一天有12个时辰，子位居正北方，午位居正南方，连接南北的竖线为经，卯位居正东方，酉位居正西方，连接东西的横线为纬。天体的运行环周于星宿，分布在东西南北四方，每一方各有7个星宿，四方共计二十八星宿。东方的房宿与西方的昴宿为纬，北方的虚宿与南方的张宿为经。太阳从东方的房宿沿黄道经过南方到达西方的毕宿，时间是卯、辰、巳、午、未、申六个时辰，这6个时辰是白天，属阳；太阳从西方的昴宿，沿黄道经过北方到达东方的心宿，时间是酉、戌、亥、子、丑、寅六个时辰，这六个时辰是夜晚，属阴。一昼夜中，卫气在体内运行50个周次，白天行于阳分25个周次，夜间行于阴分25个周次，并周行于五脏之中。

在早晨的时候，卫气在阴分的循行过程结束，卫气从目进入阳分，眼睛也就睁开了，然后，卫气从目内眦上行于头部，沿项后足太阳膀胱经的通路下行，再沿背部向下行，到足小趾外侧端（至阴穴）。其中散行的部分，从目外眦分出来，沿手太阳小肠经下行，至手小指外侧端（少泽穴）；另一条散行的部分，也从目外眦分出，沿足少阳胆经下行注入足小趾与第四趾之间（窍阴穴）。卫气又从上部循手少阳三焦经所过的部位向下行，到手小指与无名指之间（关冲穴）。从手少阳别行的部分，行至耳的前方，会合于颌部的经脉，注入足阳明胃经，向下行至足背，散入足五趾之间（厉兑穴）。还有另一条散行的分支，从耳部下方，沿手阳明大肠经下行，入于手大指和示指之间（商阳穴），再进入手掌中间。其中运行到足部的卫气，进入足心，出于内踝，再入足少阴肾经，由足少阴经行予阴分，沿着从足少阴经分出的阴脉向上行，又会合到目，交会于足太阳经的睛明穴。这就是卫气运行一周的顺序。

因此，卫气依照天体昼夜间的运动时间而同步运行。太阳运行一星宿的时间称为一舍，卫气在人体循行 1 周又 8/10。日行二舍，卫气循行 3 周又 6/10。日行三舍，卫气循行 5 周又 4/10。日行四舍，气循行 7 周又 2/10。日行五舍，卫气循行 9 周。日行六舍，卫气循行 10 周又 8/10。日行七舍，卫气循行 12 周又 6/10。日行十四舍，卫气循行 25 周及余数的 2/10。这样，太阳运行周天的 1/2，由白天进入夜间，卫气也由阳气进入阴分。刚刚进入阴分时，由足少阴肾经传注于肾脏，由肾脏注入心脏，由心脏注入肺脏，由肺脏注入肝脏，由肝脏注入脾脏，由脾脏再传注到肾脏而成为 1 周，和白天卫气行于阳分 25 周一样，夜间行于阴分也是 25 周。所以，夜间太阳运行一舍的时间，卫气在阴分也是运行 1 周又 8/10 弱，卫气在阴分循行 25 周以后，出于目内眦而进入阳分。一昼夜卫气在人体运行 50 周次，可是按照上述每舍卫气运行 1 周又 8/10 弱计算，太阳运行二十八舍，卫气循行共计为 50 周又 4 / 10，这样就有 1 个 4/10 周的余数，包括阳分的 2/10 周和阴分的 2/10 周。因此，人有睡和醒的时间或早或晚的差别，就是这 4/10 周的余数造成的。

黄帝道：卫气在人身的运行，上下往来没有固定的时间，怎样才能测定到它的运行而进行针刺呢？伯高说：昼夜长短的时间多少不定，有时长，有时短，春夏秋冬季节不同，昼夜的长短各有差异。一般是把太阳刚出黑夜已尽的时候视为昼夜的分界线。一个昼夜，计时的水漏正好滴下 100 刻，而 25 刻是半天的刻数。卫气就是随着时间的推移而往来循行不休的。太阳落山，白昼结束。因此，可根据昼夜的长短，来测知卫气的循行，然后作为针刺候气的标准。针刺时，要等到气至才进针，病就会应时而愈；如果错过了时机违背了候气进针的原则，所有的疾病都不能治好。所以说针刺实证，迎着气之来而刺；针刺虚证，随着气之去而刺。也就是说，根据邪气的存留与消退，疾病的虚实而进行针刺。像这样谨慎地察候气的所在而进行的针刺，就叫作逢时。病在三阳经的，一定要等候卫气行在阳分时才进行针刺；病在三阴经的，一定要等候卫气行在阴分时才进行针刺。

从平旦开始，水下 1 刻的时间，卫气行于手足太阳经；水下 2 刻，卫气行于手足少阳经；水下 3 刻，卫气行于手足阳明经；水下 4 刻，卫气行于足少阴肾经；水下 5 刻，卫气又出阳分行于手足太阳经；水下 6 刻，卫气行于手足少阳经；水下 7 刻，卫气行于手足阳明经；水下 8 刻，卫气行于足少阴肾经；水下 9 刻，卫气行于手足太阳经；水下 10 刻，卫气行于手足少阳经；水下 11 刻，卫气行于手足阳明经；水下 12 刻，卫气行于足少阳肾经；水下 13 刻，卫气行于手足太阳经；水下 14 刻，卫气行于手足少阳经；水下 15 刻，卫气行于手足阳明经；水下 16 刻，卫气行于足少阴肾经；水下 17 刻，卫气行于手足太阳经；水下 18 刻，卫气行于手足少阳经；水下 19 刻，卫气行于手足阳明经；水下 20 刻，卫气行于足少阴肾经；水下 21 刻，卫气行于手足太阳经；水下 22 刻，卫气行于手足少阳经；水下 23 刻，卫气行于手足阳明经；水下 24 刻，卫气行于足少阴肾经；水下 25 刻，卫气行于手足太阳经。这是半个白日中卫气运行的度数。从房宿到毕宿运转 14 舍，经过整个白天，水下 50 刻，太阳运行半个周天；从昴宿到心宿，也是运转 14 舍，经过整个黑夜，水下 50 刻，又运转半个周天。一昼夜合计水下 100 刻，太阳运转 28 舍，整整 1 个周天。太阳每运行一星宿，水下 3 又 4 / 7 刻。大略说来，通常是太阳每运行到上一星宿刚过，下一宿开始的时候，卫气恰恰运行在手足太阳经，而每当转完一星宿的时间，卫气也循行完了三阳与阴分，再值太阳运行到下一星宿之上时，卫气又恰行于手足太阳经，这样周行不已，随着自然天体的运行节律而同步运动。卫气在人体内的运行虽然纷繁，但却是有条不紊，一周接着一周，终而复始。一昼夜水下 100 刻的时间，卫气恰好在体内运行完毕 50 周次。

九宫八风第七十七

概说

　　九宫，是以天北极星为中心，另将其外围分为八个区域而合为九宫。外围八宫，实质上是以斗星在一年之内四季八节的指向来确立的。八风，指四正四隅八方之风。依据八节时日的不同风向来判断其邪正，从而预测其对人类万物的不同影响，进一步指导人们对疾病的预防，这正是本文的宗旨，故以"九宫八风"命名。

原文

　　太一常以冬至之日，居叶蛰之宫四十六日，明日居天留四十六日，明日居仓门四十六日，明日居阴洛四十五日，明日居天宫四十六日，明日居玄委四十六日，明日居仓果四十六日，明日居新洛四十五日，明日复居叶蛰之宫，曰冬至矣。

　　太一日游，以冬至之日，居叶蛰之宫，数所在日，从一处至九日，复返于一。常如是无已，终而复始。

　　太一移日，天必应之以风雨，以其日风雨则吉，岁美民安少病矣。先之则多雨，后之则多汗。太一在冬至之日有变，占在君；太一在春分之日有变，占在相；太一在中宫之日有变，占在吏；太一在秋分之日有变，占在将；太一在夏至之日有变，占在百姓。所谓有变者，太一居五宫之日，病风折树木，扬沙石，各以其所主，占贵贱。因视风所从来而占之。风从其所居之乡来为实风，主生，长养万物。从其冲后来为虚风，伤人者也，主杀，主害者。谨候虚风而避之，故圣人日避虚邪之道，如避矢石然，邪弗能害，此之谓也。

　　是故太一入徙立于中宫，乃朝八风，以占吉凶也。风从南方来，名曰大弱风，其伤人也，内舍于心，外在于脉，气主热。风从西南方来，名曰谋风，其伤人也，内舍于脾，外在于肌，其气主为弱。风从西方来，名曰刚风，其伤人也，内舍于肺，外在于皮肤，其气主为燥。风从西北方来，名曰折风，其伤人也，内舍于小肠，外在于手太阳脉，脉绝则溢，脉闭则结不通，善暴死。风从北方来，名曰大刚风，其伤人也，内舍于肾，外在于骨与肩背之膂筋，其气主为寒也。风从东北方来，名曰凶风，其伤人也，内舍于大肠，外在于两胁腋骨下及肢节。风从东方来，名曰婴儿风，其伤人也，内舍于肝，外在于筋纽，其气主为身湿。风从东南方来，名曰弱风，其伤人也，内舍于胃，外在肌肉，其气主体重。此八风皆从其虚之乡来，乃能病人。三虚相搏，则为暴病卒死。两实一虚，病则为淋露寒热。犯其两湿之地，则为痿。故圣人避风，如避矢石焉。其有三虚而偏中于邪风，则为仆偏枯矣。

通释

太一（北极星）是恒定不移的，因此将它作为测定方位的中心。1 年 366 天中，北斗星围绕北极星有规律地不停运转着，因此把北斗星作为转动的指针。北斗星的转动，通常从冬至之日开始，当移到正北方的叶蛰宫，计 46 天；从期满后的第 2 天交到立春，就移到东北方的天留宫，46 天；从期满后的第 2 天交到春分，就移到正东方的仓门宫，计 46 天；从期满后的第 2 天交到立夏，就移到东南方的阴落宫，计 45 天；从期满后的第 2 天交到夏至，就移到正南方的上天宫，计 46 天；从期满后的第 2 天交到立秋，就移到西南方的玄委宫，计 46 天；从期满后的第 2 天交到秋分，就移到正西方的仓果宫，计 46 天；从期满后的第 2 天交到立冬，就移到西北方的新洛宫，计 45 天；从期满后的第二天北斗星的指向又重新回移到叶蛰宫，又到了冬至日。

太一的游宫的规律是，从冬至之日、北斗星指向正北方的叶蛰宫开始，把它作为第一天来计算留居的日数。北斗星的转动从第一宫（坎宫）开始，经过一定的日数，转完一宫后又就移到下一宫，如此周移完毕八宫之后，到第九阶段的第一天，又重新转回到坎位从而轮回转动，永不休止，终而复始。

太一从一宫转向下一宫的第一天，也就是每逢交节的日子，必有风雨出现，如果当天和风细雨，是吉祥的象征。因为这样风调雨顺的年景，必然谷物丰收，禽畜兴旺，人民安居乐业，很少有疾病的发生。假若风雨出现在交节之前，就预示这一年多风多雨，发生洪涝灾害。反之，如果风雨出现在交节之后，就预示着少雨而干旱。太一在交冬至那一天，气候有暴变。冬至这一天又是一岁之首，位在正北，所以与君主相应；在交春分节的那一天，气候有暴变，就预示着国相有灾患，因为相位在左，职司教化布政，而春分东临卯正，春气阳和，所以与国相相应；太一在中宫土旺主令的时间，也就是寄居于立春、立夏、立秋、立冬各自交节的那些天，气候发生突变，预示国中大小官吏有灾变。因为他们分治国中，各司其守，立春、立夏、立秋、立冬分治四隅与普通官吏相应；在交秋分节的这一天，气候有骤然变化，预示将军的灾患，因为将位在右，职司杀伐，而秋分西临酉正，秋气肃杀，所以与将军相应；在交夏至节的这一天，气候有剧烈变化，预示百姓们有祸患，因为夏至南临午正，阳气升发，庶物蕃盛，与操百业而生的亿万百姓相应。所谓气候有突然变化，是指太一临上述五官的日子，出现折断树木，飞沙走石的狂风。这种气候，根据出现在不同的节气，其伤害性会反映在不同的阶层。因此，也是预测不同身份的人受病的依据。同时还应当察看风向的来路，作为预测气候正常与否的依据。凡是风来自当令的方位，比如说时值冬至，位临子方，气候以阴寒为特点，应当以北风凛冽为顺；时交春分，位临卯方，天气温和，应当以东风拂煦为顺；时交夏至，位临午方，天气炎热，应当以南风烘熔为顺；时交秋分，位临酉方，天气清凉，应当以西风萧肃为顺。这样的正位之风，又叫实风，主生长，养育万物，反之，如果风从当令相对的方位而来，出现与季节相抵触的气候，叫虚风。它能够伤人致病，主摧残，危害万物。平时应密切注视这种异常气候，谨慎地加以预防。所以那些对养生之道素有高度修养的人，时刻防避四时不正之气，免受它的危害，就像躲避箭矢飞石一样，从而使外邪不能内侵，保证机体健康，就是这个道理。

所以太一移居到中宫，便把它作为定向的中心，然后根据北斗星旋转的指向，以确定八风产生的方位，来推测气象的正常与异常。来自南方的风，名叫大弱风，它伤害人体，常常内伤到心，外伤到血脉，发病多为热性病。来自西南方的风，名叫谋风，它伤害人体，常常内伤到脾，外伤到肌肉，发病多为虚弱病证。来自西方的风，名叫刚风。它伤害人体，常常内伤到肺，外伤到皮肤，发病多为津伤干燥证。来自西北方的风，名叫折风，它伤害人体，常常内伤到小肠，外伤到手太阳经脉；如果脉气竭绝，真气就会外溢；如果脉气闭塞，真气就会凝结，这时，最容易突然死亡。来自北方的风，名叫大刚风，它伤害人体，常常内伤到肾，外伤到骨和肩背的膂筋，发病多为寒性病证。来自东北方的风，名叫凶风，它伤害人体，常常内伤到大肠，外伤到两胁腋骨之下和肢体关节。来自东方的风，名叫婴儿风，它伤害人体，常常内伤到肝，外伤到筋脉汇聚之处，发病多为一身汗湿。来自东南方的风，名叫弱风，它伤害人体，常常内伤到胃，外伤到肌肉，发病多为肢体沉重。这八种风，都因来自与当令季节相反的方位，所以能伤人致病。若再遇岁气不及之年、月缺无光之时和四时反常气候，这天气的"三虚"，就会使人发生暴病，甚至突然死亡。在只出现"一虚"的年份里，也会发生酸困软弱无力的病证和寒热病。如果淋雨或涉水、坐卧湿地而感受外湿，就会发生肢体痿弱无力的痿证。因此，养生之道修养很高的人，非常注重防避虚风，就像躲闪飞箭和飞石一样。若不这样，在有"三虚"的时候，就极有可能遭受风邪的侵袭，而发生突然昏倒，不省人事，或半身不遂之类的病症。

九针论第七十八

概说

　　九针论，是论述九针理论的篇章，原文讨论了九种针具仿造渊源、命名根据、形状特点和适应证，并指出了痈肿取治的禁忌问题。此外，亦提出了九种针具以外的治疗方法。

原文

　　黄帝曰：余闻九针于夫子，众多博大矣，余犹不能寤，敢问九针焉生，何因而有名？岐伯曰：九针者，天地之大数也，始于一而终于九。故曰：一以法天，二以法地，三以法人，四以法时，五以法音，六以法律，七以法星，八以法风，九以法野。

　　黄帝曰：以针应九之数，奈何？岐伯曰：夫圣人之起天地之数也，一而九之，故以立九野。九而九之，九九八十一，以起黄钟数焉，以针应数也。

　　一者，天也。天者，阳也，五藏之应天者肺，肺者，五藏六府之盖也，皮者，肺之合也，人之阳也。故为之治针，必以大其头而锐其末，令无得深入而阳气出。

　　二者，地也。人之所以应土者，肉也。故为之治针，必筒其身而员其末，令无得伤肉分，伤则气得竭。

　　三者，人也。人之所以成生者，血脉也。故为之治针，必大其身而员其末，令可以按脉物陷，以致其气，令邪气独出。

　　四者，时也。时者，四时八风之客于经络之中，为瘤病者也。故为之治针，必筒其身而锋其末，令可以泻热出血，而瘤病竭。

　　五者，音也。音者，冬夏之分，分于子午，阴与阳别，寒与热争，两气相抟，合为痈脓者也。故为之治针，必令其末如剑锋，可以取大脓。

　　六者，律也。律者，调阴阳四时而合十二经脉，虚邪客于经络而为暴痹者也。故为之治针，必令尖如厘，且员其锐，中身微大，以取暴气。

七者，星也。星者，人之七窍，邪之所客于经，而为痛痹，舍于经络者也。故为之治针，令尖如蚊虻喙，静以徐往，微以久留，正气因之，真邪俱往，出针而养者也。

八者，风也。风者，人之股肱八节也。八正之虚风，八风伤人，内舍于骨解、腰脊节、腠理之间，为深痹也。故为之治针，必长其身，锋其末，可以取深邪远痹。

九者，野也。野者，人之节解皮肤之间也。淫邪流溢于身，如风水之状，而留不能过于机关大节者也。故为之治针，令尖如挺，其锋微员，以取大气之不能过于关节者也。

黄帝曰：针之长短有数乎？岐伯曰：一曰多镵针者，取法于巾针，去末寸半，卒锐之，长一寸六分，主热在头身也。二曰员针，取法于絮针，筒其身而卵其锋，长一寸六分，主治分肉间气。三曰锓针，取法于黍粟之锐，长三寸半，主按脉取气，令邪出。四曰锋针，取法于絮针，筒其身，锋其末，长一寸六分，主痈热出血。五曰铍针，取法于剑锋，广二分半，长四寸，主大痈脓，两热争者也。六曰员利针，取法于厘针，微大其末，反小其身，令可深内也，长一寸六分。主取痈痹者也。七曰毫针，取法于毫毛，长一寸六分，主寒热痛痹在络者也。八曰长针，取法于綦针，长七寸，主取深邪远痹者也。九曰大针，取法于锋针，其锋微员，长四寸，主取大气不出关节者也。针形毕矣，此九针大小长短法也。

黄帝曰：愿闻身形应九野，奈何？岐伯曰：请言身形之应九野也。左足应立春，其日戊寅己丑。左胁应春分，其日乙卯。左手应立夏，其日戊辰己巳。膺喉首头应夏至，其日丙午。右手应立秋，其中戊申己未。右胁应秋分，其日辛酉。右足应立冬，其日戊戌己亥。腰尻下窍应冬至，其日壬子。六腑膈下三脏应中州，其大禁，大禁太一所在之日，及诸戊己。凡此九者，善候八正所在之处。所主左右上下身体有痈肿者，欲治之，无以其所直之日溃治之，是谓天忌日也。

形乐志苦，病生于脉，治之于灸刺。形苦志乐，病生于筋，治之以熨引。形乐志乐，病生于肉，治之以针石。形苦志苦，病生于咽喝，治之以甘药。形数惊恐，筋脉不通，病生于不仁，治之以按摩醪药。是谓形。

五脏气：心主噫，肺主咳，肝主语，脾主吞，肾主欠。

六腑气：胆为怒，胃为气逆哕，大肠小肠为泄，膀胱不约为遗溺，下焦溢为水。五味：酸入肝，辛入肺，苦入心，甘入脾，咸入肾，淡入胃，是谓五味。

五并：精气并肝则忧，并心则喜，并肺则悲，并肾则恐，并脾则畏，是谓五精之气，并于脏也。

五恶：肝恶风，心恶热，肺恶寒，肾恶燥，脾恶湿，此五脏气所恶也。

五液：心主汗，肝主泣，肺主涕，肾主唾，脾主涎，此五液所出也。

五劳：久视伤血，久卧伤气，久坐伤肉，久立伤骨，久行伤筋，此五久劳所病也。

五走：酸走筋，辛走气，苦走血，咸走骨，甘走肉，是谓五走也。

五裁：病在筋，无食酸；病在气，无食辛；病在骨，无食咸；病在血，无食苦；病在肉，无食甘。口嗜而欲食之，不可多也，必自裁也，命曰五裁。

五发：阴病发于骨，阳病发于血，阴病发于肉，阳病发于冬，阴病发于夏。

五邪：邪入于阳，则为狂；邪入于阴，则为血痹；邪入于阳，转则为癫疾；邪入于阴，转则为喑；阳入之于阴，病静；阴出之于阳，病喜怒。

五藏：心藏神，肺藏魄，肝藏魂，脾藏意，肾藏精志也。

五主：心主脉，肺主皮，肝主筋，脾主肌，肾主骨。

阳明多血多气，太阳多血少气，少阳多气少血，太阴多血少气，厥阴多血少气，少阴多气少血。故曰：刺阳明出血气，刺太阳出血恶气，刺少阳出气恶血，刺太阴出血恶气，刺厥阴出血恶气，刺少阴出气恶血也。足阳明太阴为表里，少阳厥阴为表里，太阳少阴为表里，是谓足之阴阳也。手阳明太阴为表里，少阳心主为表里，太阳少阴为表里，是谓手之阴阳也。

通释

黄帝说：我听你讲述的九针理论，真是博大精深，丰富多彩啊！但是我还有些问题不能领悟。请问九针是怎样产生的？又是根据什么命名的呢？岐伯说：九针的产生，取法于天地间普遍的数理关系。天地的数理，从一起始，到九而终止。与这种自然数理相对应第一种针取法于天，第二种针取法于地，第三种针取法于人，第四种针取法于四时，第五种针取法于五音，第六种针取法于六律，第七种针取法于七星，第八种针取法于八风，第九种针取法于九野。

黄帝说：九针是怎样与自然数理相应的呢？岐伯说：古代的圣人们，创立的自然数理是从一到九，因此把大地定为九个分野。若九与九相乘，从而产生了黄钟数（阴阳六律中从黄钟至应钟的三分损益法，就是建立在这九九八十一数理之上的，事物内部的演变与发展，都有数理在其中），九针之数就是与此相对应的。

一数比象于天，天属阳。五脏之中，相应于天的是肺，因为肺位最高，是五脏六腑的华盖。皮肤在外，属于阳，与肺气相合。因此，为治疗皮肤肌表病变所造的针，必须针头粗大，针尖锐利，以利于浅刺而不能深刺，从而起到开泄阳气的作用。

二数比象于地,地属土,人身与土相应的是肌肉。因此,为治疗肌肉病变所造的针,必须针身圆直,如同竹管,针尖卵圆,以利于刺治邪在肌肉的病变,又不会损伤肌肉,因为损伤了肌肉,就会使脾脏的精气衰竭。

三数比象于人。人之所以能维持生命活动,全靠血脉输送气血。因此,为治疗血脉病变所造的针,必须针身粗大,针尖圆钝,以利于按摩血脉,又不使血脉塌陷,既能使经气充实,又只使邪气外出。

四数比象于四时。四时八风之邪侵袭到经络之中,会使气血凝滞,逐渐形成顽固难愈的病证。因此,为治疗这种痼疾所造的针,必须针身圆直,针尖锋利,以利于刺络放血而泻瘀热,达到消除顽疾的目的。

五数比象于五音。音数为五,位于一至九数的中间。是冬寒夏暑阴阳盛衰消长的分界。寒邪与热邪相互交争,两种邪气搏结不散,就会成痈化脓。因此,为治疗这种病变所造的针,必须针尖锋利无比,如同剑锋,以利于刺破痈脓,排尽脓血。

六数比象于六律。六律能调节音调,分为阴阳,外应四时,内与人体的十二经脉相合。外邪暴侵袭在经络,就会突然发生剧烈的痹痛。因此,为治疗暴痹所造的针,必须针身细长如毛,针尖锐利,针体中间部分稍微粗大,以利于刺治急重病证。

七数比象于七星,人体七窍与之相应。外邪侵犯经脉,留滞在络脉而不去,就会发生痛痹。因此,为治疗痛痹所造的针,应该针尖极其微细,就像蚊子的嘴一样,以利于安静候气,慢慢进针,轻微捻转,久久留针,从而使正气得到充实,邪气便会随真气汇聚而外出。出针之后,还要疗养。

八数比象于八风。人体的手足上下左右的 8 个关节与之相应。四个八节的虚风侵犯人体,常常深入到骨缝、腰背关节和腠理之间,会形成邪气深陷的痹证。因此,为治疗深痹所造的针,必须是针身很薄,针尖锋利,以利于治疗邪深病久的痹证。

九数比象于九野,人体的周身关节、骨缝和皮肤与之相应。邪气过盛,蔓延全身,就会出现身体肿胀,犹如风水病一样。这是因为水气被阻不能流过大的关节,而溢于肌肤的缘故。因此,为治疗这种水肿病所造的针,应该是针形如杖,针身粗大,针尖微圆,以利于达到通利关节的作用。

黄帝问:针的长短有一定的度数吗?岐伯说:第一种是镵针,模仿巾针的式样制成。其针头较大,在距离针的末端约半寸许处,针尖部突出,呈箭头状,针的长度为 1 寸 6 分。适用于浅刺,以通利疏泄在体表的阳气,主治热在头身的病证。第二种是员针,模仿絮针的式样制成。针身圆直如竹管状,针尖呈卵圆形,长 1 寸 6 分。主治邪气在分肉间的疾病。第三种是鍉针,模仿黍米的形状制成,圆而微尖。长 3 寸半。用它按摩经脉，行气活血，以驱邪气外出。第四种是锋针，也是模仿絮针的式样制成，针身圆直，针尖锋利，长 1 寸 6 分，用它来泻热，刺络放血。第五种是铍针，模仿剑锋制成，宽 2 分半，长 4 寸。主治寒热搏结而形成痈肿化脓的病证，可以用它切刺排脓，来清除热毒。第六种是员利针，模仿长毛的形状制成。此种针型针尖长而针身短，可以深刺 1 寸 6 分，可治痈肿、痹证。第七种是毫针，是模仿毫毛的形状制成，长 1 寸 6 分，主治寒热痛痹在络脉的病证。第八种是长针，其原理依据綦针原理制成，长 7 寸，主要治疗邪气入脏所造成的痹症。第九种是大针，模仿锋针的形状制成。但针锋略圆，长 4 寸，主治阳气不能通过关节而积水成肿的病证。以上所述，就是九针的形状及其大小长短的情况。

黄帝道：很想听听人的身形与九野相应的情况是怎样的。岐伯说：请让我讲讲人体身形应于九野的情况。春夏属阳，阳从左升，由下向上，所以左足在节气上与立春相应，在日子上当属戊寅、己丑；左胁在节气上与春分相应，在日子上当属乙卯；左手在节气上与立夏相应，在日子上当属戊辰、己巳；胸部、咽喉、头部在节气上与夏至相应，在日子上当属丙午。秋冬属阴，阴从右降，由上向下，所以右在节气上与立秋相应，在日子上当属戊申、己未；右肋在节气上与秋分相应，在日子上当属辛酉；右足在节气上与立冬相应，在日子上当属戊戌、己亥；腰部、尾骶部、下窍在节气上与冬至相应，在日子上当属壬子。六腑和膈下的肝、脾、肾三脏应于中官。针刺全身各个部位时，切切不要犯了忌日。凡是太一所在之日，以及各个戊日和己日都属于大禁的日期。明白了以上九个相应关系，就能测知八方当令节气之所在，也就掌握了与之相应的各个部位，以及刺治的禁忌日期。例如，当身体的上下左右某个部位生长痈肿时，即使要治疗，也不能在太一所在之日和戊己之日施用破溃痈脓的治法，这就叫作天忌日。

形体安逸而精神苦闷的人，疾病多发生在经脉，治疗时适宜用针法和灸法；形体过于劳苦，但精神愉快的人，疾病多发生于筋，治疗时适宜温熨导引的方法；形体和精神都很舒适而好逸恶劳的人，疾病多发生在肌肉，宜用针和砭石刺治；形体劳苦、精神也苦闷的人，多发生声嘶咽塞或呼吸不利，宜用各种味甘的药物调治；屡受惊恐而形神不安的人，筋脉气血不通，多发生肢体麻木不仁，治疗时，适宜用药酒和按摩。以上是五种形志生病各自的特点和治法。

五脏气机失调而发病：心气不舒出现嗳气，肺失宣肃出现咳嗽，肝气抑郁出现多言，脾气不运出现吞酸，肾气虚弱出现呵欠连连。

六腑气机失调而发病：胆气郁结容易发怒；胃气逆上会出现呕吐呃逆；小肠失于

分清别浊、大肠传导失常会出现腹泻；膀胱气虚，不能约束，会出现遗尿；下焦水道不通，会形成水肿病。

五味进入人体各自入养的脏腑：酸味属木入养肝，辛味属金入养肺，苦味属火入养心，甜味属土入养脾，咸味属水入养肾，淡味同属于土入养胃，这就是五味各自之所入养。

五脏精气乘虚并到一脏为病的表现：精气并到肝，会使肝气抑郁而出现忧郁；并到心，会使心气有余而出现嬉笑；并到肺，会使肺气不利而出现悲伤；并到肾，会使肾气不利而出现恐惧；并到脾，会使脾气郁遏而出现畏怯。这就是五脏精气并到一脏所出现的各种病症。

五脏因特性不同而各有所厌恶的情况：肝厌恶风，心厌恶热，肺厌恶寒，肾厌恶燥，脾厌恶湿。这就是五脏各自的厌恶。

五脏化生五液的情况：心化生并主管汗液，肝化生并主管泪液，肺化生并主管涕液，肾化生并主管唾液，脾化生并主管涎液。这就是五液分别出自五脏的情况。

五种劳逸过度造成的损伤：视物过久会伤血，长期躺卧会伤气，久坐不动会伤肉，长久站立会伤骨，长途跋涉会伤筋。这就是五种久劳所造成的伤害。

五味对机体组织的注入走向：酸味侧重注入到筋，辛味侧重注入到气，苦味侧重注入到血，咸味侧重注入到骨，甘味侧重注入到肉，这就是五味进入机体后各自作用侧重的注入走向。

饮食的五种节制：病在筋的，不要过分多食酸味类食物；病在气的，不要过分多食辛味类食物；病在骨的，不要过分多食咸味类食物；病在肌肉的，不要过分多食甜味类食（药）物。即使是自己非常喜欢而想吃的食物，也不能多吃，自己必须加以节制。这就叫作五裁。

五种病况发生的表现：阴之为病多发生在骨；阳之为病多发生在血脉；五味不节之为病，多发生气机不调；冬天阳气在内，所以阳病多发生在冬天；夏天阴气在内，所以阴病多发生在夏天。

邪气侵扰五脏而发病的表现：病邪侵入到阳分，就会发生狂证；病邪侵入到阴分，就会出现血痹；病邪侵入到阳分，并搏聚上逆头部，就会发生巅顶的病患；病邪侵入到阴分，并搏聚阻滞咽窍，就会出现声音嘶哑；病邪由阳分进入阴分，病人多沉静安宁；病邪由阴分出到阳分，病人多激动易怒。

五脏各有所藏：心藏神，肺藏魄，肝藏魂，脾藏意，肾藏志。

五脏对躯体组织各有所主：心主血脉，肺主皮肤，肝主经筋，脾主肌肉，肾主骨骼。

　　在六经中有气血多少的不同，因此，在针刺治疗疾病时，应根据气血的多少制订治疗法则。气多血多的，司以用泻法；气少血少的，就不能用泻法。阳明经中多血多气，所以针刺时，既可以泻其气，又可以泻其血；太阳经中多血少气，所以针刺时，只宜泻其血，不宜泻其气；少阳经中多气少血，针刺时只宜泻其气，不宜泻其血；太阴经中多血少气，针刺时只宜泻其血，不宜泻其气；厥阴经中多血少气，针刺时只宜泻其血，不宜泻其气；少阴经中多气少血，针刺时只宜泻气，不宜泻血。足阳明胃经与足太阴脾经为表里，足少阳胆经与足厥阴肝经为表里，足太阳膀胱经与足少阴肾经为表里，这是足三阴经与足三阳经的表里配合关系。手阳明大肠经与手太阴肺经为表里；手少阳三焦经与手厥阴心包经为表里，手太阳小肠经与手少阴心经为表里，这是手三阴经与手三阳经的表里配合关系。

岁露论第七十九

概说

岁露论，是论述年份风雨时邪对人体的侵害，原文先说明疟疾的病因、机制和发作特点，并揭示其发作时间有早有晚的道理。继而阐明四时八风之邪侵害人体的病理机制和深浅的不同原因，并指出自然界"三虚"和"三实"对人体的不同影响，最后联系"九宫八风"的理论，说明流行的时疫发病原因。

原文

黄帝问于岐伯曰：经言夏日伤暑，秋病疟，疟之发以时，其故何也？岐伯对曰：邪客于风府，病循膂而下，卫气一日一夜，常大会于风府，其明日日下一节，故其日作晏，此其先客于脊背也。故每至于风府则腠理开，腠理开则邪气入，邪气入则病作，此所以日作尚晏也。卫气之行风府，日下一节，二十一日下至尾骶，二十二日入脊内，注于伏冲之脉，其行九日，出于缺盆之中，其气上行，故其病稍益。至其内搏于五脏，横连募原，其道远，其气深，其行迟，不能日作，故次日乃蓄积而作焉。

黄帝曰：卫气每至于风府，腠理乃发，发则邪入焉。其卫气日下一节，则不当风府，奈何？岐伯曰：风府无常，卫气之所应，必开其腠理，气之所舍节，则其府也。

黄帝曰：善。夫风之与疟也，相与同类，而风常在，而疟特以时休，何也？岐伯曰：风气留其处，疟气随经络，沉以内抟，故卫气应，乃作也。帝曰：善。

黄帝问于少师曰：余闻四时八风之中人也，故有寒暑，寒则皮肤急而腠理闭；暑则皮肤缓而腠理开。贼风邪气，因得以入乎？将必须八正虚邪，乃能伤人乎？少师答曰：不然。贼风邪气之中人也，不得以时，然必因其开也，其入深，其内极病，其病人也，卒暴。因其闭也，其入浅以留，其病也，徐以迟。

黄帝曰：有寒温和适，腠理不开，然有卒病者，其故何也？少师答曰：帝弗知邪入

545

乎？虽平居，其腠理开闭缓急，其故常有时也。

黄帝曰：可得闻乎？少师曰：人与天地相参也，与日月相应也。故月满则海水西盛，人血气积，肌肉充，皮肤致，毛发坚，腠理郄，烟垢着，当是之时，虽遇贼风，其人浅不深。至其月郭空，则海水东盛，人气血虚，其卫气去，形独居，肌肉减，皮肤纵，腠理开，毛发残，膲理薄，烟垢落，当是之时，遇贼风则其入深，其病人也，卒暴。

黄帝曰：其有卒然暴死暴病者，何也？少师答曰：三虚者，其死暴疾也；得三实者邪不能伤人也。黄帝曰：愿闻三虚。少师曰：乘年之衰，逢月之空，失时之和，因为贼风所伤，是谓三虚。故论不知三虚，工反为粗。帝曰：愿闻三实。少师曰：逢年之盛，遇月之满，得时之和，虽有贼风邪气，不能危之也。命曰三实。黄帝曰：善乎哉论！明乎哉道！请藏之金匮，然此一夫之论也。

黄帝曰：愿闻岁之所以皆同病者，何因而然？少师曰：此八正之候也。黄帝曰：候之奈何？少师曰：候此者，常以冬至之日，太一立于叶蛰之宫，其至也，天必应之以风雨者矣。风雨从南方来者，为虚风，贼伤人者也。其以夜半至也，万民皆卧而弗犯也，故其岁民少病。其以昼至者，万民懈惰而皆中于虚风，故万民多病。虚邪入客于骨而不发于外，至其立春，阳气大发，腠理开，因立春之日，风从西方来，万民又皆中于虚风，此两邪相搏，经气结代者矣。故诸逢其风而遇其雨者，命曰遇岁露焉。因岁之和，而少贼风者，民少病而少死。岁多贼风邪气，寒温不和，则民多病而死矣。

黄帝曰：虚邪之风，其所伤贵贱何如，候之奈何？少师答曰：正月朔日，太一居天留之宫，其日西北风，不雨，人多死矣。正月朔日，平旦北风，春，民多死。正月朔日，平旦北风行，民病多者，十有三也。正月朔日，日中北风，夏，民多死。正月朔日，夕时北风，秋，民多死。终日北风，大病死者十有六。正月朔日，风从南方来，命曰旱乡；从西方来，命曰白骨，将国有殃，人多死亡。正月朔日，风从东方来，发屋，扬沙石，国有大灾也。正月朔日，风从东南方行，春有死亡。正月朔日，天和温不风，粜贱，民不病；天寒而风，粜贵，民多病。此所谓候岁之风，残伤人者也。二月丑不风，民多心腹病；三月戌不温，民多寒热；四月巳不暑，民多瘅病；十月申不寒；民多暴死。诸所谓风者，皆发屋，折树木，扬沙石起毫毛，发腠理者也。

黄帝问岐伯道：经文上说，夏季感受了暑邪，秋天就会患疟疾。疟疾的发作，有一定的时间规律，这是什么原因呢？岐伯答说：邪气从风府侵入后，沿着脊骨逐日逐节往下行，而卫气要每一昼夜才在风府大会一次，而且每日向下移行一节。这样，卫气与邪气交会的时间也就逐日晚了一天，所以疟疾发作的时间一天比一天推迟。这种情况只有邪气先侵犯脊骨时才会出现。因为卫气每当运行到风府，腠理就开泄，腠理开泄则易遭邪气侵入，邪气侵入与卫气相搏，疟疾就会发作，这就是疟疾的发作之所以逐日推迟的道理。卫气运行到风府后，每日向下移行一节，21天后，行到尾骶骨，第22日，又进入脊内，沿着伏行在背脊内的冲脉转为上行，行到第九日，上出于左右两缺盆的中间，由于卫气上行逐日升高，与邪气相搏的时间逐日提前，所以疟疾发作的时间就会一天比一天提早。如果邪气内迫到五脏，横连到募原，由于它侵犯的部位很深，相隔体表的距离很远，移动的速度很慢，以致不能在当日与卫气相合，所以要蓄积到第二天才发作。

黄帝道：每当卫气运行到风府之时，腠理就开泄，邪气便乘机侵入。但是，卫气的运行，每日要下移一节，这样，卫气并没有与邪气相遇在风府，而疟疾却仍然每天发作，这是为什么呢？岐伯说：风邪的侵入，并无固定的部位。凡是卫气所到之处，就必定会导致腠理开泄，邪气入侵与卫气相搏，而导致疟疾发作。所以，只要是卫气与邪气相合的地方，也就是发病的所在。

黄帝说：讲得好。风邪所引起的疾病和疟疾相似而同属一类型，但外感风邪的病证，常常持续存在，而疟疾的发病却有间歇地定时发作，这是什么原因呢？岐伯说：因风邪常停留在肌表组织之间，卫阳之气不时地与之交争相搏所以证候表现呈持续性，而疟疾病邪能随经络深入，搏结于内。所以，只有卫气行至疟邪所在之处，引起抗御病邪的反应时，疾病才会发作。黄帝说：讲得很好。

黄帝问少师道：我听说四季八风侵入人体，本来是有寒热之别的。寒冷时，人体的皮肤紧急而腠理闭合；炎热时，人体的皮肤松弛而腠理开泄。致病邪气是乘人体腠理开泄时侵入的呢，还是一定要遇到四季八节反常的气候才侵入伤人的呢？少师答说：不完全是这样。致病邪气侵入人体，虽然发无定时，也不依四季八风的规律，却必须在人体腠理开泄时，才能乘机侵入。而且邪气侵入越深，病情也就越重，所以常常发病急重；如果腠理闭合时，即使有邪气侵入，也只能滞留在浅表的部位，所以发病就比较迟缓。

黄帝说：有时气候寒温也适度，人本身也能恰当地调节衣着，人体腠理并没有开泄，然而也有突然发病的，其原因是什么呢？少师回答说：你不知道邪气侵入的原因吗？人们虽然处在正常的生活中，但腠理的开闭缓急，也是有内在的原因和一定的时间的。黄帝说：可以听你谈谈吗？少师说：人与天地自然变化密切相关，日月运行亏满也会对人体产生影响。所以，当月亮满圆的时候，海水向西涌盛形成大潮。此时人体气血也相应充盛，肌肉坚实，皮肤致密，毛发坚韧，腠理闭合，皮肤润泽固密。在这个时候，即使遇到贼风邪气的侵入，也较表浅，不会深陷。如果到了月亮亏缺的时候，海水向东涌盛形成大潮，这时人体气血相应虚弱，体表卫气衰退，外形虽然如常，但肌肉削减，皮肤弛缓，腠理开泄，毛发残脆，肉理疏薄，皮肤纹理粗疏而表虚不固，在这个时候，若遇到贼风邪气的侵袭，就容易深陷入里，发病也急暴。

黄帝道：有的人突然死亡，有的人突然重病，为什么呢？少师答说：遇有"三虚"的情况下发病，就容易突然重病或死亡；而遇到"三实"的情况下，邪气就难以侵犯人体。黄帝道：很想听听什么叫三虚。少师说：正逢当年岁气不及又遇当日月亮亏空，而且时令又出现反常气候，在这种情况下，遭到邪气的伤害，这就叫作"三虚"。所以，在理论上不知道"三虚"是如何发病的，多是学识浅薄、医术拙劣的医生。黄帝道：再想听听什么叫三实？少师说：正逢当年岁气旺盛又遇当日月亮盈圆，而且时令气候正常，在这种情况下，即使有致病邪气，也不能危害人体，这就叫作"三实"。黄帝说：讲得非常精妙，非常明白，请让我把这些内容记下，珍藏在金匮之中。不过，这些也只是针对一个人的发病情况而言。

黄帝说：我还愿意听一听在一年之中，有许多人得相同的病，呈流行性。这是什么原因造成的呢？少师说：这主要靠观察交立八节时，四正、四隅气候的正常与异常对人体的影响。黄帝说：根据什么去观察呢？少师说：这种观察气象的方法，通常是在北斗星指向正北方的子正之位，太阳运行黄道北极，时间交至冬至，到了这一天，如果有风雨天气的出现，并且风雨从南方来的，叫作虚风。这是能够伤害人体的贼风邪气。如果风雨来时正在半夜，人们都居于室内安睡，邪气无从冒犯，这就预示着当年很少人生病。如果风雨出现在白天，人们多在室外活动而防范松懈，就容易被虚风邪气所中伤，因此生病的人就较多。假如在冬季感受了虚邪，由肾深潜入骨而不及时发病，形成伏邪。到了立春，阳气逐渐旺盛，腠理开泄，那么伏邪就会待机发动，倘若再遇到立春这一天刮来的西风，人们又会被这种反常的气候再度中伤。因此，伏邪合并新邪，留结在经脉之中，两种邪气交结，就会发病。诸如此类，凡是正交八节之时迎面而来的不正之气，都会给人们带来普遍的危害。一年之内出现的这种异常的风雨，称为岁露。总之，一年之中气候调和，或很少有异常气候的出现，人们患病的就少，死亡的也少。反之，一年之中寒温不时，风雨不调，人们患病的就多，死亡的也多。

黄帝道：虚邪之风伤害人体有深有浅，有轻有重，该如何去辨识呢？又如何推测气候的变化呢？少师答说：正月初一这一天，北斗星指向东北方，如果这天刮的是西北风，又不下雨，那么，很多人会病死。正月初一这一天，如果黎明之时刮的是北风，在整个春季里，民众病死的会很多。正月初一这一天，如果黎明之时北风刮得非常厉害，民众生病的更多，至少有 3 / 10 的人生病。正月初一这一天，如果中午时候刮起了北风，到了夏天，民众病死的会很多。正月初一这一天，如果黄昏时刮起了北风，到了秋天，民众病死的也会很多；如果这一天整天都在刮北风，民众生大病而死的多达 6 / 10。正月初一这一天，如果风从南方刮来，就叫作旱乡；如果风从西方刮来，就叫作白骨，将会发生瘟疫流行，殃及全国，多数的人会因病死亡。正月初一这一天，如果风从东方刮来，且风力巨大，掀房揭瓦，飞沙走石，那么，全国将会发生巨大灾害。正月初一这一天，如果风从东南方刮来，在整个春季，民众就有病死的可能。正月初一这一天，如果天气温和，不刮风，这是五谷丰登之兆，当年会粮多价贱，民众也体健少病；如果这一天天气寒冷刮风，这是年景不好之兆，当年会粮少价贵，民众生病也很多。总之，观察正月初一这一天的气候冷暖，刮不刮风，刮什么样的风，可以预测当年外邪是否伤人夺命，以及发病人数的多少、病情的轻重、生死预后等情况。另外，二月丑日这天不刮风，民众多患心腹病。三月戌日这天天气不暖和，民众多患寒热病。四月巳日这天天气不热，民众多患黄疸病。十月申日这天天气不寒冷，民众多暴病而死。以上所说的各种风，都是指对自然界能造成灾害，使房屋损坏、树木折断、砂石飞扬，对人类能导致疾病，使毫毛竖立，腠理开泄的异常风邪。

大惑论第八十

概说

惑，指眩晕迷惑的自我感觉；大惑论，是阐明眩晕迷惑产生的原因及精神散乱或邪气入于脑等因素则产生眩晕惑乱的病理机制，最后，还揭示了由于营卫逆行而失调或阴阳偏盛偏衰等原因而出现的善忘，善饥，不得卧，目闭，多卧，少卧等病症。

原文

黄帝问于岐伯曰：余尝上于清冷之台，中阶而顾，匍匐而前，则惑。余私异之，窃内怪之，独瞑独视，安心定气，久而不解。独博独眩，披发长跪，俛而视之，后久之不已也。卒然自上，何气使然？岐伯对曰：五脏六腑之精气，皆上注于目而为之精。精之窠为眼，骨之精为瞳子，筋之精为黑眼，血之精为络，其窠气之精为白眼，肌肉之精为约束，裹撷筋骨血气之精，而与脉并为系。上属于脑，后出于项中。故邪中于项，因逢其身之虚，其入深，则随眼系以入于脑。入于脑则脑转，脑转则引目系急。目系急则目眩以转矣。邪其精，其精所中不相比也，则精散。精散则视歧，视歧见两物。目者，五脏六腑之精也，营卫魂魄之所常营也，神气之所生也。故神劳则魂魄散，志意乱。是故瞳子黑眼法于阴，白眼赤脉法于阳也。故阴阳合传而精明也。目者，心使也。心者，神之舍也，故神精乱而不转。卒然见非常处，精神魂魄，散不相得，故曰惑也。

黄帝曰：余疑其然。余每之东苑，未曾不惑，去之则复，余唯独为东苑劳神乎？何其异也？岐伯曰：不然也。心有所喜，神有所恶，卒然相惑，则精气乱，视误，故惑，神移乃复。是故间者为迷，甚者为惑。

黄帝曰：人之善忘者，何气使然？岐伯曰：上气不足，下气有余，肠胃实而心肺虚。虚则营卫留于下，久之不以时上，故善忘也。

　　黄帝曰：人之善饥而嗜食者，何气使然？岐伯曰：精气并于脾，热气留于胃，胃热则消谷，谷消则善饥。胃气逆上，则胃脘寒，故不嗜食也。

　　黄帝曰：病而得卧者，何气使然？岐伯曰：卫气不得入于阴，常留于阳。留于阳则阳气满，阳气满则阳跷盛，不得入于阴则阴气虚，故目不瞑矣。

　　黄帝曰：病目而不得视者，何气使然？岐伯曰：卫气留于阴，不得行于阳，留于阴则阴气盛，阴气盛则阴跷满，不得入于阳则阳气虚，故目闭也。

　　黄帝曰：人之多卧者，何气使然？岐伯曰：此人肠胃大而皮肤湿，而分肉不解焉。肠胃大则卫气留久；皮肤湿则分肉不解，其行迟。夫卫气者，昼日常行于阳，夜行于阴，故阳气尽则卧，阴气尽则寤。故肠胃大，则卫气行留久；皮肤湿，分肉不解，则行迟。留于阴也久，其气不清，则欲瞑，故多卧矣。其肠胃小，皮肤滑以缓，分肉解利，卫气之留于阳也久，故少瞑焉。

　　黄帝曰：其非常经也，卒然多卧者，何气使然？岐伯曰：邪气留于上焦，上焦闭而不通，已食若饮汤，卫气久留于阴而不行，故卒然多卧焉。

　　黄帝曰：善。治此诸邪，奈何？岐伯曰：先其脏腑，诛其小过，后调其气，盛者泻之，虚者补之，必先明知其形志之苦乐，定乃取之。

通释

　　黄帝说：我曾经攀登那高高的清冷之台，上到台阶中层时，向四处观望，然后伏身前行，就感到头晕眼花，精神迷乱。这种异常的感觉，我暗自感到奇怪，尽管自己闭目宁神或睁眼再看，平心静气，力图使精神镇定下来，但是这种感觉长久不能消除，仍然感到头晕目眩。即使是披散开头发，赤脚而跪在台阶上，力求形体舒缓，使精神轻松，但当向下俯视时，眩晕仍长久不止，有时这种症状在突然之间却又能自行消失，这是什么原因造成的呢？岐伯回答说：五脏六腑的精气，都向上输注于人的眼部，从而产生精明视物的作用。脏腑精气汇聚于眼窝，便形成眼睛。其中肾的精气充养瞳子，肝的精气充养黑睛，心的精气充养内外眦的血络，肺的精气充养白睛，脾的精气充养眼胞。脾的精气包裹着肝、肾、心、肺的精气，与脉络合并，形成目系，向上连属于脑部，向后与项部中间相联系。如果邪气侵入项部，乘人体虚弱而向深部发展，则沿着目系而侵入于脑部。邪入于脑，便发生头晕脑涨，从而引起目系拘急而出现两目眩晕的症状。如果邪气损伤眼部的精气，使精气离散，就会出现视歧的现象，即看一件东西好像有两件一样。人的眼睛，既是脏腑的精气所形成，也是营、卫、气、血、精、神、魂、魄通行和寓藏的所在。其精明视物的功能，是以神气为基础的。所以人在精神过度疲劳的时候，就会出现魂魄失守，意志散乱，眼睛迷离而无神气。眼的瞳子部分属于肾，黑睛属于肝，两者为阴脏的精气所滋养；白睛属肺，眼球的赤脉属于心，两者依赖阳脏的精气所滋养。因此，阴脏的精气和阳脏的精气相互结合而协调，才能使眼睛具有视物清晰的功能。眼睛的视觉功能，主要受心的支配，这是因为心主藏神的缘故。如果精神散乱，阴脏的精气和阳脏的精气不能相互协调，突然看到异常的景物，就会引起心神不安，精失神迷，魂飘魄散，所以发生迷惑眩晕。

黄帝说：我有些怀疑你所说的道理。我每次去东苑登高游览，没有一次不发生眩晕迷惑的，离开那里，就恢复正常，难道说我唯独在东苑那个地方才会劳神吗？那为什么会出现这种异常的情况呢？岐伯说：不是这样。就人的心情而言，都有自己喜好的东西和厌恶的东西，爱憎两种情绪突然相感，会使精神出现一时的散乱，所以视觉不正常而发生眩晕迷惑。等到离开了当时的环境，精神也就转移，就会恢复正常状态。总之，出现这种症状，较轻的仅是精神一时迷糊，好像不能辨别方向似的，较重的就会出现精神迷乱而头目眩晕。

黄帝道：人的记忆力减退，容易忘事，是什么原因引起的呢？岐伯说：上部之气不足，下部之气有余，也就是下部的胃肠之气壅塞而致上部的心肺之气亏虚，而心肺气虚就使营卫之气留滞在肠胃，长久不能按时上达，心神失养，所以就出现记忆减退，容易忘事。

黄帝道：人如果容易饥饿但又不想饮食，是什么原因引起的呢？岐伯说：饮食精气由胃注入到脾，而脾失转输，积滞化热，热气壅滞胃腑，胃中燥热过盛就易于腐熟水谷，所以容易饥饿；又由于胃热而失于和降，胃气上逆，使胃脘气机阻塞，影响受纳，所以不想饮食。

黄帝道：因生病而不能睡眠的，是什么原因引起的呢？岐伯说：正常情况下，卫气白天行于阳分而神出人就清醒；夜晚行于阴而神入人就睡眠。生病时，由于卫气不能内入到阴分，一直留在阳分，就会使阳分的阳气充满，阳气充满阳脉气也就偏盛；卫气不能内入到阴分，阴分之气也就亏虚，如此阴虚阳盛，神外出而不能内入，所以就不能闭目入睡了。

黄帝道：因病而喜欢闭目，不愿睁开视物的，是什么原因引起的呢？岐伯说：生病时，由于卫气留滞在阴分，不能外出运行到阳分，卫气留滞在阴分就使得阴分之气盛满，阴分之气盛满阴脉气也就偏盛；卫气不能外出运行到阳分，阳分之气也就亏虚。如此阴盛阳虚，神内敛而不能外出，所以就喜欢闭目而不愿睁开视物了。

黄帝道：有的人多嗜睡，是什么原因引起的呢？岐伯说：是因为这种人的肠胃较大而皮肤涩滞，分肉不滑利的缘故。由于肠胃较大，卫气在体内运行停留的时间长久；皮肤涩滞，就使得分肉不滑利，而使卫气在体表的运行迟缓。卫气运行的规律是，白天运行在外的阳分，夜间运行在内的阴分。所以，当卫气行完体表阳分，由外入内时，人就入睡；当卫气行完体内阴分，由内出外时，人就觉醒。既然这种人的肠胃较大，卫气在体内运行停留的时间就长久；加之皮肤涩滞，分肉不滑利，卫气在体表的运行迟缓，使得卫气久留在阴分，不能振奋外出，所以总想闭目躺卧、困倦嗜睡，如果人的肠胃较小，皮肤又柔软润滑，分肉之间也滑利通畅，那么卫气运行停留在外阳分的时间相对长久，所以睡眠就较少。

黄帝道：有些人并不是经常性的嗜睡，而是突然的嗜睡，这又是什么原因引起的呢？岐伯说：这是由于有邪气留滞在上焦，使得上焦闭塞不通，加之饱食之后，又多饮汤水，迫使卫气被阻滞在肠胃之内，久久滞留在阴分而不能外出到阳分，所以突然的多卧嗜睡。

黄帝说：讲得很好。对于上述疾病如何进行治疗呢？岐伯说：首先要观察脏腑的虚实，辨明病变的部位，即使是轻微邪气，也必须先加以消除，然后再调理营卫之气。邪气盛的采用泻法，正气虚的采用补法。还要首先审察患者形体的劳逸、情志的苦乐，做出正确诊断，然后才能进行治疗。

痈疽第八十一

概说

　　本文是论述外科疮疡的专篇，故以"痈疽"命其篇名，原文说明了痈疽发病的原因，最后指出痈与疽在发病和症状上的不同及鉴别要点。

原文

　　黄帝曰：余闻肠胃受谷，上焦出气，以温分肉，而养骨节，通腠理。中焦出气如露，上注溪谷，而渗孙脉，津液和调，变化而赤为血。血和则孙脉先满溢，乃注于络脉，皆盈，乃注于经脉，阴阳已张，因息乃行。行有经纪，周有道理，与天合同，不得休止。切而调之，从虚去实，泻则不足，疾则气减，留则先实。从实去虚，补则有余，血气已调，形气乃持。余已知血气之平与不平，未知痈疽之所从生，成败之时，死生之期，有远近，何以度之，可得闻乎？

　　岐伯曰：经脉留行不止，与天同度，与地合纪。故天宿失度，日月薄蚀；地经失纪，水道流溢，草萱不成，五谷不殖；径路不通，民不往来，巷聚邑居，则别离异处。血气犹然，请言其故。夫血脉营卫，周流不休，上应星宿，下应经数。寒邪客于经络之中，则血泣，血泣则不通，不通则卫气归之，不得复反，故痈肿。寒气化为热，热胜则腐肉，肉腐则为脓。脓不泻则烂筋，筋烂则伤骨，骨伤则髓消，不当骨空，不得泄泻，血枯空虚，则筋骨肌肉不相荣，经脉败漏，熏于五脏，藏伤故死矣。

　　黄帝曰：愿尽闻痈疽之形，与忌日名。岐伯曰：痈发于嗌中，名曰猛疽。猛疽不治，化为脓，脓不泻，塞咽，半日死。其化为脓者，泻则合豕膏，冷食，三日而已。

　　发于颈，名曰夭疽。其痈大以赤黑，不急治，则热气下入渊腋，前伤任脉，内熏肝肺。熏肝肺，十余日而死矣。

　　阳留大发，消脑留项，名曰脑烁。其色不乐，项痛而如刺以针。烦心者，死不可治。

发于肩及臑，名曰疵痈。其状赤黑，急治之，此令人汗出至足，不害五脏。痈发四五日，逞焫之。

发于腋下赤坚者，名曰米疽。治之以砭石，欲细而长，疏砭之，涂以豕膏，六日已，勿裹之。其痈坚而不溃者，为马刀挟瘿，急治之。

发于胸，名曰井疽。其状如大豆，三四日起，不早治，下入腹，不治，七日死矣。

发于膺，名曰甘疽。色青，其状如谷实蒌蓏，常苦寒热，急治之，去其寒热，十岁死，死后出脓。

发于胁，名曰败疵。败疵者，女子之病也，灸之，其病大痈脓，治之，其中乃有生肉，大如赤小豆，锉䓖翘草根各一升，以水一斗六升煮之，竭为取三升，则强饮厚衣，坐于釜上，令汗出至足已。

发于股胫，名曰股胫疽。其状不甚变，而痈脓搏骨，不急治，三十日死矣。

发于尻，名曰锐疽。其状赤坚大，急治之，不治，三十日死矣。

发于股阴，名曰赤施。不急治，六十日死。在两股之内，不治，十日而当死。

发于膝，名曰疵痈。其状大，痈色不变，寒热，如坚石，勿石，石之者死，须其柔，乃石之者，生。

诸痈疽之发于节而相应者，不可治也。发于阳者，百日死；发于阴者，三十日死。

发于胫，名曰兔啮，其状赤至骨，急治之，不治害人也。

发于内踝，名曰走缓。其状痈也，色不变，数石其输，而止其寒热，不死。

发于足上下，名曰四淫。其状大痈，急治之，百日死。

发于足傍，名曰厉痈。其状不大，初如小指，发，急治之，去其黑者；不消辄益，不治，百日死。

发于足趾，名脱痈。其状赤黑，死不治；不赤黑，不死。不衰，急斩之，不则死矣。

黄帝曰：夫子言痈疽，何以别之？岐伯曰：营卫稽留于经脉之中，则血泣而不行，不行则卫气从之而不通，壅遏而不得行，故热。大热不止，热胜则肉腐，肉腐则为脓。然不能陷骨髓，不为焦枯，五脏不为伤，故命曰痈。

黄帝曰：何谓疽？岐伯曰：热气淳盛，下陷肌肤，筋髓枯，内连五脏，血气竭，当其痈下，筋骨良肉皆无余，故命曰疽。疽者，上之皮夭以坚，上如牛领之皮。痈者，其皮上薄以泽。此其候也。

 通释

黄帝道：我听说肠胃受纳饮食水谷后，所化生的精气分道而行。上焦发布卫气到体表，发挥着温煦分肉、充养骨节、开通腠理的作用。中焦输散营气，像雨露弥漫一样，既要灌注到肌肉之间的大小缝隙，又要渗入到细小的孙络中，还要与津液调和，然后注入血脉，变成红色的血液。血液充盛和调，首先充满细小的孙络，然后注入较大的络脉，所有的络脉都充盈之后，就注入大的经脉。而阴经和阳经充满气血后，就能随着呼吸运行到全身。营卫气血的运行，有着恒定的运行路线、度数和规律，并与天地阴阳的运行规律保持一致，周而复始，永不停止。如果营卫气血的运行失常，就要用心调治。如果为实证，当用攻泻之法以去除实邪，但不要攻伐太过，太过反使正虚。泻实的刺法出针要快，就能使邪气衰减；补虚的刺法留针要久，就能补正气虚衰。如果为虚证，当用补益之法以补正虚，但不要补益过度，过度反使邪留。只要补泻得当，气血就会调和，形体和气血就能保持正常状态。我已经懂得了血气正常与失常的机制，但还不知道痈疽是怎样发生的、好转和恶化的具体时机、死亡和痊愈的大概日期及其长短久暂，这些都是如何判断的？可以讲来听听吗？

岐伯说：经脉中的气血流行不止，并与天地的变化规律保持一致。天体的运行失去常度，就会发生日食、月食现象。地上的河流失去正常的流行水道，就会向四处漫溢泛滥成灾，以致草木不长，五谷不生，道路不通，民众就不能互相往来，散聚在街头巷尾，流离失所。人身的气血运行紊乱，与天体河流运行失常是同一道理，请让我讲讲其中的缘由。营卫之气在血脉中周流不息，上与星宿的运转、下与河水的流行相应。寒邪侵入并滞留在经脉之中，就会使血行滞涩而不通，卫气也随之聚积而不行，气血不能反复周流，郁积在某个部位，就会形成痈肿。寒邪郁积太久就会化热化毒，热毒炽盛就会腐烂肌肉，肌肉腐烂就会化为脓液。热毒脓血不能及时排泄，就要向里深入便会腐烂筋膜，筋膜腐烂就会损伤骨头，骨头损伤就会使骨髓消损。痈脓如果不是长在骨节的缝隙处，热毒脓血就难以向外排泄，就会耗伤阴血而使阴血虚空枯竭，于是，筋骨肌肉得不到滋养，经脉败坏，五脏被热毒熏蒸而受伤害，五脏一旦受到伤害，人就会死亡。

黄帝说：我想详尽地了解痈疽的形状、死生的日限和名称。岐伯说：痈疽发生在喉结的叫作猛疽。这种病如不及时治疗就要化脓，若不将脓液排出，就会使咽喉堵塞，半天就会死亡。已经化脓的，要先刺破排脓，再口含凉的猪油，3天即可痊愈。

发生在颈部的，叫作夭疽。这种痈部位较大，颜色呈赤黑色，如果不迅速治疗，热毒就会向下蔓延，侵入腋下的渊腋穴处，向前面可伤及任脉，向内可熏灼肝肺，使肝肺损伤，10多天就会死亡。

邪热亢盛，滞留于项部，上侵而消烁脑髓的，叫作脑烁。表现为神色抑郁不欢，颈部剧痛如针刺，如热毒内攻而出现心中烦躁，是不治的死证。

发生在肩臂部的痈肿，叫作疵痈，局部呈赤黑色，应当迅速治疗，此证使人遍身汗出，直到足部，由于引起此痈的毒气浮浅而不深陷，不会伤及五脏，即使在发病四五天的时候速用艾灸治疗，也会很快痊愈。

痈肿发生在腋下，局部坚硬而呈深红色的，叫作米疽。应当用细而长的石针稀疏地砭刺患处，然后涂上猪油膏，不必包扎，大约6天就能痊愈。如果痈肿坚硬而没有破溃的，称为马刀挟瘿之类的病变，应当急速采取相应措施进行治疗。

生在胸部的痈肿，叫作井疽。它的形状像大豆一样，在初起的三四天内如果不及早治疗，毒邪就会下陷而深入腹部，成为不治之证，7天就会死亡。

生在胸部两侧的，叫作甘疽。局部呈青色，形状好像榖实和瓜蒌的样子，时常发冷发热，应急速治疗以消除寒热。如果不及时治疗，可迁延10年之久而死亡，死后溃破出脓。

胁肋部生痈，名叫败疵，败疵主要发生于妇女。如果迁延日久，就会发展为大的脓肿，其中、还生有赤小豆大小的肉芽。治疗这种病候，可用切割的连翘、草根各1升，加水1斗6升，煎取3升，趁热强饮，并多穿衣服，坐在盛有热汤的铁锅上熏蒸，使病人汗出至足部，即可痊愈。

痈疽生在大腿和足胫部的，名叫股胫疽。这种病的外部没有明显的变化，然而痈肿所化的脓紧贴骨上，如果不迅速治疗，约30天即可死亡。

痈疽生在尾骶骨部的，名叫锐疽。其形状红、大而坚硬，应当迅速治疗，否则，约30天就会死亡。

痈疽发生在大腿内侧的，名叫赤施。如不迅速治疗，至60天就会死亡。如果两腿内侧同时发病，是毒邪伤阴已极，多属不治之证，10天就要死亡。

发生在膝部的，名叫疵痈。其症状是外形肿大，皮肤颜色没有变化，伴有发冷发热，患处坚硬，这是尚未成脓的表现，切不可用砭石刺破，如果误用砭石刺破排脓，便会导致死亡。须待患处柔软成脓，再用砭石刺破，以排脓泻毒，疾病就会痊愈。

发生在关节的各种痈疽，并且出现内外、上下、左右对称发病的，都不易救治。生于阳经所在部位的，约100天死；生于阴经所在部位的，约30天死。

发生于足胫部的，名叫兔啮，其外形红肿，毒邪能够深入至骨，应当迅速治疗，如不急治，就会危害生命。

痈毒发于内踝的，名叫走缓。其外形如痈，但皮肤颜色没有变化。治疗时应当用石针屡屡砭刺痈肿所在之处，使寒热的症状消退，就不会死亡。

痈疽发生于足心、足背的，名叫四淫。其形状好像大痈一样，如不迅速治疗，约100天就会死亡。

痈肿生在足四傍的，名叫厉痈。其外形不大，如果从足小趾开始发病，并呈现黑色，应当迅速治疗以消除黑色，如果黑色不消退，却逐渐加重，就不能治愈了，约100天就会死亡。

发生在足趾的，名叫脱痈，其症状如果出现赤黑色，是毒气极重，多属不治的死证；如不呈现赤黑色，是毒气较轻，尚能救治。如经过治疗而病势仍不减轻，应当迅速截除其足趾，否则毒气内攻深陷于脏腑，必然导致死亡。

黄帝道：先生所讲的痈和疽，如何进行区别呢？岐伯说：营气在经脉中的运行滞留受阻，血液也就凝滞而不得畅行，进而使卫气的运行也随之受阻而不通，壅遏日久，就会化热生毒。热毒持续亢盛，就会使血肉腐败，血肉腐败就会化为脓液。但这种热毒仅仅蕴结在肌肉，并没有深陷到骨髓，骨髓不至于焦枯；五脏也没有受到伤害。这就叫作痈。

黄帝道：什么叫作疽呢？岐伯说：热毒非常亢盛，并且深陷肌肤之下，使筋烂髓枯，并内攻五脏，耗竭血气，使得疮面下的筋骨肌肉全部溃烂无余，这就叫作疽。疽的表现特征是患处的外形表皮颜色晦暗，毫无光泽，触之坚硬而厚，就像牛颈项的皮肤。痈的特征是患处的外形表皮光泽而薄。这就是两者区别的要点。